临床执业助理医师资格考试全真模拟试卷与解析

答案与解析

医师资格考试研究组　组织编写

余　薇　主　编

中国健康传媒集团
中国医药科技出版社

内容提要

本试卷由长期从事国家医师资格考试命题研究的专家、学者严格按照考试大纲的最新变化精心编撰而成,具有很好的针对性。五套全真模拟试卷精准把握命题规律与命题趋势,科学合理组卷,模拟实战演练,精选解析,帮助读者进一步强化复习效果,提高备考效率。本书适合参加临床执业助理医师资格考试的考生参阅。

图书在版编目(CIP)数据

临床执业助理医师资格考试全真模拟试卷与解析/医师资格考试研究组组织编写;余薇主编. — 北京:中国医药科技出版社,2022.10

ISBN 978 – 7 – 5214 – 3443 – 9

Ⅰ.①临… Ⅱ.①医… ②余… Ⅲ.①临床医学 – 资格考试 – 题解 Ⅳ.①R4 – 44

中国版本图书馆 CIP 数据核字(2022)第 178962 号

美术编辑　陈君杞
责任编辑　高一鹭
版式设计　友全图文

出版　**中国健康传媒集团** | 中国医药科技出版社
地址　北京市海淀区文慧园北路甲 22 号
邮编　100082
电话　发行:010 – 62227427　邮购:010 – 62236938
网址　www.cmstp.com
规格　787 × 1092mm $^1/_{16}$
印张　18
字数　398 千字
版次　2022 年 10 月第 1 版
印次　2022 年 10 月第 1 次印刷
印刷　北京市密东印刷有限公司
经销　全国各地新华书店
书号　ISBN 978 – 7 – 5214 – 3443 – 9
定价　42.00 元

版权所有　盗版必究
举报电话:010 – 62228771
本社图书如存在印装质量问题请与本社联系调换

获取新书信息、投稿、为图书纠错,请扫码联系我们。

前　言

国家医师资格考试依据《中华人民共和国医师法》，由国务院卫生健康主管部门制定医师资格统一考试的办法，由省级以上人民政府卫生健康主管部门组织实施。医师资格考试是评价申请医师资格者是否具备执业所必需的专业知识与技能的考试，是一项行业准入性考试。

医师资格考试分为两级：执业医师资格考试和执业助理医师资格考试。四个类别：临床、中医（包括中医、民族医、中西医结合）、口腔、公共卫生。两个部分：实践技能考试和医学综合考试。

实践技能考试每年举行一次，一般在6月举行，采用多站考试的方式，医师资格考试实践技能考试总分值为100分，合格分数线为60分。实践技能考试合格者才能参加医学综合考试。

医学综合考试一般于每年8月举行，主要实行计算机化考试。执业医师资格考试分4个单元，总题量为600题；执业助理医师资格考试分2个单元，总题量为300题。全部采用选择题，分为A1、A2、A3/A4、B1题型（A1型题为单句型最佳选择题，A2型题为病例摘要型最佳选择题，A3型题为病例组型最佳选择题，A4型题为病例串型最佳选择题，B1型题为标准配伍题），执业助理医师资格考试适当减少或不采用A3/A4型题。每单元考试时长为2小时。

为了帮助广大考生轻松复习，提高成绩，我们组织多年从事国家医师资格考试考前辅导的专家老师，对近10年考试的命题规律和考试特点进行了缜密研究，精心编写本套丛书。

本丛书各个系列紧扣最新考试大纲，内容的安排既考虑知识点的全面性，又重点针对历年考试的高频考点与易错难点，从而使考生在有限时间内扎实掌握考试大纲及其重要知识点。

本丛书所含各系列的特色分述如下：

《临床执业助理医师资格考试历年真题解析》按照科目、章节和大纲条目对历年真题进行解析，指出易考、易错、易漏的考点，深入了解考试重点和命题规律，引导答题技巧，帮助考生熟悉考试，梳理考点知识，发现复习中存在的问题。

《临床执业助理医师资格考试通关必做2000题》力求集高效性和针对性为一体，按照大纲和考试要求，参照历年考题，精心选出2000余道考前冲刺必做题，并针对难题、偏题做了解析，以帮助考生强化记忆，提高答题技巧，灵活应对考试。

《临床执业助理医师资格考试全真模拟试卷与解析》是在仔细研习历年频繁出现考点的基础上，根据编者多年的考前辅导经验，对重要知识点进行预测。通过该试卷检测复习成果，可查漏补缺，提高应试能力。

愿更多的考生受益于本丛书，秉承一颗"精诚勤勉、孜孜不倦、如履薄冰"的敬畏之心，顺利通过考试，取得国家医师资格证书，做一名博极医源、敬德修业的金匮医师，为国家医学事业贡献力量！在此，我们预祝各位考生复习顺利，一举通关！

为表示对读者的感谢与支持，微信搜索查找帐号：xtyxcn，免费获取学习资料及答疑解惑服务！

为使考前复习更高效，本书免费赠送优质视频课程，考生可扫码获取，课程内容实用性强，是考试顺利通关的得力助手。

微信扫码领取
免费课程

目 录

模拟试卷（一）答案与解析 ··· (1)

    第一单元 ·· (1)

    第二单元 ·· (13)

模拟试卷（二）答案与解析 ··· (26)

    第一单元 ·· (26)

    第二单元 ·· (39)

模拟试卷（三）答案与解析 ··· (51)

    第一单元 ·· (51)

    第二单元 ·· (63)

模拟试卷（四）答案与解析 ··· (76)

    第一单元 ·· (76)

    第二单元 ·· (88)

模拟试卷（五）答案与解析 ··· (100)

    第一单元 ·· (100)

    第二单元 ·· (113)

模拟试卷（一）答案与解析

第一单元

1. 考点：潜伏性感染的意义

解析：B。潜伏性感染指病原体感染人体后，由于机体的免疫功能不足以清除病原体，而将其局限化，但不引起显性感染；病原体长期潜伏于机体内，一旦人体免疫功能下降，才引起显性感染，如单纯疱疹、带状疱疹、疟疾、结核等。潜伏性感染一般不排出病原体，因此与病原携带状态不同。故本题选 B。

2. 考点：《药品管理法》

解析：D。《药品管理法》规定，医疗机构的负责人、药品采购人员、医师、药师等有关人员收受药品上市许可持有人、药品生产企业、药品经营企业或者代理人给予的财物或者其他不正当利益的，由卫生健康主管部门或者本单位给予处分，没收违法所得；情节严重的，还应当吊销其执业证书。故本题选 D。

3. 考点：骨结核的临床病理

解析：C。皮肤、黏膜浅表的组织缺损称为糜烂，较深的组织缺损称为溃疡。组织坏死后形成的只开口于皮肤、黏膜表面的深在性盲管，称为窦道。连接两个内脏器官或从内脏器官通向体表的通道样缺损，称为瘘管。肺、肾等内脏坏死物液化后，经支气管、输尿管等自然管道排出，所残留的空腔称为空洞。故本题选 C。

4. 考点：三级预防

解析：C。三级预防：对已患某些疾病者，采取及时、有效的治疗和康复措施，预防并发症、后遗症（如伤残）等，使患者尽量恢复生活和劳动能力，能参加社会活动并延长寿命。三级预防措施的落实，可根据干预对象是群体或个体，分为社区预防服务和临床预防服务。社区预防服务是以社区为范围，以群体为对象开展的预防工作。临床预防服务是在临床场所，以个体为对象实施个体的预防干预措施。故本题选 C。

5. 考点：饮用水的消毒

答案：B。

6. 考点：医学伦理学中的医德规范

解析：D。医德规范是关于医务人员的医德意识和医德行为的具体标准。医德规范是医务人员在医学活动中对于道德行为和道德关系所涉及普遍规律的反映，是社会对医务人员的基本要求，是医德原则的具体体现和补充。故本题选 D。

7. 考点：医学监护

解析：C。对职业人群进行医学检查和医学实验以确定其是否处在职业危害中，以及是否出现职业性疾患，称为医学监护。内容包括：①就业前健康检查；②定期健康检查；③离岗或转岗时体格检查；④职业病的健康筛检。故本题选 C。

8. 考点：医患关系

解析：B。医患关系是契约关系。门诊病人挂号就诊、住院患者办理住院手续就形成了医疗活动中权利和义务的约定，从而形成契约关系。这种契约是受法律保护的，在契约中医患双方在法律地位上是平等的，权利和义务是对等的。故本题选 B。

9. 考点：人格调查表

答案：D。

10. 考点：心理的实质

解析：E。心理是脑的功能，神经系统和脑是心理发生的器官；心理是人脑对客观现实的主观能动反映，客观现实是心理的源泉和内容。人的一切心理活动都是由神经活动过程携带的对客观现实的主观反映。故本题选 E。

11. 考点：输血

解析：A。规定医师对同一位患者一天申请的输血量达到1600ml，必须报告医务部门批准。故本题选 A。

12. 考点：蛋白质的化学

解析：D。组成人体蛋白质的氨基酸有 20 种，且均属 L-α-氨基酸（除甘氨酸外）。体内也存在

1

若干不参与蛋白质合成但具有重要生理作用的 L-α-氨基酸，如参与合成尿素的鸟氨酸、瓜氨酸和精氨酸代琥珀酸。鸟氨酸属于天然蛋白质中不存在的氨基酸。故本题选 D。

13. 考点：酶促反应动力学

解析：D。在其他因素不变的情况下，底物浓度与酶反应速度呈矩形双曲线函数关系。温血动物组织中酶的最适温度多为 35℃～40℃。环境温度低于最适温度时，温度升高加快反应速度这一效应起主导作用，温度每升高 10℃，反应速度可加大 1～2 倍。不同酶的最适 pH 各不相同，多数为中性，但有少数酶（如胃蛋白酶）的最适 pH 呈酸性。因酶的活性随 pH 的波动而变化，因此，在测定活性时，应选用适宜的缓冲溶液。而酶活性与时间的关系不大。故本题选 D。

14. 考点：良性肿瘤

解析：A。良性肿瘤分化较成熟，生长缓慢，在局部生长，不浸润、不转移，一般对机体的影响较小，主要为局部压迫和阻塞症状。但其生长于不同的部位对机体的影响差距很大，是影响良性肿瘤对机体作用的主要因素。故本题选 A。

15. 考点：脂肪动员的概念

答案：D。

16. 考点：糖的有氧氧化

解析：B。糖的有氧氧化第二步，丙酮酸在丙酮酸脱氢酶复合物催化下转变为乙酰 CoA。故本题选 B。

17. 考点：β-氧化

答案：D。

18. 考点：苯二氮䓬类的不良反应

解析：B。苯二氮䓬类镇静催眠药最常见的不良反应是嗜睡、头晕、乏力和记忆力下降。大剂量时偶见共济失调。静脉注射速度过快可引起呼吸和循环功能抑制，严重者可致呼吸和心搏停止。长期服用可发生依赖性和成瘾性。停用可出现反跳现象和戒断症状，但比巴比妥类戒断症状弱。故本题选 B。

19. 考点：药物的副作用

解析：B。由于选择性低，药理效应涉及多个器官靶位，当某一效应作治疗目的时，其他效应就成为副作用。故本题选 B。

20. 考点：阿托品的作用机制

解析：E。阿托品为 M 胆碱受体阻断药，能够缓解有机磷酸酯类中毒的 M 样症状，平滑肌和腺体都为 M 型受体，故 A、B、C、D 选项所列症状均可以被阿托品所缓解，不选。骨骼肌为 N 型受体，症状不能被阿托品所缓解。故本题选 E。

21. 考点：硝酸甘油作用特点

答案：C。

22. 考点：抑酸药的作用机制

答案：D。

23. 考点：突触传递

解析：B。神经-肌肉接头兴奋传递的特点：①只能单向传递，兴奋只能从神经末梢传递给肌纤维，而不能以反方向进行；②有时间延搁，从神经末梢的动作电位到达至肌膜产生动作电位，一般需要 0.5～1.0ms；③容易受环境因素和药物的影响；④保持"一对一"关系，即运动神经所发放的每一次冲动到达末梢，可使肌细胞兴奋一次，诱发一次收缩，同时胆碱酯酶可及时清除 ACh，以维持这种关系，所以 B 项错误；⑤在此过程中，电信号先转化为化学信号，再转化为电信号，从而引起肌肉收缩，因此存在化学传递。故本题选 B。

24. 考点：酶结构与功能

解析：D。酶和一般催化剂一样，加速反应的作用都是通过降低反应的活化能而实现。酶促反应动力学的影响因素包括酶浓度、底物浓度、pH、温度、抑制剂、激活剂等。故本题选 D。

25. 考点：静息电位

解析：A。静息时，细胞膜对 K^+ 的通透性最大，故静息电位主要由 K^+ 平衡电位决定。因此逐渐增加细胞外液中的 K^+ 浓度，将使细胞膜内、外 K^+ 浓度差减小，导致静息电位逐渐减小。故本题选 A。

26. 考点：心脏的排血量

解析：A。一侧心室每分钟所射出的血量，称为每分钟心排血量，简称心排血量。心排血量等于心率与搏出量的乘积。左、右两心室的心排血量基本相同。故本题选 A。D 选项"心脏每搏动一次，由一侧心室所射出的血量"称为每搏输出量，简称搏出量。应理解心排血量与搏出量之间的区别。

27. 考点：胃液分泌的调节

解析：E。促胃液素是由胃及上段小肠黏膜G细胞所分泌的一种多肽，主要经过血液循环到达壁细胞，与细胞膜上的促胃液素受体结合而刺激胃酸分泌。它是泌酸腺黏膜生长所不可或缺的调节物。它还可刺激小肠、结肠等消化道黏膜的生长及胰岛素的分泌。促胃液素不具有促进胰液分泌和胆固醇合成的作用，所以E项错误。故本题选E。

28. 考点：血型

解析：A。血型指红细胞膜上特异性凝集原的类型；凝集原指镶嵌在红细胞膜上的一些特异性蛋白质或糖脂，在凝集反应中起抗原作用。A型血细胞膜上抗原为A抗原（凝集原），血清中抗体为抗B抗体（凝集素）；B型血为B抗原，抗体为抗A；AB型血为A+B抗原，无抗A且无抗B抗体；O型血为无A抗B抗原，抗体为抗A+抗B。故本题选A。

29. 考点：肺淤血的病理生理改变

解析：B。肺脏淤血时肺体积增大，呈暗红色。切面流出泡沫状红色血性液体。镜下肺泡毛细血管扩张充血，肺间质水肿，部分肺泡内充满水肿液及红细胞，含铁血黄素增加。肺淤血时不会出现透明膜，但会合并感染。故本题选B。

30. 考点：标准差

解析：B。标准差反映一组观察值的离散程度，标准差越小，离散程度越小，均数对各变量值的代表性越好。故本题选B。

31. 考点：肝炎的病理变化

解析：B。肝炎的病理变化可分为四种类型：①点状坏死，为肝小叶内散在的一至数个肝细胞坏死，广泛变性，同时该处伴有炎细胞浸润，常见于急性（普通型）肝炎，故本题选B；②碎片状坏死，为小叶周边界板肝细胞的局灶性坏死、崩解，界板破坏，伴有炎细胞浸润，常见于慢性活动性肝炎；③桥接坏死，为中央静脉与汇管区之间，或两个中央静脉之间出现相互连接的肝细胞坏死带，常见于慢性活动性肝炎；④大片坏死，坏死范围大而严重，肝索离解，肝细胞溶解，常见于急性重型肝炎。

32. 考点：急性肾小球肾炎的早期并发症

解析：A。高血压脑病为急性肾小球肾炎患儿的严重表现，可发生在疾病早期（病程1～2周内），表现为剧烈头痛、频繁呕吐、视物模糊或复视、一过性失明、嗜睡，严重者可突然出现惊厥和昏迷。血压可达到150～160mmHg/100～110mmHg以上。故本题选A。

33. 考点：周围型肺癌的X线表现

解析：A。周围型肺癌典型X线表现：最常见的是肺野周围孤立性圆形或椭圆形团块影，直径可以从0.5cm至5～6cm或更大。团块影轮廓不规则，常呈现小的分叶或切迹，边缘模糊毛糙，常显示短毛刺影。周围型肺癌长大并阻塞支气管管腔后，可出现节段性肺炎或肺不张。癌肿中心部分坏死、液化，可见厚壁偏心性空洞，内壁凹凸不平，很少有明显的液平面。故本题选A。

34. 考点：流行性脑脊髓膜炎的病理变化

解析：D。流行性脑脊髓膜炎典型的病理特征有蛛网膜下腔充满脓性渗出物，覆盖脑沟、脑回，以致结构不清；血管高度扩张充血，蛛网膜下腔增宽，其中大量中性粒细胞及纤维蛋白渗出。选项中只有D项符合。其余选项为流行性乙型脑炎的病理特征。

35. 考点：呼吸调节

解析：A。二氧化碳在呼吸调节中，在一定范围内升高，可加强对呼吸的刺激作用，但超过一定量则会对呼吸产生麻痹作用。动脉血$PaCO_2$在40～60mmHg范围内升高时，刺激外周呼吸中枢而导致呼吸加深、加快。故本题选A。

36. 考点：肺结核临床类型的判断

解析：E。X线检查是诊断肺结核的必要手段，对早期诊断，确定病变部位、范围、性质，了解演变过程和选择治疗方案等均有重要意义。

37. 考点：克雷伯杆菌肺炎的实验室和特殊检查

解析：D。克雷伯杆菌肺炎好发于老年人，其病变可呈大叶或小叶分布或二者兼有，故不选A、B。与肺炎链球菌肺炎不同，克雷伯杆菌肺炎易形成空洞或多发性脓肿，且因渗出物稠厚、比重大，阴影密度较肺炎链球菌肺炎高，病灶多为右上叶实变合并水平叶间裂而呈弧形下坠。故不选C、E，本题选D。

模拟试卷（一）答案与解析

38. 考点：阻塞性肺气肿的病因
解析：A。阻塞性肺气肿病因极为复杂，包括吸烟、职业性粉尘和化学物质、空气污染、感染等。其中吸烟是最重要的环境发病因素，吸烟者的患病率高于不吸烟者；烟龄越长、吸烟量越大，患病率越高。故本题选A。

39. 考点：心理健康的内容
解析：C。心理健康的内容包括智力正常、情绪健康、人格健全、行为协调、社会适应、人际和谐、反应适度、心理特点符合年龄。故本题选C。

40. 考点：小肠的作用机制
解析：B。小肠作为吸收主要部位，具有多方面的有利因素：吸收面积大，绒毛内含有丰富的毛细血管、毛细淋巴管和神经纤维网等结构，营养物质在小肠内已被消化为简单的可吸收物质，并且停留时间长。小肠壁平滑肌与吸收的关系不密切，故本题选B。

41. 考点：人群健康策略
解析：E。人群健康策略主要是关注全体人群的健康问题，不会强调某些个别人群。故本题选E。

42. 考点：幽门梗阻的临床表现
解析：E。瘢痕性幽门梗阻的突出症状是腹痛和反复呕吐，初期表现为上腹胀和不适，阵发性上腹痛伴嗳气、恶心，加重后呕吐常发生在下午或晚间，呕吐量大，呕吐物多为宿食，有腐败酸臭味，不含胆汁，呕吐后患者自觉症状缓解。上腹部可见胃型及蠕动波，清晨空腹时胃内有振水音。故本题选E。

43. 考点：肠梗阻的全身变化
答案：B。

44. 考点：慢性胃窦炎的病因
答案：C。

45. 考点：腹股沟直疝的特点
答案：C。

46. 考点：肝硬化的诊断
解析：E。肝硬化患者需进行的检查有：①血常规：代偿期多正常，失代偿期有程度不等的贫血，脾功能亢进时白细胞和血小板计数减少；②尿常规；③肝功能检查；④免疫学检查；⑤腹水检

查；⑥B超检查；⑦肝穿刺活组织检查：对疑难病例必要时可做经皮肝穿刺活组织检查，可确定诊断。故本题选E。

47. 考点：支气管哮喘
解析：C。肺泡弹性回缩力下降及肺泡壁破坏为肺气肿的表现。故本题选C。

48. 考点：急性胰腺炎的检查
解析：C。区别轻症与重症胰腺炎十分重要，因两者的临床预后截然不同。腹部CT根据胰腺组织的影像改变进行分级，特别对于鉴别轻症和重症胰腺炎以及附近器官是否受累具有重要价值。轻症可见胰腺特异性增大和增厚，胰腺周围边缘不规则；重症可见胰腺周围区消失，网膜囊和网膜脂肪变性，密度增高，腹腔积液。增强CT是诊断胰腺坏死的最佳方法，疑有坏死合并感染者可行CT引导下穿刺。故本题选C。

49. 考点：消化道溃疡的药物治疗
答案：C。

50. 考点：奥美拉唑的作用机制
答案：A。

51. 考点：三度房室传导阻滞的治疗
解析：B。三度房室传导阻滞，即完全性房室传导阻滞，治疗包括：①病因治疗；②抗缓慢型心律失常药物治疗；③置入心脏人工起搏器。其中最有效的措施是及时进行临时性或永久性人工心脏起搏治疗。故本题选B。

52. 考点：重症胰腺炎的典型体征
解析：C。急性重症胰腺炎时，胰酶、坏死组织及出血沿腹膜间隙与肌层渗入到腹壁下，致两侧胁肋部皮肤表现为暗灰蓝色，称为Grey Turner征阳性。故本题选C。

53. 考点：支气管扩张症的检查
解析：B。可以明确支气管扩张症的影像学诊断方法是支气管造影，由于这一技术为有创性检查，现已被CT取代；后者也可在横断面上清楚地显示扩张的支气管，高分辨CT进一步提高了CT诊断支气管扩张症的敏感性。优点：无创、易重复进行。现已经成为支气管扩张症的主要诊断方法。故本题选B。

54. 考点：感染性心内膜炎的诊断

解析：D。感染性心内膜炎（IE）的发病依赖于菌血症和心血管内膜或瓣膜损伤两大因素，其诊断的主要标准包括血培养阳性和心内膜有感染证据（超声心动图检查阳性），次要标准包括有易致 IE 的基础疾病、发热、血管损害现象（动脉栓塞、动脉瘤、出血等）、免疫复合物沉积现象（如肾小球肾炎、Osler 结节等）。由此可见，血培养和超声心动图是诊断感染性心内膜炎最重要的检查。故本题选 D。

55. 考点：休克早期

解析：C。休克早期，有效循环血量减少和血压降低，除直接导致肾血流量减少外，还可通过交感－肾上腺髓质系统和肾素－血管紧张素系统使肾脏小动脉强烈收缩，从而进一步降低肾脏血液灌流量和有效滤过压，故 GFR 显著减少。同时，继发性醛固酮和 ADH 分泌增多，又可增强肾远曲小管和集合管对钠、水的重吸收，因而尿量显著减少，尿钠含量降低，尿比重较高。GFR 急剧减少，还可引起高钾血症和酸碱平衡紊乱。休克晚期导致肾衰竭时，尿钠反而增高。故本题选 C。

56. 考点：心源性休克的表现

答案：D。

57. 考点：肝硬化门静脉高压的表现

解析：D。肝硬化门静脉高压脾功能亢进时，患者外周血象呈白细胞减少、贫血和血小板降低，易并发感染及出血，继发脾周围炎时脾脏可有触痛。故本题选 D。

58. 考点：冠心病的鉴别

解析：E。心绞痛系由冠脉狭窄或痉挛引起的一过性心肌缺血；而急性心肌梗死则是冠脉局部栓子栓塞，使心肌持续缺血而发生坏死。二者最突出的症状都是胸痛，部位、性质、放射部位都类似；急性心肌梗死可能胸痛程度更重，但也与不同个体的主观感觉有关，如老年人发生急性心梗时可能胸痛不明显。"胸痛持续时间"是二者的一个鉴别点，心绞痛一般仅持续 3～5 分钟，很少超过半个小时；而急性心肌梗死则持续不缓解，一般超过半个小时。故本题选 E。

59. 考点：风湿性二尖瓣狭窄的体征

解析：D。风湿性二尖瓣狭窄患者听诊检查心尖区可闻及二尖瓣狭窄所致舒张中晚期隆隆样杂音，瓣口小、二尖瓣跨瓣压差大则舒张期杂音响度增大；左侧卧位时杂音最为明显，常伴有舒张期震颤。心尖区可闻及第一心音亢进和瓣口开放时短促的拍击声，二尖瓣前瓣叶弹性和活动度较好者第一心音亢进和开放拍击声的响度都较明显。故本题选 D。

60. 考点：再生

答案：D。

61. 考点：反流性食管炎的诊断

解析：A。内镜检查是诊断反流性食管炎最准确的方法。故本题选 A。

62. 考点：肺结核的治疗

解析：D。肺结核的患者发生大咯血时，患者突然停止咯血，并出现呼吸急促、面色苍白、口唇发绀、烦躁不安等症状和体征时，常为咯血导致窒息，应及时抢救，抢救过程中要时刻保持呼吸道通畅。故本题选 D。

63. 考点："5A"戒烟法

解析：E。对于愿意戒烟的吸烟者采用"5A"法进行治疗，即询问（ask）、建议（advice）、评估（assess）、帮助（assist）和安排随访（arrange）。患者已有戒烟意愿，应首选帮助患者确定戒烟干预计划开展的日期。故本题选 E。

64. 考点：《医师法》

解析：C。《医师法》规定，医师出具虚假医学证明文件，或者未经亲自诊查、调查即签署诊断、治疗、流行病学等证明文件或者有关出生、死亡等证明文件，应由县级以上人民政府卫生健康主管部门责令改正，给予警告，没收违法所得，并处 1 万元以上、3 万元以下的罚款；情节严重的，责令暂停 6 个月以上、1 年以下执业活动的处罚，甚至吊销医师执业证书。故本题选 C。

65. 考点：自由度

解析：D。组间的自由度等于组数减1。本题在 5 种不同的温度下分别独立重复进行 10 次试验，共测得某定量指标的 50 个数据，可以将此资料分为 5 组，因此，组间的自由度是"5－1＝4"。故本题选 D。

66. 考点：安慰剂

解析：D。安慰剂：是一种"模拟"药，其物理特性如外观、大小、颜色、剂型、重量、味道和气味都要尽可能与试验药物相同，但不能含有试验药物的有效成分。空白对照是指不给予任何处理的对照，这在动物实验以及实验室方法研究中常采用，以评定测量方法的准确度以及观察实验是否处于正常状态等。故本题选D。

67. 考点：统计图的选择
答案：E。

68. 考点：母婴保健法
解析：B。根据《母婴保健法》，经婚前医学检查，对患指定传染病在传染期内或者有关精神病在发病期内的，医师应当提出医学意见；准备结婚的男女双方应当暂缓结婚。青年甲所患的淋病属于本法规定的指定传染病。故本题选B。

69. 考点：心理治疗方法的使用
解析：D。系统脱敏疗法，又称交互抑制法，是由美国学者沃尔帕创立和发展的。这种方法主要是诱导求治者缓慢地暴露出导致其焦虑、恐惧的情境，并通过心理的放松状态来对抗这种不良情绪，从而达到消除焦虑或恐惧的目的。系统脱敏法的程序是逐渐加大刺激的程度，当某个刺激不会再引起求治者焦虑和恐惧反应时，施治者便可处于放松状态的求治者呈现另一个比前一刺激程度略强一点的刺激。如果一个刺激所引起的焦虑或恐惧状态在求治者所能忍受的范围之内，经过多次反复的呈现，其便不会再对该刺激感到焦虑和恐惧，治疗目标也就达到。故本题选D。

70. 考点：慢性支气管炎的X线表现
解析：C。慢性支气管炎根据咳嗽、咳痰或伴喘息等临床表现，每年发病持续3个月，并连续2年或以上，排除其他心肺疾患之后，即可做出诊断。慢性支气管炎X线表现可见两肺纹理增粗、紊乱，呈网状或索条状或斑点状阴影，以双下肺野较明显。故本题选C。支气管扩张症X线常表现为下肺野纹理粗乱或呈卷发状。支气管肺癌X线检查可发现有团块状阴影或结节状阴影；或者阻塞性肺炎经抗生素治疗未能完全消散，应考虑肺癌的诊断。肺结核多见于两肺尖及双上肺野，呈点片状阴影。

71. 考点：胸腔积液的病因
解析：E。患者胸腔积液确诊，需要确定胸腔积液的病因。A、B、C、D四项所述都对明确诊断有帮助，但是肺功能检查对诊断无帮助。故本题选E。

72. 考点：肺结核的诊断
解析：D。肺结核常见全身结核中毒症状，如低热、盗汗、乏力和体重减轻等；主要呼吸道症状为咳嗽、咳痰和咯血，以干咳为主，有空洞形成时，痰量增多；病变范围较大时可有肺实变体征，语颤增强、叩诊浊音、听诊可闻及支气管呼吸音和细湿啰音。病变多发生在上叶的尖后段和下叶的背段，密度不均匀、边缘较清晰，病程变化较慢，易形成空洞和播散病灶。根据患者表现可诊断为肺结核，故本题选D。

73. 考点：《药品管理法》
解析：B。《药品管理法》规定，有下列情形之一的，列为假药：①药品所含成分与国家药品标准规定的成分不符；②以非药品冒充药品或者以他种药品冒充此种药品；③变质的药品；④药品所标明的适应证或者功能主治超出规定范围。故本题选B。

74. 考点：性格类型
解析：A。人的性格按其不同的分类标准可划分为多种类型。按人的行为方式，即人的言行和情感的表现方式可分为A型性格、B型性格和C型性格。A型性格的人脾气比较火爆、有闯劲、遇事容易急躁、不善克制、喜欢竞争、好斗、爱显示自己的才华、对他人常存戒心。A型行为者易患冠心病。故本题选A。

75. 考点：结核病的治疗
解析：D。本病例为复发肺结核患者，规范治疗7个月痰结核菌仍（+），说明药物疗效欠佳，可能为耐药肺结核，因此首先应进行结核分枝杆菌培养＋药敏试验，根据药敏试验结果合理选药治疗。故本题选D。

76. 考点：胆总管结石
解析：A。与进食有关联的右上腹阵发性绞痛多提示胆总管结石。典型的胆道蛔虫病一般有钻顶样疼痛。

77. 考点：胃黏膜不典型增生的处置
解析：E。不典型增生也称异型性增生，也是慢性胃炎组织学可出现的病理变化。异型性增生是细胞在再生过程中发生过度增殖，从而丧失分化，在结构和功能上偏离正常轨道，形态学上出现细胞异型性和腺体结构的紊乱。异型性增生在内镜下并无特征性表现，可发生于隆起、平坦和凹陷病变中。异型性增生是胃癌的癌前病变，应加强随访，视病情变化决策进一步处置。故本题选 E。

78. 考点：腹膜炎的治疗

解析：C。根据患者临床特点，诊断为肝硬化并发原发性腹膜炎。治疗主要选择针对革兰阴性杆菌并兼顾革兰阳性球菌的抗菌药物，氨苄西林对大肠埃希菌、变形杆菌等革兰阴性菌和革兰阳性菌均有效。故本题选 C。

79. 考点：结核性腹膜炎的临床表现

解析：B。结核性腹膜炎多见于青壮年患者，有结核病史，发热原因不明并持续 2 周以上，伴有腹痛、腹胀、腹水（少量腹水需借助 B 超检查）和（或）腹部肿块，腹部有压痛和（或）腹壁柔韧感，腹水为渗出液性质，以单个核细胞升高为主，一般细菌培养阴性，X 线胃肠钡剂检查有肠粘连等征象，结核菌素皮肤试验呈强阳性。故本题选 B。

80. 考点：肺炎的分类

解析：D。克雷伯杆菌肺炎表现常呈多样性，出现肺叶或肺大叶实变，好发于右肺上叶、双肺下叶，有多发性蜂窝状肺脓肿、叶间隙下坠征象。肺炎支原体肺炎 X 线示节段性分布，出现各种形态的浸润阴影。结核分枝杆菌感染依据不同的肺结核临床类型，可出现不同的 X 线表现。金黄色葡萄球菌肺炎多起病急骤，寒战、高热，严重的全身中毒症状和呼吸道表现不平行，X 线表现为肺段或肺叶实变。本题患者是青壮年，发热、咳嗽，右下肺出现致密阴影，考虑大叶性肺炎，为肺炎链球菌感染，故本题选 D。

81. 考点：输血的相关要点

解析：D。洗涤红细胞是外科常用的成分输血制品，是健康血液除去全部血浆和 90% 白细胞及血小板后所得。临床用于因多次输血而产生白细胞抗体的贫血病人以及器官移植后病人减少排斥反应。本病例中患者已有输血后过敏史，因此应输入洗涤红细胞。故本题选 D。

82. 考点：心绞痛的临床表现

解析：C。心绞痛以发作性胸痛为主要临床表现，发作常由体力劳动或情绪激动（如愤怒、焦急、过度兴奋）所诱发，饱食、寒冷、吸烟、心动过速、休克等亦可诱发。疼痛出现后逐渐加重，然后在 3~5min 逐渐消失，一般在停止原来诱发症状的活动后即缓解。发作时典型心电图表现是呈节段性分布的 ST 段水平型或下斜型压低，还可出现 T 波低平或倒置。故本题选 C。

83. 考点：强心苷类中毒伴室性期前收缩的治疗

解析：A。强心苷类中毒应立即停用强心苷类及导致钾丢失的药物。快速型心律失常可用利多卡因（利多卡因为速效抗快速型室性心律失常药，尤其适用于急性心肌梗死伴室性心动过速等紧急情况）或苯妥英钠。电复律治疗一般属禁忌，因可导致室颤。故本题选 A。

84. 考点：三度房室传导阻滞的心电图特点

解析：C。三度房室传导阻滞时 P 波与 QRS 波毫无关系，P 波频率常快于 QRS 波，QRS 波频率固定，为逸搏心律。本例患者心电图示 P-P 间期较 R-R 间期短，说明 P 波频率快于 QRS 波；R-R 间期整齐，说明 QRS 波频率固定。故本题选 C。

85. 考点：胃溃疡恶变的临床表现

解析：D。胃溃疡属于胃癌的癌前状态，有 1%~3% 的癌变率。良性溃疡的腹痛具有周期性、节律性，食欲也多无减退；当腹痛变得不规律，出现食欲下降、消瘦、粪便隐血持续阳性，应警惕溃疡恶变的可能性，因良性溃疡多无消化道持续小量出血；而恶性溃疡由于恶性组织坏死、出血，可致持续粪便隐血阳性。此外钡餐造影可鉴别良性和恶性溃疡，良性溃疡多为腔外龛影，直径<2.5cm，边缘整齐，无胃壁僵硬；而恶性溃疡多为腔内龛影，直径>2.5cm，边缘不齐，可有胃壁僵硬。该患者钡餐表现也支持恶性溃疡。故本题选 D。

86. 考点：高血压的分类标准及危险分层标准

解析：A。1 级高血压收缩压 140~159mmHg 和（或）舒张压 90~99mmHg，2 级高血压收缩压 160~179mmHg 和（或）舒张压 100~109mmHg；当收缩压和舒张压分属不同级别时，以较高的分级为准。该患者为 2 级高血压，2 级高血压有临床并发症或合并糖尿病者即属"很高危"分层，故本题选 A。

87. 考点：健康信念模式

解析：D。按照行为改变阶段模式，该患者行为属于无打算阶段。对于无打算阶段的患者，最重要的劝导目的是使其"提高认识"，包括对疾病严重性和易感性的认识，排除 A、B、E。"吸烟不过使人多咳嗽几声，没什么大不了的"，说明患者对吸烟相关疾病的严重性认识不足，排除 C。故本题选 D。

88. 考点：心指数的概念

解析：C。心指数：每平方米体表面积的心输出量称为心指数，安静和空腹状态下的心指数称为静息心指数。我国中等身材成年人（体表面积为 1.6～1.7m²）的静息心指数为 3.0～3.5/（min·m²）。心指数是比较不同个体之间心功能时常用的评定指标。故本题选 C。

89. 考点：统计分析方法

解析：E。χ^2 检验可用以检验多个率（或构成比）之间差异是否具有统计学显著性，当然也适合于两组之间的比较。故本题选 E。

90. 考点：直肠肛管周围脓肿的诊断与治疗

解析：B。根据该患者的临床表现及查体结果，考虑诊断为直肠肛管周围脓肿，诊断一旦明确，脓肿形成并有波动感，需立即行手术切开引流，引流须充分、通畅。故本题选 B。

91. 考点：股疝嵌顿的诊断与治疗

解析：A。根据病史考患者存在肠梗阻，又因右侧腹股沟韧带下方卵圆窝处可扪及半球形包块，压痛明显，不能还纳，可考虑股疝嵌顿；股疝嵌顿引起肠梗阻者应紧急手术。故本题选 A。

92. 考点：急性胆囊炎的诊断

解析：C。急性胆囊炎的病因主要有：①胆囊管梗阻、胆汁排出受阻，其中约 80% 是由胆囊结石所引起，尤其小结石易于嵌顿在胆囊颈部而致梗阻；②致病菌入侵。急性结石性胆囊炎的典型发病过程表现为突发右上腹阵发性绞痛，常放射至右肩部、肩胛部和背部，伴恶心、呕吐、厌食，常在饱餐、进油腻食物后发生，或在夜间发作。

93. 考点：支气管哮喘与心源性哮喘的鉴别

解析：D。支气管哮喘有反复发作的哮喘史，发作时出现带哮鸣音的呼气性呼吸困难，两肺满布哮鸣音。心源性哮喘常见于左心衰竭，发作时的症状与支气管哮喘相似，但心源性哮喘常有高血压、冠心病、风心病等病史，出现咳嗽、咳痰，两肺满布中小水泡音及哮鸣音。所以，本例患者喘憋最可能的原因是心力衰竭。故本题选 D。

94. 考点：结核性腹膜炎的鉴别诊断

解析：A。对于任何乏力、盗汗、腹水的患者，首先考虑为结核性腹膜炎。本病的主要诊断依据是青壮年（尤其是女性）出现 2 周以上的乏力、盗汗，腹水穿刺性质为渗出液，实验室检查示血沉加快。故本题选 A。

95. 考点：胃溃疡的诊断及治疗

解析：B。根据题干，考虑患者为胃溃疡，经内科规范治疗 1 年后症状仍反复发作，有黑便史，故需手术治疗。Billroth Ⅰ 胃大部切除术操作简便，吻合后胃肠道接近于正常解剖生理状态，术后由于胃肠道功能紊乱而引起的并发症少，适用于胃溃疡。故本题选 B。

96. 考点：金黄色葡萄球菌肺炎的特点

解析：C。金黄色葡萄球菌肺炎医院内感染病例起病稍缓慢，但亦有高热、脓痰等，结合全身中毒症状，白细胞计数增高、中性粒细胞增加，X 线表现为片状阴影伴有空洞，已可初步做出诊断。故本题选 C。

97. 考点：高血压脑出血的治疗

解析：C。急性脑出血患者发病时血压都有升高，甚至比平时更高，一般主张先降颅内压，暂不用降压药，尤其是注射利血平等强力降压药更应禁忌。如收缩压在 200mmHg 以上，可适当给予作用较温和的降压药如呋塞米及硫酸镁或尼莫地平等以缓慢控压。急性期过后，血压仍高者可系统、规律应用降压药。故本题选 C。

98. 考点：脊柱结核的临床表现

解析：C。患者有盗汗、午后潮热、消瘦、食欲不振、全身乏力等结核中毒的表现，并出现腰痛，首先应考虑腰椎结核。故本题选 C。

99. 考点：二尖瓣狭窄的心率变化

解析：A。患者脉搏 99 次/分，心率 108 次/分，脉搏与心率不统一，脉搏短绌，提示心律失常。患者二尖瓣狭窄病史10年，二尖瓣狭窄晚期常伴有心房颤动。故本题选A。

100. 考点：风湿性二尖瓣狭窄的临床表现

解析：D。二尖瓣狭窄的早期表现是呼吸困难、咳嗽、咯血，系由于左心房压力升高、肺循环淤血所致；随着肺循环压力逐渐升高，发生肺动脉高压，右心后负荷增大，最终发生右心衰竭，可出现体循环淤血的症状，如颈静脉怒张、肝大、下肢水肿、消化道症状等；右心衰竭后右心收缩功能下降，使肺血流量下降，减轻肺淤血，反而可以减轻呼吸困难、咯血等症状。故本题选D。

101. 考点：胸水的鉴别诊断

解析：E。对胸水的鉴别首先应明确其性质是漏出液还是渗出液，如果为漏出液，多考虑全身疾病如充血性心衰、肾病综合征、肝硬化等原因；如果为渗出液，多考虑肺部疾患，最常见的就是结核性胸膜炎和恶性胸腔积液。这两种疾病的预后完全不同，因此应该仔细鉴别。本题中患者经抗结核治疗2个月仍没有效果，胸水仍增多，一般试验性抗结核治疗3~4周仍无效果者考虑结核的可能性比较小，此时应高度警惕恶性胸腔积液的可能性，可以通过胸水的病理细胞学检查和胸膜活检明确诊断。故本题选E。

102. 考点：支气管哮喘的并发症

解析：B。患者青年女性，发作性喘息14年，考虑为支气管哮喘患者，长期反复发作和感染易并发慢性支气管炎、肺气肿、肺心病，发作时可并发气胸、纵隔气肿。该患者再次发作1周入院，查体见右肺满布哮鸣音，左上肺呼吸音消失，治疗后喘息仍不能缓解。应首先考虑是由于并发气胸所致。故本题选B。

103. 考点：扩张型心肌病的鉴别诊断

解析：C。风湿性心脏瓣膜病发病时间长，一般超过5个月，故A错误。肥厚型心肌病心室腔变小，无扩张，故B错误。病毒性心肌炎通常有前驱感染史，多发生于青少年，故D错误。急性心包炎不影响瓣膜，故E错误。超声心动图示二尖瓣呈"钻石样"双峰改变，提示扩张型心肌病。故本题选C。

104. 考点：萎缩的类型

解析：B。失用性萎缩可因器官、组织长期工作负荷减少和功能代谢低下所致，如四肢骨折后久卧不动，可引起患肢肌肉萎缩和骨质疏松，不选A。神经细胞和心肌细胞的萎缩，是大脑和心脏发生老化的常见原因，不选C。压迫性萎缩因组织与器官长期受压所致，其机制是受压组织和细胞缺氧、缺血，不选D。去神经性萎缩因运动神经元或其轴突损害引起效应器萎缩，如脑或脊髓神经损伤可致肌肉萎缩，不选E。营养不良性萎缩可因热量与蛋白质摄入不足、消耗过多和血液供应不足引起，如胃癌患者的恶病质状态，故本题选B。

105. 考点：急性胆囊炎的鉴别诊断

解析：B。急性胆囊炎患者右上腹或剑突下发作性疼痛，阵发性加剧，伴恶心、呕吐、发热；体检示右上腹压痛、Murphy征阳性。急性阑尾炎腹痛特点为转移性右下腹痛。急性胰腺炎常突发剧烈腹痛，腹膜炎体征较为明显。胃十二指肠溃疡多有周期性、季节性、节律性上腹部疼痛病史。胆总管结石、胆管炎则多有巩膜及皮肤黄染。综上所述，本病例患者应首先考虑急性胆囊炎，故不选A、C、D、E，应选B。

106. 考点：胃大部切除术后并发症的临床表现

解析：C。仰卧位时盆腔处于腹腔最低部位，腹腔内炎症渗出物或脓液易流入其间，从而形成盆腔脓肿。临床表现包括急性腹膜炎，经治疗后体温又复升高、脉快，下腹部坠胀不适或钝痛，大便次数增多、黏液便及里急后重等直肠刺激症状。与本题患者症状相符，故本题选C，根据临床表现可排除A、B、D、E选项。

107. 考点：休克

解析：A。血压正常、中心静脉压低于正常，提示血容量不足。而患者此时血压76/46mmHg，中心静脉压2cmH$_2$O，即血压、中心静脉压均低于正常，提示血容量严重不足。故本题选A。

108. 考点：先天性甲减的甲状腺激素替代治疗

解析：A。先天性甲减的典型表现为呆笨面容，头大颈短、面色苍黄、面部黏液性水肿、眼睑水肿、眼距宽，舌大而宽厚，身材矮小，体型不匀称，智能低下，表情呆板，神经反射迟钝，运动发育迟缓。根据该患儿表现，应诊断为先天性甲减，须早期诊断、早期治疗，本病的特效治疗是口服左甲状腺素钠，钙剂与维生素为辅助治疗。故本题选A。

109. 考点：角色行为

解析：C。角色行为减退，是指已进入角色的病人，由于更强烈的情感需要，不顾病情而从事力所不能及的活动，表现出对病、伤的考虑不充分或不够重视，从而影响到疾病的治疗。故本题选C。

110. 考点：传染病控制

解析：C。《艾滋病防治条例》规定："县级以上地方人民政府卫生主管部门指定的医疗卫生机构，应当按照国务院卫生主管部门会同国务院其他有关部门制定的艾滋病自愿咨询和检测办法，为自愿接受艾滋病咨询、检测的人员免费提供咨询和初筛检测。"故本题选C。

111. 考点：支气管哮喘、肺心病

解析：C。根据题干所述"反复咳嗽、咳痰15年"，提示慢性支气管炎；"气急3年，双肺叩诊呈过清音，呼吸音减弱，肺底部有湿啰音"，提示疾病发展为肺气肿；"心悸3年，剑突下心尖搏动明显，该处可闻及3/6级收缩期杂音，肺动脉瓣听诊区第二心音亢进"，提示疾病已发展为肺心病。故本题选C。

112. 考点：高血压的治疗

解析：E。高血压危象引起急性左心衰竭，治疗的首要目标是将血压控制到安全范围，硝普钠起效快，可迅速降压，且可降低心脏后负荷，因此作为首选，故本题选E。肾上腺皮质激素能一定程度地减轻肺水肿，但不作为首选；硝苯地平虽然可以降压，但能增加心梗事件的发生率，心力衰竭患者慎用；普萘洛尔具有负性肌力作用，急性左心衰竭发作时应为禁忌；氢氯噻嗪为口服利尿剂，降压作用起效慢。

113. 考点：药物的中毒反应

解析：B。吗啡中毒主要特征为意识昏迷、针尖样瞳孔、呼吸深度抑制、发绀及血压下降。故本题选B。苯巴比妥中毒时病人可表现为狂躁、惊厥、四肢强直；继而进入抑制期，出现瞳孔散大、全身弛缓、浅反射消失、脉搏加速、血压下降等表现；最后可因呼吸抑制或呕吐物吸入而发生窒息甚至死亡。地西泮中毒时主要表现为嗜睡、轻微头痛、乏力、运动失调，重度中毒者可出现血压下降、呼

吸抑制、视物模糊、皮疹、尿潴留、抑郁、精神紊乱、白细胞减少、兴奋不安，甚至可出现心血管病变。氯丙嗪中毒表现为血压下降、惊厥、锥体外系症状和昏迷等。苯妥英钠中毒表现为：①中枢神经系统症状：头痛、眩晕、乏力；②心血管系统症状：血压下降；③其他表现：恶心、呕吐、肝功能异常。所以选项A、C、D、E均不能使瞳孔缩小，为错误选项。

114. 考点：上消化道出血的止血措施

解析：D。该患者有慢性乙型肝炎、脾大，怀疑为肝炎后肝硬化导致的食管、胃底静脉曲张破裂大出血。生长抑素是目前临床上用于治疗食管、胃底静脉曲张破裂大出血的首选药物。故本题选D。三腔两囊管压迫目前已不推荐使用，其应用只限于药物不能控制出血时进行暂时止血，故不选A。内镜治疗为首要措施，但需在药物治疗基本控制出血后再进行。

115. 考点：主动脉瓣狭窄的治疗

解析：C。根据题干中所述，该患者属于退行性老年钙化性主动脉瓣狭窄。该病进行内科治疗的主要目的是确定狭窄的程度，观察狭窄进展情况，为有手术指征的患者选择合理手术时间。具体措施包括：预防感染性心内膜炎；无症状的轻度患者每2年复查一次，应包括超声心动图定量测定，中至重度患者应避免剧烈的体力活动，每2~6个月复查一次；如有频发房性期前收缩，应予抗心律失常药物。不可使用作用于小动脉的血管扩张剂（如ACEI），以防血压过低。由于该患者已出现肺部感染的征象，应用抗生素和化痰药物，还应行胸部X线检查。故本题选C。

116. 考点：肝破裂的诊断

解析：D。右侧膈肌升高说明有膈下出血和渗液，结合患者损伤部位在右侧第7、8、9肋骨，可考虑为肝破裂（由于肝有血肿形成，引起右侧膈肌升高）。故本题选D。

117. 考点：胃溃疡腹痛特点

解析：E。餐后痛多见于GU（胃溃疡），饥饿痛（进餐缓解）或夜间痛多见于DU（十二指肠溃疡）。故本题选E。

118. 考点：良性与恶性胃溃疡的鉴别

解析：D。良性与恶性胃溃疡的鉴别主要依据

X线钡剂造影、胃镜及病理检查。因此，对于所有老年胃溃疡患者都应行胃镜检查，并在溃疡边缘多处取病理活检组织，以确定溃疡的性质。故本题选D。

119. 考点：胃溃疡的治疗

解析：D。根除Hp方案采用四联疗法：1种质子泵抑制剂加1种胶体铋剂联合2种抗生素。故本题选D。

120. 考点：高血压脑病的诊断

解析：C。患者经常头痛、头晕近10年，近2天加重，伴恶心、呕吐、神志模糊；血压210/110mmHg，已达高血压危象界限值，因此考虑诊断为高血压脑病。故本题选C。

121. 考点：高血压脑病的发病机制

解析：E。高血压脑病是高血压发展的后果，高血压是否发展成高血压脑病，关键在于平均动脉压升高水平及血压升高速度。血压升高急骤且迅速者将引起脑血流调节机制崩溃、脑血管痉挛性损伤和血-脑屏障破坏，三种机制可能并存，共同引发高血压脑病。故本题选E。

122. 考点：动机冲突的类型

解析：B。趋避冲突又称为正负冲突，是心理冲突的一种，指同一目标对于个体同时具有趋近和逃避的心态。患者起初有既想见又不想见其父母的矛盾心理，为趋避心态。故本题选B。

123. 考点：临床诊疗的伦理原则

解析：C。患者利益至上原则是指医务人员在诊疗过程中始终以患者为中心，并把患者的利益放在首位，即是否允许患者父母探视应以患者的利益为主。故本题选C。

124. 考点：《精神卫生法》

解析：C。《精神卫生法》规定："在急性发病期或者为了避免妨碍治疗，可以暂时性限制患者的通讯和会见探访者权利。"故本题选C。

125. 考点：风湿性心脏病的临床表现

解析：A。风湿性心脏病二尖瓣狭窄常见于中青年人，呼吸困难不是常见的早期症状，多为劳力性呼吸困难。心尖区有舒张期隆隆样杂音伴左心房扩大；心尖区第一心音亢进，是隔膜型二尖瓣狭窄的特征性表现；若瓣膜增厚、粘连严重，发生纤维化和钙盐沉积时，则瓣膜僵硬，活动能力减弱，第一心音减弱或消失。故本题选A。

126. 考点：心房颤动的诊断

解析：D。房颤的症状取决于有无器质性心脏病、心功能基础、心室率快慢及发作形式等。特发性房颤和心室率不快时可无症状；反之，可有心悸、气促、乏力和心前区不适感。房颤时心脏听诊有第一心音，心率和心律均绝对不规则，由于部分心搏出排血量较少，常致脉搏短绌、强弱不等和血压测量结果差异较大等征象。故本题选D。

127. 考点：心房颤动的药物治疗

解析：C。频发性期前收缩是心房颤动的先兆，可给予普罗帕酮、胺碘酮或维拉帕米预防房颤发生。心房颤动伴快速心室率可用强心苷类药物，控制心室率在60~65次/分；如心室率控制不满意，可加用小量β受体阻断剂。对轻度二尖瓣狭窄病人如有适应证时，应考虑药物复律或电复律治疗。故本题选C。

128. 考点：自发性气胸的诊断

解析：B。老年男性，既往慢性阻塞性肺部疾病（COPD）史10余年，活动后突发左侧胸痛伴呼吸困难、血压降低、口唇发绀，左肺呼吸音明显减弱，首先考虑为COPD基础上继发的自发性气胸。故本题选B。

129. 考点：自发性气胸的辅助检查

解析：D。X线或CT显示气胸线是确诊依据；若因病情十分危重而无法搬动患者进行X线检查时，应当机立断在患侧胸腔体征最明显处进行试验性穿刺，如抽出气体，可证实气胸的诊断。故本题选D。

[130~131]

考点：《医师法》

解析：B，E。医师对需要紧急救治的患者，拒绝急救处置，或者由于不负责任延误诊治，由县级以上人民政府卫生健康主管部门责令改正，给予警告；情节严重的，责令暂停6个月以上、1年以下执业活动，甚至吊销医师执业证书。医师在执业活动中泄露患者隐私或者个人信息，由县级以上人民政府卫生健康主管部门责令改正，给予警告，没收违法所得，并处1万元以上、3万元以下的罚款；

情节严重的，责令暂停6个月以上、1年以下执业活动，甚至吊销医师执业证书。故130题选B，131题选E。

[132~134]

考点：医学伦理学

解析：A，C，B。医学伦理学基本原则包括尊重原则、自主原则、不伤害原则、公正原则。故132题选A。医学伦理学基本规范包括救死扶伤，忠于职守；钻研医术，精益求精；平等交往，一视同仁；举止端庄，语言文明；廉洁行医，遵纪守法；诚实守信，保守医密。故133题选C。医学伦理学基本范畴包括权利与义务、良心与荣誉、情感与理智、胆识与审慎。故134题选B。

[135~137]

考点：各种反射的概念

解析：C，C，D。牵张反射指骨骼肌受外力牵拉而伸长时，反射性地引起受牵拉的肌肉收缩；感受器是肌梭（γ运动神经元兴奋，梭内肌收缩，肌梭敏感性增强）；类型包括腱反射（快速牵拉肌腱时发生的牵张反射，为单突触反射）和肌紧张（缓慢持续牵拉肌腱时发生的牵张反射，是维持躯体姿势最基本的反射活动）。状态反射包括迷路紧张反射和颈紧张反射。故135题、136题均选C，137题选D。

[138~140]

考点：通气功能障碍的类型

解析：B，A，B。结核性渗出性胸膜炎时胸膜粘连，胸廓活动受限，属于限制性通气障碍。故138题选B。阻塞性肺气肿是由于支气管慢性炎症或其他原因逐渐引起的细支气管狭窄、气道阻力增加，为阻塞性通气障碍。故139题选A。自发性气胸时，肺被压缩，肺活量减少，属于限制性通气障碍。故140题选B。混合性通气功能障碍可见于慢性支气管炎伴发肺间质性疾病等混合型病变。弥漫性通气障碍见于肺水肿、肺泡间隔增厚、肺泡毛细血管纤维性变。以呼吸中枢功能障碍为主的临床表现为中枢呼吸驱动力降低、呼吸节律改变，多见于中枢系统疾病。

[141~142]

考点：慢性胃炎的临床分型

解析：B，C。慢性萎缩性胃炎分为A、B两型：A型是胃体萎缩，与自身免疫异常有关，可发展为恶性贫血；B型胃窦黏膜有萎缩，而胃体无明显萎缩。A型萎缩性胃炎的血清抗内因子抗体常呈阳性；B型萎缩性胃炎多由幽门螺杆菌感染所致。故141题选B，142题选C。急性单纯性胃炎指有胃黏膜糜烂、出血者。急性腐蚀性胃炎指吞服腐蚀剂所致胃黏膜损害者。

[143~144]

考点：腹水的病因诊断

解析：C，A。结核性腹膜炎腹水为草黄色渗出液，静置后有自然凝固块，比重一般超过1.018，蛋白含量在25g/L以上，白细胞计数超过$500 \times 10^6/L$，以淋巴细胞为主，普通细菌培养结果为阴性，故143题选C。肝硬化腹水的形成是门脉高压和肝功能减退共同作用的结果，主要表现为漏出液，其特点为比重<1.018，蛋白<25g/L，故144题选A。

[145~147]

考点：散热的方式

解析：C，D，E。辐射散热是指人体以发射红外线的形式将体热传给外界的一种散热形式；传导散热是指机体的热量直接传给与机体接触的温度较低物体的一种散热方式，戴冰帽、游泳过程中显然属于此种散热方式；对流散热是指通过气体进行热量交换的一种散热方式；蒸发散热是机体通过体表水分的蒸发而散失体热的一种形式，乙醇（酒精）擦浴是利用乙醇易挥发而蒸发散热的机理，通过游泳使机体散热属于传导（游泳过程中）和蒸发（游泳后水分蒸干）散热。故145题选C，146题选D，147题选E。

[148~150]

考点：医疗机构从业人员的基本行为规范

解析：D，E，B。大医精诚是医疗机构从业人员理想的人格形象。故148题选D。为人民健康服务是医疗机构从业人员的执业价值目标。故149题选E。救死扶伤、防病治病是医疗机构从业人员的职业道德手段；以人为本、人道行医、全心全意以患者为中心，是根本性的职业道德要求。故150题选B。

第二单元

1. 考点：尿道解剖

解析：E。男性尿道既是排尿路径又是排精管道，成人长约18cm。男性尿道全程有三处狭窄，是尿道内口、膜部和尿道外口；自然悬垂时有两个弯曲，分别位于耻骨联合下方和耻骨联合前下方，称为耻骨下弯、耻骨前弯（无耻骨上弯）。故本题选E。

2. 考点：精神障碍病因学

解析：D。心理、社会因素既可以作为原因因素在精神障碍的发病中起重要作用，也可以作为相关因素影响精神障碍的发生、但发展，还可在心身疾病的发生、发展中起诱导作用。极具严重的精神刺激是急性应激障碍发病的直接原因。5－HT能神经功能增高可能与躁狂症的发病有关，但并不能说5－羟色胺能神经递质紊乱是躁狂发作的病因。焦虑障碍具有某种程度的遗传性，性格缺陷只是焦虑障碍的主要诱因。精神障碍是一类具有诊断意义的精神方面的问题，特征为认知、情绪、行为等方面的改变，可伴有痛苦体验和（或）功能损害。但精神障碍与其他躯体疾病一样，均是生物－心理－社会（文化）因素相互作用所致，因此精神障碍并非都是主要由心理因素导致。尽管不少研究表明精神分裂症的发生与心理、社会因素有关，但迄今为止尚未确定任何能决定是否发生精神分裂症的心理、社会因素；而遗传因素是精神分裂症发病的主要因素。故本题选D。

3. 考点：新生儿原始反射

解析：B。足月儿出生时已具备一些原始反射（如觅食反射、吸吮反射、握持反应、拥抱反射），新生儿罹患神经系统疾病时这些反射可能消失。正常情况下，出生后数月这些反射亦自然消失。腹部反射不属于新生儿原始反射，故本题选B。

4. 考点：肾病综合征的表现

解析：A。肾病综合征最基本的表现包括尿蛋白定量大于3.5g/24h、血浆白蛋白低于30g/L、血脂升高和水肿，其中前两项为诊断所必需的。故本题选A。

5. 考点：肺炎的分类

解析：E。间质性肺炎是按肺炎的解剖部位分类的。支原体肺炎、衣原体肺炎和病毒性肺炎均为间质性肺炎。故本题选E。

6. 考点：有机磷酸酯类中毒的临床表现

解析：D。有机磷酸酯类急性中毒时，主要是副交感神经末梢兴奋所致，表现为平滑肌痉挛和腺体分泌增加。乙酰胆碱在横纹肌神经－肌肉接头处过多蓄积和刺激，使面、眼睑、舌、四肢和全身横纹肌发生肌纤维颤动，甚至全身肌肉强直性痉挛。交感神经节受乙酰胆碱刺激，其节后交感神经纤维末梢释放儿茶酚胺而使血管收缩，引起血压增高、心率加快和心律失常等心血管系统紊乱。故本题选D。

7. 考点：限期手术

解析：E。外伤性肠破裂、急性化脓性阑尾炎需急症手术。脂肪瘤和易复性腹股沟疝需择期手术。各种恶性肿瘤根治术需限期手术。故本题选E。

8. 考点：血液凝固障碍的中毒病因

解析：E。砷化氢中毒、苯胺或硝基苯等中毒引起溶血性贫血和黄疸；水杨酸类、肝素或双香豆素过量、敌鼠钠盐、溴敌隆和蛇毒引起凝血障碍致出血；氯霉素、抗肿瘤药或苯等中毒引起白细胞减少。故本题选E。

9. 考点：炎症介质

解析：E。炎症介质是细胞或体液中产生的参与炎症反应的某些生物活性物质，如补体、缓激肽、前列腺素等。组胺可引起微动脉、毛细血管前括约肌和微静脉扩张，使微静脉和毛细血管通透性升高，不具有趋化作用。故本题选E。

10. 考点：脱水的病因

答案：A。

11. 考点：骨折稳定程度分类

解析：D。依据骨折稳定程度分类：①稳定性骨折：骨折复位后经适当的外固定不易发生再移位者称为稳定性骨折。如裂缝骨折、青枝骨折、嵌插骨折、大多数长骨横行骨折等。故本题选D。②不稳定性骨折：骨折复位后易于发生再移位者称为不稳定性骨折，如斜行骨折、螺旋形骨折、粉碎性骨折、多段多处骨折。股骨干横行骨折时，因受肌肉的强大牵拉力，不能保持良好对位，也属不稳定性骨折。所以 A、B、E 骨折不稳定，C 亦不是稳定性骨折，都排除。

12. 考点：肩关节脱位的临床表现

解析：E。肩关节脱位的临床表现有：①患处疼痛、肿胀，患者不敢活动肩关节；②外观呈"方肩"畸形，肩峰明显突出，肩峰下空虚；③伤肢轻度外展，不能贴紧胸壁，如肘部贴于胸前时，手掌不能同时接触对侧肩部（Dugas征，即搭肩试验阳性）。其中搭肩试验阳性是其特有的临床表现，故本题选 E。

13. 考点：肾炎水肿的治疗

解析：C。低分子右旋糖酐的作用是扩张血容量，不宜应用于利尿治疗。故本题选 C。

14. 考点：糖尿病的急性并发症

解析：B。糖尿病急性并发症常见糖尿病酮症酸中毒、高渗性高血糖综合征。慢性并发症有大血管病变、糖尿病肾病、糖尿病性神经病变、糖尿病性视网膜病变、糖尿病足等。故本题选 B。

15. 考点：再障的诊断

答案：C。

16. 考点：糖尿病诊断标准

解析：A。口服葡萄糖耐量试验 2 小时血浆葡萄糖 <7.8mmol/L 为正常；≥7.8 且 <11.1mmol/L 为糖耐量减低，≥11.1mmol/L 为糖尿病，需另一天再次复查以证实。故本题选 A。

17. 考点：缺铁性贫血的实验室检查

解析：D。血清铁蛋白可较灵敏地反映体内储备铁情况，因此本题选 D。缺铁性贫血时，可出现血清铁降低，总铁结合力升高，骨髓铁染色，铁粒幼细胞减少，呈小细胞低色素性贫血，但均不是反映体内铁缺乏的指标，故 A、B、C 和 E 均错误。

18. 考点：特发性血小板减少性紫癜的临床特点

解析：C。特发性血小板减少性紫癜（ITP）是由于血小板遭受免疫性破坏而外周血中血小板减少的出血性疾病，以广泛皮肤黏膜或内脏出血、血小板少、骨髓巨核细胞发育成熟障碍、血小板生存时间缩短及抗血小板自身抗体出现等为特征。骨髓巨核细胞增多或正常，有成熟障碍，血小板减少出血时间延长，凝血时间不变；网织红细胞可由于贫血而代偿性增高，但不会降低。抗人球蛋白（Coombs）试验用于免疫性溶血的检查。故本题选 C。

19. 考点：艾森曼格综合征

解析：C。艾森曼格综合征是一组先天性心脏病发展的共同后果。房、室间隔缺损及动脉导管未闭等先天性心脏病，可由原来的左向右分流，由于进行性肺动脉高压发展至器质性肺动脉阻塞性病变，从而出现右向左分流，皮肤黏膜从无青紫发展至青紫时，即称为艾森曼格综合征，表现为持续性青紫。先天性心脏病中动脉导管未闭的患儿出现差异性发绀，左上肢有轻度青紫、右上肢正常，下半身青紫，呈现双下肢重于双上肢、左上肢重于右上肢，即差异性青紫。故本题选 C。

20. 考点：幼儿期的概念

答案：D。

21. 考点：分娩机制

解析：B。衔接：胎头双顶径进入骨盆入口平面，胎头颅骨最低点接近或达到坐骨棘水平，称为衔接。胎头进入骨盆入口时呈半俯屈状态，以枕额径衔接，由于枕额径大于骨盆入口前后径，胎头矢状缝坐落在骨盆入口右斜径上，胎儿枕骨在骨盆前方。故本题选 B。

22. 考点：产后出血的定义

解析：C。胎儿娩出后 24 小时内阴道流血量超过 500ml 者称为产后出血，是分娩期严重并发症，居我国目前孕产妇死亡率首位。若产妇短时间内大量失血，会造成失血性休克，严重者危及生命，休克时间过长会造成脑垂体缺血坏死，继发严重的垂体功能减退综合征——Sheehan 综合征。故本题选 C。

23. 考点：第二产程

解析：B。当胎头拨露，使阴唇后联合紧张时应开始保护会阴。胎头拨露：于宫缩时胎头露出于阴道口，露出部分不断增大；而在宫缩间歇期，胎头又缩回阴道内。会阴撕裂的诱因包括：会阴炎症水肿、会阴过紧缺乏弹力、耻骨弓过低、胎儿过大、胎儿娩出过速等，均容易造成会阴撕裂。故本题选 B。

24. 考点：产褥期的临床表现与处理

解析：D。产褥期体温可在产后24h内略升高，如不超过38℃可不予处理，观察即可，故A措施正确；产褥期处理中，产后4h让产妇排尿，若排尿困难可诱导其排尿，故B措施正确；若会阴伤口感染，应提前拆线引流或行扩创处理并定时换药，故C措施正确；产褥早期子宫收缩引起下腹痛，哺乳时疼痛加重，不需特殊用药，故D措施错误；会阴部有水肿者可用50%硫酸镁溶液湿热敷，产后24h以后方可用红外线照射外阴，故E正确。

25. 考点：终止妊娠的指征

解析：E。心功能Ⅰ~Ⅱ级可以继续妊娠，但是仍要密切观察。心功能Ⅲ~Ⅳ级要终止妊娠。故本题选E。

26. 考点：输卵管妊娠

解析：E。输卵管妊娠破裂导致失血性休克时，应快速进行备血、建立静脉通道、输血等抗休克治疗，并立即进行手术。快速开腹后，迅速以卵圆钳夹住患侧输卵管病灶，暂时控制出血，同时快速输血、输液，纠正休克。清除腹腔积血后，视病变情况采取以下手术方式：输卵管切除术、保留输卵管的保守型手术等。故本题选E。

27. 考点：硫酸镁的不良反应

解析：C。正常孕妇血清镁离子浓度为0.75~1mmol/L；治疗有效浓度为1.7~3mmol/L，若镁离子浓度超过3mmol/L即可发生镁中毒。首先表现为膝腱反射减弱甚或消失，继之出现全身肌张力下降、呼吸困难、复视、言语不清；严重者可出现呼吸肌麻痹，甚至呼吸、心跳停止，危及生命。故本题选C。

28. 考点：前置胎盘的诊断

解析：D。前置胎盘的诊断包括：①病史；②体征；③阴道检查；④B超检查；⑤产后检查胎盘及胎膜。B型超声断层图像可清楚看到子宫壁、胎头、宫颈和胎盘位置，并根据胎盘边缘与宫颈内口的关系，可以进一步明确前置胎盘的类型；胎盘定位准确率达95%以上，并且可以重复检查，近年来国内外都已采用，基本取代了其他方法。故本题选D。

29. 考点：女性生殖器官的解剖

解析：B。骶尾关节不参与中骨盆的组成，与中骨盆狭窄无关。故本题选B。

30. 考点：滴虫阴道炎的典型体征

解析：C。滴虫阴道炎的白带可为稀薄脓性浆液状，呈乳白色或黄色，有时混有血性，20%白带中有泡沫。故本题选C。

31. 考点：宫颈癌的诊断

解析：B。宫颈癌的诊断方法主要有：①宫颈刮片细胞学检查：是用于宫颈癌筛查的主要方法，应在宫颈移行带取材，行染色和镜检。②碘试验。③阴道镜检查。④宫颈和宫颈管活组织检查：为宫颈癌及其癌前病变确诊的依据。⑤宫颈锥形切除：宫颈刮片细胞学检查多呈阳性，而宫颈活检呈阴性；或活检为原位癌需要确诊者；均需做宫颈锥形切除并送病理检查。故本题选B。

32. 考点：子宫内膜癌的特点

解析：B。Ⅰ型子宫内膜癌多见，均为子宫内膜样癌，患者较年轻，常伴有肥胖、高血压、糖尿病、不孕症及绝经延迟等病史，肿瘤分化较好，雌、孕激素受体阳性率高，预后好。Ⅱ型子宫内膜癌是非雌激素依赖型，发病与雌激素无明确关系，属少见类型。故本题选B。

33. 考点：小儿体格生长发育

解析：D。出生时胸围比头围小1~2cm，约32cm；1周岁时与头围相等，约46cm；以后则超过头围（胸围≈头围+年龄－1cm）。故本题选D。

34. 考点：新生儿寒冷损伤综合征

解析：A。轻度新生儿寒冷损伤综合征患儿一般在6~12小时可恢复体温，重度者需要12~24小时。故本题选A。

35. 考点：维生素D缺乏性佝偻病的临床表现

解析：B。维生素D缺乏性佝偻病初期（早期）表现：多见于6个月以内，特别是3个月以内的小婴儿，主要表现为非特异性的神经精神兴奋性增高症状，如易激惹、烦躁、睡眠不安、夜间惊啼、多汗（与季节无关）、枕秃（因烦躁及头部多汗致婴儿常摇头擦枕）。其余选项均为活动期（激期）的表现。故本题选B。

36. 考点：小儿腹泻的治疗

解析：D。小儿腹泻的治疗原则为控制感染，预防和纠正脱水，合理用药，良好护理，预防并发症。无论是急性腹泻还是慢性腹泻，均需要合理饮食，及时纠正水、电解质紊乱，针对腹泻原因合理用药。小儿腹泻可以是感染性也可以是非感染性的，感染的原因可以是病毒性也可以是细菌性的，不可滥用抗生素。故本题选 D。

37. 考点：维生素 A 缺乏症

    解析：B。麻疹过程中由于高热、食欲不振，可使患儿营养状况变差、消瘦；常见维生素 A 缺乏，造成角膜浑浊、软化，且发展极其迅速，最后导致失明。故本题选 B。

38. 考点：重症肺炎的临床表现

    解析：B。重症肺炎发生中毒性肠麻痹时表现为严重腹胀，导致膈肌升高，加重了呼吸困难。故本题选 B。另外，重症肺炎还可表现为心肌炎、脑水肿、DIC 和抗利尿激素异常分泌（SIADH）综合征等。

39. 考点：风湿热诊断标准

    解析：A。风湿热诊断标准中的主要表现为关节症状，即"游走性多发性关节炎"，而"关节痛"为次要表现。故本题选 A。

40. 考点：儿童计划免疫

    解析：A。百白破疫苗在出生后第 3、4、5 个月各接种一次，加强接种在一岁半和七岁时各一次。故本题选 A。

41. 考点：羊水栓塞

    解析：E。羊水栓塞是指在分娩过程中羊水突然进入母体血液循环而引起急性肺栓塞、过敏性休克、弥散性血管内凝血、肾功能衰竭或猝死的严重分娩期并发症。巨大胎儿经阴道分娩较少引起羊水栓塞。故本题选 E。

42. 考点：房间隔缺损的病理生理

    解析：A。房间隔缺损时，由于左心房压力高于右心房，出现左向右分流，因此右心房、右心室、肺循环血量增加，而左心室、体循环血量减少。故本题选 A。室间隔缺损时，左心室向右心室分流，左心由于肺循环血量增多，回流增多，使左心室、左心房都增大。故不选 B。动脉导管未闭时，主动脉向肺动脉分流，肺循环血量增大，回流增多，左心室、左心房都增大。故不选 C。法洛四联症时，表现为肺动脉血流减少。故不选 D。肺动脉狭窄时，也表现为肺动脉血流减少。故不选 E。

43. 考点：输血

    解析：D。新鲜冰冻血浆中含有各种凝血因子和血浆蛋白，适用于多种凝血因子缺乏症，适用于肝脏疾病引起的凝血障碍和大量输注库存血后的出血倾向。故本题选 D。

44. 考点：营养性贫血的治疗

    解析：B。营养性贫血的治疗包括：①一般治疗。②去除病因。③铁剂治疗，口服二价铁盐制剂，常用的为硫酸亚铁，剂量为元素铁每日 4～6mg/kg，分 3 次口服；同时服用维生素 C，可增加铁的吸收。④输注红细胞，但有一定的适应证。故本题选 B。

45. 考点：急性肾炎

    解析：C。急性肾炎一般有自愈倾向，治疗主要以休息、对症治疗为主，首选青霉素控制感染，不常规使用激素；为控制水肿、降低血压，应低盐饮食。少数发生肾衰竭的患者应及时进行透析治疗。故本题选 C。

46. 考点：肾病综合征的并发症

    解析：A。肾病综合征的并发症为：①感染，尤其以上呼吸道感染最多见，占 50% 以上。故本题选 A。②电解质紊乱和低血容量，常见有低钠、低钾、低钙血症。③血栓形成。④急性肾衰竭。⑤肾小管功能障碍。

47. 考点：再生障碍性贫血

    解析：C。重型再生障碍性贫血中性粒细胞绝对值 $< 0.5 \times 10^9/L$。故本题选 C。

48. 考点：创伤愈合

    解析：E。伤口的早期变化表现为充血、浆液渗出及白细胞游出。2～3 天伤口收缩，从第 3 天起肉芽组织增生和瘢痕形成。第 7 天左右伤口已愈合，所以第 7 天拆线为宜。故本题选 E。

49. 考点：急性感染性多发性神经炎的治疗

    解析：B。急性感染性多发性神经炎为单相型自身免疫病。治疗主要包括对症支持疗法和针对病因治疗两方面。急性期对是否应用糖皮质激素治疗尚有争议。血浆置换与免疫球蛋白静脉注射应尽早应用。应用 B 族维生素治疗以营养神经。病情稳定后，早期进行正规的肢体神经功能康复锻炼。故本题选 B。

50. 考点：蛛网膜下腔出血的治疗

解析：C。蛛网膜下腔出血的治疗目的是防止再出血、血管痉挛及脑水肿等并发症，降低病死率和致残率。主要包括一般处理及对症治疗，降低颅内压，防治再出血、脑动脉痉挛、脑缺血和脑积水。故本题选C。

51. 考点：硫脲类抗甲状腺药物的作用机制

解析：E。硫脲类是最常用的抗甲状腺药，可分为硫氧嘧啶类和咪唑类。二者作用机制基本相同，都可抑制甲状腺激素合成，如抑制甲状腺过氧化物酶活性，抑制碘化物形成活性碘，影响酪氨酸残基的碘化，抑制单碘酪氨酸转化为双碘酪氨酸及碘化酪氨酸耦联形成各种碘甲腺原氨酸。故本题选E。

52. 考点：甲状腺功能亢进症的治疗

解析：D。甲巯咪唑是最主要的抗甲状腺药物，广泛应用于临床治疗，常规用法是10mg，每日3次，连续6~8周。这一剂量可使多数甲状腺功能亢进症患者的症状较快地被控制，但不良反应较多。引起的血液系统疾病有：白细胞减少、粒细胞减少或缺乏、再生障碍性贫血等，最严重的是再生障碍性贫血。临床上甲巯咪唑引起粒细胞减少或缺乏较多见，而引起再生障碍性贫血少见，可发生在服药后3~8周，潜伏期较长；当白细胞计数<3×10^9/L时应停用。故本题选D。

53. 考点：肾盂肾炎的感染途径

解析：A。尿路感染是指各种病原微生物在泌尿系统生长繁殖所导致的尿路急、慢性炎症反应。根据感染发生的部位，临床可分为肾盂肾炎、膀胱炎和尿道炎。感染途径有：上行感染（约占95%）、血行感染、直接感染和淋巴感染。故本题选A。

54. 考点：肾病综合征的治疗

解析：C。原发性肾病综合征的主要治疗措施为肾上腺皮质激素与免疫抑制剂（如环磷酰胺）的应用。血管紧张素转换酶抑制剂可减少蛋白尿，延缓肾功能恶化。肝素用于高凝状态及血栓栓塞并发症的治疗。故本题选C。

55. 考点：慢性肾衰竭的血液系统表现

解析：B。慢性肾衰竭的血液系统表现：程度不等的贫血，多为正细胞正色素性贫血。主要原因是由于受损害肾脏产生、分泌促红细胞生成素（EPO）减少所致。故本题选B。

56. 考点：急性白血病发生贫血的机制

答案：A。

57. 考点：类白血病反应与慢性髓系白血病的鉴别诊断

解析：C。类白血病反应常并发于严重感染、恶性肿瘤等疾病，血WBC可达50×10^9/L，但嗜酸性、嗜碱性粒细胞不增多，中性粒细胞质中可见中毒颗粒，甚至在外周血中出现幼稚粒细胞；红细胞、血小板大多正常；NAP反应强阳性；Ph染色体阴性。慢性髓系白血病的NAP活性减低或呈阴性。故本题选C。

58. 考点：手术病人术前处理

答案：B。

59. 考点：强迫障碍的诊断

解析：E。强迫障碍的诊断要点：①患者以强迫症状为主要临床特征，强迫思维和强迫动作同时存在或分别单独出现。强迫症状起源于患者自己的内心世界，不是被别人或外界影响强加的；强迫症状反复出现，患者明知没有意义，并感到不快甚至痛苦，试图抵抗，但不能奏效。②患者的社会功能受损或自我感到痛苦。③强迫症状连续存在2周以上。该患者符合"强迫障碍"的表现，故本题选E。

60. 考点：脂肪栓塞的临床表现

解析：C。此病人有外伤性股骨干骨折史，继发"呼吸困难、昏迷、皮下出血，血压80/60mmHg"，符合"脂肪栓塞"的诊断，故本题选C。其他选项一般都不会引起呼吸困难，所以排除。

61. 考点：肋骨骨折的治疗

解析：B。肋骨骨折多采用对症支持治疗，无需牵引固定。故本题选B。

62. 考点：肾综合征出血热的治疗

解析：B。肾综合征出血热（流行性出血热）系由汉坦病毒感染引起的急性传染病，该病最严重的并发症是休克，主要是由于血管通透性增加，大量血浆外渗导致血容量不足引起。结合该患者，血压70/50mmHg，已发生休克，所以此时最重要的治疗是补充血容量以纠正休克。故本题选B。

63. 考点：慢性肾炎的诊断

解析：B。慢性肾盂肾炎是由于细菌感染肾脏引起的慢性炎症持续进展或反复发生而导致肾间质、肾盂、肾盏的损害，形成瘢痕，以致肾发生萎缩并出现功能障碍，其主要表现是夜尿增多及尿中有少量白细胞和蛋白质等。患者有长期或反复发作的尿路感染病史。故不选 A。肾病综合征的诊断标准：①尿蛋白大于 3.5g/d；②血浆白蛋白低于 30g/L；③水肿；④血脂升高。其中①和②为诊断所必需。故不选 C。狼疮肾炎是 SLE 的重要临床组成部分，除肾脏受累的临床表现外，还有 SLE 的典型面部红斑、多形性皮疹等。故不选 D。该患者病程长，非急性病。故不选 E。肾小球的作用是滤过，当肾小球发生炎症时机体可出现蛋白尿、血尿、高血压、水肿，可有不同程度的肾功能减退；该患者考虑为慢性肾小球肾炎。故本题选 B。

64. 考点：肾盂癌的诊断

解析：D。肾盂癌表现为间歇性无痛肉眼血尿，膀胱镜检查可见患侧输尿管口喷出血性尿液，静脉尿路造影可见肾盂内有充盈缺损。故本题选 D。

65. 考点：鞘膜积液的诊断及鉴别

解析：B。该患儿 3 岁，阴囊包块，质软，透光试验阳性，应首先考虑为小儿鞘膜积液。故 C、D 可排除。睾丸鞘膜积液时无法扪及睾丸，故 A 选项可排除。精索鞘膜积液位于睾丸上方，睾丸可扪及，与体位无关。交通性鞘膜积液者站立时阴囊肿大，平卧后因积液流入腹腔，使肿块缩小或消失后睾丸可扪及。由此可排除 E，故本题选 B。

66. 考点：颅内血肿的临床表现

解析：D。颅内血肿患者可出现：①颅内压升高：病人可表现为剧烈头痛，恶心、呕吐次数增多，躁动不安等。②神经系统体征：意识障碍加重，血肿侧瞳孔先缩小、后散大。③生命体征的变化：表现为血压升高、脉搏和呼吸减慢，即"两慢一高"的库欣（Cushing）综合征。所以 A、B、C、E 均与颅内血肿有关，故本题选 D。

67. 考点：慢性骨髓炎的诊断

解析：C。急性化脓性骨髓炎一旦有死骨和窦道形成，即转变为慢性骨髓炎，多由骨折创口感染迁延不愈所致。本题患者胫骨开放性骨折创口不愈，治疗 3 个月后形成窦道，有少量脓性分泌物，并有死骨排出，应考虑为慢性骨髓炎。故本题选

C，可排除其他选项。

68. 考点：无排卵性功能失调型子宫出血的诊断

解析：A。患者基础体温呈单相型提示无排卵，排除 B。青春期少女月经紊乱，应首先考虑无排卵性功能失调型子宫出血，最常见的症状是子宫不规则出血。Turner 综合征属于先天性性腺发育不全，表现为原发性闭经、卵巢不发育、身材矮小、第二性征发育不良，排除 C。卵巢早衰常表现为继发性闭经，常伴围绝经期症状，排除 D。子宫内膜异位症常表现为继发性痛经，呈进行性加重，排除 E。故本题选 A。

69. 考点：再生障碍性贫血的治疗

解析：A。患者为再生障碍性贫血，需反复输血，应选用去除白细胞的红细胞。悬浮红细胞具有与全血相同的携氧能力而容量较小，适用于心、肝、肾功能不全患者。洗涤红细胞适用于自身免疫性溶血性贫血、阵发性睡眠性血红蛋白尿症、输入全血或血浆后发生过敏反应、高钾血症、肝肾功能障碍者、IgA 缺乏症或血中有 IgA 抗体者。浓缩红细胞一般适用于少量失血及中量失血患者。辐照红细胞主要用于免疫缺陷、骨髓移植、器官移植后患者的输血。故本题选 A。

70. 考点：神经损伤

解析：E。尺神经支配区域为小指及环指尺侧半。故本题选 E。

71. 考点：高渗性脱水的分度

解析：E。高渗性脱水分为三度：轻度脱水者除口渴外无其他症状；中度脱水者有极度口渴，乏力，尿少，尿比重增高，唇舌干燥、皮肤失去弹性，眼窝凹陷，常有烦躁不安；重度脱水者除上述症状外，出现躁狂、幻觉、谵妄甚至昏迷。根据该患者的临床表现，考虑诊断为重度高渗性脱水。故本题选 E。

72. 考点：肾损伤

解析：A。肾实质损伤均可出现不同程度的血尿。肾挫伤血尿较轻，常见镜下血尿。严重肾裂伤则呈大量肉眼血尿，并有凝血块阻塞尿路。血尿与肾损伤程度不一定成比例，如肾蒂损伤常有内出血和休克表现。故本题选 A。

73. 考点：分娩方式的选择

解析：D。骨产道的正常值：髂棘间径23～26cm；髂嵴间径25～28cm；骶耻外径18～20cm；坐骨结节间径8.5～9.5cm；出口后矢状径8～9cm。胎方位为枕左前位，胎心好，宫口开全，先露S⁻¹；虽然坐骨结节间径稍短，但与出口后矢状径之和＞15cm，且小儿体重不超过3000g，因此自然分娩为最佳选择。故本题选D。

74. 考点：异位妊娠的诊断

解析：C。"已婚、停经30天、下腹痛伴肛门坠胀，血压90/60mmHg"，考虑为异位妊娠破裂，故盆腔内会有积血，从而出现宫颈举痛、后穹窿饱满。故本题选C。

75. 考点：分娩期处理

解析：D。妊娠合并心血管疾病者，应提前选择适宜的分娩方式。其分娩期处理为：①第一产程：安慰及鼓励产妇，消除紧张情绪。适当应用地西泮等镇静药，密切注意生命体征，一旦发现心力衰竭，应取半卧位，高浓度面罩给氧，并给予毛花苷丙0.4mg加25%葡萄糖溶液20ml静脉注射，必要时4～6h后重复给药0.2mg。产程开始后即给予抗生素预防感染。②第二产程：要避免屏气增加腹压，应行会阴后－侧位切开、胎头吸引或产钳助产术，尽可能缩短第二产程时间。③第三产程：胎儿娩出后，产妇腹部放置沙袋，以防腹压骤降而诱发心力衰竭。可静脉注射或肌内注射缩宫素10～20U，禁用麦角新碱，以防收缩子宫血管而使静脉压增高。故本题选D。

76. 考点：先兆流产的诊断

解析：D。先兆流产是指妊娠28周前，首先出现少量的阴道流血，继而出现阵发性下腹痛或腰痛，盆腔检查见宫口未开，胎膜完整，无妊娠物排出，子宫大小与孕周相符。对早期妊娠特别是停经时间不久的先兆流产主要是观察并评估继续妊娠的可能性。主要的辅助诊断方法是B超检查及血HCG水平的检测。B超检查对怀疑先兆流产者，根据其妊娠囊的形态、有无胎心搏动，可确定胚胎或胎儿是否存活，以指导正确的治疗方法；若妊娠囊形态异常或位置下移，则提示预后不良。故本题选D。

77. 考点：子宫内膜异位症的诊断

解析：B。具有生长能力及功能的子宫内膜组织出现在子宫腔以外部位者，称为子宫内膜异位症。其临床症状有：①痛经：常见腰骶部或下腹疼痛，可放射到阴道、会阴、肛门及大腿处；②月经失调：常表现为月经血量增多或经期延长，淋漓不净；③性交痛：多见于子宫骶韧带、子宫直肠陷窝的异位症，尤其是病变扩散到阴道后穹窿时则有更明显的性交痛；④不孕：常伴有原发性不孕或继发性不孕。妇科检查及辅助诊断：如有上述症状并经妇科检查发现子宫后倾、后屈且固定或欠活动，卵巢、输卵管有包块，子宫骶韧带或阴道后穹窿触及结节状病灶，即可初步诊断。经盆腔B超或腹腔镜检查，即能明确诊断。应注意与盆腔炎性包块相鉴别。故本题选B。

78. 考点：闭经的鉴别诊断

解析：A。血清PRL＞25μg/L时称为高催乳素血症，应排除垂体肿瘤。若PRL正常，FSH＞40U/L，提示卵巢功能障碍。如FSH、LH均＜5U/L，提示下丘脑－垂体轴功能障碍。因此本题最可能的诊断是卵巢性闭经，故本题选A。

79. 考点：生理性腹泻的诊断

解析：C。生理性腹泻多见于6个月以内婴儿，外观虚胖，常有湿疹，生后不久即出现腹泻，除大便次数增多外，无其他症状，食欲好，不影响生长发育。一般小儿3个月时体重可接近出生时的2倍。该小儿体重正常，除大便次数增多外，无其他症状，应诊断为"生理性腹泻"。故本题选C。

80. 考点：维生素D缺乏性手足搐搦症的急救处理

解析：A。维生素D缺乏性手足搐搦症的急救处理包括：①氧气吸入，必要时做气管插管。②迅速控制惊厥或喉痉挛，可用10%水合氯醛，每次40～50mg/kg，保留灌肠。③口服钙剂，急救时给予10%葡萄糖酸钙5～10ml加入10%～25%葡萄糖溶液20ml，缓慢静脉注射。故本题选A。

81. 考点：室间隔缺损的诊断

解析：B。患儿存在潜伏型青紫，消瘦、乏力，易肺部感染，体检可闻及心脏杂音，应首先考虑左向右分流型先天性心脏病。胸骨左缘第3～4肋间闻及3～4级粗糙的全收缩期杂音，X线检查示左、右心室增大并有肺门"舞蹈征"，符合"室间隔缺损"诊断。故本题选B。

82. 考点：贫血的分类

解析：A。营养性巨幼细胞贫血的特点为贫血伴有神经精神症状，如手足颤抖、智力低下，还可出现皮肤蜡黄、虚胖。故本题选 A。营养性缺铁性贫血无神经精神症状。故不选 B。混合性贫血较为复杂，兼有上述两种贫血的临床表现。故不选 C。蚕豆病表现为急性溶血性贫血。故不选 D。再生障碍性贫血表现为骨髓造血细胞"三系"减少，贫血伴有感染、出血。故不选 E。

83. **考点**：风湿热的诊断与治疗

解析：A。发热、红斑、大关节游走性疼痛，提示风湿热。对于多次复发、既往风湿性心脏炎病史和有瓣膜病后遗症者，首要目的是预防和减轻心脏损害。以长效青霉素，每 3～4 周肌内注射 1 次，至少用药 5 年。故本题选 A。

84. **考点**：结核性脑膜炎的诊断

解析：B。结核性脑膜炎的诊断依据：①结核病史或接触史。②临床表现：低热、头痛、呕吐、脑膜刺激征。③脑脊液抗酸涂片、结核分枝杆菌培养和 PCR 检查等。结脑时脑脊液表现为单个核细胞显著增多，蛋白增高，糖和氯化物下降；以上典型表现可高度提示诊断。脑脊液中找到抗酸杆菌可以确诊。故本题选 B。

85. **考点**：风湿性心肌炎的诊断

解析：B。风湿性心肌炎的主要诊断依据：①心脏炎，如心尖部或主动脉区可闻及 2 级以上收缩期吹风样杂音，心律失常以期前收缩和一度房室传导阻滞多见。②多发性关节炎。③舞蹈症。④皮肤出现多发性红斑或皮下结节。⑤关节痛和发热，实验室检查可见急性炎性反应物增加：ESR、C-反应蛋白等。故本题选 B。

86. **考点**：自身免疫性溶血性贫血的诊断

解析：A。酸溶血试验阴性可排除 E。肾实质损害时，肾脏产生的促红细胞生成素减少，同时由于肾衰竭时毒素对骨髓的影响，均使骨髓生成红细胞这一关键环节受到抑制，可排除 D。脾亢时血细胞减少，但细胞形态正常；早期以白细胞及血小板减少为主，重度脾亢时可出现"三系"明显减少；骨髓检查呈增生象，可出现血细胞成熟障碍；本患者血小板数量正常，故排除 C。骨髓增生异常综合征是起源于造血干细胞的一组异质性髓系克隆性疾病，特点是髓系细胞分化及发育异常；本患者并不存在明显的病态造血，故排除 B。故本题选 A。

87. **考点**：急性脊髓炎的临床表现

解析：A。急性脊髓炎是指各种感染后变态反应引起的急性横贯性脊髓炎性病变，又称为急性横贯性脊髓炎，是临床上最常见的一种脊髓炎。常先有双下肢麻木或病变节段束带感，数小时或数日内出现受损平面以下运动障碍、感觉缺失及膀胱、直肠括约肌功能障碍。故本题选 A。

88. **考点**：甲亢治疗的停药指征

解析：C。抗甲状腺药物常用的有甲硫氧嘧啶及丙硫氧嘧啶和甲巯咪唑，其疗程长，复发率高。药物的副作用主要是粒细胞减少，需定期查血象，若 WBC 低于 $3.0×10^9/L$ 或中性粒细胞低于 $1.5×10^9/L$ 时应停药处理，同时给予升白细胞药物。故本题选 C。

89. **考点**：慢性肾炎的诊断

解析：E。该患者病史 5 年，左肾缩小伴钙化，提示慢性肾炎改变。此次急性起病，有发热伴腰痛、尿痛的症状，伴血压升高；尿常规异常：尿蛋白（+）、红细胞（+）、白细胞（+++）；即为慢性肾炎急性发作。故本题选 E。

90. **考点**：隐匿型肾炎的诊断

解析：E。无症状性血尿或蛋白尿，无水肿、高血压、肾功能损害者为隐匿型肾炎。本题患者尿常规示 RBC 20～40 个/HP，WBC 0～2 个/HP，尿蛋白（-），无高血压，发作性单纯血尿。故本题选 E。

91. **考点**：血液系统的辅助检查

答案：A。

92. **考点**：胰头癌的诊断

解析：C。中年男性，主要表现为上腹不适、食欲缺乏，近 1 个月来出现黄疸并进行性加重。查体见全身黄疸，肝大，并能触到胆囊；尿胆红素阳性。患者临床表现符合肝外阻塞性黄疸的特点，阻塞部位位于胆总管下端，应考虑胰头癌的诊断。故本题选 C。

93. **考点**：房间隔缺损的诊断

答案：A。

94. **考点**：小儿先天性心脏病的诊断

解析：E。该患儿的胸部 X 线片显示：右心室肥大，肺动脉段凹陷，心脏呈靴形，肺野清晰；此为法洛四联症的典型表现。同时体检可见心前区3级左右收缩期杂音，结合患儿临床表现"出生后3个月症状明显，哭闹或吃奶后青紫"，该患儿最可能的诊断为法洛四联症。故本题选E。

95. 考点：小儿腹泻补液原则

解析：C。患儿精神可，哭有泪，皮肤弹性稍差，口稍干，眼窝稍凹陷，尿量减少不明显，此为典型的轻度脱水表现。轻度脱水时首日补液总量分为三部分：累积损失量50ml/kg，继续损失量10~40ml/kg，生理需要量70~90ml/kg，总量为130~180ml/kg。故本题选C。

96. 考点：高热性惊厥的诊断

解析：A。高热性惊厥通常是突然高热，先发热后惊厥，惊厥多发生在发热24小时内，惊厥呈全身性抽搐，伴有意识丧失，持续数分钟以内（一般为15分钟内），发作后很快清醒；1次高热过程中，只出现1次惊厥。本患儿无其他疾病表现，单纯高热，惊厥发作1次，所以最可能的诊断是高热性惊厥。故本题选A。

97. 考点：尿道损伤的诊断

解析：B。骨盆骨折是造成后尿道损伤最主要的原因。表现为失血性休克、下腹肿胀疼痛、排尿困难、尿潴留、尿外渗及骨盆血肿；下腹膨隆，压痛明显，叩诊呈浊音。故本题选B。

98. 考点：肾癌的治疗

解析：A。患者间歇性肉眼血尿，考虑为泌尿系统肿瘤，且有肾绞痛史；静脉肾盂造影显示肾盏受累；B超提示左肾低回声占位；目前考虑肾癌。肾绞痛为血块经过输尿管引起。肾癌的主要治疗方法为根治性肾切除术。故本题选A。

99. 考点：子宫肌瘤

解析：D。患者产褥期出现发热、腹痛、腹部包块增大，既往有"子宫肌瘤"病史，应考虑产褥期子宫肌瘤发生红色变。故本题选D。

100. 考点：细菌性阴道炎的诊断

解析：C。细菌性阴道炎临床表现：阴道分秘物增多，有鱼腥臭味；分泌物呈灰色，均匀一致，性质稀薄。故本题选C。滴虫性阴道炎临床表现：阴道分泌物增多及外阴瘙痒，分泌物呈稀薄脓性、黄绿色、泡沫状，有臭味，选项A不正确。外阴阴道念珠菌病分泌物呈豆腐渣样，选项B不正确。老

年性阴道炎分泌物稀薄呈淡黄色，严重感染者呈脓血性白带，选项D不正确。阿米巴性阴道炎分泌物呈浆液性或黏液性，严重者可呈脓血性，从中可找到滋养体，选项E不正确。

101. 考点：子宫内膜异位症的治疗

解析：B。子宫内膜异位症的典型症状：继发性痛经、不孕、月经失调等；典型体征：子宫后位，后倾固定，子宫直肠陷窝、宫骶韧带或子宫壁下段等部位可扪及痛性结节，一侧或双侧附件区触及囊实性包块，活动度差。血清CA125水平升高，但很少超过200U/ml。根据该患者的表现诊断为子宫内膜异位症。治疗：期待疗法适用于无明显症状的轻度患者或近绝经期患者。药物治疗适用于慢性盆腔痛、痛经症状明显、有生育要求、无卵巢囊肿形成者。手术治疗适用于：①卵巢子宫内膜异位囊肿；②盆腔疼痛；③不孕；④生殖系统外子宫内膜异位症。该患者具有手术指征，需行手术治疗，腹腔镜手术是首选的方法。故本题选B。

102. 考点：巨幼细胞贫血的诊断和治疗

解析：E。根据患者病史及血红蛋白86g/L，MCV增高，考虑为巨幼细胞贫血。治疗时叶酸缺乏者口服叶酸至贫血表现完全消失；维生素B_{12}缺乏者应肌注维生素B_{12}，每周2次。故本题选E。

103. 考点：肩关节脱位的处理

解析：E。根据患者疼痛部位及出现"右侧肩胛盂处有空虚感，Dugas征阳性"，并未出现骨折，可明确诊断为右肩关节脱位。对于肩关节脱位患者一般用麻醉下Hippocrates法复位即可。故本题选E。

104. 考点：硬膜外血肿的诊断

解析：E。硬膜外血肿的典型意识障碍表现为"昏迷→清醒→昏迷"，有中间清醒期。故本题选E。

105. 考点：儿童的生长发育

解析：C。正常小儿12个月的体重大多是10kg，身高75cm；本题中小儿身长88cm，体重12.5kg，故A错误。人一生有20颗乳牙，出生后4~10个月乳牙开始萌出，大多于3岁前出齐；题中小儿出牙18颗，故B、D、E错误。正常小儿24个月时可双足并跳，18个月会自己进食，2岁时会用勺子吃饭，2岁内乳牙数＝月龄－（4~6）。因此2岁是最有可能的年龄，故本题选C。

106. 考点：疟疾的诊断

解析：A。疟疾是由人类疟原虫感染引起的寄生虫病，主要由雌性按蚊叮咬传播，发病以夏、秋季为主。临床表现以反复发作的间歇性寒战、高热、脾大和贫血为特点。根据题干信息，该患者有蚊虫叮咬史，症状表现及化验检查符合疟疾的诊断。故本题选 A。

107. 考点：中毒型菌痢的诊断

解析：D。流行性乙型脑炎的意识障碍及脑膜刺激征明显，该患者颈无抵抗，故排除 A；流行性脑脊髓膜炎患者可出现脑膜刺激征，脐周很少出现压痛，故不选 B；疟疾多表现为间歇性发作性寒战、高热、大量出汗，贫血和脾肿大，白细胞总数升高不明显，脐周很少出现压痛，故不选 C；中毒型菌痢可出现高热性惊厥、球结膜水肿、脐周压痛，血白细胞升高等，故本题选 D；败血症可出现高热性惊厥、血白细胞升高，伴发胃肠道症状时可出现腹泻，但发病急骤，脐周较少出现压痛，患者多有感染史，故不选 E。

108. 考点：丹毒

解析：D。丹毒临床表现为起病急，局部出现界限清晰之片状红疹，颜色鲜红，并稍隆起，压之褪色；皮肤表面紧张炽热，迅速向四周蔓延，呈烧灼样痛；是由 A 组 β 型溶血性链球菌（即乙型溶血性链球菌）所导致的急性真皮炎症。故本题选 D。

109. 考点：良性前列腺增生症的治疗

解析：A。根据患者为老年，进行性排尿困难，夜尿增多，B 超及最大尿流率结果（当残余尿量超过 50ml 即提示有尿路梗阻存在，最大尿流率在 10ml/s 以下者表明梗阻严重）等考虑患者为良性前列腺增生症。其手术治疗适应证：①药物治疗无效者；②有急性尿潴留史者；③反复尿路感染合并膀胱结石者；④并发肾功能损害或并发腹股沟疝、脱肛及内痔者；⑤一般情况尚可，心、肺及肝、肾功能正常且能耐受手术者。经尿道前列腺电切术适用于绝大多数前列腺增生症患者。故本题选 A。

110. 考点：脑出血的预防

解析：C。患者有长期高血压病史，3 个月前诊断为脑出血。有效控制高血压是预防高血压性脑出血的关键，因此应长期口服降压药。故本题选 C。

111. 考点：急性肾衰竭

解析：D。该患者无慢性肾脏病史，肾功能在短期内急剧减退，可诊断为急性肾损伤。无药物过敏及毒性作用等因素，可除外急性间质性肾炎。无肾后梗阻因素如结石等，可除外肾后性急性肾衰竭。因手术之后短期内出现少尿，可能由于患者手术过程中失血过多致血容量减少或血压下降等因素导致肾血流灌注量减少，导致肾脏组织的排泄功能下降；结合患者尿比重大于 1.020、尿钠浓度小于 20mmol/L，可除外急性肾小管坏死；所以为肾前性急性肾衰竭。故本题选 D。

112. 考点：类风湿关节炎的诊断

解析：B。类风湿关节炎的临床表现：①晨僵；②多关节受累，最常累及腕、掌指、近端指间等关节，呈对称性；③关节外表现，如发热、类风湿结节，心脏受累可有心包炎、心包积液，呼吸系统受累可有胸膜炎、胸腔积液，肾脏受累表现主要有原发性肾小球及肾小管间质性肾炎，还可导致神经系统病变、贫血、消化系统症状。该患者符合类风湿关节炎的诊断。故本题选 B。

113. 考点：风湿病的病理特点

解析：C。类风湿关节炎的基本病理改变是滑膜炎和血管炎，滑膜炎是关节表现的基础，血管炎是关节外表现的基础，其中血管炎是本病预后不良的因素之一。故本题选 C。

114. 考点：川崎病的诊断

解析：D。幼儿急疹高热 3～5 天，热退疹出，故排除 A。猩红热的临床表现为口周苍白，青霉素等抗生素治疗有效，故排除 B。咽结合膜热以发热、咽炎、结膜炎为特征，表现为一侧或两侧滤泡性眼结膜炎，可伴球结膜出血，故排除 C。麻疹时肝、脾轻度肿大，可有 Koplik 斑，故排除 E。川崎病的诊断标准：发热 5 天以上，伴下列 5 项临床表现中的 4 项者，排除其他疾病后，即可诊断为川崎病。主要有：①四肢变化，急性期掌跖红斑，手足硬性水肿；恢复期指（趾）端膜状蜕皮。②多形性皮疹。③眼结合膜充血，非化脓性。④唇充血皲裂，口腔黏膜弥漫性充血，舌乳头突起、充血，呈"草莓舌"。⑤颈部淋巴结肿大。根据患儿的临床表现可判断为川崎病，故本题选 D。

115. 考点：川崎病的预后与随访

解析：C。川崎病为自限性疾病，复发见于1%～2%的患儿，无冠状动脉病变的患儿于出院后应长期密切随访检查（包括体格检查、心电图和超声心动图等）。超声心动图可观察有无冠脉损害，对预后判断具有重要意义。故本题选C。

116. 考点：缺铁性贫血的治疗原则

解析：A。病因治疗是缺铁性贫血能否得以根治的关键所在。对症铁剂治疗虽可缓解病情，但若未去除病因，贫血难免复发且可延误原发病的治疗。因此，不能满足于缺铁性贫血的初步诊断，而应力争查明病因并加以有效的对因治疗。故本题选A。

117. 考点：显示缺铁性贫血治疗有效的指标

解析：B。铁剂治疗为治疗缺铁性贫血的有效措施。维生素C有助于铁吸收，可配伍应用。服用铁剂后，患者网织红细胞最先开始上升，5～10天达高峰。血红蛋白多在治疗2周后开始升高，2个月左右恢复正常。血红蛋白正常后，应继续服用铁剂4～6个月，以补足机体铁储备，防止复发。故本题选B。

118. 考点：缺铁性贫血的治疗

解析：E。缺铁性贫血进入贫血期后体内铁储备已被完全消耗，因此铁剂治疗需重新建立体内的铁储备，一般疗程需要至血红蛋白恢复正常后4～6个月方可停药。故本题选E。

119. 考点：癫痫的诊断

解析：C。失神发作者在EEG上呈规律和对称的3次/秒棘-慢波组合；意识短暂中断，持续3～15秒；无先兆和局部症状；发作和中止均突然；每日可发作数次至数百次。典型表现：发作时患者停止当时的活动，呼之不应，两眼瞪视不动，但可伴有眼睑、眉毛或上肢的3次/秒颤抖或有简单的自动性活动，如用手抚面、吞咽，一般不会跌倒，手中持物可能坠落，事后立即清醒，继续原先所从事之活动，对发作过程无记忆。故本题选C。

120. 考点：癫痫的辅助检查

解析：B。脑电图是诊断癫痫最重要的辅助检查方法。故本题选B。

121. 考点：前置胎盘的诊断

解析：B。胎盘附着于子宫下段或覆盖在宫颈内口处，位置低于胎儿的先露部，称为前置胎盘。前置胎盘的诊断依据：腹部检查与正常妊娠相同。失血量过多导致胎儿宫内缺氧，从而发生窘迫，严重者甚至胎死宫内。临产者有阵发性宫缩，如在耻骨联合上方或两侧闻及与母体脉搏一致的吹风样杂音，可考虑胎盘位于子宫下段的前面；如位于子宫后面则听不到胎盘血流杂音。B超检查胎盘定位准确率高达95%以上，并且可以重复检查。故本题选B。

122. 考点：前置胎盘的诊断

解析：C。在前置胎盘的检查中，B型超声断层显像可清楚看到子宫壁、胎先露部、胎盘和宫颈的位置，并根据胎盘边缘与宫颈内口的关系而进一步明确前置胎盘的类型，胎盘定位准确率高达95%以上，并可重复检查。近年国内外均已广泛应用，基本上取代了其他方法，如放射性核素扫描定位、间接胎盘造影等。故本题选C。

123. 考点：前置胎盘的处理

解析：C。前置胎盘的处理原则是止血、补血，并根据阴道流血量多少、有无休克、妊娠周数、产次、胎位、胎儿是否存活、是否临产等情况做出决策：①期待疗法：期待疗法的目的是在保证孕妇安全的前提下保胎，适用于妊娠37周以前或胎儿体重估计<2300g，阴道出血不多，患者一般情况好，胎儿存活者。②终止妊娠。故本题选C。

124. 考点：子宫内膜癌的诊断

解析：C。子宫内膜癌的临床表现：①阴道出血；②阴道排液；③下腹部疼痛；④经检查早期多无明显异常，晚期可表现为子宫增大、变软；⑤绝经后妇女的子宫不萎缩或有增大，盆腔可触及转移性肿块。根据题干中所述患者的症状与体征，支持子宫内膜癌的诊断。故本题选C。

125. 考点：子宫内膜癌的诊断

解析：C。子宫内膜癌的诊断方法主要有：①分段诊断性刮宫：是主要的确诊方法。先用小刮匙环刮宫颈管，再进入宫腔依次刮取宫体、宫底部内膜。术时须小心，慎防子宫穿孔。刮出物分别做好标记，送病理检查。②宫腔镜检查：诊刮阴性而病史有癌症可疑时可行宫腔镜检查，能够直视子宫内膜。如有癌灶，则可直接观察其部位、大小、生长形态，并可取材送病理检查。故本题选C。

126. 考点：化脓性脑膜炎的诊断

解析：D。患儿前囟饱满；脑脊液检查示外观浑浊，白细胞显著升高，以中性粒细胞为主；提示化脓性脑膜炎。故本题选 D。

127. 考点：化脓性脑膜炎的治疗

解析：D。化脓性脑膜炎的药物治疗主要选择能快速在患者脑脊液中达到有效灭菌浓度的第三代头孢菌素，包括头孢曲松或头孢噻肟，疗效不理想时可联合应用万古霉素。故本题选 D。

128. 考点：颅内高压的治疗

解析：C。硬膜下积液量多且出现颅内高压表现时采取硬膜下穿刺放出积液的治疗方法，每次放出积液量为每侧小于 15ml，多数患儿的积液可逐渐减少而治愈。故本题选 C。

129. 考点：脑性低钠血症的治疗

解析：E。抗利尿激素异常分泌综合征即脑性低钠血症，治疗原则为限制水入量，补充高渗盐水，用3%氯化钠 10ml/kg 缓慢滴注。故本题选 E。

[130 ~ 132]

考点：白血病的临床特征

解析：E，B，C。急性淋巴细胞白血病因淋巴细胞浸润各组织和器官，可出现肝、脾、淋巴结和睾丸肿大。急性早幼粒细胞白血病易并发弥散性血管内凝血（DIC）而出现全身广泛性出血。急性单核细胞和急性粒 - 单核细胞白血病时，由于白血病细胞浸润，可使牙龈增生、肿胀，同时可有皮肤蓝色结节。急性红白血病是指骨髓中幼红细胞≥50%，非红系细胞中原始细胞≥30%。故 130 题选 E，131 题选 B，132 题选 C。

[133 ~ 134]

考点：骨筋膜室综合征与损伤性骨化易出现部位

解析：C，B。骨筋膜室综合征好发于前臂和小腿。骨化性肌炎又称损伤性骨化，常见于关节扭伤、脱位及关节附近的骨折，由于骨膜下出血，血肿机化并在关节附近的软组织内广泛骨化，影响关节活动功能，多发于肘关节。故 133 题选 C，134 题选 B。

[135 ~ 136]

考点：功血的鉴别诊断

答案：A，C。

[137 ~ 138]

考点：流产的治疗

解析：B，D。完全流产者宫腔内无妊娠物且无感染征象，不需特殊处理。不全流产一经确诊，应尽快进行清宫术或钳刮术，清除宫腔内残留胚胎组织；阴道大量出血伴休克时，须同时输血、输液，并给予抗生素预防感染。故 137 题选 B。先兆流产者应卧床休息，禁止性生活，必要时给予对胎儿危害小的镇静剂。稽留流产时间过长时可能发生：①胎盘组织机化并与子宫壁紧密粘连，致使刮宫困难；②凝血功能障碍，导致弥散性血管内凝血，造成严重全身广泛性出血。故 138 题选 D。

[139 ~ 142]

考点：各种肺炎的 X 线特征表现

答案：C，B，A，E。

[143 ~ 144]

考点：小儿遗传性疾病

解析：A，C。唐氏综合征属于常染色体畸变，主要表现为眼距宽、鼻梁低平，眼裂小，双眼向外侧上斜，有内眦赘皮，外耳小，硬腭窄小，舌常伸出口外，通贯手。故 143 题选 A。先天性甲状腺功能减退症多于出生半年后症状明显，表现为特殊面容（头大、颈短，皮肤苍黄、干燥，毛发稀少，面部黏液性水肿，眼睑浮肿，眼距宽，鼻梁宽平，舌大而厚，常伸出口外，腹部膨隆，常有脐疝，身材矮小，躯干长而四肢短小）。故 144 题选 C。苯丙酮尿症主要表现为毛发、皮肤和虹膜色泽变浅，智能发育落后，汗液有鼠尿味。

[145 ~ 146]

考点：脑卒中的临床表现

解析：D，A。脑血栓形成以中老年患者多见，常在安静状态下或睡眠中起病，约1/3患者的前期症状表现为反复出现的 TIA。故 146 题选 A。脑栓塞以青壮年较多见，多有风湿性心脏病、房颤及大动脉粥样硬化等病史。蛛网膜下腔出血在各年龄段及男、女两性均可发病，青壮年更常见，女性多于男性；突然起病，以数秒或数分钟速度急骤发生的头痛为常见起病方式。脑出血常发生于50岁以上患者，多有高血压病史，在活动中或情绪激动时突然起病；常出现意识障碍、偏瘫和其他神经系统局灶性缺损症状。急性期脑CT可见高密度血肿灶。故145题选D。

[147~148]

考点：尿道损伤的检查

解析：B，A。逆行尿路造影可确定尿道损伤部位及程度，尿道断裂时则可见造影剂外溢。诊断性导尿可了解尿道的连续性和完整性，如一次导尿成功，则提示尿道损伤尚不严重。故147题选B，148题选A。

[149~150]

考点：胎盘嵌顿，胎盘植入

解析：D，E。子宫收缩不协调，子宫内口附近呈痉挛性收缩，形成狭窄环，使已完全剥离的胎盘嵌顿于子宫腔内，妨碍子宫收缩而出血；如血块积聚于子宫腔内，则呈现隐性出血，但有时也可见大量外出血。故149题选D。由于子宫蜕膜层发育不良或完全缺如，胎盘绒毛直接植入子宫肌层内，称为植入性胎盘。故150题选E。

模拟试卷（二）答案与解析

第一单元

1. 考点：精神障碍医学鉴定

解析：A。根据《精神卫生法》的相关规定：鉴定人应当对鉴定过程实时记录并签名。患者或者其监护人对再次诊断结论有异议的，可以自主委托依法取得执业资质的鉴定机构进行精神障碍医学鉴定（所以精神障碍的鉴定不用于诊断精神障碍的严重程度）。鉴定人应当到收治精神障碍患者的医疗机构面见、询问患者，且该医疗机构应当予以配合。精神障碍患者已经发生伤害自身的行为，或者有伤害自身的相关危险情形的，经其监护人同意，医疗机构应当对患者实施住院治疗；监护人不同意的，医疗机构不得对患者实施住院治疗（入院治疗不是取决于精神鉴定而是取决于患者本人或其监护人）。鉴定人本人或其近亲属与鉴定事项有利害关系，可能影响其独立、客观、公正进行鉴定的，应当回避。精神鉴定申请书由监护人签字，鉴定报告由鉴定人签字。故本题选 A。

2. 考点：《突发公共卫生事件应急条例》

解析：A。《突发公共卫生事件应急条例》规定，突发事件监测机构、医疗卫生机构和有关单位发现已经发生或者可能发生重大食物和职业中毒事件的，应当在2小时内向所在地县级人民政府卫生健康主管部门报告。故本题选 A。

3. 考点：传染病防治法

解析：B。参照《传染病防治法》规定，对乙类传染病中传染性非典型肺炎、炭疽中的肺炭疽和新型冠状病毒肺炎，采取本法所称甲类传染病的预防、控制措施。其他乙类传染病和突发原因不明的传染病需要采取本法所称甲类传染病的预防、控制措施的，由国务院卫生行政主管部门及时报经国务院批准后予以公布、实施。故本题选 B。

4. 考点：总体区间估计

解析：B。对总体均数所在范围的估计分为点估计和区间估计两种方法。点估计是直接利用样本统计量（如均数 $\bar{x}$）作为总体参数（如数"μ"）的估计值。此方法简单，但因未考虑到抽样误差的大小，所以难以反映参数的估计值对其真值的代表性。因此，总体均数所在范围的估计更适宜采用区间估计。故本题选 B。

5. 考点：《医师法》

解析：B。根据《医师法》的规定，国家实行医师执业注册制度。取得医师资格的，可以向所在地县级以上人民政府卫生健康主管部门申请注册。故本题选 B。

6. 考点：医德评价

答案：C。

7. 考点：心理卫生

解析：A。心理卫生也称精神卫生，它是关于保护与增强人的心理健康的心理学原则与方法。心理卫生不仅能预防心理疾病的发生，而且可以培养人的性格，陶冶人的情操，促进人的心理健康。关注心理卫生开始的时期应是胎儿期。故本题选 A。

8. 考点：性格特征

解析：D。性格特征包括对现实的态度特征、情绪特征、意志特征、理智特征，不包括应激特征。故本题选 D。

9. 考点：呼吸链电子传递

解析：B。代谢物脱氢，经线粒体氧化呼吸链电子传递释放能量，耦联驱动 ADP 磷酸化生成 ATP 的过程，称为耦联磷酸化。ATP 合酶依靠质子在线粒体两侧的浓度差，从而将 ADP 转化为 ATP。故本题选 B。

10. 考点：蛋白质二级结构

解析：D。蛋白质分子中，从 N-端至 C-端的氨基酸排列顺序为一级结构，其中的主要化学键是肽键。蛋白质的二级结构主要包括 α 螺旋、β 折叠和 β 转角，维持其结构的是氢键。蛋白质三级结构的形成和稳定主要依靠次级键，如疏水键、离子键、氢键等。其四级结构中，各亚基间的结合力主要是氢键和离子键。故本题选 D。

11. 考点：酶的分子组成

解析：C。结合酶由蛋白质部分和非蛋白质部分组成，前者称为酶蛋白，它决定酶促反应的特异性，也称专一性。后者称为辅助因子，它决定酶促反应的种类和性质。A、B 选项均属于辅助因子；一种酶催化一种底物是特异性的表现，而不是决定因素，故 D 选项不符合题意。E 选项不是酶的分子组成。故本题选 C。

12. 考点：磷酸戊糖途径的生理意义

解析：B。葡萄糖通过磷酸戊糖途径主要产生磷酸核糖、NADPH 和 CO_2，其主要生理意义是产生 NADPH 用于供 H，而不是生成 ATP。故 A、C 不符合题意。而糖代谢联系的枢纽是三羧酸循环，故也将 B 排除。磷酸戊糖途径产生的 NADPH 不仅仅为氨基酸合成提供原料，亦是作为供 H 体参与多种代谢反应。综上所述，故本题选 B。

13. 考点：结合酶的特点

解析：C。结合酶由酶蛋白和辅助因子共同组成，酶蛋白和辅助因子单独存在时均无催化活性，只有全酶才具有催化活性，A、B 错误。酶蛋白决定酶促反应的特异性，C 正确。辅酶与酶蛋白结合疏松，辅基与酶蛋白结合紧密，D 错误。辅助因子多为小分子有机化合物或金属离子，金属离子是最常见的辅助因子，E 错误。故本题选 C。

14. 考点：蛋白质的化学

解析：A。脯氨酸、羟脯氨酸为亚氨基酸。脯氨酸为容易使肽链走向形成折角的氨基酸，属于环状亚氨基酸，是人体的非必需氨基酸。故本题选 A。

15. 考点：硝酸甘油的药理作用

解析：E。硝酸甘油在平滑肌细胞内经谷胱甘肽转移酶的催化而释放出 NO。NO 与可溶性鸟苷酸环化酶活性中心的 Fe^{2+} 结合后可激活鸟苷酸环化酶，增加细胞内 cGMP 的含量，进而激活 cGMP 依赖性蛋白激酶，减少细胞内 Ca^{2+} 释放和细胞外 Ca^{2+} 内流。细胞内 Ca^{2+} 减少使肌球蛋白轻链去磷酸化，从而松弛血管平滑肌。故本题选 E。

16. 考点：毒性反应

解析：C。毒性反应是指在剂量过大或药物在体内蓄积过多时发生的机体功能性或器质性损害。药物的毒性反应一般是可以预知的，应该避免发生。急性毒性反应多损坏循环、呼吸及神经系统功能，慢性毒性反应多损坏肝、肾、内分泌系统等功能。故本题选 C。

17. 考点：糖皮质激素的不良反应

解析：A。长期大剂量应用糖皮质激素会引起库欣综合征，表现为满月脸、水牛背、向心性肥胖、皮肤菲薄、肌萎缩、低血钾、水肿、骨质疏松、多毛、痤疮、高血压、高血脂、尿糖升高以及增加钙、磷排泄。故本题选 A。

18. 考点：缩宫素的药理作用与机制

解析：C。缩宫素能直接兴奋子宫平滑肌，对子宫体兴奋作用强，对子宫作用敏感性不受女性激素的影响，大剂量应用可引起子宫平滑肌强直性收缩。缩宫素小剂量应用可对宫颈有松弛作用，因此 C 选项表述不确切。A、B、D、E 均正确，故选 C。

19. 考点：肾上腺素的翻转作用

解析：E。肾上腺素是 α、β 受体激动剂，具有升高血压的作用；如给予 α 受体阻断剂，肾上腺素升压作用可被翻转，呈明显的降压反应。酚妥拉明是 α 受体阻断剂。多巴胺是 α、β 受体激动剂，异丙肾上腺素是 β 受体激动剂，阿托品是 M 受体阻断剂，普萘洛尔是 β 受体阻断剂。A、B、C、D 均不正确，故本题选 E。

20. 考点：动作电位

答案：C。

21. 考点：胸膜腔负压

解析：D。胸膜腔负压的生理意义是：①维持肺的扩张状态。如果胸膜腔负压减小，将导致肺由于自身的回缩力而发生塌陷。②使壁薄而可扩张性较大的腔静脉和胸导管扩张，降低中心静脉压，促进静脉和淋巴液的回流。故本题选 D。

22. 考点：抑制胃排空的因素

解析：E。肠－胃反射是指十二指肠壁上的感受器受到酸、脂肪、渗透压及机械性扩张等刺激时，抑制迷走神经壁内神经丛，拮抗胃的运动，引起胃排空减慢。故本题选 E。

23. 考点：肾小球滤过及滤过膜

模拟试卷（二）答案与解析

解析：E。滤过膜的毛细血管内皮有许多小孔，直径为70～90nm，水、小分子溶质（如各种离子及尿素、葡萄糖以至小分子量的蛋白质等有机物质）等都能够自由通过这些孔隙。滤过膜的基膜是一层有孔的基质，膜上有直径为2～8nm的多角形网孔，能够有效地阻碍血浆白蛋白通过肾小球滤过膜。故本题选E。A选项中的NE，是指去甲肾上腺素。

24. 考点：慢性阻塞性肺疾病的肺功能检查

解析：A。第一秒用力呼气容积占预计值百分比（$FEV_1\%$）是评估COPD严重程度的良好指标，其变异性小，便于操作。故本题选A。

25. 考点：胃的运动及控制

解析：C。胃排空的速度因食物种类和性质的不同而各异。胃中食物要进入十二指肠，必须要足够小才能够通过幽门括约肌，因此同样大小的食物是否易被消化将决定排空速度。由于糖较易溶解，故排空速度最快；胃中含有较多蛋白酶，故蛋白质排空速度较脂肪快。因此本题选C。胃排空的速度受胃和十二指肠两方面的控制，以后者较为重要。

26. 考点：细菌性肝脓肿

解析：B。细菌性肝脓肿因常见有化脓性胆管炎时感染上行蔓延到肝内，还可见于机体任何部位化脓性感染经动脉血入肝形成脓肿；临床表现有肝肿大伴明显压痛，X线透视下可见右膈升高、运动受限。阿米巴原虫感染，所致肝脓肿多起病缓慢，与细菌性肝脓肿起病较急不同。故本题选B。

27. 考点：不同细胞的再生潜能

解析：D。人体细胞可分为3种：①不稳定细胞；②稳定细胞；③永久性细胞。不稳定细胞包括表皮细胞、呼吸道和消化道被覆细胞、淋巴及造血细胞和间皮细胞。稳定细胞包括各种腺体或腺样器官的实质细胞，如肝、胰。永久性细胞包括神经细胞、骨骼肌及心肌细胞。故本题选D。

28. 考点：血栓的形成

解析：E。白色血栓多发生于血流较快的心瓣膜、心腔内、动脉内或静脉性血栓的起始部，即形成延续性血栓的头部。混合血栓多见于动脉瘤、室壁瘤内的附壁血栓及扩张的左心房内的球状血栓，并构成延续性血栓的体部。红色血栓主要见于静脉，常构成延续性血栓的尾部。透明血栓最常见于DIC，其发生于微循环的小血管内。故本题选E。

29. 考点：风湿性心脏病的病理特征

解析：D。在风湿病增生期，于心肌间质内，成群的风湿细胞聚集于纤维素样坏死灶内，并有少量淋巴细胞、浆细胞浸润，共同构成特征性的肉芽肿，称之为风湿小体或Aschoff小体。本题各选项所述均可见于风湿性心脏病，但心肌变性、坏死和心肌间质炎细胞浸润还可见于病毒性心肌炎；纤维素性心外膜炎还可见于结核性心外膜炎、尿毒症性心外膜炎等；心瓣膜赘生物亦可见于感染性心内膜炎。这些病理改变均不够特异。故本题选D。

30. 考点：大叶性肺炎的病理变化

解析：D。灰色肝样变期，肺泡腔渗出物以纤维素为主，纤维素网中可见大量中性粒细胞，红细胞较少。故本题选D。

31. 考点：门静脉性肝硬化

解析：E。门静脉性肝硬化典型的病理变化是：弥漫性小叶结构的破坏；弥漫性纤维组织增生；肝细胞再生形成不具有正常结构的结节和假小叶。故本题选E。其余选项在病毒性肝炎及其他种类的肝脏疾病中也可出现，并不是肝硬化的典型病变。

32. 考点：十二指肠溃疡急性穿孔的治疗

解析：D。十二指肠溃疡急性穿孔非手术治疗的适应证：①穿孔小，渗出量不多，症状轻；②病人不能耐受手术或无施行手术条件者；③穿孔时间已超过24～72h，临床表现不重或已有局限趋势者。故确诊后，应首先考虑是否为非手术治疗的适应证而非均行手术治疗，故本题选D。

33. 考点：哮喘的药物治疗

解析：E。支气管哮喘治疗可用β_2受体激动剂、氨茶碱；心源性哮喘治疗可用强心苷类、吗啡、利尿剂、氨茶碱。故本题选E。

34. 考点：右心衰竭

解析：C。右心衰竭以体循环淤血表现为主。体静脉压力升高使皮肤等软组织出现水肿，其特征为首先出现于身体最低垂的部位，常为对称性可凹陷性水肿。故本题选C。

35. 考点：副癌综合征

解析：B。副癌综合征与肿瘤早、晚期无关，而是由于某些肿瘤的异位内分泌效应所致。其并非属于肿瘤转移表现，因此不是手术禁忌证。切除肿瘤后症状可消失，肿瘤复发时又可再出现。肺癌时出现的副癌综合征可先于呼吸道症状及X线表现之前发生；肺性肥大性骨关节病属于副癌综合征范畴，临床以杵状指（趾）、广泛性骨膜下骨质增生和关节疼痛为特点。故本题选B。

36. 考点：慢性肺心病（肺、心功能代偿期）的临床表现

答案：D。

37. 考点：急性肺水肿的临床表现

解析：C。急性肺水肿是心内科急症之一，其临床表现为：突然出现的严重呼吸困难，端坐呼吸，伴咳嗽，常咳出粉红色泡沫样痰，烦躁不安，口唇发绀，大汗淋漓，心律增快，两肺满布湿啰音及哮鸣音。其中"咳粉红色泡沫样痰"为最特异的临床表现。故本题选C。

38. 考点：慢性阻塞性肺疾病的治疗

解析：C。给氧浓度（%）= 21 + 4 × 氧流量（L/min），计算得知氧流量为2L/min。故本题选C。

39. 考点：扩张型心肌病的超声心动图表现

解析：C。扩张型心肌病典型的超声心动图表现：早期可有心室轻度扩大，后期各心腔均扩大，以左心室扩大出现最早而显著，瓣口开放相对缩小，室壁运动普遍减弱，提示心肌收缩力下降；二尖瓣、三尖瓣本身虽无病变，但在收缩期不能退至瓣环水平而致关闭不全。故本题选C。D、E两项所述为并发左心室流出道狭窄的肥厚型心肌病表现。

40. 考点：梗阻性黄疸的鉴别诊断

解析：B。胆总管结石导致的梗阻性黄疸会因结石的活动而出现波动；胰头癌是渐进性累及胆管，导致黄疸进行性加重。故本题选B。

41. 考点：支气管哮喘的病理

解析：E。气道慢性炎症作为哮喘的基本特征，存在于所有的哮喘患者，表现为气道上皮下肥大细胞、嗜酸性粒细胞、巨噬细胞、淋巴细胞及中性粒细胞等的浸润，以及气道黏膜下组织水肿、微血管通透性增加、支气管平滑肌痉挛、纤毛上皮细胞脱落、杯状细胞增生及气道分泌物增加等病理改变。故本题选E。

42. 考点：结肠癌肿块型的表现

答案：A。

43. 考点：肝硬化的临床表现

解析：D。肝硬化可出现以下内分泌失调表现：①男性患者乳房肿大、阴毛稀少。②女性患者月经过少和闭经、不孕。③皮肤毛细动脉扩张、充血而形成蜘蛛痣和肝掌。④性欲减退、生殖功能下降，男、女均可发生。男性睾丸萎缩、精子数量和质量下降；女性表现为无排卵性月经周期发生率增高或不孕症。⑤色素沉着可发生在面部，尤其是眼周围，手掌纹理和皮肤皱褶等处也可有色素沉着。只有选项D所述与内分泌失调有关，故本题选D。

44. 考点：食管癌症状

解析：B。食管癌早期症状多不明显，偶有吞咽食物梗噎、停滞或异物感，胸骨后闷胀或疼痛。中晚期症状主要是进行性吞咽困难。故本题选B。

45. 考点：疝的鉴别

解析：B。嵌顿性疝时嵌顿肠管的肠系膜动脉搏动可及，嵌顿如能及时解除，病变肠管可恢复正常。绞窄性疝时肠管的肠系膜动脉搏动消失，肠壁逐渐失去其光泽、弹性和蠕动能力，最终因缺血而致变黑坏死。故本题选B。

46. 考点：腹股沟斜疝的临床表现

解析：D。腹股沟斜疝的疝囊经过腹壁下动脉外侧的腹股沟管深环（内环）而突出，向内、向下、向前斜行经过腹股沟管，再穿出腹股沟管浅环（外环），并可进入阴囊，压迫深环能够阻止疝内容物突出。发病约占腹外疝的90%，可有浅环扩大。故本题选D。

47. 考点：急性胰腺炎的治疗

解析：B。治疗急性胰腺炎时不宜单独使用吗啡止痛，因其可导致Oddi括约肌痉挛。应在腹痛剧烈时给予哌替啶、阿托品肌注。故本题选B。

48. 考点：肝硬化的临床表现

解析：B。肝硬化失代偿期主要出现肝功能减退和门静脉高压症。肝功能减退的临床表现：①全身症状：一般情况与营养状况较差，消瘦、乏力，精神不振；重症者衰弱而卧床不起，皮肤干枯、粗糙，面色晦暗黝黑，常有贫血、舌炎、口角炎、夜盲、多发性神经炎及水肿等。②消化道症状。③出血倾向及贫血。④内分泌失调。门静脉高压症的临床

床表现：脾大，侧支循环的建立和开放，腹水。其中腹水是其特征性表现。故本题选 B。

49. 考点：胰腺炎的实验室诊断

解析：D。淀粉酶是诊断急性胰腺炎最常用的指标，一般认为血清淀粉酶在起病后6～12h 内开始升高，起病 24h 内超过正常值上限 3 倍，并持续 3～5 天。尿淀粉酶在起病后 12～14h 开始升高，持续 1～2 周。故不选 A、B、C。血清淀粉酶活性高低与病情不呈相关性，极重症急性胰腺炎有可能血清淀粉酶并不升高，较轻的胰腺炎有可能淀粉酶水平很高，故本题选 D。应注意淀粉酶升高的患者仅 50% 是胰腺炎，急腹症是淀粉酶升高的常见原因。故不选 E。

50. 考点：消化道溃疡的并发症

答案：B。

51. 考点：肝硬化的肝功能变化

答案：E。

52. 考点：阵发性室上性心动过速及其并发症的治疗

答案：A。

53. 考点：心肌梗死的并发症

解析：E。急性心肌梗死的并发症包括乳头肌功能失调或断裂、心脏破裂、栓塞、心室壁瘤和心肌梗死后综合征。其中心肌梗死后综合征表现为心包炎、胸膜炎或肺炎，有发热、胸痛等症状。故本题选 E。

54. 考点：心律失常

解析：C。阵发性室上性心动过速时通常心房和心室 1∶1 激动，并且节律规则，因此第一心音强度一致；室性心动过速时常见房室分离，心室率大于心房率，此时可闻及第一心音强度不等。常作为鉴别室性和室上性心动过速的依据。故本题选 C。

55. 考点：劳力型心绞痛表现

解析：C。体力活动、脑力活动、情绪变化等凡是通过加快心率、增强心肌收缩力引起症状发作者都属于劳力型心绞痛。疼痛常发生于劳力或激动的当时，而不是在劳累之后。症状多表现为心前区或胸骨后压榨感、压迫感、束带感、紧缩感、窒息感，属钝痛性质，持续数分钟，经停止活动、休息或含服硝酸甘油后即可缓解。故本题选 C。

56. 考点：梗阻性肥厚型心肌病的治疗

解析：D。梗阻性肥厚型心肌病应避免使用增强心肌收缩的药物如洋地黄类等，以避免加重左心室流出道的梗阻，目前主张用 β 受体阻断剂和钙通道阻滞剂。故本题选 D。

57. 考点：心肌梗死的发生部位

解析：D。动脉粥样硬化是急性心肌梗死的基本病因，最常累及冠状动脉左前降支，然后依次为右主干、左主干或左回旋支、后降支。左前降支闭塞可引起左心室前壁、心尖部等部位发生梗死，因此心肌梗死最常发生的部位在左心室前壁。故本题选 D。

58. 考点：心肌炎的检查

答案：A。

59. 考点：心力衰竭的机制

解析：D。心力衰竭代偿期时交感神经兴奋性增强，使心肌收缩力增强并提高心率，从而提高心排血量。但同时周围血管收缩，心脏后负荷增加及心率加快，均使心肌耗氧量增加。交感神经兴奋还可使心肌应激性增强而有促心律失常作用。故本题选 D。

60. 考点：慢性阻塞性肺气肿的临床表现

解析：D。慢性阻塞性肺气肿是因阻塞因素造成终末细支气管远端气管腔的扩大和破坏，即呼吸性细支气管、肺泡囊和肺泡膨胀、破裂、融合，肺呈过度充气的病理状态。临床表现：①常有慢性支气管炎、支气管哮喘病史。②主要症状是逐年加剧的呼气性呼吸困难，严重者生活不能自理，即使卧床亦感气促。③反复发作呼吸道感染致使病情加重。④晚期并发低氧血症及高碳酸血症。⑤常伴有消瘦、无力、食欲缺乏等。体征：①桶状胸，呼吸动度减弱，触觉语颤减低。②叩诊呈鼓音，肝浊音界下降，肺下界移动度减小。③呼吸音减弱，呼气相延长，有时可闻及干、湿性啰音。④心浊音界缩小，心音遥远，但剑突下听诊清楚。故本题选 D。

61. 考点：药物的相互作用

解析：B。氨基糖苷类使用注意事项：①两种氨基糖苷类抗生素不宜同时应用或前后连续局部或全身应用，否则可增加耳毒性，甚至停药后仍继续进展至耳聋，往往呈永久性。②不宜与其他耳毒性药物（如万古霉素、红霉素和阿司匹林）及强效利尿剂呋塞米（呋喃苯胺酸）、依他尼酸（利尿酸）

用。③不宜与可致耳毒性抗癌药卡铂、顺铂合用。④与碱性药物合用能增加氨基糖苷类抗生素的抗菌作用，但耳毒性亦增加。故本题选 B，其他药物无耳毒性。

62. 考点：急性胰腺炎

解析：D。急性胰腺炎常见的病因有胆道疾病（胆石症最常见）、大量饮酒、暴饮暴食，A 错误。腹痛为主要表现和首发症状，可为刀割样痛、钝痛、钻痛或绞痛，呈持续性，可有阵发性，B 错误。血淀粉酶一般在起病后 6~12 小时开始升高，尿淀粉酶较血淀粉酶上升较晚，发病后 12~14 小时开始升高，C 错误。淀粉酶的高低不反映病情轻重，重症急性胰腺炎淀粉酶值可正常或低于正常，E 错误。故本题选 D。

63. 考点：标准误的计算

解析：A。标准误表示抽样的误差。因为从一个总体中可以抽取出无数样本，每一个样本数据都是对总体数据的估计。标准误代表的就是当前的样本对总体的估计，是样本均数与总体均数的相对误差。即 $0.792/\sqrt{100} = 0.0792$。故本题选 A。

64. 考点：瘘管

解析：E。瘘管是肛管直肠与肛门周围皮肤相通的感染性管道，其内口位于齿状线附近，外口位于肛门周围皮肤表面，不断有脓液、粪液流出，长年不愈。故本题选 E。

65. 考点：心理治疗的原则

解析：C。心理治疗的灵活原则是指心理咨询师或治疗师应根据不同的患者、不同的病情阶段进行不同的治疗。中立原则是指心理咨询师在心理治疗过程中，应保持中立的态度和立场。回避原则是指治疗师不能给亲友和熟人进行心理治疗，以免影响专业、客观地判断。本例中，咨询师不替患者作出择友决定，显然遵守的是中立原则。故本题选 C。

66. 考点：乙状结肠扭转的诊断

解析：C。乙状结肠扭转多见于乙状结肠冗长、有便秘史的老年人。病人有腹部持续性痛，左腹部明显膨胀，可见肠型。腹部压痛及肌紧张不明显。根据患者的表现考虑乙状结肠扭转可能性大。结肠癌常有排便习惯、粪便性状的改变。直肠癌有直肠刺激症状（排便习惯改变、下坠感、里急后重）、肠腔狭窄症状。肠系膜血管栓塞通常腹痛和腹部体征不明显，可有少量排便。麻痹性肠梗阻全腹性腹胀显著、肠鸣音减弱或消失。故本题选 C。

67. 考点：心律失常

答案：B。

68. 考点：慢性支气管炎的诊断

解析：A。老年男性患者有长期吸烟史，慢性咳、痰、喘 20 余年，可以诊断慢性支气管炎，近期受凉为急性发作诱因，咳黄色脓痰说明合并呼吸道感染。故本题选 A。

69. 考点：系统脱敏疗法

解析：C。分析题干可知该患者为社交恐惧症，须应用系统脱敏疗法，故本题选 C。系统脱敏疗法又称交互抑制法，由美国学者沃尔帕创立和发展。这种方法主要是诱导求治者缓慢地暴露于导致焦虑、恐惧的情境，并通过心理的放松状态来对抗这种焦虑情绪，从而达到消除焦虑或恐惧的目的。系统脱敏疗法的程序是逐渐加大刺激的程度，当某个刺激不会再引起求治者焦虑和恐惧反应时，施治者便可向处于放松状态的求治者呈现另一个比前一刺激略强一点的新刺激。如果一个刺激所引起的焦虑或恐惧状态在求治者所能忍受的范围之内，经过多次反复的呈现，其便不会再对该刺激感到焦虑和恐惧，治疗目标也就达到了。

70. 考点：青霉素 G 的药理作用

解析：E。青霉素 G 的抗菌谱是多数的革兰阳性细菌和阴性球菌、放线菌及螺旋体，不耐酸、不耐酶，不能对抗厌氧菌和铜绿假单胞菌。故本题选 E。

71. 考点：抗蠕虫药

解析：E。阿苯达唑为高效、广谱抗蠕虫药，与同类药甲苯咪唑相比，血药浓度高出 100 倍，在肝、肺等组织中也能达到相当高的浓度，故疗效优于甲苯咪唑。首选用于蛔虫、蛲虫、钩虫、鞭虫及绦虫的单独感染或混合感染；还可用于囊虫病、包虫病、肺吸虫病以及华支睾吸虫病等。故本题选 E。

72. 考点：急性心肌梗死的心电图表现和定位诊断

解析：C。该患者急性起病，表现为心前区闷痛,心电图示部分导联 ST 段弓背向上抬高伴病理性 Q 波,支持急性心肌梗死的诊断。根据心电图异常导联可以初步分析心肌梗死的部位,$V_1 \sim V_3$ 代表前间壁,$V_3 \sim V_5$ 代表局限前壁,$V_5 \sim V_6$ 代表前侧壁,Ⅰ、aVL 代表高侧壁,Ⅱ、Ⅲ、aVR 代表下壁,$V_7 \sim V_8$ 代表正后壁。该患者 $V_1 \sim V_4$ 受累,即有前间壁和前壁受累,为急性广泛前壁心梗。故本题选 C。

73. 考点:感染性心内膜炎的治疗

  解析:A。患者诊断考虑为感染性心内膜炎,首选大剂量、长疗程的青霉素治疗,并根据血培养与药敏结果调整抗生素。故本题选 A。

74. 考点:心力衰竭的辅助检查

  解析:B。该患者有劳累时心悸、气短及腹胀、尿少等心搏出量下降和体循环淤血的表现,提示可能已发生心力衰竭;心电图示房颤、心室率快,提示可能是心力衰竭的病因;胸部 X 线示心/胸比值增大、肺淤血,进一步提示心脏增大、心力衰竭。此时应行超声心动图,测量各心腔大小及心室射血分数,明确心力衰竭的诊断,同时观察有无瓣膜结构改变、心室肥厚等,以进一步发现心力衰竭的病因。故本题选 B。

75. 考点:急性肺脓肿的临床表现

  解析:C。该患者急性起病,表现为高热、畏寒、咳嗽、咳痰,符合肺部感染的表现,但肺炎和肺脓肿早期不易鉴别。该患者近 4 天咳大量脓臭痰,右下肺有实变体征,支持肺脓肿的诊断,故本题选 C。其余各选项中,葡萄球菌肺炎咳黄脓痰,不选 A。克雷伯杆菌肺炎咳砖红色胶胨样痰,不选 B。肺结核多病程较长,有结核中毒症状如长期发热、乏力、盗汗等,不选 D。阻塞性肺炎可致邻近组织肺不张,但不会有支气管呼吸音等肺实变体征,不选 E。

76. 考点:肝性脑病的治疗

  解析:C。该患者发生肝性脑病的诱因是利尿剂使用不当,造成低钾性碱中毒,有利于 NH_3 通过血-脑屏障,因此治疗上应纠正诱因,并促进体内 NH_3 的清除。各选项中,谷氨酸钠、谷氨酸钾及盐酸精氨酸均可用于肝性脑病治疗,谷氨酸能与血中过多的氨结合生成无毒的谷氨酰胺;精氨酸参与鸟氨酸循环,促进氨变成无毒的尿素。但由于本患者同时合并低钾,故本题选用谷氨酸钾能同时补钾,因此本题选 C。

77. 考点:酸碱平衡的判断

  解析:C。该患者 pH 7.31 <7.35,应首先判断为酸中毒;PaO_2 53mmHg <60mmHg,$PaCO_2$ 67mmHg >50mmHg,出现缺氧伴二氧化碳潴留,因此为Ⅱ型呼吸衰竭、呼吸性酸中毒,HCO_3^- 减少,可判断该患者同时出现代谢性酸中毒。故本题选 C。

78. 考点:急性心包炎的特点

  解析:B。胸骨后心前区疼痛是急性心包炎的典型特征,深吸气或咳嗽均可加重。心包摩擦音是急性纤维素性心包炎的典型体征,为抓刮样粗糙性高频杂音,在心前区可以闻及,但在胸骨左缘第 3~4 肋间附近听诊较为清楚。故本题选 B。

79. 考点:食管癌的诊断

  解析:C。食管癌发病年龄以 55~74 岁最为多见,是中老年人群的常见病。患者为老年男性,以吞咽困难伴隐痛为主要临床表现,进行性咽下困难是绝大多数患者就诊时的主要症状,但却是本病的较晚期表现。食管癌的影像学表现有:局限性黏膜皱襞增粗和中断;局限性食管壁僵硬;局限性小型充盈缺损;小龛影。根据本病例患者的临床表现和影像学表现,可判断其为食管癌,故本题选 C。

80. 考点:门静脉高压症最易出血部位

  解析:D。该患者有 10 年肝炎病史,故首先考虑由门静脉高压症相关并发症引起。食管、胃底下段交通支离门静脉主干最近,离腔静脉主干也较近,压力差最大,因而受门静脉高压的影响也最早、最显著,且易被粗糙食物或胃酸反流性腐蚀所损伤。故本题选 D。

81. 考点:输血的临床适应证

  解析:A。贫血的治疗原则应首先消除病因。慢性贫血病人可通过血浆容量扩大、心输出量增加、红细胞 2,3-DPG 含量升高使氧解离曲线右移及组织氧利用率提高等途径以满足机体的正常氧需求,故即使 Hb 含量低至 70~80g/L,病人仍能较好耐受贫血。故本题选 A,可排除 B 选项。红细胞悬液一般用于急性失血和严重慢性贫血,故 C 错误;新鲜冰冻血浆和冷沉淀用于补充凝血因子以治疗出血性疾病,故 D、E 错误。

82. 考点：急性胆囊炎的影像学检查

解析：A。本题患者在餐后发生阵发性右上腹痛，每次发作持续1～4小时，伴有恶心和腹胀，初步考虑为急性胆囊炎。B超为急性胆囊炎的首选检查手段，可观察到结石的大小、位置以及炎症造成胆囊壁厚度的改变等，经济、方便且无创。故本题选A，可排除其他选项。

83. 考点：亚急性感染性心内膜炎的预防

解析：B。感染性心内膜炎常继发于器械操作和手术治疗所导致的菌血症，故对器质性心脏病患者行器械操作前宜预防性应用抗生素。通常给予青霉素类药物加以预防，术前一天开始肌注青霉素、链霉素至术后3天停药，适用于口腔、上呼吸道手术或操作。故本题选B。

84. 考点：《处方管理办法》

解析：E。医疗机构应当要求长期使用麻醉药品和第一类精神药品的门（急）诊癌症患者和中、重度慢性疼痛患者，每3个月复诊或者随诊一次。故本题选E。

85. 考点：急性肺脓肿的诊断

解析：B。根据题干提示应诊断为肺脓肿，其中"咳大量脓性臭痰"是该疾病的特征性表现。故本题选B。

86. 考点：肝炎的病理改变

解析：B。急性肝炎时，镜下可见点状、灶状肝细胞坏死，部分肝细胞内有淤胆，但无纤维组织增生。纤维组织增生是不可逆性肝损害的主要标志；慢性肝炎的纤维组织增生程度亦轻重不一，轻者炎症仅限于汇管区，严重时以明显的界面性肝炎为主。肝硬化时肝小叶被破坏。故根据题意，本题选B。

87. 考点：坏死的类型和形态特点

解析：C。坏死分类：①凝固性坏死，多见于脾、肾和心等实质器官的缺血性坏死；②液化性坏死，常发生于含脂质多（脑）和含蛋白酶多（胰腺）的组织；③干酪样坏死，主要见于结核病，肉眼观状似干酪；④湿性坏疽，多发生于与体表相通的内脏；⑤干性坏疽，多发生于肢体，特别是下肢，坏死的肢体干燥、皱缩且呈黑色。故本题选C。

88. 考点：溃疡性结肠炎的治疗

解析：E。溃疡性结肠炎的治疗包括：①一般治疗：休息、饮食和营养；腹泻的对症治疗；抗生素治疗（氟哌酸、甲硝唑）。②药物治疗：5-氨基水杨酸是本病的常用药物，故本题选E；糖皮质激素（泼尼松口服、氢化可的松保留灌肠）适用于对氨基水杨酸疗效不佳的患者。

89. 考点：心绞痛的诊断

解析：B。根据题干中所述"1年前日常活动后出现胸骨后疼痛，每日2～3次"，提示该患者发生心绞痛；"近2个月发作次数增多，每日5～6次，轻微活动也能诱发，发作时心电图ST段呈一过性水平型压低"，提示病情进展为不稳定型心绞痛。故本题选B。

90. 考点：急性心包炎的诊断

解析：E。根据题干中所述"发热1周伴胸痛，含服硝酸甘油无效"，提示并非是冠状动脉粥样硬化性心绞痛或心肌梗死；"心音低沉，有舒张期心包摩擦音，血压110/80mmHg（14.7/10.7kPa），肘部静脉压180mmH$_2$O，心电图：ST段抬高，弓背向下，未见病理性Q波"，提示为急性渗出性心包炎。缩窄性心包炎多于急性心包炎发病后1年内形成，而该患者才发病1周，可排除。故本题选E。

91. 考点：患者角色的类型

解析：B。患者角色的适应不良大致有5种类型：①角色行为缺如：即患者未能进入角色，虽然医生诊断为有病，但本人否认自己有病，根本没有或不愿意识到自己是患者。②角色行为冲突：某个体常承担着多种社会角色，当患病并需要从其他角色转化为患者角色时，患者一时难以实现角色适应。③角色行为减退：已进入角色的患者，由于更强烈的情感需要，不顾病情而从事力所不能及的活动，表现出对病、伤的考虑不充分或不够重视，而影响到疾病的治疗。④角色行为强化：由于依赖性加强和自信心减弱，患者对自己的能力表示怀疑，对承担原来的社会角色感到恐慌不安，安心于已适应的患者角色现状；或者自觉病情严重程度超过实际情况，小病大养。⑤角色行为异常：患者受病痛折磨所致悲观、失望等不良心境的影响而引发行为异常，如对医务人员或家属的攻击性言行，病态固执，抑郁、厌世甚至自杀等。故本题选B。

92. 考点：降压药的合理选择

解析：D。降压药物归纳为五大类：①利尿剂；

②β受体阻断剂，心动过缓者不能应用；③钙通道阻滞剂，维拉帕米抑制心肌收缩和自律性，本病例不能应用；④ACEI；⑤ARB。阿夫唑嗪和利血平是治疗高血压的二线药物，仅作为难治性顽固性高血压的联合治疗用药，不作为首选。培哚普利是ACEI类药物，可以作为患者降压治疗首选，故本题选D。

93. 考点： 胃溃疡的诊断

解析：B。饭后痛为胃溃疡的典型表现，根据该患者的临床表现及病史，考虑诊断为胃溃疡，多发生于胃窦部。故本题选B。

94. 考点： 过敏性紫癜

解析：B。过敏性紫癜是一种变态反应性血管炎症，表现为毛细血管壁通透性和脆性增高引起的出血。题干中所述出血性疾病病例实验室检查血常规、骨髓象及止血、凝血筛检试验正常，束臂试验阳性，应诊断为过敏性紫癜。故本题选B。

95. 考点： 房室传导阻滞的分度

解析：B。二度Ⅰ型房室传导阻滞心电图表现：①PR间期逐渐延长，直至P波受阻与心室波脱漏；②RR间期逐渐缩短，直至P波受阻；③包含受阻P波的RR间期小于正常窦性PP间期的2倍。故本题选B。

96. 考点： 能量代谢

解析：C。老年人所需热量可为每天25kcal/kg。因此其每天所需的基本热量为$65 \times 25 = 1625$ kcal，故本题选C。

97. 考点： 下肢深静脉血栓的诊断与检查

解析：E。突发左小腿疼痛，左足不能着地踏平，行走时疼痛加重；左小腿肿胀，深压痛，足背动脉搏动存在。提示下肢深静脉血栓形成。目前多普勒超声是检查深静脉血栓形成最常用的方法。故本题选E。

98. 考点： 血栓性外痔的治疗

解析：C。血栓性外痔表现为肛周暗紫色圆形肿物，质硬，触痛明显，可有剧痛。痔在无症状时可采取一般疗法，给予坐浴，轻度的内痔可采用注射硬化剂等疗法。血栓性外痔采用血栓性外痔剥离术，摘除血栓，伤口内填入油纱布，无需缝合创面。故本题选C。

99. 考点： 肺结核

解析：E。患者胸部X线片示右上肺斑片状阴影伴空洞形成，咳少量痰，可排除肺脓肿，故患者很可能诊断为肺结核。少数患者可以有类似风湿热样表现，称为结核性风湿热。多见于青壮年女性。常累及四肢大关节，在受累关节附近可见结节性红斑或环形红斑，间歇出现。故本题选E。

100. 考点： 胃溃疡的诊断

解析：C。上腹痛是消化性溃疡的主要症状。溃疡发作时上腹痛呈节律性，十二指肠溃疡表现为疼痛在两餐之间发生（饥饿痛），持续至进食后缓解；胃溃疡表现为餐后约1小时发生疼痛，经1~2小时后逐渐缓解，至下餐进食后再重复上述节律；部分患者（十二指肠溃疡患者较多见）疼痛还会在午夜发生（夜间痛）。该患者有反复发作上腹部不适，出现典型胃溃疡的节律性疼痛，即餐后疼痛、胃排空后缓解。上消化道X线钡餐造影于胃小弯侧见到壁外龛影，证实了胃溃疡的存在。故本题选C。

101. 考点： 心源性休克的治疗

解析：B。急性心肌梗死患者疑有早期心源性休克伴末梢循环改变时，原因为心肌广泛坏死导致心排血量急剧下降以及神经反射引起的周围血管扩张，治疗主要为补充血容量，应首选低分子右旋糖酐。故本题选B。

102. 考点： 心脏瓣膜病的诊断

解析：B。主动脉瓣关闭不全表现为收缩压升高，舒张压降低，脉压增大，周围血管征（+），心尖呈抬举性搏动，第二心音主动脉瓣成分减弱或缺如，杂音为与第二心音同时开始的高调叹息样递减型舒张早期杂音。故本题选B。

103. 考点： 慢性胃炎的临床表现

解析：E。慢性胃炎多表现为上腹痛或不适、上腹胀、早饱、恶心等消化不良症状，进行胃镜检查并做组织活检是最可靠的诊断方法。内镜下慢性浅表性胃炎可见红斑、黏膜粗糙不平、出血点；慢性萎缩性胃炎可见黏膜呈颗粒状，黏膜血管显露，色泽灰暗、皱襞细小。因此根据题干，该患者的临床表现符合慢性萎缩性胃炎的诊断，所以本题选E，选项A、B、C、D均不正确。

104. 考点： 消化性溃疡

解析：C。球后溃疡多具有十二指肠球部溃疡的临床特点，但夜间疼痛和背部放射痛更为多见，对抗溃疡药物治疗反应较差，较易并发出血。故本题选C。

105. 考点：主动脉瓣狭窄的治疗

解析：A。人工瓣膜置换术为治疗成人主动脉瓣狭窄的主要方法。无症状的轻、中度狭窄患者无手术指征。重度狭窄（平均跨瓣压＞50mmHg）伴心绞痛、晕厥或心力衰竭症状为手术的主要指征。严重左心室功能不全、高龄、合并主动脉关闭不全或冠心病者增加手术和术后晚期死亡风险，但不是手术禁忌证。有冠心病者，需要同时行冠状动脉旁路移植术。故本题选A。

106. 考点：肺心病的诊断

解析：A。67岁吸烟者，有COPD病史30余年，双肺可闻及干湿啰音，$A_2 < P_2$，下肢水肿，提示COPD、肺心病；浅昏迷状，球结膜水肿，提示肺心功能失代偿期、呼吸衰竭、肺性脑病。慢性肺心病肺、心功能失代偿期可出现低氧血症或合并高碳酸血症，当$PaO_2 < 60mmHg$和（或）$PaCO_2 > 50mmHg$，表示有呼吸衰竭，故应首先进行动脉血气分析，本题选A。

107. 考点：病毒性心肌炎的诊断

解析：C。病毒性心肌炎发病前1~3周常有病毒感染症状，常表现为发热、全身酸痛、咽痛、倦怠、恶心、呕吐、腹泻等，后出现心悸、胸痛、头晕、呼吸困难、水肿等。查体常有心律失常，以房性与室性期前收缩及房室传导阻滞最为多见。实验室检查示心肌损伤标志物CK-MB、肌钙蛋白（I或T）升高。根据该患者的表现，应诊断为"病毒性心肌炎"。故本题选C。

108. 考点：影响血压的因素

解析：D。影响血压的因素主要为：心脏搏出量、心率、外周阻力、主动脉和大动脉的弹性储器作用、循环血量和血管系统容量的比例。在一般情况下收缩压的高低主要反映心搏出量的多少。该患者收缩压明显降低，应考虑是由心脏搏出量减少所致。故本题选D。

109. 考点：细胞的兴奋性

解析：A。根据提前发生的宽大畸形QRS波群、时限＞0.12s，判断为室性期前收缩（即室早）。心室肌细胞在一次兴奋过程中兴奋性的周期性变化为：有效不应期（绝对不应期＋局部反应期）→相对不应期→超常期。如果在心室肌的有效不应期后、下一次窦性兴奋冲动到达前，心室受到一次外来刺激，则可提前产生一次兴奋和收缩，分别称为期前兴奋和期前收缩。因此期前收缩发生在心室肌的有效不应期后，即相对不应期。故本题选A。

110. 考点：病人的角色行为

解析：E。角色行为冲突是指同一个体往往承担着多种社会角色，在适应病人角色过程中，与病前的各种角色发生心理冲突，而引起行为的不协调。故本题选E。

111. 考点：慢性阻塞性肺部疾病的治疗

解析：D。对于慢性肺源性心脏病、呼吸衰竭患者，黏痰堵塞容易导致窒息，治疗上应加强抗感染、化痰与祛痰。而镇静药会影响咳嗽反射中枢，使痰不易咳出，并可能引起肺性脑病。故本题选D。

112. 考点：反流性食管炎的诊断与治疗

解析：C。本病例可诊断为反流性食管炎。其药物治疗包括：①促胃肠动力药，只适用于轻症患者，或作为与抑酸药合用的辅助治疗。②抑酸药，H_2受体阻断剂，适用于轻、中症患者；质子泵抑制剂特别适用于症状重、有严重食管炎的患者。对本病的治疗优选择质子泵抑制剂。③抗酸药。故本题选C。

113. 考点：Dixon手术

解析：A。Dixon手术由于吻合口位于齿状线附近，在术后的一段时间内病人可能出现便次增多、排便控制功能较差。故本题选A。

114. 考点：急性阑尾炎的并发症

解析：C。盆腔脓肿常出现于阑尾切除术后，表现为体温升高、腹胀、腹痛、尿频，排便次数多，直肠指检可以检查到波动性肿物，因此本题选C。膈下脓肿全身症状重，可刺激膈下产生胸膜炎，70%均可保守治愈，故A错误。肠间脓肿可有腹部化脓性感染症状，脓液被包裹在肠袢间，故B错误。泌尿道感染表现为尿频、尿急，肾区有叩击痛、血尿等，故D错误。阑尾残株炎一般出现于阑尾残端超过1cm时，术后残端易复发炎症，故

E错误。

115. 考点：急性梗阻性化脓性胆管炎
   解析：D。急性梗阻性化脓性胆管炎的临床表现常为突然发生的寒战、高热、上腹部疼痛、黄疸、恶心、呕吐以及外周血白细胞计数增高，体检有右上腹压痛和肌紧张，多伴有感染性休克。患者临床表现符合本病诊断。故本题选D。

116. 考点：镇咳药的使用
   解析：C。患者痰量较多且咳痰困难，应给予祛痰药物与黏痰调节剂（盐酸氨溴索、羧甲司坦、溴己新），抗生素（头孢呋辛）预防感染；切忌给予镇咳药，将致痰量淤滞而引起或加重感染。故本题选C。

117. 考点：消化性溃疡的诊断
   解析：A。年轻男性，无肝病史，上腹痛伴反酸+呕血，考虑消化性溃疡的诊断，包括胃溃疡和十二指肠溃疡。故本题选A。

118. 考点：消化性溃疡的检查
   解析：D。消化性溃疡进行胃镜检查可确诊。故本题选D。

119. 考点：预激综合征伴心房颤动的治疗
   解析：C。预激综合征患者发作心房扑动与颤动时伴有晕厥或低血压，应立即施行电复律。本例患者心电图已经提示为预激综合征伴心房颤动，且血压降低、四肢发凉，曾出现黑矇，故应使用电复律。故本题选C。

120. 考点：心室颤动的治疗
   解析：C。非同步直流电除颤在临床上用于心室颤动。患者此时已无正常心动周期，也无QRS-T波，考虑为心室颤动，应立即采取非同步直流电除颤。故本题选C。

121. 考点：肺气肿及其并发症
   答案：D。

122. 考点：呼吸衰竭的实验室检查
   答案：D。

123. 考点：呼吸衰竭的并发症
   答案：A。

124. 考点：胃、十二指肠溃疡穿孔的诊断
   解析：B。根据病人的胃病史以及症状和体征"上腹痛7d，餐后突然加剧6h，全腹压痛、反跳痛、肌紧张，肝浊音界消失，肠鸣音减弱"，符合"胃、十二指肠溃疡穿孔"的诊断，故本题选B。急性阑尾炎穿孔虽然也有腹膜炎的表现，但是患者没有转移性的右下腹痛，所以排除A。绞窄性肠梗阻时腹部体征可出现肠型、蠕动波和腹水，叩诊可闻及移动性浊音，所以排除C。急性胆囊炎的典型表现是右上腹痛、恶心、呕吐和发热等，并发穿孔时有腹膜炎表现，与患者表现不符，所以排除D。急性出血坏死型胰腺炎发病后在短暂时间内即感全腹痛、急剧腹胀，似向腹内"打气样"感，同时很快即出现轻重不等的休克，所以排除E。

125. 考点：胃、十二指肠溃疡穿孔的诊断
   解析：E。立位腹部平片最有助于诊断胃、十二指肠溃疡穿孔，可以发现膈下游离气体，从而做出正确诊断，故本题选E。其他选项只可以作为辅助诊断，应予排除。

126. 考点：胃、十二指肠溃疡穿孔的治疗目的
   解析：B。胃、十二指肠溃疡穿孔手术方法包括单纯穿孔缝合术或彻底性溃疡根治手术，目的是去除病因，防止穿孔造成的上消化道大出血和腹膜炎症状。故本题选B。

127. 考点：肝硬化腹水的诊断
   解析：B。肝硬化腹水多为漏出液，且伴有失代偿期肝硬化典型表现，其具体表现为肝功能减退（精神不振、食欲缺乏、出血倾向等）、门静脉高压症。故本题选B。

128. 考点：肝硬化腹水的治疗
   解析：D。腹水的治疗目的主要是减轻腹水症状或下肢水肿，防止腹水并发症如自发性腹膜炎、脐疝以及进一步发展为肝肾综合征。自身腹水浓缩回输应在严格的无菌情况下，去除腹水中水分及中、小分子毒性物质，回收腹水中白蛋白，通过外周静脉回输给患者，适用于难治性腹水及肝肾综合征患者。对有严重心肺功能不全、近期上消化道出血、严重凝血障碍、感染性或癌性腹水者不宜应用此治疗。故本题选D。

129. 考点：肝硬化腹水的治疗
   解析：E。腹水的一般治疗为：限制水和钠的摄入以控制细胞外液在体内的潴留，轻、中度腹水在限钠饮食和卧床休息后腹水自行消失。经限钠饮

36

食和卧床休息后腹水仍不消失者可应用利尿剂。由于肝硬化腹水病人血浆醛固酮浓度升高，在增加肾小管钠的重吸收中发挥重要作用，因此利尿剂首选醛固酮受体拮抗药，可提高血浆胶体渗透压以促进腹水的重吸收。对顽固性腹水可采用排放腹水，输入白蛋白，自身腹水浓缩回输，经颈静脉肝内门－体分流术与腹腔－颈内静脉分流术。故本题选E。

[130～131]

考点：医师法

解析：B，C。根据《医师法》规定，医师在提供医疗卫生服务或者开展医学临床研究中，未按照规定履行告知义务或者取得知情同意的，由县级以上人民政府卫生健康主管部门责令改正，给予警告或者责令暂停6个月以上1年以下执业活动；情节严重的，吊销医师执业证书。本题干未标注情节严重，因此应给予警告或者责令暂停6个月以上1年以下执业活动。根据《医师法》规定，医师在执业活动中有下列行为之一的，由县级以上人民政府卫生健康主管部门责令改正，给予警告，没收违法所得，并处1万元以上3万元以下的罚款；情节严重的，责令暂停6个月以上1年以下执业活动直至吊销医师执业证书：①泄露患者隐私或者个人信息；②出具虚假医学证明文件，或者未经亲自诊查、调查，签署诊断、治疗、流行病学等证明文件或者有关出生、死亡等证明文件；③隐匿、伪造、篡改或者擅自销毁病历等医学文书及有关资料；④未按照规定使用麻醉药品、医疗用毒性药品、精神药品、放射性药品等；⑤利用职务之便，索要、非法收受财物或者牟取其他不正当利益，或者违反诊疗规范，对患者实施不必要的检查、治疗造成不良后果；⑥开展禁止类医疗技术临床应用。患者符合以上"④"项目"情节严重"，故应吊销其医师执业证书。故130题选B，131题选C。

[132～134]

考点：医患关系的种类

答案：D，E，C。

[135～137]

考点：炎症

解析：C，A，D。炎症病灶区的巨噬细胞主要来源于血液的单核细胞，它具有较强的吞噬功能，能吞噬较大的病原体、异物、坏死组织碎片甚至整个细胞；常见于急性炎症后期、慢性炎症、某些非化脓性炎症（结核病、伤寒等），形成肉芽肿。故135题选C。中性粒细胞是急性炎症（如化脓性炎症）及其他炎症早期最常见的炎细胞。故136题选A。肥大细胞、嗜酸性粒细胞常见于某些超敏反应和寄生虫感染性炎症。故137题选D。淋巴细胞常见于慢性炎症、病毒感染等。

[138～140]

考点：递质和受体系统

解析：B，C，D。在心脏，肾上腺素与$β_1$受体结合，产生正性变时、变力和变传导的作用，使心率加快、心脏传导加快、心肌收缩力加强。故138题选B。去甲肾上腺素与$β_2$受体结合后产生抑制性的平滑肌效应，导致支气管平滑肌舒张。故139题选C。乙酰胆碱与胃肠上的M型乙酰胆碱能受体结合后，促进胃肠的运动。故140题选D。A选项的α受体与儿茶酚胺类递质结合，产生兴奋或抑制效应。E选项的N受体是一种胆碱能受体，主要分布在自主神经节的突触后膜和神经－肌肉接头的终板膜上。

[141～142]

考点：支气管疾病的临床特点

解析：C，A。喘息型慢性支气管炎病人咽喉部在呼吸时发生喘鸣声，肺部听诊时有哮鸣音，对抗生素反应较好，所以在急性期，应遵照医嘱，选择有效的抗菌药物治疗。故141题选C。原发性支气管肺癌由于肿瘤引起支气管部分阻塞，约有2%的患者可引起局限性喘鸣，且对$β_2$受体激动剂疗效不佳。故142题选A。

[143～144]

考点：原发性心肌病各型的病理生理特点

解析：A，E。①扩张型心肌病：该型特征为左或右心室甚至双侧心室扩大，并伴有心肌肥厚，心室收缩功能减退，伴或不伴有充血性心力衰竭，心律失常多见，故143题选A。②肥厚型心肌病：其特征为心室肌肥厚，典型者在左心室，以室间隔为著，呈不对称性室间隔肥厚，偶呈同心性肥厚，左心室腔容积正常或缩小，偶尔病变发生于右心室，通常为常染色体显性遗传病，故144题选E。

[145～146]

考点：胃、十二指肠溃疡的临床表现

解析：D，C。十二指肠球部溃疡的腹痛常在两餐之间发生，持续不减轻直至下餐进食或服用抗酸剂后缓解，可发生夜间疼痛，多出现在午夜或凌晨1时左右，故145题选D。胃溃疡的腹痛多在餐后1h内出现，经1～2h后逐渐缓解，直至下餐进食后再复现上述节律，故146题选C。

[147～148]

考点：肠扭转和早期蛔虫堵塞性肠梗阻

解析：A，B。肠扭转是一段肠管甚至全部小肠及其系膜沿系膜轴扭转360°～720°，因此属于闭袢型肠梗阻加绞窄性肠梗阻，故147题选A。蛔虫堵塞性肠梗阻早期为单纯性肠梗阻，晚期可发展为绞窄性肠梗阻，故148题选B。

[149～150]

考点：流行病学研究方法

解析：C，B。病例对照研究按是否患所研究疾病分组，研究因素可根据需要任意设定，因而可以观察一种疾病与多种因素之间的关联。故149题选C。队列研究按是否暴露于某可疑因素或其暴露程度分为不同的亚组，追踪各组的结局并比较其差异，从而判定暴露因素与结局之间有无关联及其关联程度大小。故150题选B。

第二单元

1. 考点：红细胞的特点

解析：D。红细胞具有运输氧和二氧化碳的能力、较强的缓冲能力以及可塑变形性、渗透脆性和悬浮稳定性。故本题选 D。

2. 考点：肠内营养回抽量

解析：C。进行肠内营养时，输注营养液 30 分钟后，回抽量大于 150ml，考虑有胃潴留存在，应暂停胃管灌注，以防止误吸。故本题选 C。

3. 考点：颅内压增高的原因

解析：D。颅内压增高的原因有：颅腔内容物的体积增大，颅内占位性病变使颅内空间相对变小，先天性畸形如狭颅症、颅底凹陷。而颅骨缺损不会导致颅内压增高。其他选项所述都可以使颅内压增高。故本题选 D。

4. 考点：中间综合征

解析：B。中间综合征（IMS）主要是由突触后神经-肌肉接头功能障碍引起四肢近端肌运动障碍、Ⅲ～Ⅶ和Ⅹ对脑神经支配的肌肉麻痹的一组综合征。无躯体感觉障碍，呼吸肌麻痹是其主要危险，此时有不同程度的呼吸困难、呼吸频率增加，进行性缺氧致意识障碍、昏迷直至死亡。若对其认识不足，不能及时救治，病死率极高。常发生在有机磷急性中毒后 24～96 小时，病人可突然发生死亡。故本题选 B。

5. 考点：胫骨的解剖特点

解析：B。胫骨的营养血管从胫骨干上、中 1/3 交界处进入骨内，中、下 1/3 的骨折使营养动脉损伤，供应下 1/3 段胫骨的血液循环显著减少；同时下 1/3 段胫骨几乎无肌肉附着，由胫骨远端获得的血液循环很少，因此下 1/3 段骨折愈合较慢，容易发生延迟愈合或不愈合。故本题选 B。

6. 考点：连枷胸的处理

解析：C。连枷胸指因多根多处肋骨骨折而致胸壁软化范围大，反常呼吸运动明显。胸壁软化，不能再加压包扎固定。胸壁加压包扎固定只适合闭合性单处肋骨骨折。故本题选 C。

7. 考点：肌力测定的分级

解析：A。根据肌力的情况，一般均将肌力分为以下 6 级。0 级：肌肉完全性瘫痪，肢体不能做任何自由运动。1 级：可见肌肉轻微收缩。2 级：肢体能在床上平行移动。3 级：肢体可以克服地心引力，能抬离床面。4 级：肢体能做对抗外界阻力的运动。5 级：肌力正常，运动自如。故本题选 A。

8. 考点：骨科常见体征

解析：A。患肢手掌搭在对侧肩部，肘部不能靠近胸壁，当肘部靠近胸壁，则手不能搭在肩上，称为杜加（Dugas）征阳性，是肩关节脱位时的临床表现之一。故本题选 A。托马斯（Thomas）征阳性提示髋部病变和腰肌挛缩；川德伦伯（Trendelenburg）征阳性见于髋关节发育异常的患者；盖氏（Galeazzi）征阳性说明本侧骶髂关节有病变；直腿抬高及加强试验阳性见于腰椎间盘突出症。

9. 考点：脊柱结核的并发症

解析：E。脊柱结核的并发症包括椎体病理性骨折、脊柱活动功能障碍、影响生长发育、窦道形成、混合感染；最为重要的是并发截瘫，发生率约 10%，胸椎结核发生截瘫最多见。病灶活动期，脓液、结核性肉芽组织、干酪样坏死物质和死骨进入椎管压迫脊髓，导致截瘫，出现运动、感觉与大、小便功能障碍。故本题选 E。

10. 考点：标准口服葡萄糖耐量试验的临床应用

解析：D。标准口服葡萄糖耐量试验，又称 OGTT 试验，是在当空腹或随机血糖升高的程度未达到糖尿病诊断标准，使诊断模棱两可时而进行的一种以进一步确诊糖尿病的检验措施。让患者在空腹情况下口服 75g 葡萄糖，于 2 小时后抽血检查血糖水平；如果诊断为糖尿病，则服后 2 小时血糖 >11.1mmol/L。故本题选 D。

11. 考点：急性白血病的临床表现

解析：B。中枢神经系统白血病是白血病细胞增多症候群的表现之一，由于化疗药物难以通过血-脑脊液屏障，隐藏在中枢神经系统的白血病细胞不能有效被杀灭，因而引起中枢神经系统白血病。以急性淋巴细胞白血病最常见，儿童患者尤甚。临床上表现为头痛、恶心、呕吐、颈项强直，甚至抽

模拟试卷（二）答案与解析

搐、昏迷；脊髓浸润可发生截瘫；神经根浸润可产生各种麻痹症状。故本题选 B。

12. 考点：肝硬化的并发症
解析：A。当肝硬化患者出现肝脏进行性增大、持续性肝区疼痛、血性腹水、无法解释的发热时，应考虑出现原发性肝癌的可能性，需进一步检查。B 超检查为肝癌首选的影像学检查，AFP 对诊断肝细胞癌有相对的专一性，其升高时提示肝癌。故本题选 A。

13. 考点：肾动脉狭窄的确诊
解析：E。肾动脉狭窄可引发肾性高血压，其常见原因为动脉粥样硬化、多发性大动脉炎和肾动脉肌纤维增生症。血管造影是确诊肾动脉狭窄的唯一方法。故本题选 E。

14. 考点：微小病变型肾小球肾炎的临床表现
答案：E。

15. 考点：肾病综合征的治疗
答案：C。

16. 考点：产后出血常见原因
解析：C。子宫收缩乏力、胎盘因素、软产道裂伤及凝血功能障碍是产后出血的主要原因。其中，子宫收缩乏力是最重要的原因。故本题选 C。

17. 考点：性激素疗法的作用机制
解析：E。子宫内膜异位症是一种性激素依赖性疾病，它的发生、发展与内分泌功能状态有关。性激素治疗主要通过抑制卵巢功能以诱发异位子宫内膜萎缩，其主要原理是造成体内低雌激素环境，使患者形成假孕或假绝经，或药物性卵巢切除状态，导致异位内膜萎缩、退化、坏死而达到治疗目的。常用性激素治疗方案如下：①雌/孕激素假孕疗法及孕激素治疗；②假绝经治疗：促性腺激素释放激素激动剂或雄激素衍生物达那唑；③其他治疗。故本题选 E。

18. 考点：不全流产
解析：A。不全流产为难免流产继续发展而来，部分妊娠物排出宫腔，部分残留于宫腔内或嵌顿于宫颈口处，或胎儿排出后胎盘滞留宫腔或嵌顿于宫颈口，影响子宫收缩，导致大量出血，甚至发生休克及感染。故本题选 A。

19. 考点：胎儿宫内窘迫的诊断依据

解析：E。胎儿宫内窘迫的诊断依据：①胎心率异常，缺氧早期可出现胎心基线代偿性加快，缺氧晚期胎心基线减速或重度变异减速。②胎动异常，初期胎动频繁，继而减弱及次数减少，最终消失。③胎儿酸中毒，胎儿头皮血 pH < 7.20，PO_2 < 10mmHg，PCO_2 < 60mmHg。故本题选 E。

20. 考点：产程进展
解析：E。对于第二产程，未实施硬膜外麻醉者，初产妇最长不应超过 3 小时，经产妇不应超过 2 小时；实施硬膜外麻醉镇痛者，初产妇最长不应超过 4 小时，经产妇不应超过 3 小时。故本题选 E。

21. 考点：过期妊娠
解析：D。过期妊娠孕妇施行电子胎心监护，如无应激试验为异常型者需进一步做缩宫素激惹试验；若多次反复出现胎心晚期减速，提示胎盘功能减退、胎儿明显缺氧，应迅速终止妊娠。故本题选 D。

22. 考点：宫颈癌的诊断方法
解析：A。宫颈癌的诊断方法包括宫颈刮片细胞学检查、阴道镜、宫颈活检、碘试验、宫颈锥形切除术等。其中宫颈刮片细胞学检查普遍用于筛检宫颈癌，是早期发现宫颈癌最简便、可靠的方法。故本题选 A。

23. 考点：各种阴道炎的分泌物特点
解析：E。①滴虫性阴道炎：分泌物呈稀薄脓性、黄绿色、泡沫状，有臭味。②细菌性阴道炎：分泌物为灰白色、均匀一致、稀薄，常黏附于阴道壁，但黏稠度很低，容易将分泌物从阴道壁拭去。③淋球菌性阴道炎：分泌物性质稀薄，严重时常呈血性。④老年性阴道炎：分泌物性质稀薄，呈淡黄色，感染严重时呈脓血性白带。⑤外阴阴道念珠菌病：分泌物为白色、稠厚，呈凝乳块状或豆腐渣样。故本题选 E。

24. 考点：盆腔炎性疾病的诊断
解析：C。盆腔炎性疾病最低诊断标准为宫颈举痛或子宫压痛或附件区压痛。A、B、D、E 项所述为盆腔炎性疾病的附加诊断标准。故本题选 C。

25. 考点：女性生殖道防御系统
解析：D。上皮细胞中含有丰富糖原，在乳杆菌作用下分解为乳酸，维持阴道正常的酸性环境，从而使适应于弱碱性环境中繁殖的病原菌受到抑制，这是一种女性生殖道自然防御功能。故本题选D。

26. 考点：侵蚀性葡萄胎与绒毛膜癌的区别与联系

    解析：E。侵蚀性葡萄胎与绒毛膜癌有很多相似之处，比如二者都有可能出现肺转移、HCG测定（+），都可浸润至子宫深肌层；但是它们的最根本不同之处就是病理检查侵蚀性葡萄胎有绒毛结构而绒毛膜癌无绒毛结构。故本题选E。

27. 考点：小儿标准体重的计算

    解析：E。7～12月龄：体重（kg）=6+月龄×0.25。正常8个月小儿的标准体重应为8.0kg。故本题选D。

28. 考点：苯丙酮尿症

    解析：D。苯丙酮尿症通常在患儿生后3～6个月出现症状，1岁时症状明显。以智力发育落后为主要表现，常有行为异常、多动甚至有肌痉挛或癫痫小发作，少数呈肌张力增高和腱反射亢进；此外患儿可因黑色素合成不足而表现为毛发、皮肤和虹膜色泽变浅，还可表现为尿和汗液有鼠尿味。故本题选D。

29. 考点：佝偻病各期临床表现

    解析：C。初期（早期）多为神经系统兴奋性增高的表现，如易激惹、烦躁、多汗刺激头皮而不断摇头致"枕秃"等，此期常无骨骼病变。活动期（激期）主要以骨骼系统的改变为主，特征性表现为方颅、手足镯、鸡胸样畸形、肋膈沟、膝内翻、膝外翻。恢复期无特征性症状。后遗症期除残留不同程度的骨骼畸形外，无任何临床症状。故本题选C。

30. 考点：疱疹性咽峡炎的病原体

    解析：A。疱疹性咽峡炎病原体为柯萨奇A组病毒，好发于夏、秋季。起病急骤，临床表现为高热、咽痛、流涎、厌食、呕吐等。故本题选A。

31. 考点：新生儿窒息的治疗

    答案：A。

32. 考点：胎儿成熟障碍

    解析：D。胎儿成熟障碍也称胎儿过熟综合征，与过期妊娠胎盘功能减退、胎盘血流量不足、胎宫内缺氧及营养缺乏有关。故本题选D。

33. 考点：小儿腹泻补液原则

    解析：E。一般等渗性脱水用1/2张含钠液、低渗性脱水用2/3张含钠液、高渗性脱水用1/3张含钠液。对重度脱水并有明显周围循环衰竭者应先快速扩容，给予20ml/kg等渗含钠液于30～60min快速输入。本题中，由于患者为重度脱水且伴休克，应以救治休克为主。故本题选E。

34. 考点：上呼吸道感染的最常见病原体

    解析：A。各种病毒和细菌均可引起上呼吸道感染，但90%以上都是病毒。B、C、D、E均可引起上呼吸道感染，但没有病毒感染率高。故本题选A。

35. 考点：骨折的特有体征

    解析：C。骨折的特有体征包括：畸形、反常活动、骨擦音和骨擦感。出现上述三种体征中的一种即可诊断为骨折，但是未见这三种体征也不能排除骨折。故本题选C。

36. 考点：新生儿缺氧缺血性脑病的治疗

    解析：B。新生儿缺氧缺血性脑病应维持血糖的正常高值，以保证神经细胞代谢所需，入院初2～3天应监测血糖，葡萄糖输入速度以6～8mg/(kg·min)为宜。故本题选B。

37. 考点：结核性脑膜炎

    解析：D。腰穿是通过腰椎间隙穿刺测定颅内压，并取出脑脊液进行检查，脑脊液（5～10ml）沉淀物涂片抗酸染色镜检阳性率达30%，可诊断结核性脑膜炎。故本题选D。

38. 考点：贫血的病因学分类

    解析：D。根据造成贫血的病因将其分为红细胞或血红蛋白生成不足性、溶血性和失血性3类。其中A、B、C、E均属于红细胞或血红蛋白生成不足性贫血，D属于溶血性贫血。故本题选D。

39. 考点：新生儿甲状腺功能减退症的特点

    答案：B。

40. 考点：急性肾炎患儿恢复体力活动的标准

    解析：D。急性期需卧床休息2～3周，直到肉眼血尿消失、水肿消退、血压正常，即可下床做轻微活动。血沉正常可上学，但应避免重体力活动。尿沉渣细胞绝对计数（尿阿迪数）正常后方可恢复体力活动。故本题选D。

41

模拟试卷（二）答案与解析

41. 考点：婴儿体格发育规律

解析：E。胎儿期脊髓下端在第二腰椎下缘，4岁时上移至第一腰椎。在进行腰椎穿刺时应注意，尽量避免伤及脊髓下端，腰椎穿刺应在第4~5腰椎间隙进针。故本题选E。

42. 考点：股骨干骨折

解析：B。股骨干下1/3骨折时，由于膝后方关节囊及腓肠肌的牵拉，骨折远端多向后方倾斜，而骨折近端内收、向前上移位。故本题选B。

43. 考点：脑栓塞的临床表现

解析：D。脑栓塞的临床表现：①起病急骤；②有风湿性心脏病或颈动脉粥样硬化等栓子来源和（或）身体其他部位（视网膜、肾、脾）栓塞的证据；③突然出现、很快达高峰的对侧偏瘫（程度严重）、偏身麻木（感觉丧失）、同向偏盲、失语、失用症、眩晕、复视、眼球运动麻痹、共济失调、瞳孔异常、进食吞咽困难、意识障碍等脑动脉闭塞性综合征。选项D陈述错误，故本题选D。

44. 考点：扩散性疼痛

解析：A。扩散性疼痛也称反射性疼痛，是指神经的一个分支受到刺激或损害时，疼痛除向该分支支配区放射外，还可累及该神经的其他分支支配区而产生疼痛。故本题选A。

45. 考点：脑出血的诊断

解析：D。50岁以上中老年患者，有长期高血压病史，活动中或情绪激动时起病，发病突然，血压常明显升高，出现头痛、恶心、呕吐等颅内压增高的表现，有偏瘫、失语等局灶性神经功能缺损症状和脑膜刺激征，可伴有意识障碍，应高度怀疑脑出血。头部CT检查是确诊脑出血的首选检查，早期血肿在CT上表现为圆形或椭圆形的高密度影，边界清楚。故本题选D。

46. 考点：酒精中毒的表现

解析：A。震颤性谵妄是在慢性酒精中毒、长期酒精依赖的基础上，突然停饮或减少饮酒量时引发的短暂并伴有躯体症状的急性意识模糊状态。主要表现为伴有生动幻觉的谵妄、全身肌肉震颤和行为紊乱，是急性精神综合征。故本题选A。

47. 考点：糖尿病的高危因素

解析：A。糖尿病的高危因素包括：肥胖、年龄在45岁以上、糖尿病家族史、妊娠糖尿病病史或生产过巨大儿、高血压病史、血脂异常病史、曾有糖调节受损的病史等。故本题选A。

48. 考点：甲状腺结节的诊断方法

解析：B。超声检查是甲状腺结节首选的诊断方法，用于测定甲状腺的大小和组织回声性质，确定结节的数量、大小和部位，了解结节是囊性抑或实性、有无完整包膜等。故本题选B。

49. 考点：腺垂体功能减退症的病因

解析：A。垂体腺瘤为成人腺垂体功能减退症最常见的病因，腺瘤可分为功能性（PRL瘤、GH瘤、ACTH瘤）和无功能性（无生物学活性，但可有激素前体产生）。腺瘤增大可压迫正常垂体组织，使其功能减退，或功能亢进与减退合并存在。颅咽管瘤可压迫邻近神经与血管组织，导致生长迟缓、视力减退、视野缺损、尿崩症等。垂体也可为其他恶性肿瘤的转移部位。故本题选A。

50. 考点：甲状腺肿的治疗

解析：D。有以下情况时，应及时施行甲状腺双侧次全切除术：①因气管、食管或喉返神经受压引起临床症状者；②胸骨后甲状腺肿；③巨大甲状腺肿影响生活和工作者；④结节性甲状腺肿继发功能亢进者；⑤甲状腺结节疑有恶变者或FNAC（细针穿刺甲状腺细胞病理学）检查见癌细胞者。故本题选D。

51. 考点：蛋白尿的类型

解析：A。肾小球性蛋白尿是指肾小球滤过膜通透性增高，使大量蛋白质滤过到肾小球滤液中，远远超过肾小管的重吸收能力，从而造成蛋白尿。这种蛋白尿临床上最常见，多见于原发性或继发性肾小球疾病、肾循环障碍、机体缺氧等。尿蛋白可从少量（200mg/24h尿）到每日数十克以上，多数>2g/24h尿，其特点通常是以白蛋白为主。故本题选A。

52. 考点：泌尿系统结石的分类

解析：E。痛风是一种由于嘌呤生物合成与代谢增加，引起尿酸产生过多或因尿酸排泄不良而致血中尿酸升高，尿酸盐结晶沉积在关节滑膜、滑囊、软骨及其他组织中引起的反复发作性炎性疾病。故合并泌尿系统结石为尿酸结石。故本题选E。

53. 考点：肾小球肾炎的激素治疗
    答案：A。

54. 考点：慢性肾小球肾炎的治疗
    解析：E。GFR 65ml/（min·1.73m²），为肾功能代偿期，血肌酐应该在177μmol/L以下，ACEI或ARB除具有降低血压作用外，还有减少蛋白尿和缓解肾功能恶化的肾脏保护作用。故本题选E。

55. 考点：再生障碍性贫血
    解析：E。继发性再生障碍性贫血的病因包括化学因素（药物及化学物质）、物理因素（如放射性物质）及生物因素（如病毒、细菌感染），以化学因素最为常见。故本题选E。

56. 考点：阵发性睡眠性血红蛋白尿症的诊断
    解析：E。阵发性睡眠性血红蛋白尿症是一种获得性造血干细胞良性克隆性疾病。由于红细胞膜有缺陷，红细胞对激活补体异常敏感。实验室检查主要表现：①血象：因尿铁丢失过多，呈小细胞低色素性贫血；②骨髓象：骨髓增生活跃，尤以幼红细胞为甚；③特异性血清学试验：酸溶血试验（Ham试验）溶血明显，呈阳性；④流式细胞术：测CD55、CD59表达下降或缺失。故本题选E。

57. 考点：急性白血病的诊断
    解析：C。任何患者如外周血或骨髓涂片中原始＋幼稚细胞（幼稚淋巴细胞或幼稚单核细胞）≥30%，或原始＋早幼粒细胞≥50%，即可诊断为急性白血病。故本题选C。

58. 考点：无功能性垂体腺瘤的诊断
    解析：A。无功能性垂体腺瘤不分泌具有生物学活性的激素，但可合成和分泌糖蛋白激素的α-亚单位，因此血中过多的α-亚单位可作为肿瘤标志物。故本题选A。

59. 考点：肩周炎的诊断
    解析：B。肩周炎大多发生在40岁以上的中老年人，女性多于男性，肩关节以外展、外旋、后伸受限最明显，如欲增大活动范围，则有剧烈锐痛发生。故本题选B。

60. 考点：头皮损伤
    解析：E。头皮撕脱伤多因发辫受机械力牵扯，使大块头皮自帽状腱膜下层或连同颅骨骨膜被撕脱所致。治疗方面应在压迫止血、防治休克、清创、抗感染的前提下，行中厚皮片植皮术；对骨膜已撕脱者，需在颅骨外板上多处钻孔至板障，然后植皮。该患者头皮撕脱，仅存骨膜，创面及撕脱的头皮清洁，最理想的处理方法是将"撕脱的头皮做成中厚皮片植回"。故本题选E。

61. 考点：肩关节脱位的临床表现
    解析：D。肩关节脱位的特征性表现为方肩畸形和杜加征阳性，因此本题选D。锁骨骨折常表现为患肩下沉，病人常用健侧手托患肢肘部，同时头部向患侧倾斜，患肢有活动障碍，故A错误。肱骨解剖颈骨折和肱骨外科颈骨折易损伤臂丛神经和腋血管，出现相应的症状，故B和C错误。肩锁关节脱位表现为肩锁关节处有轻度肿胀与压痛，肩关节活动受影响，进行任何动作都会加重肩锁关节处的疼痛，故E错误。

62. 考点：骨筋膜室综合征的治疗
    解析：B。病史提示小腿骨筋膜室综合征，首要处理是降低压力，去除石膏，必要时及早手术治疗。故本题选B。

63. 考点：肾损伤的处理
    解析：D。患者有腰部外伤史，目前有血尿、腰部肿块，考虑因血液、尿液渗入肾周围组织致局部肿胀而形成肿块，并有压痛，目前考虑为肾部分裂伤。多数肾部分裂伤可行保守治疗，密切观察血压、心率、呼吸、体温，注意腰腹部肿块范围有无增大。故本题选D。

64. 考点：输血
    解析：D。浓缩红细胞含全血中的全部红细胞和少量血浆及抗凝剂，适用于各种急性失血、慢性贫血，并发高钾血症和心、肝、肾功能障碍者输血及老年、小儿患者输血。它的优点是提高血红蛋白含量的同时较少增加血容量。血浆含有几乎全部的凝血因子，用于凝血因子缺乏以及大量输入库存全血或浓缩红细胞后的患者。该患者80岁高龄，又需胃癌手术，应选浓缩红细胞和血浆进行输血。故本题选D。

65. 考点：低蛋白血症的治疗
    解析：E。新鲜冷冻血浆是全血采集后6小时内分离并立即置于-30℃～-20℃保存的血浆，其内含有白蛋白、球蛋白及多种凝血因子；血浆球蛋白系列制品有丙种球蛋白、正常人免疫球蛋白及特

模拟试卷（二）答案与解析

异性免疫球蛋白数种，供抗感染时增强体液免疫力之用；低蛋白血症常用白蛋白治疗。故本题选 E。

66. 考点：有机磷中毒的诊断

解析：D。根据病史以及流涎、皮肤潮湿、心率减慢、双下肺湿啰音、双瞳孔针尖样大小，是典型的有机磷中毒表现。故本题选 D。

67. 考点：缺铁性贫血的诊断

解析：B。妊娠期胎儿需要充足的铁摄入，孕妇需补充铁剂，否则会发生缺铁性贫血。缺铁性贫血为小细胞低色素性贫血，患者一般有疲乏、烦躁、心悸、气短、头晕、头痛表现。故本题选 B。

68. 考点：前列腺增生症的治疗

解析：B。本题考虑为前列腺增生症，感冒后前列腺因炎症充血而失代偿，目前出现急性尿潴留，应考虑手术治疗；但患者全身情况较差，可先做尿液引流、尿道留置导尿管或膀胱造口术，待全身情况改善后再行手术。故本题选 B。

69. 考点：妊娠期高血压疾病

解析：D。结合题中信息，考虑该患者为妊娠期高血压疾病，蛋白尿、血压水平、自觉症状、眼底的相关检查都与疾病的严重程度关系密切。而孕妇本身就有可能出现水肿，无特异性，故水肿程度与疾病严重程度关系较小。故本题选 D。

70. 考点：妊娠期产科相关检查

解析：C。"妊娠 33 周，反复性阴道出血，曾晕倒 1 次，腹软，无压痛"等条件说明前置胎盘的可能性极大，肛诊检查可能使前置胎盘破裂出血而造成严重后果，故肛诊检查是禁止的。B 超检查、凝血功能检查、胎儿电子监护都是前置胎盘者必需的检查，血常规检查是一项常规检查。故本题选 C。

71. 考点：分娩过程

解析：E。妊娠 28～35 周、胎膜早破不伴感染、羊水平段≥3cm 者，采取期待疗法，抑制子宫收缩、控制感染、促肺成熟。妊娠大于 35 周，如果胎肺成熟且宫颈成熟，无禁忌证者可引产；出现羊膜腔感染、胎儿宫内窘迫、胎位异常、宫颈不成熟者，可以行剖宫产并抗感染。胎膜早破、妊娠大于 35 周、未发动分娩、无胎儿宫内窘迫、无骨盆狭窄和无胎位异常者应观察 12 个小时，仍未发

动分娩者应给予引产以结束分娩。故本题选 E。

72. 考点：各种原因造成产后出血的特点

解析：D。①软产道损伤的出血特点是产后立即流出大量鲜红色血液。②凝血功能障碍的出血特点是持续不断的出血，血液鲜红，无凝血块。③子宫收缩乏力的表现是出血多，宫底升高，子宫质软，按摩子宫后出血减少或消失。④胎盘部分剥离及胎盘组织部分残留的表现是分娩后数分钟流出暗红色伴凝血块的血液。故本题选 D。

73. 考点：月经异常的相关检查

解析：D。①宫颈刮片细胞学检查普遍用于筛检宫颈癌，是早期发现宫颈癌最简便、可靠的方法。②基础体温测定检查有无排卵；尿妊娠试验协助诊断早孕及妊娠相关疾病。③宫颈活检是确诊宫颈癌最可靠和不可缺少的方法。④碘试验主要识别宫颈病变危险区，以便确定活检取材部位，提高诊断率。⑤子宫输卵管碘油造影是检查输卵管通透性的检查。年龄较大并伴有异常阴道流血者考虑为子宫内膜癌，子宫内膜组织学病理检查为确诊依据，常用方法有诊断性刮宫、分段刮诊和子宫内膜活检。故本题选 D。

74. 考点：闭经

解析：E。患者孕激素试验阴性，说明患者体内雌激素水平低下，以致对孕激素无反应，应进一步做雌、孕激素序贯试验，确定病变部位。垂体兴奋试验用以了解垂体功能减退是因为垂体还是下丘脑；基础体温测定能提示卵巢有无排卵；染色体检查用于怀疑先天畸形患者的诊断；激素水平测定用以确定卵巢功能正常与否。故本题选 E。

75. 考点：肾病综合征的并发症

解析：E。肾病综合征的高凝状态易致各种动、静脉血栓形成，以肾静脉血栓形成常见，表现为突发腰痛、出现血尿或血尿加重，少尿甚至发生肾衰竭。患者出现腰痛、尿呈洗肉水样，最可能是并发了肾静脉血栓形成。故本题选 E。

76. 考点：维生素 D 缺乏性手足搐搦症的临床表现

解析：E。维生素 D 缺乏性手足搐搦症是维生素 D 缺乏性佝偻病的并发症之一，多见于 6 个月以内的小婴儿。主要表现为惊厥、喉痉挛和手足搐搦，惊厥发作后活泼如常，无神经系统体征。故该患儿最可能的诊断是维生素 D 缺乏性手足搐搦症，

应检查血钙、血磷和碱性磷酸酶。故本题选 E。

77. 考点：腺病毒肺炎的临床表现

解析：B。腺病毒肺炎的临床表现主要有：①发热：可达 39℃以上，呈稽留热或弛张热，热程长。②中毒症状重：面色苍白或灰暗，精神不振。③呼吸道症状：咳嗽频繁，呈阵发性喘憋。④消化系统症状：腹泻、呕吐和消化道出血。⑤可因脑水肿而出现嗜睡、昏迷或惊厥发作。X线胸片特点：大小不等的片状阴影或融合成大病灶。体检特征：肺部体征出现较迟，多于高热 3~7 天后才出现，肺部病变融合时可出现实变体征；肝、脾肿大；麻疹样皮疹；心肌炎表现。本病例中，患儿血常规提示病毒感染，且综合症状、体征考虑，故本题选 B。

78. 考点：小儿能量代谢

解析：D。补充充足的热量有助于新生儿硬肿症患儿的复温和维持正常体温，热量供给从 50kcal/kg 开始，逐渐增加到每日 100~200kcal/kg，喂食困难者可以给予部分或全部静脉营养。故本题选 D。

79. 考点：阵发性睡眠性血红蛋白尿症的临床表现

解析：D。该患者有慢性贫血表现，且伴有黄疸、脾大，尿 Rous 试验（+），符合溶血性贫血的特点，不选 A、B、C。由于 Ham 试验（+），支持阵发性睡眠性血红蛋白尿症（PNH）的诊断，故本题选 D。该患者血象为"三系"减低，骨髓增生减低，PNH 可有这些表现；而自身免疫性溶血性贫血一般不会有"三系"受累，且骨髓增生活跃，不选 E。

80. 考点：类风湿关节炎的治疗

解析：D。治疗 RA 的药物主要有 3 类：①NSAIDs：不能控制病情进展，应联合用药。②糖皮质激素：主要用于 DMARDs 起效前的"桥梁"治疗以及有心、肺等重要器官受累的重症患者的治疗。③DMARDs：有延缓疾病进展的作用，应尽早使用。可联合使用，也可与激素或 NSAIDs 联合使用，联合治疗的基本药物首选甲氨蝶呤。结合本病例为初治患者，尚无关节外受累表现，应选用 NSAIDs 加 DMARDs，故本题选 D。

81. 考点：慢性肾衰竭的临床表现

解析：D。该患者系中年男性，看似病程仅 1 周，但进一步检查发现有贫血貌，血压显著升高，

血肌酐也显著升高，肾脏 B 超显示长轴仅 7.8cm（正常值 10~12cm），表明肾脏体积显著缩小，这些都提示患者病程实际很长。一般急性肾病时肾体积增大，慢性肾病时肾体积缩小，故可排除 A、B、C。该患者血肌酐升高显著，肾脏体积缩小，提示肾病为原发病，而非高血压继发肾病，且恶性高血压多表现为头痛、视物不清，故不选 E。慢性肾衰竭时常有贫血、高血压以及非特异性消化道症状，血肌酐显著增高，符合该患者表现，且本病例血肌酐达 998μmol/L（>707μmol/L），表明已进入尿毒症期。故本题选 D。

82. 考点：输血的指征

解析：E。患者大量失血，后经手术处理解除病因并输注晶体液和胶体液，目前生命体征尚稳定，血压、心率正常，尽管有中度贫血（Hb 80g/L），但可密切观察，暂不输血。故本题选 E。

83. 考点：狭窄性腱鞘炎

解析：E。狭窄性腱鞘炎是因长期手指快速活动、反复摩擦致使鞘管增厚、狭窄引起的疾病；起初表现为晨起患指发僵、疼痛，缓慢活动后即消失；随着病程延长，出现弹响伴明显疼痛，严重者患指屈曲、不敢活动。类风湿关节炎是一种非特异性炎症，表现为多发性和对称性慢性关节炎。骨性关节炎临床表现主要为疼痛，初期仅呈轻微钝痛，随病情进展逐步加重；有的患者在静止或晨起时感到疼痛，稍微活动后减轻。故本题选 E。

84. 考点：一氧化碳中毒的最适宜治疗方法

解析：D。该患者冬季煤火取暖，次日晨被发现昏迷，口唇呈樱桃红色，诊断为一氧化碳中毒。应迅速将患者转移到空气新鲜处，休息、吸氧、保暖，保持呼吸道通畅。氧疗：①鼻导管和面罩吸氧；②高压氧舱治疗。故本题选 D。

85. 考点：输血不良反应

解析：A。输血不良反应有：①非溶血性发热性输血反应：输血期间或输血后 1~2 小时内体温升高 1℃以上，并排除其他可致体温升高的原因；停止输血并对症处理后症状很快缓解。②过敏反应：轻度表现为荨麻疹，严重时可出现血压下降甚至休克。③溶血性输血反应：输血后血压不升高甚至下降。④循环超负荷：可见呼吸困难，严重者有充血性心力衰竭表现。⑤细菌污染反应：畏寒、发

热、低血压、休克等。综上所述，该患者最可能出现非溶血性发热性输血反应，故本题选 A。

86. 考点：第三产程临床表现

解析：D。第三产程即胎盘娩出期，从胎儿娩出至胎盘娩出，需 5~15 分钟，不应超过 30 分钟。此产妇在正常时间以内，且流血呈暗红色，有凝血块，说明凝血功能正常，B 错误。宫颈裂伤后阴道流血量多，呈鲜红色，A 错误。子宫胎盘卒中是指胎盘早剥而发生内出血，血液浸及子宫肌层至浆膜层时，子宫表面呈现紫色瘀斑，尤以胎盘附着处为著，与该产妇不符，E 错误。子宫收缩乏力者第三产程出血较多，时程延长，该产妇尚处于第三产程正常时限内，不应首先考虑，C 错误。故本题选 D。

87. 考点：支气管肺炎的诊断

解析：A。该患儿有发热、咳喘、气促、烦躁，三凹征（+），双肺可闻及湿啰音，肝肋下 2cm 增大，最可能的诊断为支气管肺炎。而患者呼吸急促、心率加快，双肺可闻及喘鸣音，可能是由于并发了心力衰竭。所以最可能的诊断为支气管肺炎，故本题选 A。

88. 考点：支气管肺炎及其并发症

解析：C。典型的支气管肺炎主要表现为发热、咳嗽、气促或呼吸困难，肺部有固定的中小水泡音。当并发呼吸衰竭时，$PaO_2 < 60mmHg$ 和（或）$PaCO_2 > 50mmHg$，本病例未告知患儿的 PaO_2 和 $PaCO_2$，故不选 A。当并发心衰时，呼吸频率大于 60 次/分，心率大于 180 次/分，烦躁不安，肝脏迅速增大，颈静脉怒张，尿少或无尿，故不选 B。当并发中毒性肠麻痹时，肠鸣音消失，本病例未涉及该临床表现，所以不能诊断并发肠麻痹，故不选 D。当并发 DIC 时，常有出血及溶血表现，本病例无此类表现，故不选 E。当并发中毒性脑病时可以出现意识障碍、昏迷、惊厥，故本题选 C。

89. 考点：小儿吸氧原则

解析：A。患儿口周稍青紫，存在轻微缺氧，因此给予低流量吸氧，以 0.5~1L/min 为宜。因为氧流量过高反而会对患儿造成氧中毒损伤。如果患儿发生了呼吸衰竭，则可予 1~2L/min 吸氧。故本题选 A。

90. 考点：潜伏性结核感染的治疗方案

解析：C。由结核分枝杆菌感染引起的结核菌素试验阳性并已除外卡介苗接种后反应，X 线胸片或临床无活动性结核病证据者，称为潜伏性结核感染。由于该病例小儿结核菌素试验呈阳性，故应采取预防性抗结核感染治疗。方法为：INH 每日 10mg/kg（≤300mg/d），疗程 6~9 个月；或 INH 每日 10mg/kg（≤300mg/d）联合 RFP 每日 10mg/kg，疗程 3 个月。故本题选 C。

91. 考点：法洛四联症的临床表现

解析：D。法洛四联症的临床表现主要有：①发绀：为主要表现。②蹲踞症状。③杵状指。④阵发性缺氧发作。体格检查：胸骨左缘第 2~4 肋间可闻及 2~3 级粗糙喷射性收缩期杂音，一般无收缩期震颤；肺动脉瓣听诊区第二心音减弱。X 线检查：典型者前后位胸片示心影呈"靴状"。由此可见，该患儿诊断为法洛四联症，故本题选 D。

92. 考点：急性肾小球肾炎的诊断

解析：A。根据题干描述，患儿急性起病，尿检有红细胞、白细胞、蛋白和管型，且有水肿、少尿、高血压，血清 C3 降低，均提示最可能的诊断是急性链球菌感染后肾炎。故本题选 A。

93. 考点：高钾血症的诊断

解析：D。慢性肾衰竭患者饮食控制欠佳，突发抽搐、意识丧失、心搏骤停均提示高钾血症。因此该患者最可能的死亡原因是高钾血症，故本题选 D。

94. 考点：青春期功血的治疗

解析：E。青春期功血患者应以止血和调整月经周期为主，促使卵巢恢复功能和正常排卵。应用大剂量雌激素适于青春期功血，可迅速提高血液雌激素浓度，促使子宫内膜生长，短期内修复创面以止血。止血后逐渐减量，2 周后开始加用孕激素，促使子宫内膜向分泌期转化。故本题选 E。

95. 考点：维生素 D 缺乏性佝偻病的发病机制

答案：E。

96. 考点：慢性肾小球肾炎的诊断

解析：A。患者镜下血尿伴蛋白尿 3 年，尿红细胞为异形红细胞，说明是肾小球源性血尿，且尿蛋白 <3.5g/d，考虑患者为慢性肾小球肾炎。诊

需要依靠肾活检。故本题选 A。

97. 考点：蛋白尿的性质

解析：C。根据蛋白电泳特点为"小分子蛋白质为主，呈单克隆分布"，考虑为本-周蛋白。溢出性蛋白尿是由于血中的小分子蛋白质如本-周蛋白、血红蛋白、肌红蛋白等异常增多，超过肾小管重吸收的阈值所致，常见于多发性骨髓瘤、血管内溶血。而肾小管性蛋白尿也为小分子蛋白质（如溶菌酶、β_2微球蛋白等），但尿蛋白定量通常小于2g/d。故本题选 C。

98. 考点：妊娠合并心脏病的处理

解析：B。妊娠超过12周时，终止妊娠需较复杂的手术，其危险性不低于继续妊娠和分娩，因此应密切监护，积极防治心力衰竭。心功能Ⅲ级不宜妊娠，该产妇已孕38周，应在积极控制心力衰竭的同时行剖宫产术。故本题选 B。

99. 考点：排卵周期

解析：B。排卵多发生在两次月经中间，即在下次月经来潮前14日左右。故本题选 B。

100. 考点：子宫腺肌病的临床表现

解析：B。子宫腺肌病的主要表现是月经量增多、月经期延长以及逐渐加剧的进行性痛经。子宫呈均匀性增大或有局限性结节隆起，质硬而有压痛，经期时压痛尤为显著。根据题目所给信息，提示子宫腺肌病可能性大，故本题选 B。子宫肌瘤、子宫肥大者进行性痛经少见，故本题选项 A、C 不正确。子宫内膜异位症者痛经症状较子宫腺肌病轻，且异位内膜常见种植部位是盆腔脏器和腹膜，其中以侵犯卵巢最为常见，故本题选项 D 不正确。早孕应有停经史及其他相关反应，故本题选项 E 不正确。

101. 考点：输血不良反应

解析：D。再障患者，既往有输血史，在输血半小时内出现寒战，应首先考虑为非溶血性发热性反应。输血相关性循环超负荷会出现急性呼吸窘迫、心动过速、血压升高等，所以 A 不符合。过敏反应可表现为皮肤黏膜征象，所以 B 不符合。输血相关性移植物抗宿主病可有发热、皮疹、腹泻、肝损害及全血细胞减少等表现，所以 C 不符合。急性溶血性输血反应表现为寒战、高热、黄疸、呼吸困难、腰背酸痛、酱油色尿等，所以 E 不符合。故本

题选 D。

102. 考点：股骨头缺血性坏死

解析：B。创伤性因素为股骨头坏死的常见原因。股骨头缺血性坏死是髋关节脱位后期并发症，特别是在24小时内未能及时复位的髋关节脱位发生率更高。故本题选 B。

103. 考点：肾病综合征的治疗

解析：D。根据患者表现考虑为肾病综合征。治疗方法：①一般治疗，除高度水肿、严重高血压或并发明显感染者宜短期卧床休息外，应鼓励患儿适当轻微活动，给予低盐（水肿明显者）、低脂、优质蛋白饮食；②利尿治疗。③糖皮质激素疗法（首选泼尼松）。④免疫抑制剂（环孢素A等）。⑤防治感染、抗凝和促纤溶治疗等。故本题选 D。

104. 考点：病毒性肝炎的分型及诊断

解析：E。甲型和戊型肝炎主要表现为急性感染，经粪-口途径传播；乙型、丙型、丁型多呈慢性感染。急性甲型肝炎可发生于小儿，多为黄疸型；戊型肝炎显性感染主要发生于成年人。急性黄疸型肝炎：甲型、戊型肝炎起病较急，约80%患者有发热伴畏寒；黄疸期尿黄逐渐加深，巩膜和皮肤出现黄疸，1～3周内黄疸达高峰；肝功能检查示ALT和胆红素升高，尿胆红素阳性。根据题干信息，考虑患者是急性黄疸型肝炎，因曾注射过乙肝疫苗，而丁型肝炎常与HBV重叠感染或同时感染，排除乙型和丁型肝炎。因此最可能的是甲型肝炎，故本题选 E。

105. 考点：乳腺囊性增生病的诊断

解析：B。乳腺囊性增生病主要表现为一侧或双侧乳房胀痛和乳腺肿块，部分病人具有周期性疼痛。乳房胀痛一般于月经前明显，月经后减轻。触诊时可见单侧或者双侧乳腺不同程度增厚，呈颗粒状、条索状，质韧而不硬，与周围分界不明显；腋窝淋巴结一般无肿大。该患者符合乳腺囊性增生病的表现，故本题选 B。

106. 考点：短暂性脑缺血发作的诊断

解析：A。短暂性脑缺血发作好发于中老年人，患者多有高血压、动脉粥样硬化、糖尿病、高血脂等脑血管病危险因素。发病突然，历时短暂，最长不超过24小时。局灶性脑或视网膜功能障碍，恢复完全，不遗留神经系统后遗症，常反复发作，

每次发作的临床表现基本相似。根据题干信息，考虑椎-基底动脉短暂性脑缺血发作可能性大，故本题选A。

107. 考点：脑动脉栓塞的临床表现

解析：B。脑动脉栓塞发病急骤，症状多在数分钟或短时间内达到高峰。局部神经缺损症状类型取决于栓塞的动脉，多表现为偏瘫或单瘫、偏身感觉障碍、偏盲及抽搐等。故本题选B。

108. 考点：急进性肾小球肾炎的诊断

解析：E。急进性肾小球肾炎是一组表现为血尿、蛋白尿及进行性肾功能减退的临床综合征，是肾小球肾炎中最严重的类型，肾活检病理通常表现为新月体型肾小球肾炎。该病较早出现少尿型急性肾衰竭症状。故本题选E。

109. 考点：甲状腺术后并发症

解析：B。甲状腺术后并发症主要有：①喉头水肿导致呼吸困难和窒息；②创口出血；③喉返神经损伤、喉上神经损伤；④手足抽搐，为甲状旁腺被误切或血供不足所致；⑤甲状腺危象；⑥甲状腺功能减退；⑦甲亢复发。故本题选B。

110. 考点：泌尿系统疾病诊断

答案：E。

111. 考点：系统性红斑狼疮的治疗

解析：B。该患者有狼疮肾，即有内脏的受累，为重症系统性红斑狼疮，首选糖皮质激素，当内脏损害明显或激素疗效不佳时应尽早给予免疫抑制剂，可以减少激素用量，显著改善预后。因此该患者持续尿蛋白阳性，激素治疗效果不佳，应加用免疫抑制剂。故本题选B。

112. 考点：癫痫的诊断

解析：E。癫痫的诊断主要依靠病史。本题患者具有癫痫的共性：发作性、短暂性、反复性、刻板性；又具有杰克逊癫痫的特征：异常运动从局部开始，沿皮质功能区移动，抽搐自手指—胸部—前臂—肘—肩—口角—面部逐渐发展，最后引发全身性抽搐。杰克逊癫痫属癫痫部分性发作。癫痫强直-阵挛性发作时意识丧失，双侧肢体强直后紧接着引发阵挛的序列活动。癫痫失神发作表现为突发突止的意识丧失。癔症性抽搐无癫痫的共性特征。故本题选E。

113. 考点：癫痫的定位诊断

解析：D。患者为左侧半身运动障碍，因此主要病灶在右侧中央前回（运动皮质中枢）。故本题选D。

114. 考点：微小病变型肾病的病理特点

解析：E。该例肾病综合征患者行肾穿刺活检，电镜下见有广泛的肾小球脏层上皮细胞足突消失，这是微小病变型肾病的病理特点。故本题选E。

115. 考点：微小病变型肾病的临床特点

解析：C。微小病变型肾病患者表现为典型的肾病综合征。本病多见于儿童，是引起儿童肾病综合征最常见的原因。故本题选C。

116. 考点：微小病变型肾病的治疗方法

解析：E。90%的微小病变型肾病病例对单用糖皮质激素治疗敏感，最终可达到临床完全缓解，一般不单用细胞毒药物、糖皮质激素联合用细胞毒药物或单用环孢素A治疗。故本题选E。

117. 考点：病毒性肝炎的诊断

解析：A。患者出现急性肝损害表现，血常规提示病毒性炎症。伤寒（沙门菌感染）以腹部症状明显；胆囊炎不会有明显的肝损害；肾综合征出血热主要表现在皮疹和肾功能损害及休克。故本题选A。

118. 考点：病毒性肝炎的检查

解析：E。为明确诊断，首选的检查是血清肝炎病毒免疫学标志物，故本题选E。

119. 考点：咽结合膜热的诊断

解析：C。咽结合膜热以发热、咽炎、结膜炎为特征，可散发或发生小流行。多呈高热，咽痛，眼部刺痛，咽部充血，一侧或两侧滤泡性眼结膜炎，可伴球结膜出血；颈部、耳后淋巴结肿大，有时出现胃肠道症状。根据该患儿的表现，可诊断为"咽结合膜热"。故本题选C。

120. 考点：咽结合膜热的病原体

解析：D。咽结合膜热的病原体为腺病毒3、7型，常发生于春、夏季。故本题选D。

121. 考点：咽结合膜热的治疗

解析：C。咽结合膜热为病毒感染，不选抗生素治疗，细菌感染或继发细菌感染时方选用抗生素。故本题选 C。

122. 考点：子宫收缩力的作用

解析：A。①子宫收缩正常的节律性应该是临产开始时每次宫缩持续约30s，间隔期为5～6min。随产程进展，宫缩持续时间逐渐延长，间歇期逐渐缩短。②子宫收缩对称性是指宫缩起自两侧宫角部，以微波形式均匀而协调地向宫底中线集中。③子宫收缩极性是宫缩以宫底部最强、最持久，向下逐渐减弱的过程。④子宫缩复作用是指随着宫体部平滑肌的收缩，肌纤维缩短变宽，间歇期不能恢复到原长度，使宫腔内容积逐渐缩小，迫使胎先露下降及宫颈管缩短直至消失。⑤腹肌和膈肌收缩力是第二产程时娩出胎儿的重要辅助力量。故本题选 A。

123. 考点：子宫收缩异常的处理

解析：A。本题中患者子宫收缩节律性出现异常，表现为收缩乏力，所以应静脉滴注缩宫素并观察其收缩改善情况。故本题选 A。

124. 考点：产程处理

解析：C。因为本题中产妇已进入第二产程，胎头 S^{+4}，所以不应行剖宫产术；但是胎心率 102 次/分（正常值为 120～160 次/分），表明胎儿出现晚期减速的宫内窘迫症状，所以最佳处理为行产钳术助娩以加速产程。故本题选 C。

125. 考点：缺铁性贫血的诊断

解析：E。MCV＜80fl、MCH＜28pg、MCHC＜0.32，符合缺铁性贫血的小细胞低色素血象。故本题选 E。

126. 考点：缺铁性贫血的治疗

解析：C。小儿缺铁性贫血铁剂治疗如有效，则于12～24小时后细胞内含铁酶活性开始恢复，精神症状减轻，食欲好转。故本题选 C。

127. 考点：铁剂治疗的疗程

解析：E。缺铁性贫血者 Hb 恢复正常后应再继续服用铁剂 6～8 周，以补足体内储存铁。故本题选 E。

128. 考点：乳腺癌检查

解析：E。对于乳腺癌最佳的定性诊断方法为细针穿刺细胞学检查，简便、快速、安全，阳性率较高，且可用于防癌普查。故本题选 E。

129. 考点：乳腺癌的治疗

解析：A。乳腺癌根治术是最常用的手术方式，其手术原则：①原发灶及区域淋巴结整块切除；②切除全部乳腺及胸大、小肌；③腋窝淋巴结整块彻底的切除。乳腺癌扩大根治术包括乳腺癌根治术及内乳淋巴结清除术。该病人无淋巴结转移，故不采用乳腺癌扩大根治术。选项 C、D、E 主要用于非浸润性癌或Ⅰ期浸润性癌。故本题选 A。

[130～131]

考点：骨折的愈合和并发症

答案：A，C。

[132～133]

考点：小儿肺炎的鉴别诊断

答案：B，A。

[134～135]

考点：女性生殖器官感染的治疗

解析：E，D。甲硝唑具有广谱抗厌氧菌和抗原虫的作用；克霉唑为广谱抗真菌药，对多种真菌尤其是白色念珠菌具有较好抗菌作用。故 134 题选 E，135 题选 D。

[136～137]

考点：小儿营养基础和液体疗法

解析：B，D。婴儿每日能量需要量为110kcal/kg，故 5kg 婴儿每日需要能量 550kcal，8% 糖牛奶 100ml 供能约 100kcal，因此需要糖牛奶 550ml，故 136 题选 B。小儿中度脱水，补充液体量为 50～100ml/kg，因此 6.5kg 婴儿中度脱水的累积损失量最多补充 650ml，故 137 题选 D。

[138～139]

考点：胚胎期造血特点

解析：D，E。按照造血组织发育和造血部位发生的先后，可分为：①中胚叶造血期：在胚胎期第 3 周开始出现卵黄囊造血，之后在中胚叶组织中出现广泛的原始造血成分。在胚胎第 6 周后，中胚叶造血逐渐减退。②肝脾造血期：在胚胎第 6～8 周时，肝逐渐成为胎儿中期主要造血器官，在胎儿期 4～5 个月时达到高峰。6 个月后，肝造血逐渐减退。③骨髓造血期：胎儿 4 个月时骨髓开始造血活动。故 138 题选 D，139 题选 E。

49

模拟试卷（二）答案与解析

[140~141]

考点：尿常规检查

解析：B，D。因为肾盂肾炎时尿中出现白细胞，因此对急性肾盂肾炎有诊断意义的是白细胞管型。肾小球肾炎会出现大量血尿，因此对急性肾小球肾炎有诊断意义的是红细胞管型。故140题选B，141题选D。

[142~143]

考点：颈椎病的四种类型

解析：D，B。颈椎病分为四种类型：①神经根型为上肢放射痛，压头试验和牵拉试验阳性。②脊髓型为四肢乏力、行走和持物不稳、病理反射阳性。③交感型少见，表现为交感神经抑制或者兴奋症状。④椎动脉型为眩晕、猝倒、耳鸣等椎-基底动脉供血不足表现。故142题选D，143题选B。

[144~145]

考点：泌尿系统疾病常见致病菌

解析：A，D。急性膀胱炎致病菌多数为大肠埃希菌。急性肾小球肾炎常因β-溶血性链球菌"致肾炎菌株"感染所致。故144题选A，145题选D。

[146~148]

考点：血液系统疾病治疗方法的合理选择

答案：B，A，D。

[149~150]

考点：急性盆腔炎与卵巢巧克力囊肿的鉴别诊断

解析：B，E。急性盆腔炎可因炎症轻重及范围大小而有不同的临床表现，发病时下腹痛伴发热，若病情严重可有寒战、高热、头痛、食欲不振；有宫旁结缔组织炎时，可扪及宫旁一侧或两侧有片状增厚，或两侧宫骶韧带高度水肿、增粗且压痛明显。故149题选B。月经期腹痛，子宫一侧或两侧有肿物，首先考虑子宫内膜异位症时的卵巢子宫内膜异位囊肿，即卵巢巧克力囊肿。故150题选E。

模拟试卷（三）答案与解析

第一单元

1. 考点：《传染病防治法》

解析：E。《传染病防治法》规定："医疗机构必须严格执行国务院卫生行政部门规定的管理制度、操作规范，防止传染病的医源性感染和医院感染。医疗机构应当确定专门的负责部门或者人员，承担传染病疫情报告、本单位的传染病预防与控制以及责任区域内的传染病预防工作；并承担医疗活动中与医院感染有关的危险因素监测、安全防护、消毒、隔离和医疗废物处置工作。"故本题选 E。

2. 考点：医疗保健机构人员的职责

解析：D。医疗保健机构人员在医疗救治时应认真履行的职责主要包括：①各级各类医疗机构应当设立预防保健组织或者人员以承担本单位和责任地段的传染病预防、控制和疫情管理工作。履行规定职责。②医疗机构应当执行卫健委关于医院感染管理规范、医院消毒卫生标准等有关规定，采取严格的防护措施，使用有效防护用品，防止医务人员感染。③医务人员应当增强传染病防治的法律意识，接受专门的业务培训，遵守操作常规，按照有关规定做好个人防护。故本题选 D。

3. 考点：集中趋势的描述

解析：C。M 是中位数，主要用于偏态分布资料、两端无确切值或分布不明确的资料。Q 是四分位数，S 是样本标准差，均用于描述离散趋势。G 是几何均数，常用于等比级资料或对数正态分布资料。$\bar{X}$ 是算术均数，适用于单峰对称分布，特别是描述正态分布或近似正态分布资料的集中趋势。故本题选 C。

4. 考点：医师行为规范

解析：A。规范行医：严格遵循临床诊疗和技术规范，使用适宜诊疗技术和药物，因病施治，合理医疗，不隐瞒、误导或夸大病情，不过度医疗。故本题选 A。

5. 考点：医学伦理学的本质

解析：B。医学伦理学是指以医德为研究对象的一门科学，是关于医学道德的学说和理论体系，用于解决医学实践中人们之间、医学与社会之间、医学与生态之间的道德问题。故本题选 B。

6. 考点：医学伦理学的基本范畴——医德情感

解析：E。医德情感是指医务人员在医疗活动中对自己和他人行为之间关系的内心体验和自然流露。医德情感的内容包括同情感、责任感和事业感。同情心是医务人员发自内心的情感。一位正直的医务人员，当面对受疾病折磨、盼望救治的病人时，会产生同情病人并愿为其解除病痛的情感，这是一名医务人员最起码的道德情感。医德情感中的同情感作为最基本的道德情感，其生理成分较大，表现为对患者深切的同情，是促使医务人员为患者服务的原始动力。责任感，是起主导作用的医德情感，它已经上升到职业责任的高度，是一种自觉的道德意识。事业感是责任感的升华，是更高层次的医德情感。因此"同情感"不应该是医务人员最高层次的情感，故本题选 E。

7. 考点：情绪认知理论

解析：B。20世纪60年代美国心理学家沙赫特提出情绪的产生是受认知过程、环境刺激、生理反应三种因素所制约，其中认知因素对情绪的产生起关键作用。沙赫特-辛格理论认为认知评价在情绪产生中起决定作用。故本题选 B。

8. 考点：认知理论的特征

解析：D。认知理论的核心：情感-认知-行为。认知理论中谈到的认知6项特征，即整合性、多维性、相对性、联想性、发展性和先占性；并且提到认知、情感和行为之间的关系往往是相互的。题干中所描述的内容，体现了这种观点的内容。故本题选 D。

9. 考点：心理测验

解析：C。团体测验指一个主试者对一群被试者进行施测。洛夏墨迹测验的记分和解释方法复杂，经验性成分多，实施起来相当有难度，不宜团体测验。故本题选 C。

51

模拟试卷（三）答案与解析

10. 考点：蛋白质的结构

解析：D。蛋白质一级结构是指多肽链中氨基酸残基的排列顺序，也是蛋白质最基本的结构，由基因上遗传密码的排列顺序所决定。蛋白质的四级结构主要描述蛋白质亚基的空间排列以及亚基之间的连接和相互作用，不涉及亚基内部结构。蛋白质二级结构是多肽链局部的空间结构（构象），主要有α-螺旋、β-折叠、β-转角等形式，是构成蛋白质高级结构的基本要素。故本题选D。

11. 考点：糖代谢

解析：C。磷酸戊糖途径的生理意义：①为核酸的合成提供核糖；②生成大量 $NADPH+H^+$ 作为供氢体参与多种代谢反应；③通过其中的转酮醇基及转醛醇基反应，使各种糖在体内得以互相转变。故本题选C。

12. 考点：磷酸戊糖途径

解析：B。体内的核糖并不依赖从食物输入，可以从葡萄糖通过磷酸戊糖途径生成。葡萄糖通过磷酸戊糖途径主要产生磷酸核糖、NADPH 和 CO_2。故本题选B。

13. 考点：维生素

解析：C。维生素 B_1、维生素 B_2、维生素 B_{12}、维生素 C 均属于水溶性维生素，体内很少蓄积，一般不发生中毒现象。维生素 D 属于脂溶性维生素，长期服用维生素 D 超过需要量的 10～100 倍时，可引起中毒。故本题选C。

14. 考点：氨基转移作用的机制

解析：A。氨基转移酶的辅酶都是维生素 B_6 的磷酸酯，即磷酸吡哆醛，它结合于氨基转移酶活性中心赖氨酸的ε-氨基上。故本题选A。

15. 考点：磷酸戊糖途径
答案：D。

16. 考点：脂肪酸β氧化

解析：E。脂肪酸β氧化过程在线粒体中进行，故A错；脂肪酸β氧化生成乙酰辅酶A，不直接生成 CO_2 和水，故B错；脂肪酸β氧化有氢和ATP生成，故C错；脂肪酸氧化不是直接从脂肪酸β氧化开始，而是先要进行活化和其他准备，故D错；脂肪酸β氧化4步反应是可逆的，故本题选E。

17. 考点：药物副作用的概念

解析：E。药物副作用是指在治疗剂量引起的与用药目的无关的药理作用，一般较轻微，停药后可恢复，危害不大，是由于药物作用选择性低、作用范围广造成的。故本题选E。

18. 考点：局麻药

解析：B。神经动作电位的产生是由于神经受刺激时引起神经细胞膜通透性的改变，产生 Na^+ 内流和 K^+ 外流。局麻药的作用是阻止这种通透性的改变，使 Na^+ 在其作用期间内不能进入细胞。故本题选B。

19. 考点：降压药的合理应用

解析：A。β受体阻断剂的禁忌证有支气管哮喘、严重心动过缓、房室传导阻滞、重度心力衰竭、急性肺水肿等。美托洛尔属于选择性 $β_1$ 受体阻断剂，对 $β_2$ 受体作用较弱，因此增加呼吸道阻力副作用较轻，但对哮喘患者仍需慎用。故本题选A。

20. 考点：糖皮质激素的副作用

解析：B。长时间口服糖皮质激素可引起或加重高血压、消化性溃疡出血或穿孔、骨质疏松、股骨头坏死、库欣综合征、精神障碍、月经紊乱、肾上腺皮质功能抑制及水、电解质功能紊乱等。故本题选B。长春新碱属于化疗药；雷公藤多苷具有较强的抗炎及免疫抑制作用；甲氨蝶呤是抗叶酸类抗肿瘤药；羟氯喹适用于治疗盘状红斑狼疮及系统性红斑狼疮等。

21. 考点：止血药物的应用
答案：A。

22. 考点：内环境的概念

解析：C。细胞外液是细胞在体内直接所处的环境，因此称之为内环境。人体内绝大多数细胞并不是直接接触外界环境，而是浸浴在细胞外液之中，细胞外液是细胞直接接触的环境。故本题选C。体液是指体内的液体，它包括细胞内液和细胞外液。组织液是分布在全身组织间隙中的细胞外液。

23. 考点：肿瘤的发生

解析：C。常见的上皮组织肿瘤包括乳头状瘤、腺瘤、鳞状细胞癌、腺癌。淋巴管瘤、血管瘤、平滑肌瘤和脂肪瘤均属于间叶组织良性肿瘤。故本题选C。

24. 考点：心肌梗死的治疗用药
答案：A。

25. 考点：甲状腺激素的功能
解析：D。甲状腺激素是胎儿和新生儿脑发育的关键激素。在胚胎期，甲状腺激素能促进神经元增殖和分化，突起和突触形成，促进胶质细胞生长和髓鞘形成，诱导神经生长因子和某些酶的合成，促进神经元骨架的发育等。故本题选D。

26. 考点：胸膜腔内压
解析：E。当由于某种原因导致胸膜腔与空气联通时，形成气胸，此时由于外界空气的进入，胸膜腔内的负压将减小。故本题选E。在正常生理情况下，胸膜腔内压比大气压低，呈负压。胸膜腔内负压的形成与肺内压和肺回缩压有关，可表示为：胸内压=肺内压－肺回缩压。此外胸膜腔的持续负压能使肺维持一定的扩张程度，同时也有利于静脉血管扩张，促进静脉回流。

27. 考点：睾酮的分泌
解析：C。睾酮又称睾丸素，是一种类固醇激素，由男性的睾丸或女性的卵巢分泌，肾上腺亦分泌少量睾酮；主要由睾丸间质细胞分泌。故本题选C。

28. 考点：可逆性病变
解析：A。变性是指组织、细胞代谢障碍引起的损伤，在一定限度内呈可逆性，故本题选A。坏死是指活体内局部组织、细胞的死亡，是不可逆的。梗死是指器官或局部组织由于血管阻塞、血流停止导致缺氧而发生的坏死。坏疽是指继发于腐败菌感染的大块组织坏死。

29. 考点：血栓的特点
答案：B。

30. 考点：急性炎症反应的特点
解析：C。葡萄球菌感染引起的炎症反应是急性炎性反应，而急性炎性反应以渗出性病变为主，炎症细胞浸润以中性粒细胞为主。慢性炎症的病变以增生为主，炎细胞浸润以淋巴细胞和单核细胞为主。故本题选C。

31. 考点：癌前病变

解析：C。癌前病变包括：①黏膜白斑病；②慢性宫颈炎和子宫糜烂；③乳腺增生性纤维囊性变；④结肠、直肠的息肉状腺瘤；⑤慢性萎缩性胃炎及胃溃疡；⑥慢性溃疡性结肠炎；⑦皮肤慢性溃疡；⑧肝硬化。故本题选C。

32. 考点：风湿病增生期
解析：C。风湿病增生期又称肉芽肿期，该期的特点是在变质渗出期病变基础上形成具有特征性的肉芽肿性病变，称为Aschoff小体或风湿小体。风湿病的变质渗出期主要发生黏液样变和纤维素样变，同时伴有纤维蛋白渗出。故本题选C。

33. 考点：粥样斑块的病理结构
答案：C。

34. 考点：肺结核的临床类型
解析：B。继发性肺结核多见于成年人，多为内源性感染。根据病理类型分为：①局灶型肺结核：早期病变以增生为主，多位于肺尖；②浸润型肺结核：临床最常见，病变特点为渗出、坏死；③慢性纤维空洞型肺结核；④干酪样肺炎；⑤结核球；⑥结核性胸膜炎。故本题选B。

35. 考点：急性细菌性痢疾的病变性质
解析：D。急性细菌性痢疾在发展过程中，肠黏膜表层坏死，渗出物中出现大量纤维素，后者与坏死组织、中性粒细胞、红细胞和细菌一起形成假膜，即为本病特征性的假膜性炎。故本题选D。

36. 考点：支气管扩张症的表现
解析：C。支气管扩张症早期可无异常体征，随着病变进展，支气管内有渗出物时，病变部位可听到固定而持久的局限性湿啰音，是支扩最有意义的体征。贫血、杵状指、消瘦可见于病程较长的支扩患者，哮鸣音多见于支气管哮喘。故本题选C。

37. 考点：干性支气管扩张症的临床表现
解析：C。干性支气管扩张症是指支气管扩张症患者中，部分病例由于首先咯血而就诊，经X线胸片或胸部高分辨CT检查而发现本病；此类患者平时无慢性咳嗽、大量咳脓痰等症状，主要表现为反复咯血。故本题选C。

38. 考点：慢性肺心病的诊断
解析：C。慢性肺心病由慢性广泛性肺－胸疾病发展而来，呼吸和循环系统的症状常混杂出现，较难判定心脏病是否已出现,故早期诊断比较困难。一般认为凡有慢性、广泛性肺－胸疾病患者,一旦发现有肺动脉高压、右心室增大而同时排除引起右心增大的其他心脏病可能时,即可诊断为慢性肺心病。故本题选C。

39. 考点：结核病的病理特点
答案：B。

40. 考点：呼吸衰竭的病因
解析：B。Ⅱ型呼吸衰竭主要是由通气功能障碍引起,气管－支气管的炎症、痉挛、肿瘤、异物、纤维化瘢痕等均可引起气道阻塞。如慢阻肺、哮喘急性加重时可引起气道痉挛、炎性水肿、分泌物阻塞气道等,导致肺通气不足或通气/血流比例失调,导致缺氧和（或）CO_2潴留,发生呼吸衰竭,其中以COPD最常见。故本题选B。

41. 考点：结核渗出性胸膜炎的治疗
解析：B。结核渗出性胸膜炎的常规治疗包括：①抗结核治疗；②胸腔穿刺抽液；③对症、支持治疗。使用糖皮质激素不是常规治疗方案,只有在出现全身严重中毒症状、大量胸腔积液致呼吸困难时,可考虑在抗结核药物治疗的同时加用。故本题选B。

42. 考点：慢性胃炎的分类及临床表现
解析：B。慢性萎缩性胃炎可分为多灶萎缩性胃炎和自身免疫性胃炎两大类,前者以胃窦萎缩为主,后者以胃体萎缩为主。自身免疫性胃炎患者血液中存在自身抗体（如壁细胞抗体）,伴恶性贫血者还可查到内因子抗体。自身抗体攻击壁细胞,使壁细胞总数减少,导致胃酸分泌减少或丧失；由于壁细胞分泌的内因子缺乏,可引起维生素B_{12}吸收不良而导致恶性贫血。故本题选B。

43. 考点：阑尾炎的并发症
答案：A。

44. 考点：胰腺炎的实验室检测
解析：D。血清高铁血白蛋白测定阳性、血糖增高、血钙降低等有助于出血坏死型胰腺炎的诊断。故本题选D。

45. 考点：肝性脑病
解析：E。肝硬化患者肝功能减退,应用副醛通过肝脏代谢,可加重肝脏负担而诱发或加重肝性

脑病。肝性脑病患者对吗啡、哌替啶等麻醉性镇痛药耐受性差,易引起呼吸抑制,故应禁用或慎用；肝性脑病患者出现躁动不安时可用异丙嗪、氯苯那敏来代替镇静药,或地西泮小剂量应用。故本题选E。

46. 考点：消化性溃疡急性穿孔的临床表现
解析：E。急性胃、十二指肠溃疡穿孔表现为上腹部剧痛,呈"刀割样",波及全腹。表情痛苦,腹式呼吸减弱或消失,全腹压痛、反跳痛,腹肌紧张呈板状腹,肝浊音界缩小或消失,可叩及移动性浊音。其中肝浊音界缩小或消失是消化性溃疡急性穿孔时较为特异的体征,此时腹部X线透视可发现膈下有游离气体。故本题选E。

47. 考点：嵌顿性疝的内容物
解析：C。内脏自髂骨的闭孔管中脱出者称为闭孔疝；嵌顿性疝的内容物仅为部分肠壁,而系膜侧肠壁并未进入疝囊,肠腔并未完全梗阻,这种疝称为Richter疝；如发生嵌顿的是小肠憩室,则称为Littre疝；腹股沟滑动性疝是指自腹股沟管突出的脏器和（或）其系膜构成部分疝囊的疝；脏器或组织经股环突入股管,再经股管突出至卵圆窝称为股疝。故本题选C。

48. 考点：肝性脑病的临床表现
解析：E。肝性脑病的分期及临床表现：①一期（前驱期）为轻度性格改变和行为失常,可有扑翼样震颤,脑电图多数正常。②二期（昏迷前期）以意识错乱、睡眠障碍、行为失常为主。前驱期的症状加重。多有睡眠时间倒置,有明显神经系统体征,如腱反射亢进、肌张力增高、踝阵挛及巴宾斯基征阳性等。此期扑翼样震颤存在,脑电图有特征性异常。患者可出现不随意运动及运动失调。③三期（昏睡期）以昏睡和精神错乱为主,各种神经系统体征持续或加重,大部分时间患者呈昏睡状态,但尚可以唤醒,醒时可对话。扑翼样震颤仍可引出。肌张力增高,锥体束征常呈阳性。脑电图有异常波形。④四期（昏迷期）神志完全丧失,不能唤醒。浅昏迷时,对疼痛刺激和不适体位尚有反应,腱反射和肌张力仍亢进和增高,由于患者不能合作,扑翼样震颤无法引出。深昏迷时,各种反射消失,脑电图明显异常。综上所述,扑翼样震颤和典型的脑电图改变具有重要诊断参考价值。故本题

选 E。

49. 考点：肝硬化脾大的原因
答案：B。

50. 考点：结核性腹膜炎的临床表现
答案：D。

51. 考点：急性胰腺炎的预防
解析：C。预防急性胰腺炎首先在于避免或消除胆道疾病。此外应避免酗酒，切勿暴饮暴食。其他如感染、糖尿病、情绪及药物等都可引起急性胰腺炎，应注意避免与防治。故本题选 C。

52. 考点：胃良性溃疡和恶性溃疡的鉴别
答案：E。

53. 考点：右心衰竭的临床表现
解析：B。右心衰竭以体循环淤血为主要表现，引起消化道和肝脏淤血，由于体静脉压力升高使软组织水肿。左心衰竭以肺循环淤血及心排血量降低为主要表现，主要症状包括不同程度的呼吸困难、咳嗽、咳痰、咯血、乏力、头晕、少尿以及肾功能损害症状，典型体征为肺部湿啰音、强迫性端坐呼吸等。肝硬化代偿期时大部分患者无症状或症状较轻，可有腹部不适、消化不良等症状；失代偿期主要为肝功能减退和门静脉高压两类临床症状，多伴有腹水。心律失常指心脏活动的起源和（或）传导障碍导致心脏搏动的频率和（或）节律异常，胃肠道症状少见。动脉硬化是动脉的一种非炎症性病变，可使动脉管壁增厚、变硬而失去弹性，管腔狭窄。故本题选 B。

54. 考点：心律失常的治疗
解析：C。阵发性室性心动过速导致晕厥或者低血压等血流动力学不稳定表现时，最有效和安全的治疗为同步电复律，不应采用非同步电除颤以免在心室易颤期放电而诱发心室颤动。故本题选 C。

55. 考点：收缩期高血压的治疗
解析：A。单纯性收缩期高血压的定义是指收缩压≥140mmHg 和舒张压＜90mmHg，多见于 70 岁或以上人群。高血压的治疗药物包括利尿剂、血管紧张素转换酶抑制剂（ACEI）、肾上腺素受体阻断剂、钙通道阻滞剂等。由于老年性收缩期高血压患者可能具有低肾素、低交感神经性和高容量、高搏出量等特点，因此利尿剂、钙通道阻滞剂可能较 ACEI 及 β 受体阻断剂更有效，其中噻嗪类利尿剂对老年性收缩期高血压有较好的降压效果。故本题选 A。

56. 考点：心包炎的病因
解析：C。心包炎的病因包括：①急性非特异性；②感染，如病毒、细菌、真菌、寄生虫、立克次体；③自身免疫异常；④肿瘤，包括原发性、继发性；⑤代谢性疾病；⑥物理因素，如外伤、放射性；⑦邻近器官疾病。在我国常见病因为风湿热、结核及细菌感染，故本题选 C。

57. 考点：室性心动过速的心电图特点
解析：E。室性心动过速的心电图特点：①连续出现 3 个或 3 个以上的室性期前收缩。②心室率 100～250 次/分，基本规则或不规则。③QRS 波群宽大畸形，ST－T 波方向与 QRS 波群主波方向相反。④通常发作突然。⑤P 波与 QRS 波群无固定关系，形成房－室分离。⑥心室夺获与室性融合波。"每次心动过速均由期前发生的 P 波开始"支持室上性心动过速伴有室内差异性传导的诊断。故本题选 E。

58. 考点：急性肺水肿的临床表现
解析：D。肺水肿是肺脏内血管与组织之间液体交换功能紊乱所导致的肺部含水量增加。本病可严重影响呼吸功能，是临床上最常见的急性呼吸衰竭的病因。主要临床表现为极度呼吸困难，端坐呼吸，发绀，大汗淋漓，阵发性咳嗽伴大量粉红色泡沫样痰，双肺满布对称性湿啰音，X 线胸片可见两肺蝶形片状模糊阴影，晚期可出现休克甚至死亡。故本题选 D。

59. 考点：心脏杂音发生机制
解析：D。Austin Flint 杂音是相对性心尖部舒张期杂音，见于主动脉瓣关闭不全引起的相对性二尖瓣狭窄。这是由于返流的血液使左心室容量增多及舒张期压力增高，将二尖瓣推至较高位置而导致二尖瓣相对狭窄。故本题选 D。

60. 考点：氨基酸分类
解析：B。除甘氨酸外，其余氨基酸的 α-碳原子上连接的 4 个基团或原子互不相同，故 α-碳原子为不对称碳原子。这些含有不对称碳原子的氨基酸均具有旋光性，能使平面偏振光的振动平面发生一定程度的偏转。在一定条件下，氨基酸的比旋光度是一定的，所以可用于氨基酸的定性和定量分析。除甘氨酸因无不对称碳原子而无L-型或D-型之分外，其余氨基酸的构型都是L-型，也就是说天然蛋白质几乎全部选择了L-型氨基酸。故本题选B。

61. 考点：炎症的病理分类

解析：E。结核病属于<u>慢性肉芽肿性炎</u>，为特殊的慢性炎症，以肉芽肿的形成为特点，内含上皮样巨噬细胞。故本题选E。

62. 考点：肝素的作用特点

解析：E。肝素的抗凝作用特点为：①在体内和体外均有效；②口服不被吸收；③起效快；④属于<u>直接抗凝血药</u>，可直接抑制凝血因子。故本题选E。

63. 考点：《医疗纠纷预防和处理条例》

解析：A。《医疗纠纷预防和处理条例》规定，医疗机构篡改、伪造、隐匿、销毁病历资料的，对直接负责的主管人员和其他相关直接责任人员，由县级以上人民政府卫生主管部门给予或者责令给予降低岗位等级或撤职的处分，对有关医务人员责令暂停6个月以上、1年以下执业活动；造成严重后果的，对直接负责的主管人员和其他相关直接责任人员给予或者责令给予开除的处分，对有关医务人员由原发证部门吊销执业证书；构成犯罪的，依法追究刑事责任。故本题选A。

64. 考点：医疗事故处理条例

解析：A。根据《医疗事故处理条例》规定，因患方原因延误诊疗（刘父不同意住院检查治疗，并签署了"拒绝住院，后果自负"的意见）导致不良后果的，不属于医疗事故。故本题选A。

65. 考点：《母婴保健法》

解析：B。《母婴保健法》规定，违反规定进行胎儿性别鉴定的，由卫生主管部门给予警告，责令停止违法行为；对医疗、保健机构直接负责的主管人员和其他直接责任人员，依法给予<u>行政处分</u>。进行胎儿性别鉴定两次以上的或者以营利为目的进行胎儿性别鉴定的，由原发证机关吊销相应的母婴保健技术执业资格或者医师执业证书。故本题选B。

66. 考点：心理治疗的常用方法

解析：B。代币疗法是行为疗法中运用最广泛的方法之一，也称表征性奖励制。<u>用奖励强化所期望的行为，用惩罚消除不良行为而达到治疗目的</u>。代币疗法就是运用代币并编制一套相应的激励系统来针对符合目标行为要求的表现进行肯定和奖励。代币起着表征的作用，只是一个符号，在小学里尤其是以小红花、五角星等为代表，也可以是记分卡、点数等，可以根据情况灵活运用。故本题选B。

67. 考点：人脑对现实的反映特点

答案：A。

68. 考点：肝功能检查

解析：E。从该患者的症状可以看出，该患者是肝脏方面的疾病。<u>肌酸激酶及其同工酶在临床诊断中具有十分重要的意义</u>，在各种病变包括肌肉萎缩和心肌梗死发生时，人体血清中肌酸激酶水平迅速提高，目前认为在心肌梗死的诊断中测定肌酸激酶的活性比做心电图更为可靠。所以CK主要用于心功能检查。而选项A、B、C、D均是肝功能检查。故本题选E。

69. 考点：支气管扩张症的诊断

解析：B。支气管扩张症主要表现为<u>反复咳嗽、咳大量脓痰和（或）反复咯血</u>。支气管碘油造影是支气管扩张症的可靠诊断方法，但由于患者一般情况差，不宜进行。可选用胸部高分辨CT扫描，且胸部高分辨CT已逐渐取代具有创伤性的支气管碘油造影，因此胸部高分辨CT是目前的首选方法。故本题选B。

70. 考点：心源性哮喘的诊断

答案：B。

71. 考点：肺结核的诊断

答案：C。

72. 考点：肝脏疾病

解析：E。患者HBsAg（+），即患有乙型肝炎；肝肋下2cm、质硬，表明患者有肝硬化；ALT 60U/L，A/G降低，且AFP滴度升高，说明患者患有肝癌；结合整体来看，患者为肝炎后肝硬化合并原发性肝癌。故本题选E。

73. 考点：胃大部切除术的术后并发症

答案：B。

74. **考点**：心绞痛的治疗

　　解析：B。高血压、冠心病患者，近日心前区闷痛发作频繁，伴头胀，测血压为 150/100mmHg (20/13.3kPa)，心电图示胸痛发作时相关导联 ST 段一过性抬高，可诊断其为变异型心绞痛。变异型心绞痛对钙通道阻滞剂效果较好，故本题选 B。

75. **考点**：醛固酮受体阻断剂治疗心力衰竭

　　答案：C。

76. **考点**：梗阻性肥厚型心肌病的诊断

　　解析：C。梗阻性肥厚型心肌病的主要症状：①呼吸困难：劳力性呼吸困难，严重者呈端坐呼吸或阵发性夜间呼吸困难。②心绞痛：常有典型心绞痛，劳累后发作；胸痛持续时间较长，用硝酸甘油含服不但无效可加重。③晕厥与头晕：多在劳累时发生，起立、运动时眩晕，是由于血压下降所致；发生过速型或过缓型心律失常时，也可引起晕厥与头晕。④心悸：患者感觉心脏搏动强烈，尤其左侧卧位时更明显，可能由于心律失常或心功能减退所致。主要体征：胸骨左缘第 3～4 肋间可闻及粗糙喷射性收缩期杂音，屏气时增强，为肥厚型心肌病特点。故本题选 C。

77. **考点**：心包积液的临床表现

　　答案：E。

78. **考点**：肺性脑病

　　解析：C。PaO_2 63mmHg，$PaCO_2$ 78mmHg，患者有二氧化碳潴留（麻醉）或高碳酸血症和低氧血症，在此基础上出现各种神经精神症状的临床综合征，称之为"肺性脑病"。故本题选 C。

79. **考点**：房室传导阻滞的分度

　　解析：C。二度Ⅱ型房室传导阻滞（莫氏Ⅱ型）的特点：①心房冲动传导突然阻滞，但 PR 间期固定。下传搏动的 PR 间期可正常或延长。②QRS 波群有间期性脱漏，阻滞程度可经常发生变化。故本题选 C。

80. **考点**：肝硬化合并肝肾综合征的诊断

　　答案：D。

81. **考点**：肝硬化的特点和诊断

　　解析：D。肝硬化的常见体征包括 A、B、C、E 四项所述，但不应有腹部压痛及反跳痛，因此后者一旦出现，就应考虑发生了自发性腹膜炎。故全腹压痛及反跳痛对病情判断最有意义，本题选 D。

82. **考点**：消化道穿孔的诊断

　　答案：B。

83. **考点**：胸腔积液

　　解析：D。年轻女性，有胸痛、发热、咳嗽、活动后气促症状，查体有局部呼吸音减低、叩诊浊音，考虑结核性胸膜炎导致的右侧胸腔积液可能性大。故本题选 D。

84. **考点**：气胸的治疗

　　解析：C。闭合性气胸表现为突发胸痛，向肩背部放射，胸闷、气短、干咳，胸廓挤压征阳性，胸腔内压接近或略高于大气压。如果肺压缩量＜20%，非手术对症治疗观察即可，因此本题选 C。如果肺压缩量＞20%，则应进行穿刺抽气，故 A 错误。如果自觉症状加重，应立即进行胸膜闭式引流，故 B 错误。输液和吸氧都是常规支持治疗措施，故 D 和 E 均错误。

85. **考点**：厌恶疗法

　　解析：B。厌恶疗法常用于治疗露阴癖、恋物癖、酒精依赖及强迫症等。通过对患者的条件训练，使其形成一种新的条件行为，以此消除患者的不良行为。在治疗时，厌恶刺激应该达到足够强度，通过刺激确实能使患者产生痛苦或厌恶性反应，治疗持续的时间应为直到不良行为消失为止。分析选项 A、C、D、E，虽为心理治疗的常用方法，但此患者适宜应用厌恶疗法，故本题选 B。

86. **考点**：新月体型肾小球肾炎

　　解析：E。新月体型肾小球肾炎镜下观：新月体主要由增生的肾小囊壁层上皮细胞和渗出的单核细胞组成，以后逐渐发展为纤维-细胞性新月体，最后转变为纤维性新月体，导致肾小球萎缩、纤维化。病理与临床联系：弥漫性新月体型肾小球肾炎病变较重，进展较快。早期出现明显蛋白尿，由于大量新月体形成，阻塞球囊而出现少尿、无尿和氮质血症，随着肾小球纤维化引起肾功能丧失而致肾衰竭。故本题选 E。

87. **考点**：青霉素不良反应的解救

　　解析：D。对青霉素过敏性休克应立即皮下或肌内注射肾上腺素 0.5～1.0mg，严重者应稀释后继续缓慢静注或滴注，必要时加入糖皮质激素和抗组胺药。故本题选 D。

88. 考点：碱中毒的鉴别诊断

解析：C。患者长期呕吐胃内容物，导致胃酸长期丧失，不能中和碱性肠液，体内碳酸氢根增加，引发代谢性碱中毒。除呕吐可以丢失钾离子，长期不进食亦可导致低钾血症，实验室诊断也提示血钾偏低。故本题选 C。

89. 考点：细菌性心内膜炎的检查

解析：C。患者有先天性心脏病室间隔缺损病史，可出现肺炎、心衰及细菌性心内膜炎等并发症。患者因拔牙后发热 3 个月，胸骨左缘第 3 肋间可闻及全收缩期杂音，脾大，故应初步考虑罹患细菌性心内膜炎。血培养阳性率：急性者为 95%，亚急性者为 75%～85%，若 2 次血培养检查阳性可确诊。故本题选 C。

90. 考点：阵发性室上性心动过速的特点

解析：C。该患者心悸发作时心率达 180 次/分，属于快速型心律失常，首先可排除 E 项不选。由于该患者心悸发作时律齐，而心房颤动时则心律绝对不齐，因此不选 B。由于窦性心动过速时心率一般在 150 次/分以下，室上性心动过速时心率在 160～250 次/分，心房扑动时心率在 250～350 次/分；该患者心率 180 次/分，符合室上性心动过速的特点，故本题选 C。

91. 考点：心力衰竭的治疗

解析：C。该患者心功能Ⅳ级，即已发生严重的心力衰竭，此时主要的治疗包括强心、利尿、扩血管。结合本题各选项，硝普钠是血管扩张剂，同时扩张动、静脉，可降低心脏前、后负荷，适用于该患者，故不选 A。呋塞米是排钾利尿剂，该患者目前血钾 6.5mmol/L，存在高血钾，应用此利尿剂可以降低血钾，故不选 B。螺内酯是留钾利尿剂，不宜用于高血钾患者，故本题选 C。地高辛是强心药，且该患者存在房颤，应用地高辛可以控制心室率，故不选 D。阿司匹林具有抗血小板作用，用于房颤患者可以预防血栓栓塞，故不选 E。

92. 考点：自发性气胸的特点

解析：E。该患者有慢性咳喘病史，考虑慢性阻塞性肺病的可能性大，而该病并发症之一即自发性气胸，表现为突然发生胸痛及呼吸困难加重，伴有明显的发绀；病侧肺部触觉语颤减弱，叩诊呈鼓

音，听诊呼吸音减弱。该患者符合上述表现，故本题选 E。其余各选项中，肺梗死多有手术、长期卧床等病史，常有咯血症状，不选 A。急性心肌梗死表现为突发胸痛，但一般没有呼吸困难、发绀等表现，不选 B。急性左心衰竭表现为急性咳嗽、咳粉红色泡沫样痰，一般无胸痛，双肺底有湿啰音，不选 C。阻塞性肺气肿表现为劳力性气促，无胸痛表现，不选 D。

93. 考点：心绞痛的心电图表现

解析：D。稳定型心绞痛发作时心电图检查可见以 R 波为主的导联中，ST 段压低，T 波平坦或倒置（变异型心绞痛者则有关导联 ST 段抬高），发作过后数分钟内逐渐恢复。心电图无改变的病人可考虑做心脏负荷试验。故本题选 D。

94. 考点：稳定型心绞痛的治疗

解析：E。根据该患者的症状，考虑为稳定型心绞痛。稳定型心绞痛患者大多数能生存很多年，但未经治疗者有发生急性心肌梗死或心源性猝死的危险。阿司匹林可通过抑制环氧化酶和血栓烷 A_2 的合成而达到抗血小板聚集的作用，预防心肌梗死，改善预后，所有心绞痛患者只要没有用药禁忌证都应该服用。故本题选 E。

95. 考点：不同冠脉分支的供血区域

解析：D。冠脉的各分支供血区域为：右冠状动脉供应左心室后壁，右心室，室间隔后 1/3；左冠状动脉回旋支供应左心室侧壁、膈面及左心房；窦房结动脉供应窦房结；左冠状动脉前降支供应左心室前壁，心尖部及室间隔前 2/3；后室间支起自右冠状动脉，供应室间隔后 1/3。本题中患者经尸检发现左心室前壁大面积坏死，左心室前壁由左冠状动脉前降支供血，故本题选 D。

96. 考点：血胸的诊断

解析：C。血胸患者会出现不同程度的面色苍白、脉搏细速、血压下降和末梢血管充盈不良等低血容量性休克表现；并有呼吸急促，肋间隙饱满，气管向健侧移位，伤侧叩诊呈浊音和听诊呼吸音减低等胸腔积液的临床和胸部 X 线表现。本题患者症状逐渐加重，可判断其为进行性血胸，应及时行开胸探查手术。故本题选 C。

97. 考点：周围型肺癌的诊断

解析：C。肺脓肿的临床特征为高热、咳嗽和

咳大量脓臭痰，X线可见脓腔及液平面。肺结核瘤多见于40岁以下年轻人，以肺结核一般中毒症状为主，如低热、盗汗等，少见咳中带血；影像学方面，结核瘤病灶多呈圆球形，见于上叶尖段或后段，一般直径<5cm，边界光滑，密度不均匀并可见钙化。团块状矽结节X线主要表现为结节状阴影（直径一般在1~3mm）、网状阴影和（或）大片融合病灶，患者一般都有职业接触史。转移性肺癌患者一般都有原发灶的病症，X线显示肺部转移灶一般多于一个，体积较小。该患者症状为周围型肺癌的典型表现，故本题选C。

98. 考点：急性阑尾炎

解析：D。根据患者典型的转移性右下腹痛，先为局限性压痛后疼痛范围扩大，考虑为急性阑尾炎，阑尾坏死、穿孔后继发腹膜炎。阑尾系膜内含有血管、淋巴管和神经，血管主要由阑尾动、静脉组成。阑尾动脉是回结肠动脉的分支，是一种无侧支的终末动脉，血运障碍时易发生阑尾坏死。故本题选D。

99. 考点：痔的临床表现

解析：A。血栓性外痔表现为肛周暗紫色椭圆形肿物，表面皮肤水肿，质硬，触痛明显；本题患者与上述表现相符，故本题选A。肛门黑色素瘤不会有触痛，故B错；内痔脱出坏死表面不光滑，边界不清楚，故C错；直肠息肉脱出一般可还纳，故D错；肛裂所致前哨痔可有便血症状，故E错。

100. 考点：急性脓胸的治疗方法

解析：C。急性脓胸治疗应从全身支持、控制感染和排除脓液三方面进行。排除脓液可减轻中毒症状，同时使肺复张，是治疗的重要环节，常采用胸穿和胸腔闭式引流术。胸腔闭式引流术适用于胸穿抽液效果不佳，感染不能控制，积液产生较快，脓液稠厚不易抽出，发现大量气体以及腐败感染性脓胸者。本病例患者高热，白细胞计数显著升高，且右上肺野见液平面，胸穿抽出黏稠液体并伴臭味，故治疗应首选胸腔闭式引流术，本题选C。

101. 考点：胸部损伤的鉴别

解析：A。肋骨骨折时局部疼痛明显，尤其是深呼吸、咳嗽或变动体位时疼痛加剧，胸廓挤压试验阳性，故不选B。脓胸患者高热、胸痛，叩诊患侧呈浊音，故不选C。肺栓塞时气管多移向患侧，

本病例则移向健侧，故不选D。张力性气胸患者极度呼吸困难，伤侧叩诊呈鼓音，故不选E。血胸患者血块机化后限制呼吸运动而出现呼吸困难，纵隔移向健侧，听诊呼吸音消失，叩诊呈实音，故本题选A。

102. 考点：心理测验

解析：D。该患者具有右手与右足麻木的神经系统症状，可能是由于脑功能和器质性改变所致，为了解其损伤程度、部位等，可进行神经心理学测验，只有选项D符合；而其余选项均属于人格测验。故本题选D。

103. 考点：消化性溃疡的临床检查

解析：B。中年男性，急性病程。长时间胃溃疡病史，饱食后突发上腹部剧痛，首先考虑消化性溃疡的急性并发症，如穿孔、出血等，怀疑消化道穿孔的可能性大。立位腹部X线平片检查可见膈下游离气体。故本题选B。

104. 考点：《抗菌药物临床应用管理办法》

解析：C。《抗菌药物临床应用管理办法》规定，因抢救生命垂危的患者等紧急情况，医师可以越级使用抗菌药物。越级使用抗菌药物应当详细记录用药指征，并应当于24小时内补办越级使用抗菌药物的必要手续。故本题选C。

105. 考点：流行病学的原理、基本原则及方法

解析：B。病例-对照研究是指通过选择罹患某疾病的病例（或具有其他结局变量的个体）和未罹患该病的人群对照，分别调查其既往暴露于某个（或某些）危险因素的有无、频度或计量水平差异，以判断暴露于危险因素与该疾病有无关联及其关联程度大小的一种观察性研究方法。故本题选B。

106. 考点：支气管哮喘的诊断

解析：C。支气管哮喘表现反复发作性的喘息、气急、胸闷或咳嗽等症状，常在夜间和（或）清晨发作或加剧。确诊者应至少具备以下一项试验阳性：①支气管舒张试验，FEV_1较应用吸入型支气管舒张药前增加≥12%，且其绝对值增加≥200ml（通气改善率）；②PEF平均每日昼夜变异率>10%或周变异率>20%，提示存在气道可逆性改变；③支气管激发试验（或运动激发试验）阳性。故本题选C。

107. 考点：心功能分级

解析：D。心功能按 Killip 分级方案可分为：Ⅰ级，无肺部啰音；Ⅱ级，肺部有啰音，但范围小于 1/2 肺野；Ⅲ级，有急性肺水肿，肺部啰音的范围大于 1/2 肺野；Ⅳ级，有心源性休克等不同程度或阶段的血流动力学变化。题干并未给出 NYHA 分级指征。故本题选 D。

108. 考点：肠梗阻

解析：A。根据题干，该患者"呕吐、腹胀、未排大便"，高度怀疑肠梗阻，且"肠鸣音亢进"，很可能已发生机械性肠梗阻，故本题选 A。中毒性肠麻痹时肠鸣音减弱，故不选 C；结核性腹膜炎时很少发生腹腔脓肿、肠出血和肠穿孔，且相关症状、体征与题干不符，故不选 B、D、E。

109. 考点：常见肺炎的症状与体征

解析：B。克雷伯杆菌肺炎，起病急、寒战、高热、全身衰竭、咳砖红色胶冻状痰。故本题选 B。葡萄球菌肺炎，起病急、高热、咳铁锈色痰、胸痛、肺实变体征。故不选 A。铜绿假单胞菌肺炎，毒血症明显，脓性痰，可呈蓝绿色，故不选 C。流感嗜血杆菌肺炎，表现为高热、呼吸困难甚至衰竭。故不选 D。嗜肺军团菌肺炎，表现为高热、肌痛、相对缓脉。故不选 E。

110. 考点：哮喘的治疗

解析：E。根据题干中"支气管哮喘重度急性发作 2 天，使用氨茶碱、沙丁胺醇、大剂量激素治疗无效"，"呼吸浅快，口唇发绀，神志不清，双肺哮鸣音较弱"，"PaO_2 50mmHg，$PaCO_2$ 70mmHg"，提示哮喘重度急性发作，一般治疗无效，已经发展为呼吸衰竭，应先通畅呼吸道、有效给氧，后行气管插管和正压机械通气。故本题选 E。

111. 考点：溃疡性结肠炎的治疗

解析：B。根据患者表现，诊断为溃疡性结肠炎，且为重型。首选的治疗是糖皮质激素。柳氮磺吡啶适用于轻、中型或重型经糖皮质激素治疗已有缓解者。免疫抑制剂（硫唑嘌呤）用于对激素治疗效果不佳或对激素产生依赖的慢性持续型病例。故本题选 B。

112. 考点：心脏瓣膜病的诊断

解析：E。主动脉瓣狭窄患者常表现为吹风样粗糙递增－递减型杂音，在胸骨右缘第 2 肋间闻及响亮而粗糙的收缩期杂音（3/6 级），主要向颈动脉传导，常伴震颤。故本题选 E。

113. 考点：胃食管反流病

解析：C。根据题干，该患者"胸痛、反酸、烧心、嗳气"，最可能的诊断是胃食管反流病。检查方法中，内镜检查是最准确的方法，并能判断疾病程度和分级，但内镜下无异常并不能排除胃食管反流病。24 小时胃食管 pH 监测是目前公认的诊断胃食管反流病的重要诊断方法，故本题选 C；上消化道气钡双重造影对胃食管反流病的敏感性不高，主要是排除食管癌等疾病，严重反流时可呈阳性表现，故不选 A；选项 B 所述主要用于检查幽门螺杆菌，故不选；选项 D 和 E 所述对诊断无意义，故不选。

114. 考点：肺结核的治疗

解析：D。根据患者的表现及检查，考虑为肺结核。初治菌阳性肺结核治疗每日用药方案为：①强化期：异烟肼、利福平、吡嗪酰胺和乙胺丁醇，顿服，2 个月；②巩固期：异烟肼、利福平，顿服，4 个月。简写为 2HRZE/4HR。间歇用药方案为：①强化期：异烟肼、利福平、吡嗪酰胺和乙胺丁醇，隔日一次或每周 3 次，2 个月；②巩固期：异烟肼、利福平，隔日一次或每周 3 次，4 个月。简写为 $2H_3R_3Z_3E_3/4H_3R_3$。故本题选 D。

115. 考点：病毒性心肌炎的检查

解析：E。患者为青年女性，起病前有感冒病史，以心力衰竭起病，心尖部可闻及收缩期吹风样杂音，考虑为急性病毒性心肌炎，可测定血清病毒中和抗体以进一步明确诊断。故本题选 E。

116. 考点：胃的运动方式

解析：E。当咀嚼和吞咽时，食物对咽壁、食管等处感受器产生刺激，可通过激活迷走神经而反射性引起胃底和胃体平滑肌的舒张，称为胃的容受性舒张。该患者胃镜未见明显异常，进食约 50g 固体食物即感上腹部饱胀，考虑是由于胃底容受性舒张障碍所致。故本题选 E。

117. 考点：《精神卫生法》

解析：C。《精神卫生法》规定："精神障碍患者在医疗机构内发生或者将要发生伤害自身、危害他人安全、扰乱医疗秩序等行为，医疗机构及其医务人员在没有其他可替代措施的情况下，可以实施约束、隔离等保护性医疗措施。实施保护性医疗措施应当遵循诊断标准和治疗规范，并在实施后及时告知患者的监护人。禁止利用约束、隔离等'保护性医疗措施'惩罚精神障碍患者。"故本题选C。

118. 考点：患者的权利
解析：D。医疗机构应尊重患者对自己的病情、诊断、治疗的知情权，在实施手术、特殊检查、特殊治疗时应当向患者做出必要的解释，因实施保护性医疗措施不宜向患者说明情况时，应当将有关情况通知家属。故本题选D。

119. 考点：医患关系模式
解析：A。由于患者病情恶化，并出现伤人现象，所以完全需要医生进行治疗。主动-被动模式也可称为支配-服从模式，在这类模式中，医师处于主动或支配地位，病人完全居于被动或服从境地。故本题选A。

120. 考点：急性化脓性胆囊炎的诊断
解析：C。中年女性（急性胆囊炎好发人群）患者，突然右上腹绞痛，向右肩背放射，伴恶心、呕吐。既往进脂餐后有类似发作。查体有发热，无黄疸，胆囊肿大，Murphy征阳性，腹膜刺激征（+）。因此考虑急性化脓性胆囊炎。故本题选C。

121. 考点：急性化脓性胆囊炎的治疗
解析：D。患者患急性化脓性胆囊炎，腹膜刺激征明显，发作24小时无明显好转，既往有类似发作。因此需要尽早手术治疗，进行胆囊切除方可根治。故本题选D。

122. 考点：继发性腹膜炎的致病菌
解析：B。引起继发性腹膜炎的细菌主要是肠道内的常驻菌群，以大肠埃希菌最多见，其次为厌氧拟杆菌、链球菌、变形杆菌等。多为混合性感染，毒性较强。故本题选B。

123. 考点：风心病二尖瓣狭窄的诊断
解析：B。风心病二尖瓣狭窄的临床特征：①心脏听诊可闻及心尖部舒张中晚期低调的隆隆样杂音，呈递增型，局限性，左侧卧位时明显，可伴有舒张期震颤。②其他体征：二尖瓣面容见于严重二尖瓣狭窄的患者，由于心排血量减少，患者两颧呈紫红色，口唇轻度发绀；四肢末梢亦可见发绀。故本题选B。

124. 考点：风心病二尖瓣狭窄的并发症

解析：B。风心病二尖瓣狭窄以房性心律失常最多见，首先出现房性早搏，以后发展为房性心动过速、心房扑动、阵发性心房颤动直至持久性心房颤动，左心房压力增高导致的左心房扩大和风湿炎症引起的左心房壁纤维化是心房颤动持续存在的病理基础。心房颤动降低心排血量，可诱发或加重心力衰竭。出现心房颤动后，心尖部舒张期隆隆样杂音的收缩期前增强可消失；快速型心房颤动时心尖部舒张期隆隆样杂音可减轻或消失，心率减慢时复又明显或再次出现。故本题选B。

125. 考点：支气管扩张症的诊断
解析：A。支气管扩张症的主要临床表现为慢性咳嗽，咳大量脓性痰和（或）反复咯血；气道内有较多分泌物时，体检可闻及湿啰音和（或）干啰音。该患者应诊断为支气管扩张症。故本题选A。

126. 考点：支气管扩张症的辅助检查
解析：E。高分辨率CT（HRCT）较常规CT具有更高的空间和密度分辨力，它能够显示以次级肺小叶为基本单位的肺内细微结构；因其无创性和高分辨性，目前已基本取代支气管造影，作为确诊支气管扩张症的重要依据。故本题选E。

127. 考点：溃疡性结肠炎的诊断
解析：A。具有持续或反复发作性腹泻和黏液血便、腹痛，伴有（或不伴）不同程度全身症状者，在排除细菌性痢疾、阿米巴痢疾、慢性血吸虫病、肠结核等感染性肠炎及Crohn病、缺血性肠炎、放射性肠炎等非感染性肠炎基础上，具有结肠镜检查特征性改变中至少1项及黏膜活检阳性或具有X线钡剂灌肠检查征象中至少1项，可以诊断溃疡性结肠炎；临床表现不典型而有典型结肠镜检查表现或典型X线钡剂灌肠检查表现者也可诊断本病。抗生素治疗无效，可排除慢性细菌性痢疾。故本题选A。

128. 考点：溃疡性结肠炎的检查
解析：E。溃疡性结肠炎的辅助检查有：①血液检查；②粪便检查黏液脓血便，无特异病原体；③钡剂灌肠应用气钡双重对比造影；④结肠镜检查具有确诊价值。故本题选E。

129. 考点：溃疡性结肠炎的治疗
解析：E。主要采用内科治疗，治疗目的是控制急性发作，维持和缓解病情，减少复发，防治并发症。一般治疗强调充足休息、加强饮食和营养支持。活动期患者应充分休息，并予流质饮食，好转后改为富含营养的少渣饮食。重症或暴发型患者应入院治疗，及时纠正水、电解质平衡紊乱，贫血者可输血，低蛋白血症者输注血清白蛋白。病情严重时，可给予完全胃肠外营养治疗。药物治疗：①氨基水杨酸制剂——柳氮磺吡啶是治疗本病的常用药物；②糖皮质激素适用于重型活动期患者及暴发型患者；③免疫抑制剂硫唑嘌呤可试用于对糖皮质激素治疗效果不佳或对糖皮质激素产生依赖的慢性活动性病例。故本题选 E。

[130～131]
考点：各种维生素的膳食营养来源
答案：A，B。

[132～134]
考点：医学伦理学
答案：A，B，E。

[135～137]
考点：抗感染药物
解析：A，C，D。四环素类药物首选治疗立克次体感染、支原体感染、衣原体感染及某些螺旋体感染。故 135 题选 A。妥布霉素主要对革兰阴性菌，如铜绿假单胞菌、大肠埃希菌、克雷伯杆菌、肠杆菌属、变形杆菌、枸橼酸杆菌有效。故 136 题选 C。氟康唑是广谱抗真菌药，林可霉素对需氧革兰阳性菌有较好抑制作用。利巴韦林对多种 RNA 病毒及 DNA 病毒具有抑制作用。故 137 选 D。

[138～140]
考点：心肌细胞的传导性
解析：E，C，A。心室内的浦肯野纤维传导速度可达到 4m/s，它能使整个心室几乎同时收缩。故 138 题选 E。房室交界区，尤其是结区，传导速度可低至 0.02m/s，是心脏传导速度最慢的部位。故 139 题选 C。正常情况下，窦房结的自律兴奋频率最高，窦房结是主导整个心脏兴奋和搏动的部位，因此是自律性最高的心肌细胞。故 140 题选 A。而在心房，兴奋是按照"优势传导通路"进行传播。

[141～142]
考点：高血压的动脉系统病变期
解析：D，E。细动脉硬化是高血压最主要的病变特征，主要表现为细动脉壁玻璃样变性，如肾小球动脉、脾中心动脉。小动脉硬化主要累及肌型小动脉，如肾小叶动脉，主要表现为内膜纤维组织、弹力纤维及平滑肌增生。故 141 题选 D，142 题选 E。

[143～144]
考点：心律失常的治疗
答案：C，B。

[145～146]
考点：阿司匹林和 ACEI 的药理作用
答案：D，B。

[147～148]
考点：休克代偿期和失代偿期的生理调节
解析：A，B。处于休克代偿期时，机体通过主动脉弓和颈动脉窦压力感受器产生的加压反射，以及交感-肾上腺轴兴奋后释放大量儿茶酚胺、肾素-血管紧张素分泌增加等环节，选择性收缩外周和内脏的小血管而使循环血量重新分布，以达到保证心、脑等重要器官有效灌注的目的，故 147 题选 A。休克失代偿期组织的灌注则更为不足，细胞严重缺氧，乳酸等酸性代谢产物蓄积而致代谢性酸中毒，组胺等血管扩张物质释放增加，故 148 题选 B。

[149～150]
考点：心功能分级
解析：B，E。NYHA 分级适用于慢性单纯左心衰竭、收缩性心力衰竭患者的心功能分级，Killip 分级用于评估急性心肌梗死患者的心功能状态。Killip Ⅰ级：无肺部啰音；Ⅱ级：肺部啰音小于 1/2 肺野；Ⅲ级：肺部啰音大于 1/2 肺野；Ⅳ级：心源性休克。故 149 题选 B。NYHA Ⅰ级：体力活动不受限；Ⅱ级：体力活动轻度受限；Ⅲ级：体力活动明显受限，休息时无症状；Ⅳ级：进行任何体力活动均有不适，休息状态下也有症状。故 150 题选 E。

第二单元

1. 考点：结缔组织病

解析：B。结缔组织病是以疏松结缔组织黏液样水肿及纤维蛋白样变性为病理基础的一组疾病。弥漫性结缔组织病包括系统性红斑狼疮、硬皮病、多发性皮肌炎和肌炎、类风湿关节炎、结节性多动脉炎、韦格纳肉芽肿病、巨细胞动脉炎及干燥综合征等。骨性关节炎是关节软骨的退行性疾病，不属于弥漫性结缔组织病。故本题选B。

2. 考点：尿潴留的病因

解析：B。机械性梗阻是指膀胱颈部和尿道的任何梗阻性病变，都可引起急性尿潴留。常见的病因有前列腺增生、尿道损伤、尿道狭窄、膀胱及尿道结石、肿瘤、异物以及膀胱内大量凝血块等；少见的病因有盆腔内肿瘤、妊娠子宫压迫、处女膜闭锁及阴道积血等。"外伤性高位截瘫"可引发神经源性膀胱而致尿潴留，属于非机械性梗阻。故本题选B。

3. 考点：各类型休克的根本变化

解析：D。各类型休克共同的病理生理基础是有效循环血容量锐减、组织灌注不足、细胞代谢紊乱以及炎症介质释放，以微循环的变化最为明显。故本题选D。

4. 考点：输血反应

解析：C。白细胞凝集素属于致敏物，主要引起早期非溶血性过敏反应。肝炎病毒与细菌污染引起者为输血后期发热。致热原是引起输血早期非溶血性发热的最常见原因。故本题选C。

5. 考点：骨痂的改造塑形

解析：B。骨痂的改造塑形主要受应力影响，是成骨细胞和破骨细胞共同作用的结果，机械应力激发了局部反馈机制，使塑形过程得以进行，根据人体的需要，原始骨痂按照力学原则改建为正常骨的结构。故本题选B。

6. 考点：开放性颅脑损伤的表现

解析：B。非火器性或火器性致伤物所造成的头皮、颅骨、硬脑膜和脑组织与外界相通的创伤统称为开放性颅脑损伤。开放性颅脑损伤患者头部有伤口，甚至可见到脑脊液和（或）脑组织外溢，诊断不难。故本题选B。

7. 考点：骨筋膜室综合征

解析：D。骨筋膜室综合征是由骨、骨间膜、肌间隔和深筋膜形成的骨筋膜室内肌肉和神经因急性缺血而产生的一系列早期综合征。最多见于前臂掌侧和小腿。缺血性肌挛缩是骨筋膜室综合征处理不当的严重后果。典型肌挛缩性畸形是"爪形手"和"爪形足"。故本题选D。

8. 考点：骨折的早期并发症

答案：B。

9. 考点：骨折的分类

解析：D。按骨折复位后是否稳定可分为稳定性骨折和不稳定性骨折。稳定性骨折有不完全性骨折、嵌插骨折、横行骨折，不稳定性骨折有斜行骨折、螺旋形骨折、多段骨折、粉碎性骨折。故本题选D。

10. 考点：内分泌疾病的检查

解析：C。内分泌疾病的病因诊断包括自身抗体的检测，激素或受体基因的分析，受体功能研究，染色体检查有无畸形、缺失、增多，还包括人类白细胞抗原（HLA）鉴定等；不包括视野测定。故本题选C。

11. 考点：系统性红斑狼疮的临床表现

解析：C。系统性红斑狼疮的临床表现以皮疹常见，约40%患者有面部典型红斑，称为蝶形红斑。急性期有水肿、色鲜红，略有毛细血管扩张及鳞片状脱屑，严重者出现水疱、溃疡、皮肤萎缩和色素沉着。手掌大小鱼际、指端及指（趾）甲周红斑，身体皮肤暴露部位有斑丘疹、紫斑等。故本题选C。

12. 考点：慢性肾功能不全贫血的原因

解析：D。大多数慢性肾病患者肾小球滤过率（GFR）<30ml/（min·1.73m²）后，出现正细胞正色素性贫血，并随肾功能的减退而加重，至尿毒症阶段红细胞比容常降至20%～25%，其主要原因是促红细胞生成素减少；其他原因：慢性失血（反复抽血检查、血液滞留于透析器、胃肠道出血等），

63

红细胞寿命缩短，营养不良，尿毒症患者血浆中存在红细胞生长抑制因子等。故本题选D。

13. 考点：膀胱癌的症状

解析：E。血尿是膀胱癌最常见和最早出现的症状，常表现为间歇性无痛性全程肉眼血尿，可自行减轻或停止。尿频、尿急、尿痛多为膀胱肿瘤的晚期表现。故本题选E。

14. 考点：急性肾衰竭的病因

解析：E。肾前性急性损伤是由于肾血流量灌注减少所致。常见病因包括：①有效血容量不足：如大量失血、胃肠道失液、过度利尿、严重低蛋白血症；②心排血量降低：如心源性休克、充血性心力衰竭、肺栓塞、心包压塞；③全身血管扩张：如脓毒症、过敏反应、麻醉剂与降低心脏后负荷药物的药理作用、肝肾综合征；④肾内血流动力学改变：如血管紧张素转换酶抑制剂、血管紧张素Ⅱ受体拮抗剂、非甾体类抗炎药、肾上腺素、去甲肾上腺素等可引起。A、D为肾后性急性损伤的病因，B、C为肾性急性损伤的病因。故本题选E。

15. 考点：早孕的临床表现

解析：B。早孕的临床表现：①停经。②早孕反应：包括头晕、疲乏、嗜睡、食欲缺乏、偏食、厌恶油腻、恶心、呕吐、晨起呕吐。③尿频。④生殖器官的变化：黑加征阳性，即双合诊检查时宫颈与宫体似不相连的现象。⑤乳房的变化：乳房增大、肿胀、疼痛，乳头、乳晕着色加深，乳头周围出现蒙氏结节。腹部的妊娠纹出现在妊娠中晚期。故本题选B。

16. 考点：枕先露的胎位判断

解析：C。胎位是指胎儿先露部的指示点与母体骨盆的关系。而枕先露是以枕骨为指示点，根据指示点与母体骨盆前、后、左、右、横的位置关系而有不同的胎位。题干中提到胎头矢状缝与母体骨盆入口右斜径一致，即说明枕骨位于枕左前或者枕右后；而又说明小囟门位于母体骨盆左前方，小囟门即后囟，此囟门紧贴枕骨，由此判断其胎位是枕左前。故本题选C。

17. 考点：子宫性闭经的诊断依据

解析：C。①孕激素试验（即注射黄体酮）：阳性提示子宫内膜已受一定水平雌激素的影响，为Ⅰ度闭经；阴性则行下一步试验。②雌-孕激素撤退

性试验：阳性即注射雌－孕激素有撤退性出血，则为Ⅱ度闭经；阴性则提示子宫内膜有缺陷或被破坏，可诊断为子宫性闭经。故本题选C。

18. 考点：紧急避孕

解析：B。无保护性生活后或避孕失败后几小时或几日内，妇女为防止非意愿性妊娠的发生而采用的补救避孕法，称为紧急避孕。其包括放置宫内节育器和口服紧急避孕药。后者的服用方法为在无保护性生活后72小时内服用。故本题选B。

19. 考点：口服短效避孕药的药理作用

解析：B。短效避孕药含高选择性的孕激素，能有效抑制卵泡生长和排卵，服药期间出现阴道出血，是由于撤退性出血所致，而不发生类早孕反应和白带增多等不良反应。由于其所含雌激素的量很低，因此一些不良反应则较少出现，对体重几乎无影响。故本题选B。

20. 考点：宫内节育器的种类

解析：C。曼月乐（左炔诺孕酮宫内节育系统）是含孕激素的宫内节育器（IUD），C正确。惰性宫内节育器为第一代IUD，不含活性物质。母体乐为含铜宫内节育器。活性7-IUD为含吲哚美辛的IUD。故本题选C。

21. 考点：功血的特点

答案：E。

22. 考点：子宫内膜癌的治疗

解析：C。子宫内膜癌的治疗原则是以手术为主的综合治疗。根据手术－病理分期和组织病理学高危因素，决定是否给予术后辅助治疗。故本题选C。

23. 考点：卵巢恶性肿瘤的特点

答案：A。

24. 考点：淋病的治疗

解析：A。由于耐青霉素菌株的增多，目前淋病治疗的首选药物以第三代头孢菌素为主，首选为头孢曲松钠，不能耐头孢菌素或喹诺酮类者可用大观霉素。淋球菌性盆腔炎、播散型淋病多用头孢曲松钠肌内注射。故本题选A。

25. 考点：各种阴道炎与宫颈癌的分泌物特点

解析：E。①滴虫性阴道炎：分泌物为稀薄脓性、黄绿色、泡沫状，有臭味；②老年性阴道炎：

分泌物性质稀薄，呈淡黄色，感染严重者呈脓血性白带；③外阴阴道念珠菌病：白色稠厚分泌物，呈凝乳状或豆腐渣样；④宫颈癌：分泌物特点是米汤样白带。故本题选 E。

26. 考点：妊娠期高血压疾病的表现

解析：D。重度子痫前期可出现收缩压≥160mmHg 和（或）舒张压≥110mmHg；血清肌酐、尿素氮增高，尿酸升高；血小板计数降低；血浆蛋白降低；血 LDH 升高；血清 ALT 或 AST 升高。故本题选 D。

27. 考点：各种妇科疾病诊断性刮宫的时间

解析：B。子宫内膜活组织检查可以间接反映卵巢功能，直接反映子宫内膜病变，判断子宫发育程度及有无宫颈管及宫腔粘连，是妇科疾病常用的辅助诊断方法。具体采取时间是：①了解卵巢功能：月经前 1~2 天取，多在月经来潮 6 小时内取；②无排卵型功能性子宫出血：月经前 1~2 天取，多在月经来潮 6 小时内取；③原发性不孕：月经前 1~2 天取；④疑有子宫内膜结核：月经前 1 周或月经来潮 6 小时内取；⑤考虑黄体萎缩不全：月经第 5 天取。故本题选 B。

28. 考点：产后出血的概念

解析：B。产后出血是指胎儿娩出后 24h 内，阴道出血量超过 500ml。故本题选 B。

29. 考点：异位妊娠的临床表现

解析：A。异位妊娠典型表现为停经后腹痛与阴道流血。呈贫血貌，可出现面色苍白、脉快而细弱、血压下降等失血性休克表现。如形成血肿时间较久，血液凝固并与周围组织或器官粘连形成包块，有时腹部可触及包块，包块可不断增大、变硬。除输卵管间质部妊娠停经时间较长外，多有 6~8 周停经史，但有 20%~30% 患者无停经史，A 说法错误。故本题选 A。

30. 考点：小儿生长发育特点

解析：B。自出生到 1 周岁为婴儿期。此期是生长发育极其迅速的时期，因此对营养的需求量相对较高。故本题选 B。

31. 考点：小儿体格生长发育常用指标

解析：C。体重是衡量儿童生长与营养状况的指标，易于准确测量，但最易波动，对反映骨骼发育没有重要指导意义，故 A 不正确。头围反映小儿脑部和颅骨的发育，故 B 不正确。胸围反映肺和胸廓的生长，故 D 不正确。牙齿可以作为反映骨骼生长的指标，但是个体差异较大，故 E 不正确。因此本题选 C。

32. 考点：小儿营养基础

解析：A。小儿自出生到 1 周岁为婴儿期。此期平均每天热量需要量为 110kcal/kg，换算过来为 462kJ/kg；水需要量为每天 150ml/kg。故本题选 A。

33. 考点：支气管肺炎的激素治疗

答案：E。

34. 考点：佝偻病各期临床表现

解析：A。初期（早期）多为神经兴奋性增高的表现，如易激惹、烦闹、多汗刺激皮而致"枕秃"等，此期常无骨骼病变。活动期（激期）主要以骨骼改变为主，特征性表现为方颅、手足镯、鸡胸样畸形、肋膈沟、膝内翻、膝外翻等。恢复期无特征性症状。后遗症期除残留不同程度的骨骼畸形外，无任何临床症状。由此可见，B、C、D、E 均不符合，故本题选 A。

35. 考点：新生儿黄疸的特点

答案：E。

36. 考点：新生儿缺氧缺血性脑病的病因

解析：A。缺氧是发病的核心，其中围生期窒息是最主要的原因。另外，出生后肺部疾患、心脏病变及失血或贫血也可引起脑损伤，导致新生儿缺氧缺血性脑病。B、C、D、E 均不会造成围生期窒息，故本题选 A。

37. 考点：小儿腹泻的治疗

解析：D。小儿腹泻病的治疗原则是调整饮食；预防和纠正脱水；合理用药；加强护理，预防并发症。婴儿感染性腹泻避免使用止泻剂（如洛哌丁胺），因有抑制胃肠动力的作用，增加细菌繁殖和毒素吸收，对于感染性腹泻有时是很危险的。故本题选 D。

38. 考点：生理性贫血

解析：B。小儿在生后 6~12 小时因进食较少和不显性失水，红细胞数和血红蛋白量会比出生时高；随自主呼吸的建立，血氧含量增加，促红细胞生成素减少，骨髓暂时性造血功能降低，网织红细胞减少；而胎儿红细胞寿命短，且破坏多（"生理性溶血"），加之婴儿生长发育迅速、循环血量迅速增加等，红细胞数和血红蛋白量逐渐降低，至2~3个月时红细胞及血红蛋白都减少，血红蛋白降至110g/L左右，出现轻度贫血，为"生理性贫血"。故本题选B。

39. 考点：苯丙酮尿症的监测指标
    答案：E。

40. 考点：风湿热的临床表现
    解析：A。风湿热的主要特征性临床表现为心脏炎、关节炎、舞蹈病、皮下结节和环形红斑，多发性关节炎是最常见的主诉。急性起病者发热在38℃~40℃，无一定热型；隐匿起病者仅为低热或无发热。因此发热并不是风湿热具有的特征性表现。故本题选A。

41. 考点：法洛四联症的X线表现
    解析：C。法洛四联症的X线表现：典型者X线胸片前后位心影呈"靴状"，即心尖圆钝上翘、肺动脉段凹陷、上纵隔较宽、肺门血管影缩小、两侧肺纹理减少、肺部透亮度增加；年长儿可因侧支循环形成，肺野呈网状纹理；25%患儿可见到右位主动脉弓阴影。故本题选C。

42. 考点：结核菌素试验方法
    解析：D。常用的结核菌素皮内试验为皮内注射0.1ml含5个单位结核菌素的纯蛋白衍生物。一般注入左前臂掌侧面中、下1/3交界处皮内，使之形成直径为6~10mm的皮丘，48~72h后观测反应结果。故本题选D。

43. 考点：化脓性脑膜炎的确诊依据
    解析：E。化脓性脑膜炎的典型临床表现：①感染中毒及急性脑功能障碍症状；②颅内压增高表现；③脑膜刺激征。实验室检查：脑脊液检查是确诊本病的重要依据。典型表现为脑脊液压力增高，外观浑浊似米汤样，白细胞总数显著增多。确认致病菌对明确诊断和指导治疗均有重要意义。故本题选E。

44. 考点：癫痫的病理机制
    答案：D。

45. 考点：脑血管病的病因

46. 考点：抗精神病药物的不良反应
    答案：D。

47. 考点：精神病综合征
    解析：D。精神障碍指在各种生物学、心理学以及社会环境因素影响下，造成中枢神经系统功能失调，进而导致出现以认知、情感、意志和行为等各种精神活动异常作为主要临床综合征的一类疾病的总称。意识障碍不同于意志障碍，不属于精神病综合征的临床表现。故本题选D。

48. 考点：甲亢的临床表现
    解析：E。临床上甲亢患者主要表现为：心慌、心动过速、怕热、多汗、食欲亢进、消瘦、体重下降、疲乏无力及情绪易激动、性情急躁、失眠、思想不集中、眼球突出、手舌颤抖、甲状腺肿大，女性可有月经失调甚至闭经，男性可有阳痿或乳房发育等。甲状腺肿大呈对称性，也有的患者呈非对称性肿大，甲状腺肿大会随着吞咽而上下移动，也有一部分甲亢患者有甲状腺结节。老年性甲亢的临床特点：甲状腺常不肿大，或仅为轻度肿大，多伴有结节；突眼不明显或无突眼，高代谢症候群不明显，缺少食欲亢进、怕热、多汗及烦躁、易怒等症状。常合并其他心脏病如心绞痛，甚至心肌梗死，易发生心律失常和心力衰竭，多见持续性房颤；活动或劳累时易诱发，休息状态可缓解。可发生低钾性麻痹并伴有肌病。故本题选E。

49. 考点：腺垂体功能减退症的临床表现
    解析：C。腺垂体功能减退症的临床表现取决于各种垂体激素减退的速度及相应靶腺萎缩的程度。腺垂体组织毁坏在50%以上时，开始出现临床症状；破坏至75%时，症状明显；达95%以上时，症状常较严重。一般促性腺激素及泌乳素受累最早出现且较严重；其次为促甲状腺激素，促肾上腺皮质激素缺乏较少见。故本题选C。

50. 考点：甲状腺素分泌增多的病理生理表现
    解析：E。甲亢患者的甲状腺素分泌增多，主要表现为高代谢症候群、甲状腺肿大及突眼征。患者组织代谢率增高，ATP合成增多、ATP分解加快、耗氧量增多、呼吸加快等；氧化磷酸化反应加快，而非受抑制。故本题选E。

51. 考点：糖尿病病情控制的监测指标

解析：A。一般而言，糖尿病患者当近期随机血糖较高时，应该监测空腹及餐后2h血糖，因为空腹及餐后2h血糖能较准确地反映出患者当前阶段血糖升高的程度。故本题选A。

52. 考点：慢性肾衰竭的诊断

解析：D。慢性肾衰竭的诊断主要依据病史、临床症状及实验室检查等。实验室诊断依据：尿比重降低，多在1.018以下或固定在1.010左右，可有蛋白、红细胞、白细胞及各种管型；血红蛋白和血红蛋白降低，血尿素氮、肌酐升高，肌酐清除率下降，血钙降低，血磷增高，血浆蛋白降低。故本题选D。

53. 考点：慢性肾炎的病理

解析：C。慢性肾炎是慢性肾小球肾炎的简称，是一组由多病因所致、以慢性肾小球病变为主的疾病，但多数患者病因不明，与链球菌感染并无明确关系。其临床上以蛋白尿、血尿、水肿、高血压为主要表现。特点是病程长、发展慢，最终出现肾衰竭。故本题选C。

54. 考点：尿毒症加重的诱因

解析：B。尿毒症是肾衰竭晚期所发生的一系列症状的总称。慢性肾衰竭症状主要表现为有害物质蓄积引起的中毒和肾脏分泌激素减少导致的贫血和骨病。早期最常见的是恶心、呕吐、食欲减退等消化道症状；进入晚期尿毒症阶段后，全身系统都会受累，出现心力衰竭、精神异常、昏迷等严重情况，甚至危及生命。呼吸道感染是诱发和加重肾功能损害的最常见诱因，由于机体免疫功能下降，常继发感染。故本题选B。

55. 考点：肾小球肾炎的诊断

答案：C。

56. 考点：原发免疫性血小板减少症

解析：D。原发免疫性血小板减少症是血小板因素的出血性疾病，主要表现为皮肤、黏膜的出血。急性型血小板计数低于$20\times10^9/L$，容易出现自发性出血，但咯血临床少见，呕血、阴道出血所致死亡风险较低，感染虽然加重出血但本身不是死亡的直接原因；而血小板减少引起的颅内出血往往难以防治，是主要死亡原因。故本题选D。

57. 考点：凝血机制障碍所致出血的临床表现

答案：C。

58. 考点：缺铁性贫血的临床表现

解析：D。缺铁性贫血患者除贫血貌外，还有皮肤干燥皱缩，毛发干枯易脱落，指甲薄平、不光滑、易碎裂，甚至呈"匙状甲"（见于长期严重病人）等体征表现。故本题选D。

59. 考点：骨性关节炎的诊断

解析：A。骨性关节炎易累及负重关节，好发于膝关节、髋关节、腰椎、颈椎等部位。疼痛是其主要症状，还可出现晨僵、关节肿大、休息痛等表现。常见体征为压痛和被动痛、关节肿胀（严重者可发生关节畸形）、骨擦音、活动受限等。典型X线表现为受累关节间隙狭窄甚或消失，边缘骨赘形成，软骨下骨质硬化、囊性变，关节半脱位及关节游离体等。根据该患者的表现，可诊断为骨性关节炎。故本题选A。

60. 考点：肩关节周围炎的诊断

解析：A。根据典型的临床表现：中老年女性，右肩痛、活动受限，进行性加重，目前梳头困难；右肩活动受限，肩周肌肉萎缩，局部明显压痛；X线片无异常。可诊断为肩关节周围炎。故本题选A。

61. 考点：化脓性骨髓炎的诊断

答案：C。

62. 考点：代谢性酸中毒的诊断

解析：D。pH正常为7.35～7.45，该患者pH为7.2，诊断为酸中毒。HCO_3^-正常值为22～27mmol/L，该患者为15mmol/L，明显降低。由于酸性物质的积聚或产生过多，或HCO_3^-丢失过多，即可引起代谢性酸中毒。代谢性酸中毒多见于腹泻、肠瘘、胆瘘和胰瘘等，经粪便、消化液丢失的HCO_3^-超过血浆中的代偿含量。该患者有高位肠瘘，诊断为代谢性酸中毒。故本题选D。

63. 考点：一氧化碳中毒的诊断

解析：D。根据患者冬天煤炉取暖过夜致昏迷的病史，查体见口唇呈樱桃红色，可判断该患者为一氧化碳中毒。血COHb测定是诊断一氧化碳中毒的特异性指标。选项A"血胆碱酯酶活力"测定是诊断有机磷杀虫农药中毒的特异性指标。故本题选 D。

64. 考点：汞中毒的症状

解析：A。患者既往有汞蒸气长期接触史，出现三大症状：神经精神兴奋性增高、震颤和口腔炎，因此本题选 A"汞中毒"。铅中毒表现为中毒性脑病，腹绞痛、蛋白尿及肾功能减退，故 B 错误。苯中毒表现为头痛、头晕、恶心、呕吐、昏迷、抽搐、血压下降、呼吸和循环衰竭，故 C 错误。镉中毒早期表现为咽痛、咳嗽、胸闷、气短、头晕、恶心、全身酸痛、无力、发热等症状，严重者出现中毒性肺水肿或化学性肺炎，导致呼吸困难、胸痛、咳大量泡沫样血色痰，甚至引发急性呼吸衰竭而死亡，故 D 错误。砷中毒表现为口腔及咽喉部有干痛、烧灼、紧缩感，声音嘶哑、恶心、呕吐、咽下困难、腹痛和腹泻，头痛、眩晕、烦躁、谵妄、中毒性心肌炎、多发性神经炎等，故 E 错误。

65. 考点：急性中毒的处理

解析：A。有机磷农药为脂溶性，通过皮肤可以吸收中毒。该患者因污染衣服后出现中毒症状，最关键的处理措施是终止机体继续吸收毒物；因此首先采取的措施是脱去污染衣物，用温清水清洗污染皮肤。故本题选 A。

66. 考点：系统性红斑狼疮（SLE）的诊断

解析：C。系统性红斑狼疮常表现为双颊部蝶形红斑，多发性浆膜炎，对称性多关节疼痛、肿胀，肾功能损害和心包炎等，因此本题选 C。结核分枝杆菌感染常表现为低热、盗汗、乏力，而心包积液和肾功能损害少见，故 A 错误。肾小球肾炎急性发作的特点为急性起病，患者出现血尿、蛋白尿、水肿和高血压，并可伴有一过性氮质血症，多见于链球菌感染后，故 B 错误。再生障碍性贫血主要表现为骨髓造血功能低下、全血细胞减少和贫血、出血、感染，免疫抑制治疗有效，故 D 错误。恶性肿瘤常出现体重进行性下降和转移部位的相关症状和体征，故 E 错误。

67. 考点：糖皮质激素的不良反应及其处理

答案：B。

68. 考点：妇科疾病的诊断及处理方法

解析：E。本题中给出患者为 45 岁女性，月经增多、经期延长已 2 年，即月经不规律史 2 年，妇科检查示子宫如妊娠 3 个月大小，B 超检查提示子宫肌瘤，鉴于以上症状与体征及辅助检查结果，恶变的可能性很大；此外血红蛋白 80g/L，表明已有贫血的表现，患者又无生育要求，故最佳的处理是子宫切除术，以防恶变的发生。故本题选 E。

69. 考点：功血的治疗

解析：D。月经周期正常说明该患者体内有足够的雌激素，妇科检查示"子宫前位、稍大、无压痛，双侧附件正常，基础体温双相"说明造成经血过多的原因不是子宫本身的因素，所以引起经量多的原因极有可能是由于孕激素分泌过少所致。孕激素可以限制雌激素的促子宫内膜生长作用，使撤药性出血逐步减少，故应于经前肌内注射孕激素（黄体酮）。故本题选 D。

70. 考点：异常分娩的表现

解析：A。子宫收缩乏力包括协调性宫缩乏力和不协调性宫缩乏力，前者的特点是子宫收缩具有正常的节律性、对称性和极性，但收缩力弱，持续时间短，间歇时间长等；后者的特点是子宫收缩的极性倒置，节律不协调。本题中胎头拨露已 1 小时，说明骨产道和胎位无异常；胎心率 154 次/分，说明胎儿无宫内窘迫（正常值是 120～160 次/分）。故本题选 A。

71. 考点：先兆子宫破裂的临床表现

解析：A。先兆子宫破裂的临床表现是：①产妇烦躁不安和下腹疼痛，排尿困难或出现血尿及少量阴道出血；②心率、呼吸加快，子宫收缩频繁，呈强直性或痉挛性收缩，可出现病理性缩复环；③胎动频繁，胎心率加快或减慢，胎儿心电图可出现不同程度的胎儿宫内窘迫征象。本题中患者出现的症状符合先兆子宫破裂的临床表现，且入院后接受过缩宫素静脉滴注，故本题选 A。

72. 考点：胎盘早剥的手术指征

解析：E。根据题干所述，考虑为胎盘早剥。胎盘早剥的剖宫产指征有重型胎盘早剥，特别是初产妇不能在短时间内结束分娩者；胎盘早剥虽属轻型，但有胎儿窘迫征象，需抢救胎儿者；重型胎盘早剥，胎儿已死，产妇病情恶化，处于危险之中又不能立即分娩者；破膜引产后，产程无进展者。本病例胎心 162 次/分，有胎儿窘迫，此时正确处理是吸氧同时行剖宫产术。故本题选 E。

73. 考点：胎儿宫内窘迫的判断和处理

解析：E。足月产的初产妇规律宫缩13h，自然破膜2h，宫口开大4cm，说明已有难产的迹象；胎心率110次/分，胎心监测频繁出现晚期减速，说明胎儿出现宫内窘迫，而且是严重的临产晚期窘迫。对于此种情况最佳的处理就是立即行剖宫产术，以免胎死宫内。故本题选E。

74. 考点：小儿腹泻的补液原则

解析：C。本病例患儿体重约为10kg。小儿重度脱水需补充累积损失的液量为100~120ml/kg，需补充5%碳酸氢钠的量为5ml/kg。故本题选C。

75. 考点：肾病综合征的病理类型

解析：A。儿童与青少年肾病综合征最主要的病理变化是微小病变型。肾病综合征的预后转归与其病理变化和对糖皮质激素治疗的反应关系密切，微小病变型预后最好。故本题选A。

76. 考点：缺铁性贫血的治疗

答案：D。

77. 考点：维生素D缺乏性手足搐搦症的临床表现

解析：B。维生素D缺乏性手足搐搦症是维生素D缺乏性佝偻病的并发症之一，多见于6个月以内的小婴儿。主要表现为惊厥、喉痉挛和手足抽搐，惊厥发作后神志清楚、活泼如常，无神经系统体征。总血钙低于1.75~1.88mmol/L，血清钙离子低于1.0mmol/L。该患儿惊厥后神志清楚，无脑膜刺激征，血清钙1.60mmol/L，因此可诊断为维生素D缺乏性手足搐搦症。故本题选B。

78. 考点：先天性甲减的特点

答案：E。

79. 考点：高热性惊厥的止痉药物

解析：B。控制小儿高热性惊厥的方法：①首选地西泮；②氯硝西泮，本药对心脏及呼吸系统抑制作用较地西泮强，用时须谨慎；③10%水合氯醛；④惊厥持续不止时，采用苯妥英钠；⑤苯巴比妥（鲁米那）；⑥惊厥仍不止，可用硫喷妥钠。故本题选B。

80. 考点：急性再生障碍性贫血的临床表现

解析：A。急性再生障碍性贫血与全血细胞减少有关。就诊时多为中至重度贫血，患者易发生感染并出现不同程度的发热。患者有出血倾向，主要因血小板减少所致；常见皮肤、黏膜出血，如皮肤出血点、鼻出血、牙龈出血、血尿及月经过多等；严重者可发生颅内出血，是再障的主要死亡原因之一。再障罕有淋巴结和肝、脾肿大。故本题选A。

81. 考点：脑栓塞的诊断

解析：B。脑栓塞的诊断依据：①起病急骤，常以秒计，突然出现、很快达高峰的对侧偏瘫（程度严重）、偏身麻木（感觉丧失）、同向性偏盲、失语、失用症、眩晕、复视、眼球运动麻痹、共济失调、交叉瘫、瞳孔异常、四肢瘫痪、进食吞咽困难、意识障碍等局灶性神经功能缺损症状和体征。②既往有各种类型的心脏瓣膜病、心房颤动、心肌病、心肌梗死等病史，需注意特发性房颤造成脑栓塞的病例占2.7%。③昏迷发生率约占33%，抽搐发生率高达25%，偏瘫常较完全。④有时可发现其他内脏或肢体血管的栓塞。⑤脑脊液检查正常。故本题选B。

82. 考点：糖尿病的治疗

解析：C。该患者应用胰岛素之前1个月，血糖控制不佳，应用胰岛素治疗1天血糖控制尚可，但出现视物模糊。胰岛素治疗后血糖迅速下降，可引起眼晶状体、玻璃体渗透压改变，晶状体内水分外溢而致视物模糊、屈光率下降；此为胰岛素致屈光不正的副作用，一般继续原治疗方案2~4周自愈。故本题选C。

83. 考点：糖尿病肾病的诊断

解析：A。糖尿病肾病的临床表现：①蛋白尿；②水肿；③高血压；④肾功能不全；⑤贫血；⑥其他症状。视网膜病变并非肾病表现，但却常与糖尿病肾病同时存在。故本题选A。

84. 考点：肾衰竭的治疗

解析：E。根据患者间歇性水肿、蛋白尿、高血压、血肌酐760μmol/L（707μmol/L以上）、血尿素氮40mmol/L（超过28.6mmol/L），可确定为尿毒症；有蜡样管型，Hb 80g/L，支持晚期尿毒症；有高钾血症，治疗首选血液透析，其余选项所述目前只可作为辅助治疗手段。故本题选E。

85. 考点：慢性肾盂肾炎的诊断

解析：D。诊断慢性肾盂肾炎需有诱因，包括尿路畸形、梗阻等，机体免疫功能降低如糖尿病患者或应用肾上腺皮质激素者、尿道口及其周围炎症患者等。在此基础上出现反复尿路感染病史超过半年，有以下数条中的一条者即可诊断为慢性肾盂肾炎：①静脉肾盂造影有肾盂、肾盏狭窄变形者；②肾外形表面凹凸不平、两侧肾脏大小不等；③持续性肾小管功能受损，如尿浓缩功能减退、夜尿增多、晨尿比重和渗透压降低、肾小管酸化功能减退等。结合题干信息，患者尿路感染病史超过半年，且夜尿增多，肾盂造影有相应特征性改变，最可能诊断为慢性肾盂肾炎。故本题选 D。

86. **考点**：急性肾衰竭的透析治疗

解析：E。明显的尿毒症综合征，包括心包炎和严重脑病、高钾血症、严重代谢性酸中毒、容量负荷过重且对利尿剂治疗无效者都是血液透析治疗指征。该患者出现高钾血症、血 BUN > 21.4mmol/L、血肌酐 > 442μmol/L，应立即进行血液透析治疗，因此本题选 E。其他选项的做法均不能彻底缓解当前症状，故 A、B、C 和 D 均错误。

87. **考点**：ITP 的诊断

解析：A。根据该患者的症状与体征：①起病隐匿，无前驱症状；②出血倾向，近 10 日经常鼻出血；③血小板计数在 50×10^9/L 以下；④巨核细胞增多伴成熟障碍。病程超过 12 个月，考虑诊断为慢性特发性血小板减少性紫癜（原发免疫性血小板减少症，ITP），故本题选 A。血友病患者主要是出血症状，且出现较早；过敏性紫癜患者发病前 1~3 周有全身不适、低热、乏力等上呼吸道感染前驱症状；弥散性血管内凝血患者血小板增多。B、C、D、E 项均与本题干所述相差较远。

88. **考点**：再生障碍性贫血的治疗

解析：B。根据患者贫血及反复出血史以及全血细胞减少，提示轻型慢性再生障碍性贫血，而雄激素治疗适用于轻型或慢性再生障碍性贫血，有效率 50%~60%，故本题选 B。再障的治疗还有免疫抑制治疗、造血生长因子等。

89. **考点**：慢性肾上腺皮质功能减退症的治疗

解析：E。慢性肾上腺皮质功能减退症一旦明确诊断后，应该尽早给予糖皮质激素替代治疗，一般需终生补充，而在增加工作和活动量、感染、创伤、手术等应激情况时，应适当增加替代量。本题中患者近 2 日发热、咽痛，考虑有上呼吸道感染，此时应增加氢化可的松剂量，故本题选 E。

90. **考点**：一氧化碳中毒的治疗

解析：D。该患者冬季煤火取暖，次日昏迷，口唇呈樱桃红色，应诊断为一氧化碳中毒。对于一氧化碳中毒患者，及时供氧非常重要；因为吸入氧浓度越高，血内一氧化碳分离越多、排出越快，血中一氧化碳减半时间在室内需 200 分钟，吸纯氧时则只需 40 分钟。故应用高压氧是治疗一氧化碳中毒最有效的方法。将患者放入 2~2.5 个大气压的高压氧舱内经 30~60 分钟，血内碳氧血红蛋白可降至 0，并可不发生心脏损害。故本题选 D。

91. **考点**：颅脑损伤

解析：C。硬膜下血肿多与脑挫裂伤合并存在，并发于脑挫裂伤者好发于额极、颞极和额叶的眶面。患者左枕部着地，其对侧冲击伤考虑为右侧额颞极挫裂伤；进而出现进行性意识障碍，右侧瞳孔散大，属硬膜下血肿的表现。故本题选 C。

92. **考点**：肾损伤

解析：D。患者伤后出现腰部的症状、体征且腹部正常，优先考虑为肾损伤。有全程肉眼血尿、左腰部青紫伴压痛，提示损伤较重，肾周有血肿，肾盂、肾盏黏膜破裂；患者目前尚无休克表现，可初步诊断为肾裂伤。肾挫伤一般症状轻微。故本题选 D。

93. **考点**：甲状腺术后并发症的处理

解析：D。从症状上看，本题患者发生了甲状腺术后呼吸困难，因其切口敷料可见血液渗出，因此初步判断是由切口血肿导致。血肿压迫所致呼吸困难多数是由于甲状腺创面或周围软组织渗血引起，如病人呼吸困难严重，已不允许搬动，则应在床边拆开切口缝线，清除血肿，严格止血。故本题选 D。

94. **考点**：急性肾小球肾炎的治疗

解析：D。急性肾小球肾炎的治疗以休息及对症治疗为主。本病为自限性疾病，不宜用糖皮质激素及细胞毒类药物。对症治疗包括利尿消肿、降血压、预防心脑并发症的发生；经休息、低盐饮食和利尿治疗后高血压控制仍不满意时，可用降压药。故 A、B、C、E 均可使用，本题选 D。

95. **考点**：乳腺癌的 TNM 分期

解析：A。乳腺癌的 TNM 分期如下：T_0，原发肿瘤未扪及；Tis，原位癌（非浸润性癌及未查到肿块的乳头湿疹样乳腺癌）；T_1，肿瘤最大直径≤2cm；T_2，肿瘤最大直径＞2cm但≤5cm；T_3，肿瘤最大直径＞5cm；T_4，肿瘤任何大小，直接侵犯胸壁和皮肤。N_0，区域淋巴结未扪及；N_1，同侧腋窝淋巴结有肿大，可以活动；N_2，同侧腋窝淋巴结有肿大，互相融合，或与其他组织粘连；N_3，同侧胸骨旁淋巴结有转移。M_0，无远处转移；M_1，有远处转移（包括同侧锁骨上淋巴结转移）。根据本题患者临床表现可知，该患者属于 $T_2N_1M_0$，故本题选A。

96. **考点**：流行性乙型脑炎的诊断

解析：A。经蚊传播，具有明显的季节性，主要在每年7~9三个月内，患者多为儿童及青少年。分为四期：①初期，病程第1~3日，起病急，高热伴头痛、恶心、呕吐、精神倦怠、嗜睡等。②极期，病程第4~10日，突出表现为脑炎的症状，高热、抽搐、呼吸衰竭、意识障碍是极期的严重表现。可有脑膜刺激征及颅内压增高，常出现颈项强直、克氏征及布氏征等神经系统阳性体征。③恢复期，体温逐渐下降，神经系统症状和体征逐日好转。④后遗症期。血常规示白细胞计数增高，一般在 $(10~20)×10^9/L$。脑脊液检查压力增高，外观清亮，白细胞多在 $(50~500)×10^6/L$，蛋白轻度增高，糖及氯化物正常。结合该病例临床表现与实验室检查，可确诊为流行性乙型脑炎。故本题选A。

97. **考点**：小儿肠炎的诊断

解析：E。致病性大肠埃希菌性肠炎潜伏期1~2天，起病缓，排便5~10次/日，量中等，呈黄绿色或蛋花汤样稀便，有霉臭味，镜检有少量白细胞。真菌性肠炎表现为排便次数增多，呈黄色稀便，泡沫状且多带黏液，有时可见豆腐渣样细块，大便镜检有真菌孢子体和菌丝。腺病毒性肠炎潜伏期10天左右，主要症状是腹泻，呈水样便或稀便，量多或少；大多数患者伴有呕吐，持续1~2天，少数有发热，粪便排病毒时间多为1周左右。金黄色葡萄球菌性肠炎典型大便为暗绿色，量多且带黏液，有腥臭味，少数为血便，镜检可见大量白细胞及脓球。轮状病毒性肠炎多于6~24个月的婴儿，常伴发热和上呼吸道感染，病初即有呕吐，常先于腹泻，呈黄色水样便或蛋花样便且带少量黏液，无腥臭味，常伴有脱水和酸中毒。根据该患儿的临床表现判断，可能为金黄色葡萄球菌性肠炎。故本题选E。

98. **考点**：营养性巨幼细胞贫血的治疗

解析：C。营养性巨幼细胞贫血是由于维生素B_{12}和（或）叶酸缺乏所引起的一种大细胞性贫血。该患儿叶酸＜3μg/L，说明存在叶酸缺乏，因此需要补充叶酸，同时应该口服维生素C以促进叶酸利用，可以提高疗效。故本题选C。

99. **考点**：侵蚀性葡萄胎

解析：E。根据葡萄胎排空后出现阴道流血与转移灶及其相应症状和体征，应考虑滋养细胞肿瘤可能，结合HCG测定等辅助检查可以确诊。对于葡萄胎排空后1年以上发病者一般临床诊断为绒毛膜癌，半年内多诊断为侵蚀性葡萄胎。故本题选E。

100. **考点**：流产的鉴别诊断

解析：B。先兆流产者，宫颈口未开，妊娠产物未排出，与题干不符，故不选A；难免流产者，宫颈口已扩张，可见胎囊堵塞于宫颈口内，符合本题患者情况，故本题选B；不全流产者，妊娠产物已部分排出体外，与题干不符，故不选C；稽留流产者，宫颈口未开，胚胎或胎儿已死亡而滞留在宫腔内未排出，与题干不符，故不选D；复发流产是指连续2次或2次以上自然流产，故不选E。

101. **考点**：无排卵型功能失调性子宫出血的诊断

解析：B。无排卵型功能失调性子宫出血最常见的症状是子宫不规则出血，表现为月经周期紊乱，经期长短不一且出血量多少各异、时多时少，多见于青春期少女。黄体萎缩不全表现为月经周期正常，经期延长，出血量多。黄体功能不全通常为月经周期缩短，月经频发。故本题选B。

102. **考点**：葡萄胎的诊断

解析：D。凡有停经后阴道不规则流血，腹痛，妊娠呕吐严重且出现时间较早；体格检查有时子宫体积大于停经月份，质地较软，子宫孕5个月大小时尚不能触及胎体，不能听到胎心，无胎动。应怀疑为葡萄胎。本病例子宫明显大于相应孕周，B超表现呈落雪征。故本题选D。

103. **考点**：子宫脱垂的治疗

解析：E。子宫脱垂分度：Ⅰ度，轻型，宫颈外口距处女膜缘<4cm，未达处女膜缘；重型，宫颈外口已达处女膜缘，阴道口可见宫颈。Ⅱ度，轻型，宫颈脱出阴道口，宫体仍在阴道内；重型，宫颈和部分宫体脱出阴道口。Ⅲ度，宫颈与宫体全部脱出阴道口外。患者子宫体全部脱出阴道口外，可诊断为子宫脱垂Ⅲ度。经阴道全子宫切除及阴道前后壁修补术，适用于Ⅱ度、Ⅲ度子宫脱垂，年龄较大、无生育要求的患者。故本题选E。

104. 考点：缺铁性贫血的临床表现

解析：B。根据患者便血、面色苍白病史及血常规检查提示，诊断考虑为缺铁性贫血，可能出现组织缺铁表现如口炎、舌炎、咽下困难或咽下时梗阻感与皮肤干燥、毛发无光泽、反甲（匙状指）等，以及神经精神系统表现，甚至发生异食癖。缺铁性贫血一般不伴有皮肤瘀斑和肝、脾肿大，所以A、E不选。酱油色尿和巩膜黄染为阵发性睡眠性血红蛋白尿症（PNH）的临床表现，所以C、D不选。故本题选B。

105. 考点：股骨颈骨折的处理

解析：C。根据患者症状、体征及影像学表现，可诊断患者为陈旧性股骨颈骨折、股骨头坏死；陈旧性股骨颈骨折不适宜切开复位钢板内固定、闭合复位内固定。一般股骨头坏死可以保守对症治疗，但该患者影像学表现已经出现关节间隙改变、股骨头变形，影响病人生活质量，因此宜积极治疗，保证患者能独立行走，应选择人工关节置换术。故本题选C。

106. 考点：蛛网膜下腔出血的诊断

解析：D。短暂性脑缺血发作一般不遗留神经功能缺损症状，排除A；脑栓塞和脑血栓形成一般无意识障碍，排除B、C；脑出血CT检查病灶多呈圆形或卵圆形均匀高密度区，边界清楚，排除E；蛛网膜下腔出血发病突然，有剧烈头痛伴恶心、呕吐、面色苍白、全身冷汗，半数患者可出现烦躁不安、意识模糊、定向力障碍等，头部CT示脑沟与脑池密度增高。故本题选D。

107. 考点：淋病的诊断和治疗

解析：D。淋病是由于淋病奈瑟菌引起的以泌尿生殖系统化脓性感染为主要表现的性传播疾病。淋病的主要症状：尿频、尿急、尿痛、尿道口流脓，表现为淋球菌性宫颈炎、尿道炎、尿道旁腺炎、前庭大腺炎；其他还有淋球菌性结膜炎、肛门-直肠炎及咽炎等表现，或有播散性淋病症状。治疗首选头孢曲松，肌内注射或静脉注射。故本题选D。

108. 考点：外伤处理

解析：A。患者一般情况好，生命体征平稳，伤口达深筋膜表面，但无活动性出血，亦无弹片残留，无感染征象，对于伤口的局部处理应为彻底清创并缝合伤口。因伤口较大、较深，不能单纯包扎；无活动性出血，无需切开深筋膜减压或放置引流管等。故本题选A。

109. 考点：乳房疾病

解析：D。乳头湿疹样癌，又称为乳房Paget病，是一种表现为乳头湿疹样病变的乳腺癌。临床表现多见乳头表皮脱屑、刺痒、乳头有少量分泌物并结痂，皮肤创面经久不愈，糜烂逐渐向四周蔓延，乳头可发生回缩；随着病情加重，部分甚至全部乳头可发生溃烂。故本题选D。

110. 考点：输血的选择

解析：E。洗涤红细胞的特点是含少量血浆，无WBC和PLT，去除了肝炎病毒和抗A、B抗体，主要适用于对白细胞凝集素有发热等过敏反应者以及肾功能不能耐受库存血中之高钾者。下列情况也应选择洗涤红细胞：①患者体内存在血浆蛋白抗体，特别是抗IgA；②患者具有输血后发生严重过敏反应的病史。故本题选E。

111. 考点：抗甲状腺药物的副作用

解析：D。甲巯咪唑为抗甲状腺药物，其作用机制是抑制甲状腺激素的合成，药物的副作用是粒细胞减少或粒细胞缺乏，必须定期查血象，尤其是用药前2个月内，如WBC低于$3\times10^9/L$或中性粒细胞低于$1.5\times10^9/L$时，粒细胞缺乏症可在数天内发生，需立即停药并住院治疗。该患者使用甲巯咪唑后发生粒细胞缺乏，最可能是药物产生的副作用。故本题选D。

112. 考点：支气管哮喘的诊断

解析：D。患者有反复发作呼吸困难，可自行缓解等典型可逆性气流受限的哮喘症状，双肺满布哮鸣音，首先考虑诊断为支气管哮喘。故本题选D。

113. 考点：支气管哮喘的用药

解析：A。短效β₂受体激动剂是治疗哮喘急性发作的首选缓解药物，可以舒张支气管、改善通气。故本题选A。

114. 考点：支气管哮喘的治疗

解析：D。患者呼吸困难严重，口唇发绀，考虑为重度哮喘。重度或严重哮喘发作时，应及早静脉给予激素，可选择琥珀酸氢化可的松。故本题选D。

115. 考点：肾结核的诊断

解析：A。膀胱刺激征是肾结核的典型症状之一，肾结核时呈慢性进行性加重的膀胱刺激征伴有终末血尿。尿路平片可见肾外形增大或呈分叶状，病肾局灶性斑点状钙化影或全肾广泛钙化；静脉尿路造影示病肾功能减退，逐渐至无功能状态。故本题选A。

116. 考点：肾结核的诊断

解析：C。尿结核分枝杆菌培养对肾结核的诊断有决定作用。尿液培养结核菌阳性，即可确诊肾结核。但培养时间较长，需1～2个月才得到结果，其阳性率可高达90%。故本题选C。

117. 考点：流产的辅助检查

解析：D。患者早孕反应消失，阴道少许流血2天，妇科检查示"宫口闭，子宫如妊娠8周大小，质软"，首选检查是B超，以了解宫内情况，判断病情。故本题选D。

118. 考点：稽留流产的诊断

解析：B。子宫小于实际妊娠月数大小，早孕反应消失，考虑为稽留流产。故本题选B。

119. 考点：稽留流产的处理

解析：C。稽留流产是指胚胎或胎儿死亡后滞留在宫腔内，未能排出；处理困难，胎盘组织可机化并与宫腔粘连，需要先进行雌激素治疗以提高子宫对缩宫素的敏感性，做好充分的准备后刮宫，术中肌注缩宫素。故本题选C。

120. 考点：妊娠合并糖尿病的辅助检查

解析：A。该产妇有死胎史，属于妊娠期糖尿病（GDM）的高危因素，结合其空腹血糖6.2mmol/L，尿糖阳性，考虑诊断为妊娠期糖尿病。应行葡萄糖耐量试验，若空腹及服糖后1小时与2小时的血糖分别≥5.1mmol/L、10.0mmol/L、8.5mmol/L，即可诊断为GDM。故本题选A。

121. 考点：妊娠合并糖尿病的处理

解析：D。该孕妇血糖控制不满意，妊娠已满37周，且无应激试验异常型，提示胎儿宫内储备能力下降，应立即终止妊娠。故本题选D。

122. 考点：妊娠合并糖尿病妇女所娩新生儿的处理

解析：B。妊娠期糖尿病分娩的新生儿应按照高危产儿处理，其余选项所述均正确。故本题选B。

123. 考点：抑郁症的诊断

解析：A。抑郁症主要表现为抑郁发作，典型症状包括心境低落、兴趣和愉快感丧失、精力不济或疲劳感等。其他症状包括：①集中注意和注意的能力降低；②自我评价降低；③自罪观念和无价值感（即使在轻度抑郁发作中也有）；④认为前途黯淡悲观；⑤自伤或自杀的观念或行为；⑥睡眠障碍，其特征性睡眠障碍为早醒；⑦食欲下降。综合根据患者表现，考虑为抑郁发作。故本题选A。

124. 考点：抑郁症的药物治疗

解析：A。SSRIs（选择性5-HT再摄取抑制剂）是近年临床上广泛应用的抗抑郁药，具有疗效好、不良反应少、耐受性好、服用方便等特点，是目前抑郁症治疗的首选。故本题选A。

125. 考点：抑郁症的电抽搐治疗

解析：E。在抑郁症患者出现严重自杀企图，或出现抑郁性木僵，或严重拒食等情况下，电抽搐治疗是一种强有力的治疗手段，有时甚至成为首选的治疗方法。故本题选E。

126. 考点：肾综合征出血热的诊断

解析：C。肾综合征出血热的典型表现为发热与全身中毒症状，充血（皮肤、黏膜、结膜"三红"）、出血（多位于腋下、胸背部）和肾损害，分为发热期、低血压休克期、少尿期、多尿期和恢复期。实验室检查包括血液浓缩，异型淋巴细胞出现，血小板减少和尿蛋白大量出现等。故本题选C。

127. 考点：肾综合征出血热的治疗

解析：C。患者出血点增加，四肢厥冷，脉搏细弱，BP 80/60mmHg，表明已进入低血压休克期。

模拟试卷（三）答案与解析

该期的治疗原则为积极补充血容量，注意纠正酸中毒和改善微循环。故本题选 C。

128. 考点：急性脊髓炎的诊断

解析：B。狂犬病的特征性表现是恐水症和全身肌肉痉挛，不选 A。视神经脊髓炎有视力下降或丧失，不选 C。脊髓出血多有血管炎、外伤或出血性疾病史，起病时多有脊柱急性疼痛，不选 D。脊髓肿瘤一般为慢性病程，隐匿起病且有明显的脊柱疼痛症状，不选 E。急性脊髓炎病前多有感染或注射疫苗的病史；该患者病前有狂犬病疫苗接种史，起病急骤，表现为截瘫、存在感觉平面障碍和膀胱功能受累，符合急性脊髓炎的诊断，本题选 B。

129. 考点：急性脊髓炎的辅助检查

解析：A。脊柱平片、脊柱 CT、脊髓 MRI 等影像学手段可除外脊髓肿瘤、骨转移瘤等病变，故不选 B、C、D。血清狂犬病病毒抗体测定对诊断本病没有帮助，不选 E。腰椎穿刺行脑脊液生化检查是确诊急性脊髓炎最有价值的手段。故本题选 A。

[130～131]

考点：慢性髓系白血病与类白血病的实验室检查

解析：C，B。95% 以上慢性髓系白血病患者 Ph 染色体阳性，实验室检查可见中性粒细胞碱性磷酸酶（NAP）积分降低。类白血病反应粒细胞胞质内常有中毒颗粒和空泡，嗜酸性和嗜碱性粒细胞不增多，NAP 反应强阳性，Ph 染色体阴性。急性髓系白血病骨髓细胞内可见 Auer 小体，多见于急性粒细胞白血病；NSE（+）且可被 NaF 抑制，见于急性单核细胞白细胞。故 130 题选 C，131 题选 B。

[132～133]

考点：骨折特有体征和开放性骨折感染表现

解析：A，D。骨折特有体征包括畸形、反常活动、骨擦音和骨擦感。裂隙骨折、青枝骨折、嵌插骨折、不完全性骨折为稳定性骨折，一般情况下不会出现以上三种体征。粉碎性骨折属于不稳定性骨折，可以出现上述骨折特有体征。故 132 题选 A。一般骨折体温正常，血肿吸收时可有低热，一般在 38℃ 左右。开放性骨折若伴有感染时，可有持续高热。故 133 题选 D。

[134～135]

考点：妊娠期疾病的首选用药

解析：B，D。①不协调性子宫收缩乏力首选药物是哌替啶（度冷丁），肌内注射。故 134 题选 B。②硫酸镁静脉滴注用于提前发动宫缩的不足月孕妇，目的是抑制宫缩。③妊娠期高血压疾病孕妇出现剧烈头痛伴呕吐时首选药物是甘露醇快速静脉滴注，用于预防颅内高压的发生。故 135 题选 D。

[136～137]

考点：体内钙、钾异常的表现

解析：C，A。久泻的患儿易出现水和电解质紊乱；佝偻病患儿血钙水平较低，长期腹泻，并且经过补液、纠正酸中毒后血钙将进一步降低，会导致惊厥。故 136 题选 C。久泻或营养不良患儿多有不同程度的脱水，补液过程中如没有注意相应补钾的问题，在大量输液后会出现低钾血症，主要表现为神经-肌肉兴奋性降低、心律失常、心肌收缩力降低、血压降低、心力衰竭等。故 137 题选 A。

[138～139]

考点：早产儿、过期产儿的定义

解析：A，D。足月儿指胎龄 ≥37 周且 <42 周的婴儿。早产儿指胎龄 ≥28 周且 <37 周的婴儿。过期产儿指胎龄 ≥42 周的婴儿。故 138 题选 A，139 题选 D。

[140～141]

考点：思维形式障碍

解析：A，D。思维贫乏指联想数量减少，概念与词汇贫乏，多见于精神分裂症、脑器质性精神障碍及精神发育迟滞。精神分裂症阴性症状指精神活动功能的减退或缺失，包括情感淡漠、思维贫乏、意志缺乏、无快感体验、注意障碍。故 140 题选 A。思维迟缓即联想抑制，联想的速度减慢、数量减少和发动困难，多见于抑郁发作。故 141 题选 D。

[142～143]

考点：类风湿关节炎、狼疮肾炎的治疗

解析：E，D。非甾体抗炎药（NSAID）具有镇痛消肿作用，是改善关节炎症状的常用药物，但不能控制病情，必须与改善病情的抗风湿药同服。这类药物包括阿司匹林、对乙酰氨基酚、吲哚美辛、萘普生、萘普酮、双氯芬酸、布洛芬、尼美舒利、罗非昔布、塞来昔布等。抗风湿药物较NSAID发挥作用慢，临床症状的明显改善需坚持规律服药1~6个月，有改善和延缓病情进展的作用。一般首选甲氨蝶呤（MTX），并将它作为联合治疗的基本药物。故142题选E。激素是治疗狼疮肾炎的首选药物，一般用标准疗程的泼尼松治疗狼疮肾炎。故143题选D。

[144~145]

考点：手术拆线时间

解析：A，C。术后缝线拆除时间：一般头、面、颈部术后4~5日拆线，下腹部、会阴部术后6~7日拆线，胸部、上腹部、背部、臀部术后7~9日拆线，四肢术后10~12日拆线（近关节处可适当延长），减张缝合术后14日拆线。故144题选A，145题选C。

[146~147]

考点：尿路结石的治疗

解析：A，D。经皮肾镜取石或碎石术适用于直径≥2cm的肾盂结石、部分肾盏结石及鹿角形结石，故146题选A。体外冲击波碎石（ESWL）适用于肾、输尿管上段直径≤2cm的结石。输尿管软镜取石或碎石术适用于中、下段输尿管结石，X线尿路平片不显影结石，因肥胖、结石质硬、停留时间长和经ESWL治疗后并发"石街"等患者。药物排石适用于结石直径<0.6cm、光滑、无尿路梗阻及感染的纯尿酸结石或胱氨酸结石，故147题选D。

[148~150]

考点：唐氏综合征、苯丙酮尿症和先天性甲状腺功能减退症的临床表现

解析：A，C，E。唐氏综合征表现为特殊面容：眼距宽，眼裂小，鼻梁低平，舌常伸出口外，流涎等；智力低下；体格发育迟缓；隐睾、通贯掌等。故148题选A。先天性甲状腺功能减退症可表现为皮肤粗糙，生理性黄疸时间延长，舌外伸；智力低下，生长发育停滞，四肢粗短等。故149题选C。苯丙酮尿症临床主要特征是智力低下，癫痫样发作，皮肤、毛发色素减少；患儿尿液和汗液排出苯丙氨酸代谢产物苯乙酸，因此有特殊鼠尿样气味。故150题选E。

模拟试卷（四）答案与解析

第一单元

1. 考点：艾滋病的传播途径

解析：E。艾滋病的传播途径，主要是有三个方面，第一个是血液传播，第二个是性接触传播，第三个是母婴传播。艾滋病的传染源，包括艾滋病病毒（人类免疫缺陷病毒）的感染者和艾滋病病人，是艾滋病病毒的唯一传染源。故本题选E。

2. 考点：《麻醉药品和精神药品管理条例》

解析：B。《麻醉药品和精神药品管理条例》规定，具有麻醉药品和第一类精神药品处方资格的执业医师，违反规定开具麻醉药品和第一类精神药品处方，或者未按照临床应用指导原则的要求使用麻醉药品和第一类精神药品的，由其所在医疗机构取消其麻醉药品和第一类精神药品处方资格；造成严重后果的，由原发证部门吊销其执业证书。执业医师未按照临床应用指导原则的要求使用第二类精神药品或者未使用专用处方开具第二类精神药品，造成严重后果的，由原发证部门吊销其执业证书。故本题选B。

3. 考点：抗菌药物临床应用管理办法

解析：D。《抗菌药物临床应用管理办法》第二十八条规定：具有中级以上专业技术职务任职资格的医师，经培训并考核合格后，方可授予限制使用级抗菌药物处方权。具有高级专业技术职务任职资格的医师，经培训并考核合格后，方可授予特殊使用级抗菌药物处方权。故本题选D。

4. 考点：描述性研究

解析：E。描述性研究又称为描述流行病学，是流行病学研究方法中最基本的类型之一，主要用来描述人群中疾病或健康状况及暴露因素的分布情况，目的是提出病因假设，为进一步调查研究提供线索，是分析性研究的基础；还可以用来确定高危人群，评价公共卫生措施的效果等。故本题选E。

5. 考点：疾病流行强度指标

解析：C。暴发、大流行、散发、流行均为表示疾病流行强度的指标。短期波动为疾病时间分布特征的一种类型，不是表示疾病流行强度的指标，其含义与疾病流行强度指标中的暴发相似；区别在于暴发常用于较局限的区域和较小的人群，而短期波动常用于较大的区域和人群。故本题选C。

6. 考点：抽样调查的概念

解析：D。抽样调查是一种非全面调查，它是从全部调查研究对象中，抽选一部分单位进行调查，并据以对全部调查研究对象做出估计和推断的一种调查方法。故本题选D。

7. 考点：学习的概念

解析：C。记忆是过去的经验在头脑中的反映；感觉是客观刺激作用于感觉器官所产生的对事物个别属性的反映；学习是个体在一定情境下由于反复地经验获得而产生的行为或行业潜能的比较持久的变化；知觉是直接作用于感觉器官的事物整体在脑中的反映，是人对感觉信息的组织和解释的过程；思维是高级生物的大脑对客观事物的本质和事物之间内在联系的规律性做出概括与间接的能动反馈。故本题选C。

8. 考点：医德评价

解析：D。医德评价是指人们及医务人员自己依据一定的医德标准，对医德行为做出善恶判断、确定其道德价值，为达到扬善抑恶的目的而表明褒贬态度的一种医德活动。医德评价的主要方式有社会舆论、传统习俗和内心信念。故本题选D。

9. 考点：医疗机构执业登记的事项

解析：B。医疗机构执业登记的事项：①类别、名称、地址、法定代表人或者主要负责人；②所有制形式；③注册资金（资本）；④服务方式；⑤诊疗科目；⑥房屋建筑面积、床位（牙椅）；⑦服务对象；⑧职工人数；⑨执业许可证登记号（医疗机构代码）；⑩省、自治区、直辖市卫生主管部门规定的其他登记事项。门诊部、诊所、卫生所、医务室、卫生保健所、卫生站还应当核准附设药房（柜）的药品种类。故本题选B。

10. 考点：健康危险因素评价

解析：E。健康危险因素评价是研究危险因素与慢性病发病率和死亡率之间数量依存关系及其规律性的一种技术。它研究人们生活在具有危险因素的环境中发生死亡的概率，以及当改变不良行为、消除或降低危险因素时，可能延长的寿命。其目的是促进人们改变不良行为和生活方式，减少危险因素，提高健康水平。故本题选 E。

11. 考点：医患沟通

解析：E。医患沟通中语言要简练、清晰，通俗、易于理解，不要充满医学术语而让患者费解。故本题选 E。

12. 考点：核酸的结构

解析：A。核酸主要分为 DNA 和 RNA 两种，DNA 主要存在于细胞核，是遗传信息的携带者，决定细胞和个体的基因型。RNA 存在于细胞核和细胞质内，参与细胞内遗传信息的表达。DNA 的基本功能是以基因的形式荷载遗传信息，并作为基因复制和转录的模板，是生命遗传的物质基础。基因从结构上定义，是指 DNA 分子中的特定区段，其中的核苷酸排列顺序决定了基因的功能。故本题选 A。

13. 考点：骨骼肌兴奋 – 收缩耦联

解析：E。神经 – 肌肉接头处兴奋性传递过程：接头前膜去极化→前膜 Ca^{2+} 通道开放→Ca^{2+} 内流→突触小泡内 ACh 释放入接头间隙→ACh 与接头后膜 N_2 型 ACh 受体结合→接头后膜对 Na^+ 通透性增高→终板电位→动作电位。因此，Ca^{2+} 是骨骼肌兴奋 – 收缩耦联的耦联因子。故本题选 E。

14. 考点：K_m 的意义

解析：E。在米 – 曼氏方程式中，K_m 为米氏常数，它的值等于酶促反应速度为最大速度一半时的底物浓度。K_m 值是酶的特征性常数之一，只与酶的结构、底物的性质和反应环境（如温度、pH、离子强度）有关，与酶的浓度无关；可在一定程度上反映酶与底物的亲和力。故 A、B、C、D 均不正确，E 选项正确。

15. 考点：糖代谢

解析：E。1mol 的葡萄糖彻底氧化成 CO_2 和 H_2O，可净生成 30mol 或 32mol ATP。1mol 的果糖 – 1 – 6 – 二磷酸彻底氧化可净生成 31mol 或 33mol ATP。1mol 丙酮酸脱氢、氧化后，可生成 15mol ATP。而肝糖原分解时，最终产物中只有 85% 为 1 – 磷酸葡萄糖，15% 为游离葡萄糖，且生成 1 – 磷酸葡萄糖的过程可逆；肌糖原不能分解成葡萄糖，只能进行糖酵解。故本题选 E。

16. 考点：三羧酸循环

解析：A。在三羧酸循环中，生成 2 分子 CO_2；中间产物草酰乙酸起着催化剂的作用，本身并无量的变化；枸橼酸也是中间产物，没有量的消耗。三羧酸循环的产物既可经过呼吸链，也可通过无氧呼吸产生 ATP。三羧酸循环是不可逆反应。故 B、C、D、E 均不正确，A 选项正确。

17. 考点：糖代谢

解析：E。葡萄糖进入细胞后发生磷酸化反应，生成葡萄糖 – 6 – 磷酸。磷酸戊糖途径中葡萄糖 – 6 – 磷酸是起始反应物。糖异生途径中葡萄糖基分解生成 1 – 磷酸葡萄糖和游离葡萄糖，1 – 磷酸葡萄糖转变为葡萄糖 – 6 – 磷酸，之后水解为葡萄糖。糖酵解途径的活化阶段，第一步即为葡萄糖磷酸化生成葡萄糖 – 6 – 磷酸。故本题选 E。

18. 考点：维生素

解析：E。天然的维生素 D 有两种：麦角钙化醇（D_2）和胆钙化醇（D_3）。植物油或酵母中所含的麦角固醇，经紫外线激活后可转化为维生素 D_2；在动物或人体皮下的 7 – 脱氢胆固醇，经紫外线照射也可以转化为维生素 D_3。因此麦角固醇和 7 – 脱氢胆固醇常被称作维生素 D 原。故本题选 E。

19. 考点：新斯的明的药理作用

解析：A。新斯的明是可逆性抗胆碱酯酶药，可通过 ACh 兴奋 M、N 胆碱受体；此外，尚能直接激动骨骼肌运动终板上的 N、M 受体，故对骨骼肌兴奋作用较强。而该药物对腺体、眼、心血管及支气管平滑肌兴奋作用较弱，可促进胃平滑肌收缩。故本题选 A。

20. 考点：镇静催眠药

解析：B。地西泮对快动眼睡眠时相的影响较小，主要延长非快动眼睡眠的第二期，停药后出现反跳性快速眼球运动期（REM）延长较巴比妥类轻，但可明显缩短或取消非快动眼期（NREM）第四相，因此可减少发生于此时期的夜惊症或夜游症。同时，地西泮的依赖性、成瘾性、戒断症状较轻。故本题选 B。

21. 考点：t 检验

解析：B。t 检验常用于样本例数（n）较小、总体标准差未知时样本与总体均数的比较、配对设计资料的比较以及两个小样本均数的比较。其目的是检验两样本所属的总体均数是否相等。故本题选 B。

22. 考点：利尿剂的药理作用

答案：E。

23. 考点：胺碘酮的药理作用

解析：B。胺碘酮为第Ⅲ类抗心律失常药，即延长动作电位时程药，通过抑制 K^+ 外流，延长复极时间，从而延长 APD 和 ERP；但其对动作电位的幅度和去极化速率影响很小。故本题选 B。

24. 考点：有机磷农药中毒解救

解析：B。阿托品为治疗急性有机磷酸酯类中毒的特异性、高效解毒药物，能迅速对抗体内 ACh 的毒蕈碱样作用，表现为松弛平滑肌、抑制多种腺体分泌和加快心率等，减轻或消除有机磷酸酯类中毒引起的呼吸困难、心率减慢和血压下降等。而碘解磷定（胆碱酯酶复活剂）不能直接对抗体内蓄积的 ACh 不良作用，故应与阿托品合用。故 A、C、D、E 均不正确，应选 B。

25. 考点：抗厌氧菌药物

解析：A。甲硝唑属硝基咪唑类药物，其分子中的硝基在细胞内无氧环境中被还原成氨基，从而抑制病原体 DNA 合成，发挥抗厌氧菌作用，对脆弱类杆菌尤为敏感。临床主要用于治疗厌氧菌引起的口腔、腹腔、女性生殖器、下呼吸道、骨和关节等部位的感染。故本题选 A。

26. 考点：细胞的电生理

解析：B。动作电位、锋电位、神经冲动及神经放电均可作为神经细胞兴奋的标志，神经细胞兴奋时产生去极化，再通过复极化返回原来电位；阈电位升高、突触后膜超极化是抑制现象，局部电紧张只有达一定值才能引起动作电位。故本题选 B。

27. 考点：心肌细胞的动作电位特征

解析：C。心室肌细胞在 1 期复极膜内电位达到 0mV 左右后，复极的过程就变得非常缓慢，记录的动作电位图形比较平坦，称为平台期（2 期），

这是心室肌细胞动作电位持续时间长的原因，也是心室肌细胞区别于骨骼肌和神经细胞动作电位的主要特征。故本题选 C。而心室肌细胞动作电位 0 期、1 期、3 期与骨骼肌细胞相比，没有太大差别。E 选项"4 期自动除极"是自律性细胞的特点。

28. 考点：影响动脉血压的因素

解析：E。每搏排血量增加，心脏收缩期射入主动脉的血量增多，在其他因素不变时，心脏收缩期中主动脉和大动脉内增加的血量就更多，故收缩期动脉血压的升高幅度更大。由于动脉血压升高，在外周阻力和心率的变化不大时，大动脉内增加容纳的血量在心脏舒张期流入毛细血管和静脉，故舒张期末大动脉内存留的血量与每搏排血量增加之前相比，增加并不多。因此在排血量增多而其他因素不变时，收缩压升高，舒张压变化并不明显，从而导致脉压增大。故本题选 E。

29. 考点：小肠的吸收功能

解析：E。胆盐随着胆汁排入肠内，其中约有 95% 在回肠吸收，经门静脉回到肝中再次组成胆汁，形成胆盐的肝肠循环。大多数的维生素都在小肠上段被吸收，但是维生素 B_{12} 是在回肠被吸收的。故本题选 E。

30. 考点：月经周期

答案：A。

31. 考点：肾小球滤过及滤过膜特点

解析：E。滤过膜的毛细血管内皮有许多小孔，直径 70～90nm，水、小分子溶质（如各种离子及尿素、葡萄糖以至小分子量的蛋白质等有机物质）都能够自由通过这些孔隙。滤过膜的基膜是一层有孔的基质，膜上有直径为 2～8nm 的多角形网孔，能够有效地阻挡血浆白蛋白通过肾小球滤过膜。故本题选 E。

32. 考点：肾小球滤过率的正常参考值

答案：B。

33. 考点：组织适应性改变

解析：A。组织适应性改变包括肥大、增生和萎缩。选项 B、C、D、E 属于损伤性改变。故本题选 A。

34. 考点：决定酶促反应的因素

解析：A。决定酶促反应的因素包括酶含量、

底物浓度、pH、温度、抑制剂、激活剂。因为是在底物充足的生理条件下，底物浓度、pH、温度都是固定的，所以决定因素为酶含量。故本题选 A。

35. 考点：糖尿病的病理改变

　　解析：A。1型糖尿病是胰岛素的绝对缺乏，是由于胰岛 B 细胞的破坏。因此不会出现胰岛细胞的增生。而胰岛细胞坏死、间质钙化、间质纤维化、胰岛细胞空泡变性均会发生。故本题选 A。

36. 考点：心血管系统病理

　　解析：A。动脉粥样硬化早期为脂纹期，主要由泡沫细胞聚集而成，泡沫细胞来源于从血中迁入内膜的单核细胞和由来源于中膜迁入内膜的平滑肌细胞吞噬脂质形成。故本题选 A。

37. 考点：乙型病毒性肝炎的病理变化

　　答案：B。

38. 考点：急性胆囊炎的临床表现

　　解析：B。急性胆囊炎病人很少出现黄疸，或仅有轻度黄疸。如果胆结石嵌入肝总管，产生胆囊-胆管瘘，引起胆管炎或黄疸，称为 Mirizzi 综合征，表现为反复发作的胆囊炎、胆管炎及梗阻性黄疸。故本题选 B。

39. 考点：肉芽肿的组成

　　答案：D。

40. 考点：外源性支气管哮喘的发病机制

　　解析：C。外源性支气管哮喘是指当外界变应原进入具有过敏体质的机体后，通过巨噬细胞和 T 淋巴细胞的传递，可刺激机体的 B 淋巴细胞合成特异性 IgE，并结合于肥大细胞和嗜碱性粒细胞表面的高亲和性 IgE 受体。当同种变应原再次进入体内，可与肥大细胞和嗜碱性粒细胞表面的 IgE 交联，从而促发细胞内一系列的超敏反应，使该细胞合成并释放多种活性介质，导致平滑肌收缩、黏液分泌增加、血管通透性增高和炎细胞浸润等。故本题选 C。

41. 考点：原发性肺结核

　　解析：E。原发性肺结核好发于小儿，病情恶化后出现血行播散，导致急性粟粒型肺结核或全身性粟粒型结核病。故本题选 E。

42. 考点：肺心病肺动脉高压的形成原因

　　解析：E。肺心病肺动脉高压的形成主要与以下因素有关：①肺细小动脉痉挛：是引起肺动脉高压的最主要因素。由于阻塞性肺气肿及其他原因使肺的呼吸功能发生障碍，从而引起缺氧和呼吸性酸中毒，使肺细小动脉痉挛，导致肺动脉高压。同时，缺氧和高碳酸血症刺激颈动脉窦和主动脉体化学感受器，使交感神经兴奋，儿茶酚胺分泌增多，加强肺血管收缩，从而加重肺动脉高压。②肺血管病变。③血容量增多和血液黏稠度增加。故本题选 E。

43. 考点：结核病的治疗

　　解析：D。联合用药是抗结核合理化疗的基础。采用两种或两种以上的药物同时应用，可增加药物的协同作用，减少耐药菌的产生。实验表明，单一用药将敏感菌杀灭，会选择出少数耐药菌呈优势性生长；而联合应用两种或两种以上药物，耐药菌明显减少，从而可提高疗效。故本题选 D。

44. 考点：社区感染性肺炎的致病菌

　　解析：D。社区感染性肺炎是指在医院外发生的肺炎，致病菌包括肺炎链球菌、金黄色葡萄球菌、流感嗜血杆菌、嗜肺军团菌、衣原体、支原体和病毒。其中最常见的革兰阴性杆菌是流感嗜血菌。故本题选 D。

45. 考点：肺癌的临床表现

　　解析：A。肺癌的肺外体征常见有四肢关节疼痛或肥大、杵状指（趾）、多发性神经炎、重症肌无力、库欣综合征、男性乳房增生肥大、高钙血症、精神异常等。故本题选 A。

46. 考点：呼吸衰竭的诊断

　　答案：C。

47. 考点：蛋白质三级结构

　　解析：D。蛋白质三级结构维系键包括疏水键、盐键、氢键、范德华力，没有肽键。故本题选 D。

48. 考点：门静脉高压症的诊断

　　解析：C。门静脉高压症的主要临床表现包括脾大和脾功能亢进、呕血、腹水或非特异性的全身症状（如厌食、疲乏、嗜睡等）。其中最有价值的诊断依据是食管胃底静脉曲张。故本题选 C。

49. 考点：内痔

　　解析：E。无痛性间歇性排便后出鲜血是内痔的早期常见症状。故本题选 E。

模拟试卷（四）答案与解析

50. 考点：门静脉高压症的临床表现

解析：C。门静脉高压症的发生机制是门静脉系统阻力增加和门静脉血流量加大。脾大、侧支循环建立和开放、腹水是门静脉高压症的三大临床表现。食管和胃底静脉曲张（导致呕血和黑便）是肝硬化的特征性表现。肝掌为肝功能减退的表现，而非门脉高压的表现。故本题选 C。

51. 考点：幽门梗阻

解析：E。幽门梗阻时胃内容物排空受阻，表现为上腹胀满不适，疼痛于餐后加重，并有恶心、呕吐，大量呕吐后症状可以缓解。主要特点是呕吐物含发酵酸性宿食、量大，严重呕吐、呕吐量大且主要为胃液（酸性），因此可致失水和低钾、低氯性碱中毒。故本题选 E。

52. 考点：急性胰腺炎的临床表现

解析：D。急性胰腺炎是多种病因导致胰酶在胰腺内被激活后引起胰腺组织自身消化、水肿、出血甚至坏死的炎症反应。临床上表现为急性腹痛、恶心、呕吐、发热和血胰酶增高等特点；腹痛常是最早出现的症状，剧烈上腹痛呈束带状向腰部放射，取弯腰抱膝位可缓解疼痛。故本题选 D。

53. 考点：慢性胃炎的病因

解析：E。自身免疫性胃炎以富含壁细胞的胃体黏膜萎缩为主；患者血液中存在自身抗体如壁细胞抗体（PCA），伴恶性贫血者还可查到内因子抗体（IFA）；本病可伴有其他自身免疫病如桥本甲状腺炎、白癜风等。故本题选 E。

54. 考点：溃疡病的治疗

解析：E。溃疡病的药物治疗包括：①根除幽门螺杆菌：PPI、铋剂联合 2 种抗生素组成四联疗法；②抑酸分泌：H_2 受体阻断剂和 PPI；③保护胃黏膜：硫酸铝、胶体铋、米索前列醇。布洛芬为非甾体抗炎药，可加重活动期溃疡的出血，一般在溃疡病活动期时不宜服用。故本题选 E。

55. 考点：脾破裂的治疗

解析：B。脾脏是一个血供丰富而质脆的实质性器官，外伤暴力很容易使其破裂而引起内出血。脾破裂的临床表现以内出血及血液对腹膜引起的刺激性症状为其特征，并常与出血量和出血速度密切相关，出血量大而速度快将很快出现低血容量性休克，伤情十分危急。因此术前最重要的措施是补充血容量，纠正失血性休克。故本题选 B。止痛、应用止血药、补充营养皆不是最重要的治疗措施。

56. 考点：慢性心功能不全的诱因

解析：B。慢性心功能不全定义为由不同病因引起的心脏舒缩功能障碍，发展到使心排血量在循环血量与血管舒缩功能正常时却不能满足全身代谢对血流的需要，从而导致具有血流动力异常和神经－内分泌系统激活两方面特征的临床综合征。最常见的诱因是感染、心律失常和治疗不当。故本题选 B。

57. 考点：亚急性感染性心内膜炎的病因

解析：B。链球菌和葡萄球菌各占自体瓣膜性心内膜炎病原微生物的 65% 和 25%，肠球菌占 5%～10%。亚急性者以草绿色链球菌最常见，其次为 D 族链球菌（牛链球菌、肠球菌）。急性者主要由金黄色葡萄球菌引起。故本题选 B。

58. 考点：劳力性心绞痛的典型表现

解析：E。劳力性心绞痛多由情绪激动、劳累诱发；持续时间较短；疼痛时心电图示 ST 段压低；休息或含服硝酸甘油数分钟内疼痛消失。故本题选 E。A、B、C、D 均为变异型心绞痛的表现。

59. 考点：呼吸功能的评价

解析：D。FEV_1/FVC 是评价气流受限的指标；FEV_1% 预计值是评估 COPD 严重程度的常用指标。故本题选 D。

60. 考点：肺炎链球菌肺炎的临床表现

解析：A。肺炎链球菌肺炎 X 线胸片示肺叶或肺段实变或呈片状淡薄炎症病变，边缘模糊不清，没有空洞形成。故本题选 A。

61. 考点：心脏病变的诊断

解析：D。左心室增大时心尖搏动向左下移位。右心室扩大时心尖搏动向左侧移位。故本题选 D。

62. 考点：下肢静脉疾病

解析：B。髂股静脉血栓形成后，如静脉血栓脱落后随循环血进入肺动脉，可引起肺栓塞，大面积肺栓塞可以致死，是最严重的致命并发症。故本题选 B。

63. 考点：中位数的计算

解析：C。如果总数个数是奇数，按从小到大的顺序，取中间的那个数；如果总数个数是偶数，按从小到大的顺序，取中间那两个数的平均数。此组数据个数为偶数，故取中间两个数的平均数来反映此组数据的平均水平，即平均潜伏天数＝（10＋12）/2＝11。故本题选C。

64. 考点：医疗损害责任

解析： A。医务人员在诊疗活动中<u>应当向患者说明病情和医疗措施</u>。需要实施手术、特殊检查、特殊治疗的，医务人员应当及时向患者具体说明医疗风险、替代医疗方案等情况，并取得其明确同意；不能或者不宜向患者说明的，应当向患者的近亲属说明，并取得其明确同意。医务人员未尽到前述义务，造成患者损害的，医疗机构应当承担赔偿的责任。该患者术前不清楚手术情况而造成对手术效果不满意，说明医务人员未尽到说明义务。故本题选A。

65. 考点：统计描述术语的概念

解析： A。<u>病死率</u>是表示一定时间内（通常为1年），患某病的全部病人中因该病死亡者的比率；<u>患病率（发病率）</u>是指某特定时间内总人口中某病的新（新发病例）、旧病例之和所占比率；死亡率是指一定时期内（通常为1年），某人群死于某病（或死于某指定归因原因）的频率，可作为评价公众健康状况的一种指标。综上所述，要找出对病人的生命威胁最大的疾病，需要统计的是病死率，故本题选A。

66. 考点：心理治疗原则

解析： A。在应用心理测验时应坚持<u>标准化原则、保密原则、客观性原则</u>。客观性原则指对心理测验结果做出评价时要符合受试者的实际情况，老人和大学教授的智力测验结果相同，但老人从未接受过正规教育，而教授接受过高等教育且有车祸导致的颅脑损伤，心理治疗师根据各自情况作出不同的判断，是遵循了客观性原则。标准化原则指采用公认的标准化工具，严格根据测验指导手册的规定执行心理测验。保密性原则指对测验的内容、答案及记分方法、受试者测验结果进行保密。故本题选A。

67. 考点：支气管哮喘的并发症

解析： C。支气管哮喘急性发作时<u>可并发气胸、纵隔气肿、肺不张</u>；长期反复发作和感染可并发慢性支气管炎、肺气肿、支气管扩张症、间质性肺

炎、肺纤维化和肺源性心脏病。其中<u>自发性气胸</u>的表现为：病人突感一侧胸痛、气急、憋气，可有咳嗽，但痰少，呼吸音减弱。故本题选C。

68. 考点：肺炎的诊断

解析： A。<u>细菌性肺炎</u>是最常见的肺炎类型，其最常见的病原菌为<u>肺炎链球菌</u>。根据患者的临床表现及检查结果，考虑该患者是肺炎链球菌肺炎，故本题选A。

69. 考点：胸部疾病的各项检查

解析： B。本例患者发作性干咳3个月伴夜间胸闷，无发热、咯血，双肺未闻及湿啰音，提示胸部疾患、肺部疾病的可能性大，首选X线胸片进行检查。故本题选B。

70. 考点：消化系统疾病用药

解析： E。青年女性患者，有上腹痛、腹胀等症状，口服法莫替丁后腹痛缓解，但仍觉餐后上腹胀，可以服用多潘立酮（促胃肠动力药）促进胃排空，改善腹胀症状。西咪替丁是H_2受体阻断剂，抑制胃酸分泌；铝碳酸镁、硫糖铝、氢氧化铝属于弱碱性抗酸剂，可中和胃酸。以上四种药物均可缓解腹痛，但不能改善腹胀。故本题选E。

71. 考点：急性心包炎

解析： C。胸骨左缘第3～4肋间可闻及性质粗糙、高音调、<u>与心搏一致的双期搔抓样杂音，即为心包摩擦音</u>。患者出现持续胸痛是由于纤维素性渗出液在心包脏层与壁层之间摩擦所致，并且患者还有前驱感染史。故患者确诊为急性心包炎，本题选C。

72. 考点：肠道疾病的检查

解析： D。患者为老年男性，临床症状有腹痛、大便习惯改变及消瘦、贫血等全身症状，肠道肿瘤不能排除；直肠指检阴性，下一步应行结肠镜检查，可观察全部大肠，且可直接取活检行细胞学检查等，为大肠癌最为有效的检查方法。故本题选D。

73. 考点：肝性脑病的诊断

解析： D。患者有肝脏疾病的表现：黄疸、A/G＝25/35＜1；并且尿蛋白、尿糖阴性，可以除外糖尿病酮症酸中毒及尿毒症；瞳孔等大可以除外安眠药中毒；脑血管意外很少见双侧肢体肌张力对

称性增高。故本题选 D。

74. 考点：休克的诊断与治疗

解析：B。本病例为感染性休克，扩容首先以输注平衡盐溶液为主，配合适当的胶体液、血浆或全血，从而恢复足够的循环血量。故本题选 B。

75. 考点：稳定细胞的再生潜力

解析：D。在生理情况下，稳定细胞增殖不明显，在细胞增殖周期中处于静止期；但受到组织损伤的刺激时，则进入 DNA 合成前期，表现出较强的再生能力。这类细胞包括各种腺体或腺样器官的实质细胞，如胰、肝、内分泌腺、汗腺、皮脂腺和肾小管的上皮细胞等。故本题选 D。

76. 考点：高血压的治疗

解析：C。ACEI 类降压药物除了能控制血压，还可以减少尿蛋白，减轻肾脏负荷，保护肾脏功能。故本题选 C。

77. 考点：室性期前收缩的病理生理

解析：E。本病例心电图示"宽大畸形的 QRS 波群，QRS 时限 0.16s，其前无 P 波，代偿间期完全"，提示为室性期前收缩。心肌细胞兴奋的有效不应期很长，相当于整个收缩期和舒张早期，也就是说，在整个心脏收缩期内，任何强度的刺激都不能使心肌细胞产生第二次兴奋和收缩。因此来自心房的刺激不能再次引起心室兴奋，从而产生代偿间期。故本题选 E。

78. 考点：心脏瓣膜疾病的检查

解析：E。根据患者的临床表现可推知患者右心血流异常、三尖瓣返流，未明确诊断，因此超声心动图为首选检查。故本题选 E。

79. 考点：病毒性心肌炎的诊断

解析：C。本病例患者在发病前 2 周有上呼吸道感染史，发病时表现为胸闷、心悸；查体有期前收缩；心电图为多导联低电压、T 波低平。因此应诊断为病毒性心肌炎。故本题选 C。

80. 考点：克罗恩病的诊断

解析：E。克罗恩病 X 线表现为肠道炎性病变，可见黏膜皱襞粗乱，纵行溃疡或"鹅卵石"征，炎性息肉，多发性狭窄或肠壁僵硬，瘘管形成等。故本病例考虑克罗恩病，故本题选 E。

81. 考点：肝性脑病的分期

模拟试卷（四）答案与解析

答案：B。

82. 考点：胰腺炎的诊断

解析：D。本病例的病史中最初出现疼痛的部位在左上腹，症状重而体征轻，且 X 线腹部平片示膈下无游离气体，结合 B 超发现胆囊结石，首先应考虑胰腺炎。因为有血压下降等感染性休克表现，应首先考虑为重症急性胰腺炎。故本题选 D。

83. 考点：门静脉高压症的治疗

解析：D。患者有肝炎病史 30 余年，并有进食后呕血症状，应诊断为肝硬化门静脉高压症。其手术治疗主要有分流术和断流术两种，目前认为急诊手术选择断流术更为合理，且以贲门周围血管离断术的疗效最好。故本题选 D。

84. 考点：食管癌的诊断

解析：D。食管癌临床上以进行性吞咽困难为典型表现，早期食管 X 线检查的征象有：①黏膜皱襞增粗、迂曲及中断；②食管边缘呈毛刺状；③小充盈缺损与小龛影；④局限性管壁僵硬或有钡剂滞留。中晚期病例可见病变处管腔不规则狭窄、管壁蠕动消失、黏膜紊乱、软组织影以及腔内型的巨大充盈缺损。根据本病例患者的临床表现及检查结果，可知该患者最可能的诊断是食管癌。故本题选 D。

85. 考点：外源性支气管哮喘的诊断

答案：B。

86. 考点：不同肺炎临床表现的鉴别

答案：D。

87. 考点：自发性腹膜炎的诊断

解析：E。自发性腹膜炎临床表现为体温升高、脉速、腹肌紧张，压痛、反跳痛明显，叩诊多数移动性浊音阳性，可出现肠麻痹。从自发性腹膜炎的原因看，在营养不良、肝硬化并发腹水、肾及猩红热时，机体抵抗力下降，肠腔内细菌可能通过肠壁直接进入腹膜腔，从而引起腹膜炎。根据该患者的临床表现、病史及查体结果，可知该患者最可能的诊断是自发性腹膜炎。故本题选 E。

88. 考点：心房颤动的诊断

解析：B。心房颤动时心室率常在 100～160 次/分，节律完全不规则，心音强弱、快慢不等，脉搏也强弱不等，同一分钟内脉搏数小于心搏数（脉搏

· 82 ·

短绌）。心电图上P波消失，而代之以频率为350～600次/分、形状大小不同、间隔不均匀的f波；QRS波群间距离绝对不规则。故本题选B。

89. 考点：支气管哮喘的发生机制

解析：D。青年患者，运动后气促，双肺散在哮鸣音，心率正常，应考虑支气管哮喘而不是急性左心衰竭引起的肺水肿，故排除B。肺血管阻力增加是肺源性心脏病的发生机制，故排除A。C、D、E项均为哮喘的发生机制，其中"气道高反应性"是哮喘的基本特征，有症状的哮喘几乎都存在此病理生理状态，故本题选D。

90. 考点：《药品管理法》

解析：A。《药品管理法》规定，药品上市许可持有人、药品生产企业、药品经营企业或者医疗机构在药品购销中给予、收受回扣或者其他不正当利益的，药品上市许可持有人、药品生产企业、药品经营企业或者代理人给予使用其药品的医疗机构负责人、药品采购人员、医师、药师等有关人员财物或者其他不正当利益的，由市场监督管理部门没收违法所得，并处30万元以上、300万元以下的罚款；情节严重的，吊销药品上市许可持有人、药品生产企业、药品经营企业营业执照，并由药品监督管理部门吊销药品批准证明文件、药品生产许可证、药品经营许可证。故本题选A。

91. 考点：患者的权利

解析：C。知情同意权是指医务人员要为病人提供其做决定所必需的足够信息（如病情、诊疗方案、预后及可能会出现的危害等），让病人在权衡利弊后，对医务人员所拟订的诊疗方案做出同意或否定的决定。医疗机构施行手术、特殊检查或者特殊治疗时，必须征得患者同意，并应当取得其家属或者关系人同意并签字；无法取得患者意见时，应当取得家属或者关系人同意并签字。故本题选C。

92. 考点：支原体肺炎的诊断和治疗

解析：A。支原体肺炎病程较长，表现为低热、干咳，肺部体征少，血象WBC多无明显升高，X线表现可呈间质性炎症改变，支原体对青霉素类不敏感。该患者符合上述表现，故考虑为支原体肺炎，此时首选的抗生素是大环内酯类，疗程2～3周。故本题选A。

93. 考点：心力衰竭

解析：C。二尖瓣狭窄时，左房压渐升高，首先发生左房衰竭，进而肺淤血→肺动脉高压→右心衰竭。该患者有慢性二尖瓣狭窄病史，近1周咳嗽、咳痰、强迫高枕卧位、双肺底湿啰音，系左房衰竭致肺淤血的表现；肝大伴压痛、下肢水肿，系右心衰竭致体循环淤血的表现。故为全心衰竭。由于心功能的分级主要依据活动耐量，本题干并未提供患者的活动情况，故暂不能进行心功能分级。故本题选C。

94. 考点：心包积液的诊断

解析：B。心包积液的患者可出现胸闷、气短，还可出现心律失常、血压降低、脉压变小、奇脉等。查体可见颈静脉怒张等体循环淤血的症状，心界扩大，心尖搏动不易触及，心音低钝、弱而遥远。由此可见，本病例患者最可能的诊断应为心包积液，故本题选B。

95. 考点：大叶性肺炎的治疗

解析：C。该患者系青年女性，急性起病，表现为高热、咳嗽、呼吸急促、胸痛，符合肺炎的症状。右上肺叩诊呈浊音，可闻及支气管呼吸音，这是肺实变的体征。白细胞显著升高，以中性粒细胞为主，支持细菌感染。综合上述表现，该患者罹患大叶性肺炎的可能性大，由于大叶性肺炎最常见的病原菌是肺炎链球菌（革兰阳性球菌），故首选的抗生素是青霉素，但该患者青霉素皮试阳性，还可以选用喹诺酮类等抗菌药。本题各选项中，氨茶碱是支气管舒张剂，不是抗菌药，不能用于肺炎的治疗，不选A。庆大霉素是氨基糖苷类，主要针对革兰阴性杆菌，不选B。左氧氟沙星和环丙沙星都是喹诺酮类，磺胺类和喹诺酮类都可用于革兰阳性菌感染，但磺胺类耐药菌较多，且不良反应多，故相对来说选择喹诺酮类更好，不选E。环丙沙星抗革兰阴性菌效果更好，而左氧氟沙星对革兰阳性菌有很好的抗菌作用，不选D。故本题选C。

96. 考点：葡萄球菌肺炎的临床表现

解析：E。葡萄球菌肺炎多急骤起病、寒战、高热、胸痛、咳脓性痰，量多，带血丝或呈脓血状。早期可无体征，其后可出现两肺散在湿啰音。外周血白细胞计数明显升高，中性粒细胞比例增高。胸部X线显示肺段或肺叶实变，可形成空洞，或呈小叶状浸润。葡萄球菌为革兰染色阳性球菌。

结合该患者的表现，首先考虑为金黄色葡萄球菌感染，故本题选 E。

97. 考点：肝癌的诊断

解析：B。该患者查体有肝明显增大，考虑肝硬化的可能性不大，因为肝硬化时除非出现肝淤血和并发肝细胞癌，肝一般缩小，不选 A。由于白细胞不高，肝脓肿的可能性不大，不选 E。肝结核临床少见，不选 D。该患者 B 超显示右肝叶有强回声团块，肝癌的可能性大，中央的液性暗区可能是由于肿瘤发生坏死液化所致。而 B 超显示肝囊肿表现为圆形或椭圆形无回声区，囊壁薄而清晰，内壁光滑，故该患者 B 超表现不支持肝囊肿，不选 C。故本题选 B。

98. 考点：亚急性感染性心内膜炎的临床表现

解析：C。由于抗生素的广泛应用，感染性心内膜炎的病原学发生改变，导致感染性心内膜炎的临床表现多不典型，因此临床凡遇到下列表现的患者应怀疑本病的可能：①器质性心脏病患者出现原因不明的发热，持续 1 周以上；②新出现的心脏杂音，或原有杂音性质发生明显改变；③发生动脉栓塞而无其他原因解释；④原因不明的心力衰竭；⑤心脏手术后持续性发热超过 1 周。结合本病例患者，有心脏瓣膜病史，持续发热达 2 个月，应该考虑感染性心内膜炎的可能。由于急性感染性心内膜炎多呈急性病程，有严重全身中毒症状；而该患者病程长，仅为低热，故考虑为亚急性感染性心内膜炎。本题选 C。

99. 考点：支气管扩张症的临床表现

解析：C。支气管扩张症表现为慢性咳嗽、咳痰、反复咯血，早期可无异常体征，后期可闻及肺部固定而持久的局限性湿啰音，可有杵状指、发绀等体征；疾病早期 X 线可无特殊发现，或仅有肺纹理增粗、紊乱，疾病后期显示不规则蜂窝状透光阴影。结合该患者，以反复咯血为突出表现，查体无异常体征，X 线仅发现肺纹理增粗、紊乱，符合支气管扩张症的早期表现，故本题选 C。风心病二尖瓣狭窄表现为咳嗽、呼吸困难，可以咳粉红色泡沫样痰，查体有心尖部舒张期隆隆样杂音及开瓣音等心脏体征，肺底可有湿啰音，故不选 A。慢性支气管炎表现为慢性咳嗽、咳痰，少有咯血，故不选 B。支气管肺癌多有长期吸烟史，表现为刺激性干

咳，可痰中带血，X 线能发现肺部团块状或结节状阴影，故不选 D。肺结核多有结核中毒症状如长期不规则发热、乏力、盗汗，X 线多有肺浸润影、干酪样变、结核空洞等病变，一般不会仅表现为肺纹理增粗、紊乱，故不选 E。

100. 考点：深静脉血栓

解析：D。肺动脉栓塞是下肢深部巨大血管瘤术后的常见严重并发症，多因为术后下肢制动，导致深静脉血栓形成，在患者下床活动时，血栓脱落，经血液循环至肺动脉，发生血栓栓塞，短时间内导致患者出现生命危险。故本题选 D。

101. 考点：输血

解析：D。本题患者因肺癌化疗损伤骨髓造血功能，从血象来看，血小板缺乏比较严重，这也是造成其凝血功能受损的原因，故应补充血小板，防止进一步出血。故本题选 D。

102. 考点：结肠镜检查

解析：D。患者反复腹泻 2 年，间有脓血便，粪培养阴性且多种抗生素治疗无效，可疑为结肠息肉或者结肠癌，一般首选结肠镜检查，既可直视观察、摄片，又可活检及进行息肉电切治疗，从而达到诊治一体化的目的。故本题选 D。

103. 考点：肠梗阻的病理生理

解析：A。该患者饱餐后参加剧烈运动时突发腹痛、腹胀并呈阵发性绞痛等提示肠梗阻；全腹肌紧张，有压痛和反跳痛，肠鸣音消失；腹穿抽出血性液体提示为绞窄性肠梗阻。严重的液体丢失会导致血容量下降，出现脉搏加快、血压降低、四肢发绀、全身冷汗等休克征象。故本题选 A。

104. 考点：肝硬化的辅助检查方法

解析：B。该患者中年男性，乙型肝炎病史 10 年，近年来自觉右上腹胀痛、乏力、消瘦，首先考虑为乙型肝炎发展为肝硬化。而肝硬化时 B 超显像可显示肝脏大小、外形改变和脾肿大，并发门脉高压症时可见门静脉、脾静脉直径增宽，有腹水时可发现腹腔内液性暗区。因 B 超不仅能看到肝、脾状况，还可观察并发症情况，故为首选。所以，本题选 B。

105. 考点：糖异生的生理意义

解析：A。糖异生作用最重要的生理意义是在

空腹或饥饿情况下保持血糖浓度的相对恒定。体内某些组织如脑组织不能利用脂肪酸，主要依靠葡萄糖供给能量。成熟红细胞没有线粒体，完全通过糖酵解获得能量。在不进食的情况下，机体依靠肝糖原的分解维持血糖浓度，但肝糖原不到 12 小时即消耗殆尽，此后机体主要依靠糖异生维持血糖浓度的相对恒定。因此，在空腹或饥饿情况下，糖异生对保障脑等重要组织器官的能量供应具有重要意义。故本题选 A。

106. 考点：《艾滋病防治条例》

解析：A。《艾滋病防治条例》规定，对临时应急采集的血液未进行艾滋病检测或对临床用血的艾滋病检测结果未进行核查，或者将艾滋病检测阳性的血液用于临床的，由县级以上人民政府卫生主管部门责令限期改正，通报批评，给予警告；造成艾滋病传播、流行或者其他严重后果的，对负有责任的主管人员和其他相关直接责任人员依法给予降级、撤职、开除的处分，并可以依法吊销有关机构或者责任人员的执业许可证件；构成犯罪的，依法追究刑事责任。故本题选 A。

107. 考点：抽样方法及样本含量的估计

解析：C。分层抽样是将调查的总体按照不同的特征分为若干层，然后在各层中运用单纯随机抽样或系统抽样法抽取一定数量的观察单位，合起来组成样本；根据本题的抽样方法，应属分层抽样，故本题选 C。

108. 考点：归因危险度

解析：A。归因危险度（AR）又称特异危险度，通常暴露组的发病率（或死亡率）可归因于暴露因素所导致的危险度，称为特异危险度，即暴露组人群的发病率或死亡率与非暴露组人群的发病率或死亡率之间的差值。$AR = a/n_1 - c/n_0$，则 $AR = 30/200 - 15/150 = 0.05$。故本题选 A。

109. 考点：原发性肝癌的诊断

解析：D。原发性肝癌的主要特征有：①肝区疼痛，多为持续性胀痛或钝痛；②肝肿大，质地坚硬，表面凹凸不平，有大小不等的结节或巨块，边缘钝而不整齐；③晚期可有黄疸、肝硬化征象。该患者为肝癌高危人群（乙型肝炎病毒表面抗原阳性多年）且有肝癌典型临床表现，故本题选 D。

110. 考点：细胞、组织的适应性改变

解析：A。肥大是由于实质细胞体积的增大；萎缩是由于实质细胞体积变小，器官常伴有细胞数量的减少。增生是器官或组织的实质细胞数目增多；一种分化成熟的细胞被另一种分化成熟的细胞所替代的过程称为化生，上皮细胞的化生包括鳞状上皮和腺上皮的化生。故本题选 A。

111. 考点：肺气肿的诊断

解析：B。根据题干"男性，65 岁，吸烟史 40 余年，慢性咳嗽、咳痰 20 余年"，提示慢性阻塞性肺疾病；"近 2 年来劳累时有气急，两肺呼吸音减弱，肺下界下移，两肺底有细小湿啰音"，提示疾病已发展为肺气肿。故本题选 B。

112. 考点：心脏瓣膜病的并发症

解析：B。根据题干中所述，"心脏联合瓣膜病史 10 年，发热 1 个月，体温波动在 37.2℃ ~ 37.6℃，厌食、消瘦、贫血貌"，可见该患者在心脏瓣膜病的基础上出现了感染症状，为确定感染细菌或病毒的具体类型，首选的检查手段是血培养。故本题选 B。

113. 考点：溃疡性结肠炎肠道病理变化

解析：D。该患者为年轻男性，表现为腹痛、腹泻、黏液脓血便，血常规提示白细胞升高，粪镜检可见红细胞和脓细胞，考虑为溃疡性结肠炎。溃疡性结肠炎是一种病因不明的结、直肠慢性非特异性炎症性疾病，病变多位于乙状结肠和直肠，镜下可见弥漫性糜烂或多发浅表溃疡。故本题选 D。

114. 考点：扩张型心肌病的诊断

解析：B。扩张型心肌病主要特征是单侧或双侧心腔扩大，心肌收缩功能减退，伴或不伴有充血性心力衰竭。本病多见于青年，起病缓慢，主要体征是心腔扩大，可闻及第三或第四心音，伴有不同程度的心律失常，心尖区可闻及收缩期杂音，系由心腔扩大所致。故本题选 B。

115. 考点：支气管哮喘的诊断

解析：D。根据题干，该患者"反复发作喘息、呼吸困难、咳嗽 2 年。体检：双肺散在哮鸣音，心脏无异常"，最可能诊断为支气管哮喘，检查主要是肺功能试验，包括通气功能检测、支气管激发试验、支气管舒张试验及呼气峰流速及其变异率测定，故本题选 D。选项 A、B、C、E 所述均不

是明确诊断的检查结果，不易与其他疾病鉴别，故不选。

116. 考点：肺源性心脏病的治疗

解析：E。肺源性心脏病使用利尿剂后易出现低钾、低氯性碱中毒，不明原因的盲目镇静会掩盖病情，甚至引发肺性脑病。故本题选E。

117. 考点：感染性心内膜炎的诊断

解析：E。感染性心内膜炎典型的临床表现有发热、杂音、贫血、栓塞、皮肤病损、脾肿大和血培养阳性等。急性感染性心内膜炎常因化脓性细菌侵入心内膜引起，多由毒力较强的病原体感染所致，主要由金黄色葡萄球菌引起。由本题中患者有拔牙的病史，根据症状和体征不难做出诊断。故本题选E。

118. 考点：感染性心内膜炎的辅助检查

解析：A。①血培养；②一般化验检查；③心电图检查；④胸部X线摄片；⑤超声心动图检查；⑥心导管检查和心血管造影；⑦放射性核素^{67}Ga（镓）心脏扫描；⑧血清免疫学检查。其中有75%~85%患者血培养阳性，阳性血培养是诊断本病最直接的证据，而且还可以随访菌血症是否持续。故本题选A。

119. 考点：感染性心内膜炎的治疗

解析：B。感染性心内膜炎及早治疗可以提高治愈率、明确病原体，采用最有效的抗生素抗感染治疗是治愈本病最根本的因素。一般认为应选择较大剂量的青霉素类、链霉素、头孢菌素类等杀菌剂，它们能穿透血小板-纤维素的赘生物基质，杀灭细菌，达到根治瓣膜感染、减少复发的危险。故本题选B。

120. 考点：肺脓肿的治疗

解析：C。因为患者出现肺部空洞，并咳脓痰，有臭味，可以判断患者是肺脓肿，肺脓肿感染的细菌90%是厌氧菌，并且本病例患者应用头孢呋辛疗效不大，更说明是厌氧菌感染，药物治疗选择青霉素、林可霉素、克林霉素、甲硝唑等。故本题选C。

121. 考点：肺脓肿抗菌药物疗程

解析：A。肺脓肿抗菌药物疗程为8~12周，直至X线胸片显示脓腔和炎症消失，或仅有少量的

纤维化残留。故本题选A。

122. 考点：肺源性心脏病的诊断

解析：E。题干中给出肺部症状和体征，结合该老年男性吸烟患者的长期慢性支气管炎病史，且有肺动脉高压、右心衰表现，首先考虑肺心病（肺、心功能失代偿期）。故本题选E。

123. 考点：肺源性心脏病的检查

解析：E。心电图仅反映心脏的电生理活动，彩超对心脏结构、大小及室壁活动反映较好，但均仅是对心脏功能的检测。动脉血气分析异常表示不同程度的缺氧、二氧化碳潴留和（或）酸碱平衡紊乱。通气/灌注ECT应用于肺动脉高压的检测。故本题选E。

124. 考点：休克程度判断

答案：A。

125. 考点：失血性休克失血量的判断

答案：C。

126. 考点：休克的治疗措施

答案：D。

127. 考点：上消化道穿孔的诊断

解析：C。上消化道穿孔患者一般有较长的消化性溃疡病史，且近期症状加重，发作前常有暴食、进刺激性食物、情绪激动、过度劳累等诱因。主要症状为突然发生的剧烈腹痛，呈刀割样，从上腹部开始，很快扩散到全腹；与原有的溃疡发作症状不同，使患者非常清楚地记得此次发病的明确时间；常伴有恶心、呕吐。体格检查：患者腹肌紧张，呈"板状腹"，全腹有压痛和反跳痛，肠鸣音减弱或消失，肝浊音界缩小或消失。根据患者的表现，考虑为上消化道穿孔。故本题选C。

128. 考点：上消化道穿孔的检查

解析：E。上消化道穿孔对明确诊断最有价值的检查是腹部立位X线片，立位X线检查膈下可见新月状游离气体影。故本题选E。

129. 考点：上消化道穿孔的治疗

解析：D。手术治疗的适应证是饱食后穿孔，消化性溃疡病史长，非手术治疗效果差或有严重腹膜炎，曾有穿孔史伴有幽门不完全梗阻、大出血、恶变高危因素等并发症者。该患者为晚餐后突发穿孔，表现为全腹压痛、反跳痛，板状腹，肠鸣

音消失，应进行急诊剖腹探查。故本题选D。

[130~131]

考点：献血法

答案：B，D。

[132~133]

考点：食物中毒菌种的鉴别

答案：D，C。

[134~136]

考点：心动周期

解析：D，E，C。心动周期是指心房或心室每舒张、收缩一次所构成的机械活动周期。心室收缩时主动脉压升高，在收缩期的中期达到最高值，此时的动脉血压值称为收缩压，故134题选D。舒张压是指心室舒张时，主动脉压下降，在心室舒张末期动脉血压的最低值。脉压＝收缩压－舒张压，故135题选E。平均动脉压是指一个心动周期中每一瞬间动脉血压的平均值，即平均动脉压＝舒张压＋1/3脉压，故136题选C。

[137~138]

考点：心力衰竭的治疗

解析：C，E。肺心病患者发生心力衰竭，首先应该控制感染，改善呼吸功能。故137题选C。对慢性肺心病出现右心衰竭的患者，一般经过氧疗、控制呼吸道感染、改善呼吸功能、纠正低氧和解除二氧化碳潴留后，心力衰竭症状可减轻或消失，患者尿量增多、水肿消退、肿大的肝脏缩小、压痛消失。对治疗后无效的较重患者，可适当选用利尿药、正性肌力药或血管扩张药。故138题选E。

[139~140]

考点：升结肠癌与克罗恩病

解析：E，B。老年患者长期腹部隐痛，应考虑肠道恶性肿瘤，又因患者出现右下腹疼痛，故考虑诊断为升结肠癌，139题选E。克罗恩病是一种原因不明的肠道炎症性疾病，好发于末端回肠和右半结肠；临床表现为腹痛、腹泻、肠梗阻，伴有发热、营养障碍等肠外表现；病程多迁延，反复发作，不易根治。故140题选B。

[141~142]

考点：外周血管疾病

解析：E，C。单纯性下肢静脉曲张手术治疗是根本治疗方法，手术包括大隐或小隐静脉高位结扎及主干与曲张静脉剥脱术。故141题选E。Homans征即直腿伸踝试验，检查时嘱患者下肢伸直，将踝关节背屈时，由于腓肠肌和比目鱼肌被动拉长而刺激小腿肌肉内病变的静脉，引起小腿肌肉深部疼痛；若为阳性，提示小腿深静脉血栓形成。故142题选C。

[143~144]

考点：抗生素的药理作用

解析：E，D。多西环素为四环素类抗生素的首选药，对立克次体、支原体、衣原体均有效；磺胺类药可抑制细菌二氢叶酸合成酶，通过抑制四氢叶酸合成，影响细菌核酸合成而抗菌。故143题选E，144题选D。

[145~146]

考点：心肌病的特点

解析：C，A。扩张型心肌病的超声心动图表现为左、右心室腔明显增大，以左心室腔增大为主。典型肥厚型心肌病的超声心动图特点是室间隔非对称性肥厚，室间隔与左心室后壁之比为（1.3~1.5）:1。故145题选C，146题选A。

[147~148]

考点：肝硬化腹水

答案：D，A。

[149~150]

考点：糖尿病的治疗

解析：D，C。治疗2型糖尿病并发肾病（微量蛋白尿），应选用格列喹酮，格列喹酮的代谢产物很少经肾排泄，肾损害较小。故149题选D。对体型肥胖患者，检查糖耐量异常，应首先选用饮食疗法，通过控制饮食减轻体重，减少胰岛素抵抗。故150题选C。

第二单元

1. **考点**：角色行为强化
   解析：D。常见的患者角色变化：①角色行为冲突，患者在角色转换中不愿意或不能放弃原有的角色行为。②角色行为减退，因其他角色冲击患者角色，从事了作为"患者"角色不应承担的活动。③角色行为缺如，即未能进入角色，没有意识到自己是个患者，拒绝认同患者角色。④角色行为异常，指患者受病痛折磨，感到悲观、失望，不良心境导致行为异常。⑤角色行为强化，安于患者角色的现状，期望继续享有患者角色所获得的家庭、社会利益。故本题选 D。

2. **考点**：肾结核的检查
   解析：B。静脉尿路造影（IVU）可了解分肾功能、病变程度与范围，全尿路形态变化。肾结核早期表现为肾盏边缘不光滑如"虫蚀状"；以后肾盏不规则扩大或模糊变形，甚至形成空洞；病变严重者则病肾功能丧失致 IVU 检查不显影；还可了解有无膀胱挛缩和对侧肾有无积水。故本题选 B。

3. **考点**：复方碘溶液的应用
   解析：A。复方碘溶液仅用于甲亢术前准备及甲状腺危象时。故本题选 A。

4. **考点**：酒精中毒震颤谵妄的表现
   解析：A。震颤谵妄是在慢性酒精中毒、长期酒精依赖的基础上，突然停饮或减少饮酒量时引发的短暂并有躯体症状的急性意识模糊状态。主要表现为伴有生动幻觉或错觉的谵妄、全身肌肉震颤和行为紊乱。故本题选 A。

5. **考点**：川崎病的治疗
   解析：E。早期口服阿司匹林可控制急性炎症过程，静脉输入丙种球蛋白加口服阿司匹林治疗可降低川崎病患者冠状动脉瘤的发生率。故本题选 E。

6. **考点**：甲状腺癌的临床表现
   解析：B。甲状腺癌早期可发现甲状腺有一质硬而不光滑肿块，可伴有颈淋巴结肿大。随着病情进展，肿块逐渐增大，质硬，吞咽时肿块活动度低。甲状腺肿块可在短期内迅速增大，侵犯周围组织可产生声音嘶哑、呼吸困难、吞咽困难。故本题选 B。

7. **考点**：乳腺癌的表现及病理生理机制
   解析：B。乳腺肿瘤增大时，可引起乳房局部隆起；若肿瘤侵犯累及 Cooper 韧带，可使其缩短而致肿瘤表面皮肤凹陷，即"酒窝征"。癌细胞堵塞局部皮下淋巴管可引起真皮水肿，呈"橘皮样"改变。肿瘤侵犯周围腺体可引起皮肤溃烂出血。故本题选 B。

8. **考点**：周围性瘫痪的定义
   解析：D。周围性瘫痪又称下运动神经元损害性瘫痪，或称弛缓性瘫痪、软瘫。是因脊髓前角细胞及脑干运动神经核及其发出的纤维（脊髓前根、脊神经、脑神经）受损害而产生的瘫痪。故本题选 D。

9. **考点**：肩关节周围炎
   解析：D。肩周炎是肩关节周围肌肉、肌腱、滑膜囊及关节囊的慢性损伤性炎症，主要为上述结构的增生、粗糙及关节内、外粘连，临床表现为活动时疼痛、功能受限。该病以中老年患者多见，女性多于男性，俗称"五十肩"。故本题选 D。

10. **考点**：骨折的并发症
    解析：E。（1）骨折早期的并发症有：①休克；②感染；③重要内脏器官损伤；④重要血管与神经损伤；⑤脂肪栓塞综合征；⑥骨筋膜室综合征。（2）骨折晚期的并发症有：①坠积性肺炎；②压疮；③下肢静脉血栓形成；④骨化性肌炎；⑤创伤性关节炎；⑥关节僵硬；⑦急性骨萎缩；⑧缺血性骨坏死；⑨缺血性肌挛缩。故本题选 E。

11. **考点**：头皮裂伤的处理
    解析：A。头皮单纯裂伤处理的原则是尽早施行清创缝合，一般时限不应超过 24 小时；但即使伤后已逾 24 小时，只要没有明显的感染征象，仍可进行彻底清创并一期缝合。故本题选 A。

12. **考点**：骨折的并发症
    解析：A。骨折的并发症一般分为早期和晚期两种。早期的具体表现为：①休克；②脂肪栓塞综合征；③重要内脏器官和周围组织损伤；④骨筋膜室综合征。骨折晚期并发症有：①坠积性肺炎；②压疮；③下肢静脉血栓形成；④感染；⑤损伤性骨化（骨化性肌炎）：多因关节扭伤、脱位或关节附近骨折，骨膜剥离形成骨膜下血肿，处理不当使关节附近软组织内广泛骨化，不是关节内骨折最常见的并发症，排除C；⑥创伤性关节炎：骨折未能准确复位，关节面不平整，长期磨损易引起关节炎，是关节内骨折最常见的并发症，故本题选A；⑦关节僵硬；⑧急性骨萎缩：即损伤所致关节附近的痛性骨质疏松，也称反射性交感神经性骨营养不良；⑨缺血性骨坏死：骨折段的血液供应被破坏所致，排除B；⑩缺血性肌挛缩：较严重的并发症之一，是骨筋膜室综合征处理不当的结果。D和E均不是骨折并发症，予以排除。

13. **考点**：糖尿病水肿病人的药物治疗
   答案：B。

14. **考点**：营养性缺铁性贫血的临床表现
   解析：D。缺铁性贫血的临床表现包括缺铁的原发症状、贫血表现（苍白、头昏、视物模糊、耳鸣、纳差、肝脾轻度肿大）及非血液系统的表现（异食癖、食欲减退、呕吐、腹泻、烦躁不安）。故本题选D。

15. **考点**：有机磷中毒的诊断
   答案：C。

16. **考点**：慢性化脓性骨髓炎的诊断
   解析：A。慢性化脓性骨髓炎一般由急性化脓性骨髓炎演变而来；有些则因细菌毒力低，一开始就呈慢性表现。慢性化脓性骨髓炎依其临床表现和X线征象一般不难诊断。急性化脓性骨髓炎一旦有死骨和窦道形成即标志着已转变为慢性化脓性骨髓炎，故本题选A。

17. **考点**：慢性肾炎的治疗和预后
   解析：B。慢性肾炎且有蛋白尿患者推荐更严格的血压控制靶目标，尿蛋白>1g/d，血压控制的理想水平是125/75mmHg以下；而尿蛋白≤1g/d，血压控制的理想水平是130/80mmHg以下。故本题选B。

18. **考点**：慢性肾炎
   解析：A。慢性肾炎仅少数由急性肾炎演变而来。多见于成人，可出现肾炎综合征的表现。病程1年以上，可达几十年。肾功能进行性减退，晚期肾衰竭，形态上肾脏明显缩小，称为"固缩肾"。蛋白质、血尿、高血压、水肿为基本临床表现。故

本题选A。

19. **考点**：预产期的推算方法
   解析：B。预产期由末次月经第1日算起，月份减3（年份加1）或加9，日数加7，即为预产期。本题中，月份是8-3=5（年份是2011+1=2012），日数是6+7=13。故本题选B。

20. **考点**：女性各骨性结构的测量指标
   解析：B。坐骨结节间径又称出口横径，正常值是8.5~9.5cm。出口后矢状径为坐骨结节间径中点至骶骨端的长度，正常值为8~9cm。若出口后矢状径值不小，可弥补坐骨结节间径值稍小的缺陷；出口后矢状径值与坐骨结节间径值之和>15cm时，表明骨盆出口狭窄不明显。故本题选B。

21. **考点**：输卵管结扎的适宜时间
   解析：A。输卵管结扎的手术时间选择：①非妊娠妇女在月经干净后3~7d；②人工流产或分娩后宜在48h内实施；③哺乳期或闭经妇女则应排除早孕后再行绝育术。故本题选A。

22. **考点**：胎儿畸形的诊断
   解析：E。B超诊断是最常用的产前诊断手段，尤其是近年来采用了先进的B型超声波扫描仪，使诊断水平获得很大提高。它的优点是无痛苦、快速（半小时以内），可以反复检查等。对于明显的肢体畸形、无脑儿、胎儿内脏畸形、胚胎发育异常、小头畸形、多胎妊娠以及羊膜腔穿刺时的定位，均具有很高的诊断价值与临床意义。故本题选E。

23. **考点**：人工流产术后的并发症
   解析：C。吸宫不全是人工流产术后的常见并发症，表现为术后流血超过10d，血量过多，或流血停止后又有多量流血。B型超声无明显感染征象，应行刮宫，术后用抗生素预防感染。故本题选C。

24. **考点**：臀先露
   解析：C。单足先露预后最差，单臀先露预后较好。故本题选C。

25. **考点**：孕激素的生理作用
   解析：E。孕激素的生理作用：①使子宫平滑肌松弛，降低妊娠子宫对缩宫素的敏感性；②使增生期子宫内膜转化为分泌期内膜；③使宫颈口闭

合，黏液减少、变稠，拉丝度减少；④促进输卵管节律性收缩的振幅；⑤使阴道上皮细胞脱落加快；⑥在已有雌激素影响的基础上，促进乳腺腺泡发育；⑦通过对下丘脑的负反馈作用，影响垂体促性腺激素的分泌；⑧孕激素通过中枢神经系统产生升温作用，正常妇女在排卵后基础体温可升高 0.3℃～0.5℃；⑨孕激素能促进水与钠的排泄。故本题选 E。

26. 考点：子宫内膜异位症的诊断

解析：D。子宫内膜异位症的检查与诊断包括一般性妇科查体；B 超检查；腹腔镜检查；检验血中 CA125 的数值；病理组织学检查，怀疑有宫颈、阴道、腹壁瘢痕等部位子宫内膜异位症者，于其局部病灶处取活组织病理检查。其最终确诊要依据病理组织学检查。故本题选 D。

27. 考点：子宫内膜异位症的临床特点

解析：B。痛经程度与病变位置有关，与范围无关，A 错误。继发性痛经，进行性加重，B 正确。只有卵巢子宫内膜异位症时，卵巢内存在囊肿的陈旧性出血，C 错误。15%～30% 患者月经异常，D 错误。雌激素治疗不会改善症状，E 错误。故本题选 B。

28. 考点：分娩的临床过程

答案：D。

29. 考点：前置胎盘的病因

解析：E。前置胎盘的病因：①子宫内膜病变或损伤（多次刮宫、分娩、子宫手术史等，上述情况可引起子宫内膜炎），B、C 正确 E 错误；②胎盘异常（双胎妊娠时胎盘面积过大，较单胎时发生率高 1 倍），D 正确；③受精卵滋养层发育迟缓，A 正确；④不良生活习惯；⑤辅助生殖技术受孕；⑥子宫形态异常等。故本题选 E。

30. 考点：慢性宫颈炎的病理变化

解析：B。慢性宫颈炎的炎性病变最常见的就是宫颈糜烂，但其并非真正的糜烂，又称为"假性糜烂"。故本题选 B。

31. 考点：黄体的周期性变化

解析：C。排卵后卵泡上的裂口闭合，由于卵泡膜上的血管破裂而致出血，血液溢入并凝结成血块而形成白体（早期黄体）。如卵子未受精则黄体开始退化，黄体开始萎缩在排卵后的 9～10d。故本题选 C。

32. 考点：希恩综合征

解析：E。妊娠期腺垂体增生肥大，血供丰富；当产后发生大出血，休克时间过长，就可造成脑垂体前叶功能减退相关后遗症，临床上称为希恩综合征，属于垂体性闭经。故本题选 E。

33. 考点：营养性维生素 D 缺乏性佝偻病的预防与治疗

解析：B。新生儿出生后 2 周应每日给予预防剂量的维生素 D 10～20μg（400～800IU）。故本题选 B。

34. 考点：新生儿 Apgar 评分法

解析：C。新生儿 Apgar 评分法。出生后 1 分钟内得分：①心率（次/分）：无（0 分）；<100（1 分）；≥100（2 分）。②呼吸：无（0 分）；浅慢、不规则（1 分）；正常，哭声响（2 分）。③肌张力：松弛（0 分）；四肢稍屈曲（1 分）；四肢屈曲，活动好（2 分）。④对弹足底或插鼻管等刺激的反应：无反应（0 分）；有些动作，如皱眉反应（1 分）；啼哭，打喷嚏（2 分）。⑤皮肤颜色：青紫或苍白（0 分）；躯干红，四肢青紫（1 分）；全身粉红（2 分）。该新生儿表现为皮肤颜色"躯干红、四肢青紫"，心率<100 次/分，呼吸浅慢、不规则，四肢稍屈曲，插鼻管有皱眉反应；上述各记 1 分。结合题干信息，该小儿出生时 1 分钟 Apgar 评分为 5 分。故本题选 C。

35. 考点：房间隔缺损的临床表现

解析：D。主要症状有活动后心悸、气急，呼吸道感染的症状如咳嗽等。可见心前区隆起，有抬举性搏动感，心尖搏动弥散，心浊音界扩大。胸骨左侧第 2～3 肋间（肺动脉瓣区）近胸骨缘可闻及收缩期杂音伴第二心音亢进及固定性分裂，对诊断具有重要意义。X 线检查提示肺充血及右心房、右心室扩大，心电图常提示电轴右偏，大部分病例可有不完全或完全性右束支传导阻滞，为本病特点。彩色多普勒超声心动图显示心房水平的左向右分流即可确诊本病。故本题选 D。

36. 考点：维生素 D 缺乏性佝偻病的诊断

解析：E。25-（OH）D_3 是维生素 D 在血浆中的主要存在形式，其正常值为 25～125nmol/L

（10～50ng/ml）；佝偻病早期血清 25－（OH）D₃ 即明显降低，当＜8ng/ml 时可诊断本病，是可靠的诊断指标。故本题选 E。

37. 考点：小儿腹泻的病原体

解析：A。白色念珠菌感染为黄色稀便，泡沫较多，带黏液，有时可见豆腐渣样便（菌落）。轮状病毒感染为黄色水样或蛋花汤样便带少量黏液，无腥臭味。致病性大肠埃希菌感染为黄绿色或蛋花样稀便伴较多黏液，有发霉臭味。金黄色葡萄球菌感染典型大便为暗绿色，量多并伴黏液，少数为血便。鼠伤寒沙门菌感染可排深绿色黏液脓便或白色胶冻样便。故本题选 A。

38. 考点：苯丙酮尿症

解析：A。苯丙酮尿症是一种常染色体隐性遗传病，因苯丙氨酸羟化酶基因突变导致酶活性降低，苯丙氨酸及其代谢产物在体内蓄积导致疾病。白化病也为常见的常染色体隐性遗传病。常见的常染色体显性遗传病有软骨发育不全、成骨不全等。故本题选 A。

39. 考点：新生儿散发性甲状腺功能减退症的早期临床表现

解析：C。临床表现：患儿常为过期产，身长、头围正常，前、后囟大；胎便排出延迟，出生后常有腹胀、便秘、脐疝；生理性黄疸期延长（＞2 周），患儿对外界反应低下，末梢循环差。故本题选 C。

40. 考点：营养性缺铁性贫血的预防

答案：E。

41. 考点：营养不良患儿的饮食调整原则

解析：B。轻度营养不良患儿热量供给可从每日 80～100kcal/kg 开始，中度营养不良患儿热量供给可从 60～80kcal/kg 开始，重度营养不良患儿热量供给可从 40～60kcal/kg 开始。故本题选 B。

42. 考点：急性链球菌感染后肾小球肾炎的实验室检查特点

解析：E。尿蛋白可在（+）～（+++），且与血尿的程度相平行。70%～80% 病例抗链球菌溶血素"O"（ASO）往往增加，3～6 个月后恢复正常。90% 病人血清 C3 明显下降，多数 6～8 周后恢复正常，血补体 C3 水平的下降是诊断的关键指标。故本题选 E。

43. 考点：苯丙酮尿症的治疗

解析：A。苯丙酮尿症是一种常见的氨基酸代谢病，是由于苯丙氨酸代谢途径中的酶缺陷，使苯丙氨酸不能转变为酪氨酸，导致苯丙氨酸及其代谢物酮酸在体内蓄积并从尿中大量排出。诊断一旦明确，应尽早给予积极治疗，主要是饮食疗法，须给予低苯丙氨酸饮食。故本题选 A。

44. 考点：关节疾病的鉴别诊断

解析：A。类风湿关节炎多呈对称性关节肿胀，以手指指间关节、掌指关节、腕关节、肘关节、膝关节、踝关节等部位多见，手指近端指间关节肿胀可呈梭形，晚期可出现关节僵直或畸形，约半数患者有晨僵。故本题选 A。骨性关节炎表现为关节肿胀，伴有疼痛、活动后加重；痛风性关节炎常于夜间关节突然红肿，疼痛剧烈，痛而拒触；风湿性关节炎为游走性关节痛；系统性红斑狼疮关节肿痛多呈对称性。

45. 考点：脊柱结核的诊断

解析：D。脊柱结核的诊断：①起病缓慢，有低热、疲倦、消瘦、盗汗、食欲不振与贫血等全身症状；②疼痛，弯腰困难；③轻度贫血，血沉加快；④放射性核素骨显像局部浓聚，可以早期显示出病灶，但不能作为定性诊断；⑤影像学：X 线摄片检查对诊断结核十分重要，表现为骨质破坏、椎间隙狭窄。故本题选 D。

46. 考点：急性脊髓炎的鉴别诊断

答案：E。

47. 考点：昏迷的临床特点

答案：D。

48. 考点：急性炎症性脱髓鞘性多发性神经病的临床特点

答案：E。

49. 考点：椎－基底动脉血栓形成的临床特点

答案：D。

50. 考点：颅内压增高患者的护理

解析：D。腰椎穿刺放脑脊液可直接测量颅内压力，还可取脑脊液进行相关检测，如常规与生化检测。但对颅内压升高明显者，行腰椎穿刺有导致脑疝发生的危险，严禁施行。故本题选 D。

模拟试卷（四）答案与解析

51. 考点：骨折治疗原则
　　解析：C。骨折治疗原则：复位、固定、功能锻炼。其中首要的步骤是复位，故本题选C。

52. 考点：流行性脑脊髓膜炎的典型体征
　　解析：D。流行性脑脊髓膜炎的主要临床表现为突起高热、头痛、呕吐、皮肤黏膜瘀点、瘀斑及脑膜刺激征，典型体征为皮肤黏膜瘀点、瘀斑。故本题选D。

53. 考点：磺酰脲类降糖药的不良反应
　　解析：C。磺酰脲类降糖药属于促胰岛素分泌剂，常见药物不良反应为低血糖，其发生与剂量过大、未进食或饮食不配合、使用长效制剂或同时应用其他增强降糖作用的药物有关。其他较少见的不良反应有胃肠道反应、药疹、肾功能异常、白细胞减少等。故本题选C。

54. 考点：内分泌疾病的检查方法
　　解析：B。内分泌系统疾病的诊断包括功能诊断、病因诊断和定位诊断。（1）主要用于功能诊断的检查包括：①血液和尿生化测定；②激素及其代谢产物测定；③激素分泌的动态试验；④放射性核素检查。（2）主要用于病因诊断的检查包括：①化学检查；②免疫学检查；③病理检查；④染色体检查和分子生物学检查。（3）主要用于定位诊断的检查包括：①激素及其代谢产物测定；②X线检查、CT和MRI；③B超检查；④静脉插管分段采血测定激素水平；⑤选择性动脉造影。选项B为放射性核素检查，故本题选B。

55. 考点：乳腺癌的表现
　　解析：B。乳腺癌皮下淋巴管被癌栓阻塞，引起淋巴回流障碍，出现真皮水肿，皮肤呈"橘皮样"改变。而"酒窝征"是因乳腺癌累及Cooper韧带使其缩短而致肿瘤表面皮肤凹陷所致。故本题选B。

56. 考点：再生障碍性贫血的治疗
　　答案：C。

57. 考点：缺铁性贫血的诊断
　　答案：D。

58. 考点：出血性疾病的机制
　　解析：C。出血性疾病可分为3大类：血管异常、血小板异常、凝血因子异常。其中C属于血管异常，B属于凝血因子异常，E属于血小板异常。过敏性紫癜即指小血管性血管炎，故本题选C。

59. 考点：腹部闭合性外伤的治疗
　　答案：E。

60. 考点：术后并发症
　　解析：C。手术后3～4天切口疼痛加重，伴有体温升高、脉搏增速、白细胞计数升高，即提示切口感染可能；体格检查时发现局部有红、肿、热、痛的症状，此时可用血管钳撑开切口以观察有无分泌物，同时做切口分泌物的涂片培养。切口裂开常发生于术后1周之内，多见于腹部，常因腹内压突然增高如咳嗽时，自觉切口疼痛和突然"崩开"感，随即有淡红色液体自切口溢出。故本题选C。

61. 考点：关节炎相关性疾病的鉴别诊断
　　答案：D。

62. 考点：输血反应的处理
　　解析：A。根据题干，考虑为输血后急性溶血反应的表现，必须立即停止输血、积极抢救。故本题选A。

63. 考点：胆囊结石的治疗
　　解析：A。老年男性患者，体检发现直径约0.8cm的单发胆囊结石，无相关临床症状及并发症，口服胆囊造影显示其功能正常（结石数量少、直径小、胆囊壁无钙化、无息肉、不增厚），建议观察、随诊。溶石疗法、中药排石、择期行胆囊切除术均不适用于该患者。故本题选A。

64. 考点：功血的治疗
　　解析：E。本题中为46岁中年妇女，正是子宫内膜癌的高发年龄段，并且有月经周期延长、经量增多的症状，更应警惕子宫内膜癌的可能。而刮宫术适用于急性子宫大出血或存在子宫内膜癌高危因素的功血患者。故本题选E。

65. 考点：泌乳素瘤的检查
　　解析：E。"闭经、泌乳"是泌乳素瘤典型的临床表现。故检查PRL（血泌乳素）是对诊断最有价值的测定项目。故本题选E。

66. 考点：分娩方式的选择
　　解析：D。本题中产妇宫口开全2h且S^{+4}，胎心率148次/分为正常，所以不宜行剖宫产术，应让其自行分娩。但是该孕妇诊断为持续性枕横位，为使其顺利分娩,应采取会阴侧切后手转胎头行产钳术的方法。故本题选D。

67. 考点:人工流产综合反应的处理

解析:C。人工流产综合反应的表现为在术中或术后,病人出现心动过速、心律失常、血压下降、面色苍白、头晕、胸闷、大汗淋漓,严重者甚至出现晕厥、抽搐等迷走神经兴奋症状,本题中的患者符合该病的症状。对于发生人工流产综合反应的患者由于心率下降,需要静脉注射阿托品救治。故本题选C。

68. 考点:胎盘早剥的诊断

解析:B。本题中孕妇妊娠33周,头痛6天,经检查血压160/110mmHg,说明此孕妇是一个重度子痫前期的患者,且治疗3天无显效,而胎盘早剥的主要危险因素之一就是子痫前期;之后该孕妇于清晨5时突然出现剧烈腹痛,检查子宫板状硬,所以最可能的诊断是胎盘早剥。故本题选B。

69. 考点:卵泡膜细胞瘤的临床表现

解析:E。纤维瘤多见于更年期妇女,约1/3患者可有腹水,少数合并胸腔积液。巨大的卵巢囊腺瘤可产生压迫症状。卵泡膜细胞瘤多受雌激素的影响,并且导致阴道不规则出血,故本题选E。

70. 考点:新生儿贫血

解析:B。新生儿贫血分级:Hb 120～145g/L者为轻度,90～120g/L者为中度,60～90g/L为重度,<60g/L为极重度。故本题选B。

71. 考点:儿童肺结核的诊断

解析:D。原发性肺结核是小儿肺结核的主要类型,为结核分枝杆菌初次侵入肺部后发生的原发感染。部分高敏状态小儿可出现眼疱疹性结膜炎、皮肤结节性红斑和(或)多发性一过性关节炎,周围淋巴结有不同程度的肿大。故本题选D。

72. 考点:新生儿惊厥的治疗

解析:B。新生儿惊厥首选的止惊药是苯巴比妥,年长儿惊厥首选药是地西泮。故本题选B。

73. 考点:维生素D缺乏性手足搐搦症的治疗

解析:C。治疗维生素D缺乏性手足搐搦症时,应迅速控制惊厥或喉痉挛,可用苯巴比妥、水合氯醛或地西泮迅速控制症状,保持呼吸道通畅,必要时行气管插管。待症状控制后补充钙剂,并给予维

生素D。故本题选C。

74. 考点:小儿腹泻的补液原则

解析:B。该患儿为低渗性脱水,应使用2/3张含钠液,A、C、D、E均不是此类型的液体。故本题选B。

75. 考点:小儿生长发育

解析:D。①身长:出生时50cm。出生第1年身长增长最快,约增长25cm;前3个月增长11～13cm,约等于后9个月的增长值。1岁时身高约75cm。②体重:前3个月的体重增长约等于后9个月的增长值,12个月龄小儿体重约为出生时的3倍,约10kg。③头围:增长与脑和颅骨的生长有关。出生时约34cm,1岁时约46cm。前3个月增长约6cm,后9个月增长6cm。④胸围:代表肺和胸廓的生长。出生时胸围32cm,1岁时等于头围。综上所述,该小儿应该是12个月龄,故本题选D。

76. 考点:唐氏综合征的诊断

答案:D。

77. 考点:髋关节脱位

解析:E。髋关节后脱位比髋关节前脱位常见,患者患肢缩短,髋关节呈屈曲、内收、内旋畸形。髋关节前脱位患肢呈外展、外旋和屈曲畸形。股骨颈骨折所呈畸形与髋关节脱位相似,但是无弹性固定。患者出现弹性固定,说明是髋关节脱位,又因为是外展、外旋、屈曲畸形,所以患者应该是前脱位。故本题选E。

78. 考点:急性CO中毒

答案:C。

79. 考点:系统性红斑狼疮的治疗

解析:D。糖皮质激素是目前治疗系统性红斑狼疮的主要药物,适用于急性或暴发性病例;主要脏器如心、脑、肺、肾、浆膜受累时,或发生自身免疫性溶血或血小板减少性出血倾向时,也需应用糖皮质激素。所以D为正确选项。选项A、B、C、E陈述错误,不符合题意。故本题选D。

80. 考点:脑出血的临床表现

解析:D。高血压性脑出血破入脑室,可出现昏迷,双侧瞳孔不等大,去脑强直或四肢瘫痪,面色潮红或苍白,肌张力低,病理反射(+),因此本题选D。内囊出血主要出现"三偏"征,即偏

瘫、对侧偏身感觉减退及对侧同向偏盲，故 A 错误。额叶出血主要出现偏瘫和 Broca 失语，故 B 错误。小脑出血主要出现站立不稳，摇晃欲倒，醉汉步态，吟诗状言语，辨距不良，共济失调，故 C 错误。枕叶出血主要出现对侧偏盲，故 E 错误。

81. 考点：糖尿病的治疗

解析：A。胰岛素的适应证：① 1 型糖尿病；② 2 型糖尿病经生活方式调整及口服降糖药治疗未达到控制目标，HbA_1c 仍大于 7.0%；③无明显原因体重下降或消瘦；④任何类型糖尿病发生酮症酸中毒或非酮症高渗性高血糖性昏迷等急性并发症；⑤妊娠期糖尿病和糖尿病合并妊娠、分娩；⑥合并重症感染、消耗性疾病、视网膜病变、肾脏病变、神经病变、急性心肌梗死、脑血管意外；⑦外科围手术期；⑧全胰腺切除引起的继发性糖尿病。该患者符合胰岛素使用的适应证，加用基础胰岛素为最佳。故本题选 A。

82. 考点：急性肾小球肾炎的治疗

解析：C。患者病理表现为细胞性新月体型肾小球肾炎，考虑为急进性肾小球肾炎，血浆抗肾小球基底膜抗体（+），为Ⅰ型急进性肾小球肾炎，治疗以强化血浆置换疗法为首选。故本题选 C。

83. 考点：新月体型肾小球肾炎的发病机制

解析：B。抗肾小球基底膜抗体（Anti-GBM）是各种因素作用于肾小球基底膜（GBM），使其结构发生改变或暴露，诱发机体产生的自身抗体。Anti-GBM 与肾小球基底膜结合后，形成抗原-抗体原位免疫复合物，使肾小球受损，是新月体型肾小球肾炎的发病机制。故本题选 B。

84. 考点：多根多处肋骨骨折的治疗

解析：B。多根多处肋骨骨折时，由于局部失去支持、胸壁软化，产生反常呼吸；如果软化区范围过大导致胸膜腔内的压力不平衡，则造成呼吸时纵隔来回摆动，静脉回流受阻，患者出现严重的呼吸、循环功能障碍。病情危重，应立即制止反常呼吸，多采用简便有效的压迫包扎固定法，给予胸壁软化区置厚层敷料垫，外敷胸带加压包扎；遇大范围胸壁软化，做重力（2~3kg）牵引 1~2 周，必要时手术固定。故本题选 B。

85. 考点：系统性红斑狼疮的鉴别诊断

解析：D。①系统性红斑狼疮患者出现发热，可能为疾病活动期，表现为血沉增高、血小板减少、溶血性贫血、抗双链 DNA 抗体滴度增高、补体 C3 水平下降，故检查 A、B、C、E 项，有助于发热原因的鉴别。②系统性红斑狼疮是自身免疫性疾病，不是由于细菌感染所致，故血细菌培养对鉴别发热原因意义不大。血培养主要用于诊断亚急性感染性心内膜炎。故本题选 D。

86. 考点：缺铁性贫血的治疗

解析：B。该患者月经量多，容易造成体内铁丢失，已出现贫血的症状和体征，化验显示 WBC 和 PLT 正常，因此仅红系造血受累，呈中度贫血；结合血清铁 300μg/L（正常值 >500μg/L），即血清铁降低，考虑为缺铁性贫血。首选口服铁剂治疗，当肠道不能耐受口服铁剂或因胃肠疾病口服不能吸收时可选择铁剂注射，故本题选 B，不选 D。输血的指征是 Hb <60g/L，故该患者尚不需要输血，不选 A。

87. 考点：慢性粒细胞白血病的治疗

解析：C。该患者慢性病程，脾大突出，化验发现贫血、WBC 极度升高、Ph 染色体阳性，支持慢性粒细胞白血病的诊断。对慢性粒细胞白血病的治疗，化疗药物中首选羟基脲，故本题选 C。其余各选项中，DA 方案用于急性髓细胞白血病；CHOP 方案用于非霍奇金淋巴瘤；VP 方案用于急性淋巴细胞白血病；脾切除对遗传性球形红细胞增多症等溶血性贫血有一定效果，但对各种血液系统恶性肿瘤均无效。故不选 A、B、D、E。

88. 考点：慢性肾炎并发感染时抗生素的选用

解析：B。慢性肾炎患者发生肺炎时，选用抗生素应注意避免使用具有肾毒性的药物。本题各选项中，A、D、E 所述均属于氨基糖苷类，其最常见的副作用即耳、肾毒性，故不选 A、D、E。四环素也具有肾毒性，可导致肾小管性酸中毒和血 BUN 升高，故不选 C。羧苄青霉素属于青霉素类，没有明显的肾毒性，主要的不良反应即过敏反应，在肾病患者中可以使用，故本题选 B。

89. 考点：吉兰-巴雷综合征的治疗

解析：E。吉兰-巴雷综合征是外周神经脱髓鞘性疾病，可以累及脊神经、脊神经根和颅神经，其最严重的并发症即导致真性球麻痹，累及呼吸肌，导致呼吸麻痹，可以引发窒息而致死。本患者已发生构音含混、吞咽困难、呼吸麻痹，说明已累及呼吸肌并导致真性球麻痹，此时应立即气管切开并行机械通气，防止窒息以及呼吸停止。故本题选E。

90. 考点：急性血源性骨髓炎的诊断
解析：D。以下表现均应考虑有急性血源性骨髓炎的可能：①急骤的高热与毒血症表现；②长骨干骺端疼痛剧烈而不愿活动肢体；③病变部位有一明显的压痛区；④白细胞计数和中性粒细胞比例增高。该患儿突发寒战、高热，右膝局部剧烈疼痛，肢体不敢活动，局部肿胀，应首先考虑是否有急性血源性骨髓炎的可能。故本题选D。

91. 考点：烧伤面积的估计
解析：C。根据手掌法估计，无论成人或儿童，将五指并拢，其一掌面积为体表面积的1%。本题所述创面与本人手指并拢时的2只手掌等大，相当于其体表面积的2%，故本题选C。

92. 考点：Colles骨折治疗
解析：D。Colles骨折治疗：①手法复位小夹板外固定：是最常用的方法。使用石膏将复位满意的前臂固定，2周水肿消退后可更换中立位固定。复位后不稳定者宜用石膏管型固定以保持正确复位。②切开复位内固定：适用于严重粉碎性骨折移位明显者，桡骨远端关节面破坏者；手法复位失败或虽复位成功，但外固定不能维持正确而稳定复位者。故本题选D。

93. 考点：肩关节脱位的诊断
解析：A。肩关节脱位一般表现有肩关节疼痛，周围肿胀、瘀斑，活动受限。健侧手常用以扶持患肢前臂，头倾向患肩。局部特异体征有弹性固定，方肩畸形，关节窝空虚，搭肩试验（Dugas征）阳性。该患者有右肩外伤史，以左手托右侧前臂，方肩畸形；右手搭在左肩时则右肘不能靠近胸壁，即为搭肩试验（Dugas征）阳性。故应首先考虑肩关节脱位，本题选A。

94. 考点：腰椎间盘突出症的治疗
解析：E。腰椎间盘突出症的手术指征包括：腰椎间盘突出症病史超过半年，经过严格保守治疗无效；或保守治疗有效，但经常复发且疼痛严重者。本题患者已有2年病史，反复发作，且已有足下垂等周围神经受损表现，故应考虑手术治疗。患者同时罹患糖尿病，应术前控制血糖，纠正水、电解质和酸碱平衡失调，改善营养状况。故本题选E。

95. 考点：避孕方法选择
解析：E。经量过多、过频者不宜放置宫内节育器。患者宫颈重度糜烂，不适合阴茎套、阴道隔膜避孕。安全期避孕不可靠，亦不宜选择。应口服短效避孕药。故本题选E。

96. 考点：动脉导管未闭的诊断
解析：B。动脉导管未闭最突出的体征是在胸骨左缘第2肋间有响亮的连续性机器样杂音，占据几乎整个收缩期与舒张期，在收缩末期最响并伴有震颤，向左上胸及背部传导。肺动脉瓣听诊区第二心音增强或分裂（但多被杂音所掩没而不易听到）。出现类似主动脉瓣关闭不全的周围循环体征，包括脉压增宽、水冲脉、毛细血管搏动征和周围动脉枪击声等。故本题选B。

97. 考点：新生儿败血症的诊断
解析：C。新生儿败血症早期可表现为拒食、反应差或易激惹等，晚期多表现为嗜睡、肌张力改变、反射低下、呼吸困难、喘息、青紫、黄疸、脓肿、瘀点等表现。该患儿的临床表现提示可能存在新生儿败血症，所以应该进行血培养，利于诊断和明确病原菌。故本题选C。

98. 考点：流产继发感染的诊断
解析：C。患者流产后的阴道内血性分泌物有臭味，血白细胞计数高于正常，提示有继发感染。不全流产只有流血不止，不会有感染症状。附件略增厚为人工流产术后出现的表现，可排除宫外孕。故本题选C。

99. 考点：前列腺炎的诊断
解析：E。慢性前列腺炎临床表现为反复发作的下尿路感染症状，如尿频、尿急、尿痛、排尿烧灼感，排尿困难、尿潴留；后尿道、肛门、会阴区坠胀不适；晨起尿道口外有白色分泌物；持续时间超过3个月。前列腺按摩液常规检查白细胞>10个/HP、卵磷脂小体数量减少，有诊断意义。故本题选E。

100. 考点：宫颈癌的分期
解析：D。0期：原位癌；Ⅰa期：肉眼未见癌灶，显微镜下可见浸润癌；Ⅰb期：临床可见灶局限于宫颈或显微镜下可见病变＞Ⅰa期；Ⅱa期：无宫旁浸润；Ⅱb期：有宫旁浸润；Ⅲa期：癌灶累及阴道下1/3，但未达盆腔；Ⅲb期：癌灶已达盆腔壁；Ⅳa期：癌灶播散超出真骨盆或癌灶浸润膀胱黏膜或直肠黏膜；Ⅳb期：发生远处转移。根据题干所给信息，其分期为Ⅱb期，故本题选D。

101. 考点：胎儿缺氧

解析：E。胎心监护示宫缩时重复出现晚期减速，表示胎盘功能减退，即缩宫素激惹试验（+），提示胎儿宫内缺氧。故本题选E。

102. 考点：闭经的鉴别诊断

解析：D。卵巢性闭经雌、孕激素试验呈阳性，A不正确。垂体性闭经主要病变在垂体，腺垂体器质性病变或功能失调可影响促性腺激素的分泌，继而影响卵巢功能而引起闭经；下丘脑性闭经主要是由于下丘脑－垂体功能紊乱而影响月经周期的正常调节；B、C不正确。子宫性闭经是由于宫内膜受破坏或对卵巢激素不能产生正常的反应而出现闭经；子宫性闭经多因子宫内膜的损伤所致，常见于人工流产刮宫过度或为产后出血者刮宫止血而致子宫内膜损伤。故本题选D。

103. 考点：流行性脑脊髓膜炎的病理表现

解析：E。根据题干提供的信息应考虑诊断为流行性脑脊髓膜炎。流行性脑脊髓膜炎是由脑膜炎双球菌引起的脑脊膜急性化脓性炎症，好发于儿童和青少年，冬、春季多发，可有明显的脑膜刺激征、皮肤瘀斑为其特点。其镜下病理特点为：脑血管和蛛网膜高度扩张充血，蛛网膜下腔增宽，其内充满黄色脓性分泌物，其中可见大量的中性粒细胞、脓液、纤维素渗出和少量的淋巴细胞、单核细胞浸润，脑实质一般不受累。故本题选E。

104. 考点：桡骨头半脱位的处理

解析：D。根据患者症状、体征并结合患者年龄，可诊断为小儿桡骨头半脱位。为小儿常见疾病，是由于小儿桡骨头及其周围韧带发育不全，导致牵拉前臂后出现的桡骨头半脱位，又称为"牵拉肘"，单纯手法复位即可。故本题选D。

105. 考点：吉兰-巴雷综合征的诊断

解析：C。患者既往有上呼吸道感染病史，多发性肌炎与重症肌无力属于自身免疫病，多慢性起病，排除A、B。周围性瘫痪多与钾代谢异常有关，排除E。急性脊髓炎和吉兰-巴雷综合征均可急性起病，病前可有上呼吸道感染病史，但急性脊髓炎时病变节段以下所有感觉均消失，而本题患者无明显感觉障碍，故排除D。吉兰-巴雷综合征首发症状多为四肢对称性无力，感觉障碍较运动障碍轻，甚至可无感觉障碍，腱反射减弱或消失，病理反射阴性。故本题选C。

106. 考点：肾综合征出血热的诊断

解析：A。肾综合征出血热典型病理生理分期：①发热期，主要为发热（39℃～40℃）、"三痛"（头痛、腰痛、眼眶痛）、皮肤黏膜"三红"（脸、颈和上胸部发红，重者似醉酒貌）、肾损害（蛋白尿和管型尿）、皮肤出血（多见于腋下及胸背部，常呈搔抓样、条痕样或点状瘀斑）等。②低血压休克期，主要表现为低血压和休克。③少尿期，主要表现为尿毒症、酸中毒及水、电解质紊乱，严重者可出现高血容量综合征和肺水肿。④多尿期。⑤恢复期。血常规可见白细胞计数于发病后第3日逐渐升高，血小板明显减少，RBC、Hb升高；尿常规可见尿蛋白。综上所述，该患者符合肾综合征出血热的特点。故本题选A。

107. 考点：细菌性痢疾的诊断

解析：B。急性轻型细菌性痢疾：急性腹泻，通常每日排便不超过10次，大便有黏液但无脓血，里急后重较轻或无。与题干不符，故排除A。中毒型细菌性痢疾：起病急骤，突起畏寒、高热，体温达40℃以上，临床上以严重全身毒血症、休克或中毒性脑病为主要表现，而消化道症状多不明显。C项不符合，故排除。而霍乱和急性肠炎没有里急后重和黏液脓血便，故排除D、E。急性普通型细菌性痢疾：起病急，有畏寒、发热，体温可高达39℃，可伴有头痛、乏力、纳差，继而出现腹痛、腹泻及里急后重，每天排便10余次至数十次，初为稀便或水样便，1~2天后转为黏液脓血便，可出现左下腹压痛和肠鸣音亢进。与本病例相符，故本题选B。

108. 考点：烧伤的早期补液治疗

解析：C。烧伤的第一个24小时，每1%烧伤面积（Ⅱ度、Ⅲ度）、每千克体重应补充胶体和电解质液量共 1.5ml（小儿 2.0ml）。由于患者为广泛深度烧伤，故胶体和电解质液的比例为 0.75∶0.75，另加以 5% 葡萄糖溶液补充水分 2000ml，总量的一半应于伤后 8 小时内输入。该患者烧伤面积按照体表面积（中国九分法）计算公式为：27% + 5% + 21% + 13% + 7% = 73%。第一个 24 小时补液总量为 73 × 50 × 1.5 + 2000 = 7475ml，其中胶体液量为 73 × 50 × 0.75 = 2737.5ml ≈ 2700ml。故本题选 C。

109. 考点：子宫腺肌病的治疗

解析：B。本例考虑为子宫腺肌病，症状严重、年龄较大、无生育要求或药物治疗无效者可行全子宫切除术，卵巢的去留取决于卵巢有无病变和患者年龄。故该患者最佳手术方案是全子宫切除术，本题选 B。

110. 考点：急性中毒的处理

解析：A。有机磷中毒的抢救关键包括迅速清除毒物，并口服清水、2% 碳酸氢钠溶液或高锰酸钾溶液进行反复洗胃，直到洗清为止。故本题选 A。

111. 考点：糖尿病肾病伴高血压的治疗

解析：B。肾功能不全的患者禁用吲达帕胺，糖尿病患者慎用。患者心律过缓，慎用 β 受体阻断剂。故 A、C、D 均错误。螺内酯有留钾作用，肾功能不全者慎用，故 E 错误。氢氯噻嗪可以降低血压，增加心率；缬沙坦不但能够降压，而且可以降低尿蛋白和保护肾脏。故本题选 B。

112. 考点：葡萄胎的诊断

解析：E。葡萄胎的典型症状是停经后阴道流血，子宫大于停经月份，质地变软，并伴 HCG 水平异常升高；卵巢可有囊肿，表面光滑，活动度好，囊壁薄，囊液清亮，囊肿一般无症状。卵巢巧克力囊肿多有月经来潮时疼痛，附件区可触及实性包块，活动度差。月经量增多及经期延长是子宫肌瘤最常见的症状。不全流产可见子宫小于停经周数。异位妊娠的典型症状为停经、腹痛与阴道流血，HCG 水平低于正常妊娠。故本题选 E。

113. 考点：葡萄胎的辅助检查

解析：A。B 超是诊断葡萄胎常用的辅助检查，最好采用经阴道彩色多普勒超声。故本题选 A。

114. 考点：葡萄胎的治疗

解析：D。葡萄胎一经确诊，应在输液、备血条件下及时清宫。一般选用负压吸宫术，清宫时注意减少出血及预防子宫穿孔。故本题选 D。

115. 考点：单纯型肾病的诊断

答案：C。

116. 考点：单纯型肾病的治疗

答案：E。

117. 考点：单纯型肾病的病理类型

答案：A。

118. 考点：肱骨髁上骨折的检查方法

解析：D。根据患儿的表现，考虑为肱骨髁上骨折。凡疑有骨折者应常规进行 X 线拍片检查，其对诊断和治疗具有重要价值。故本题选 D。

119. 考点：肱骨髁上骨折的治疗

解析：E。肱骨髁上骨折手术指征包括手法复位失败；开放性伤口，污染不重；有神经、血管损伤。伸直型肱骨髁上骨折如果出现高张力肿胀，手指主动活动障碍，被动活动剧烈疼痛，桡动脉搏动扪不清，手指皮温降低，感觉异常，即应确定骨筋膜室高压存在。该患儿手部青紫、皮温低，拇指对掌功能障碍，需及早手术治疗。故本题选 E。

120. 考点：肱骨髁上骨折的并发症

解析：C。在儿童期，肱骨下端有骨骺，若骨折线穿过骺板，有可能影响骨骺的发育，因而常出现肘内翻或外翻畸形。故本题选 C。

121. 考点：小儿腹泻的诊断

解析：D。轮状病毒肠炎是秋、冬季节最常见的小儿腹泻病，病初 1～2 天常发生呕吐，随后出现腹泻，排便次数多、量多、水分多，呈黄色水样或蛋花汤样便并带少量黏液，无霉臭味和腥臭味，故本题选 D。细菌性痢疾的典型表现为黏液脓血便。大肠埃希菌肠炎表现为排便次数增多，开始为黄色水样便，后转为血水便，有特殊臭味。金黄色葡萄球菌肠炎典型表现为暗绿色便，量多并带黏液，少数为血便。

122. 考点：静脉补液

解析：D。第一天补液的总量包括补充累积损失量、继续损失量和生理需要量，一般轻度脱水为 90～120ml/kg、中度脱水为 120～150ml/kg、重度脱水为150~180ml/kg。该患儿为重度低渗性脱水，因此第一天的补液量为每千克体重150~180ml，故本题选D。

123. 考点：低钾血症的表现

解析：B。低钾血症时神经-肌肉的兴奋性减低，表现为肌无力、疼痛、痉挛、腱反射消失、肠麻痹等。脱水患者经补液后一旦见尿即应及时补钾，但浓度不宜超过0.3%。故本题选B。

124. 考点：异位妊娠的检查

解析：B。患者有停经史，突感下腹坠痛及肛门坠胀感，少量阴道流血。查体有休克表现，阴道少量血性物，宫颈举痛（+），后穹窿饱满，子宫稍大，为典型的异位妊娠破裂出血所致表现。为与其他急腹症鉴别，应首选后穹窿穿刺，如穿出不凝血，则异位妊娠可能性大。故本题选B。

125. 考点：异位妊娠的诊断

解析：D。根据患者表现，诊断为异位妊娠破裂出血。急性盆腔炎没有出血引起的休克症状，先兆流产没有宫颈举痛，卵巢囊肿蒂扭转无出血，难免流产亦无宫颈举痛。故本题选D。

126. 考点：异位妊娠破裂出血的处理

解析：C。患者为异位妊娠破裂出血引起休克，故应输血、补液以维持有效循环血量，同时手术探查去除病因，故应首选"输血、补液同时手术探查"。不能单纯的静脉输液、纠正休克，而不去除病因。抗生素是用于预防感染，不应作为首选。故本题选C。

127. 考点：急性早幼粒细胞白血病的骨髓涂片特点

解析：C。M_3型白血病，即急性早幼粒细胞白血病，骨髓中以多颗粒的早幼粒细胞为主，此类细胞在非红系细胞中≥30%。M_3型还可分为M_{3a}（粗颗粒型）和M_{3b}（细颗粒型），前者嗜苯胺蓝颗粒粗大，密集或融合；后者嗜苯胺蓝颗粒密集而细小。本患者骨髓涂片中早幼粒细胞占0.60，故本题选C。

128. 考点：白血病的实验室诊断

解析：B。骨髓穿刺检查是诊断急性白血病的最重要方法，白血病细胞的形态一般与正常原始及幼稚细胞不同，有时在形态学上难以区分，可进一步借助细胞化学染色以做出鉴别。因此白血病的诊断及鉴别诊断均有赖于骨髓细胞形态学检查。故本

题选B。

129. 考点：急性非淋巴细胞白血病的化疗

解析：E。急性非淋巴细胞白血病的化疗：DA方案（阿糖胞苷+柔红霉素）是急性非淋巴细胞白血病诱导缓解的标准治疗方案。国内也常用HOAP方案（高三尖杉酯碱+长春新碱+阿糖胞苷+泼尼松）。但M_3型与其他类型急性非淋巴细胞白血病不同，M_3型用全反式维A酸进行诱导分化治疗。故本题选E。

[130~132]

考点：新生儿补液

解析：C，E，B。重度窒息患儿第一天补液量为50~60ml/kg，若患儿在血气正常后，出现低血容量表现时，可用全血或血浆每次10ml/kg静脉滴注。轻度、中度、重度脱水第一天补液量分别为90~120ml/kg、120~150ml/kg、150~180ml/kg，包括累积损失量、继续损失量和生理需要量。故130题选C，131题选E，132题选B。

[133~134]

考点：风湿热的表现和诊断

解析：C，D。皮下小结为风湿热的主要表现。抗链"O"增高提示风湿热链球菌感染。故133题选C，134题选D。

[135~136]

考点：贫血的实验室检查

解析：A，C。再生障碍性贫血和缺铁性贫血间接胆红素均正常，再生障碍性贫血网织红细胞减低，缺铁性贫血网织红细胞多正常或代偿性轻度增高。故135题选A，136题选C。

[137~138]

考点：丙型肝炎和戊型肝炎的传播途径

解析：E，C。甲型肝炎与戊型肝炎的传播途径为粪-口传播；乙型肝炎的传播途径为母婴传播、血液-体液传播及性传播等；丙型肝炎的传播途径为输血及血制品、注射、针刺、器官移植、骨髓移植、血液透析、生活密切接触传播等。故137题选E，138题选C。

[139~140]

考点：疟疾防治原则

解析：B，D。间日疟原虫引起的疟疾防治原

则，应根据疟原虫生活史和流行区实际情况，采用因地因时制宜的综合防治措施。一方面用抗疟药杀灭人体内处于各发育阶段的间日疟原虫，防止疟疾发作及控制传染源；另一方面积极开展防治媒介蚊虫，以控制疟疾的传播。治疗首选氯喹。氯喹、奎宁、青蒿素都是控制疟疾发作的药物，伯氨喹是用于防止疟疾复发及传播的药物。故139题选B，140题选D。

[141～142]

考点：透光试验的临床意义

解析：C，D。交通性鞘膜积液肿块外形与睾丸鞘膜积液相似，于每日起床后或站立活动时肿块缓慢出现并增大，平卧或睡觉时肿块逐渐缩小，透光试验阳性。精索鞘膜积液肿块较小，在腹股沟管内，牵拉同侧睾丸可见肿块移动。睾丸鞘膜积液所呈现的肿块完全局限在阴囊内，上界可清楚摸到。鞘膜积液多可透光，而疝块不能透光。腹股沟斜疝时，可在肿块后方触及实质感的睾丸；鞘膜积液时，睾丸在积液中间，无法被触及。故141题选C，142题选D。

[143～144]

考点：切口的分类及愈合记录

答案：A，C。

[145～146]

考点：儿科苯丙酮尿症的筛查

解析：A，D。新生儿期苯丙酮尿症的筛查采用干血滴纸片法，送筛查中心测定血液苯丙氨酸浓度，故145题选A。尿三氯化铁试验和2,4-二硝基苯肼试验适用于较大婴儿和儿童的苯丙酮尿症初筛，故146题选D。尿有机酸分析和血氨基酸分析不仅可以为本病提供生化诊断依据，也可鉴别诊断其他可能的氨基酸、有机酸代谢缺陷性疾病。

[147～148]

考点：常见传染病的临床特点

解析：B，E。肠结核好发于回盲部，典型的溃疡呈环形腰带状，其长轴与肠管的长轴垂直；肠伤寒好发于回肠下段，溃疡呈圆形或椭圆形，其长轴与肠管的长轴平行；肠阿米巴病好发于盲肠和升结肠，溃疡呈较深的"口小底大"烧瓶状，溃疡之间的黏膜基本正常；溃疡型肠癌溃疡边缘呈堤状隆起；细菌性痢疾好发于乙状结肠和直肠，溃疡表浅，呈地图状，溃疡之间的黏膜充血、水肿。故147题选B，148题选E。

[149～150]

考点：常见性病的治疗

解析：D，A。淋病的病原体是淋病奈瑟菌，其治疗首选药物为头孢曲松，故149题选D。梅毒的病原体为梅毒螺旋体，其治疗首选药物为青霉素（妊娠期亦适用），青霉素过敏者可改用红霉素，故150题选A。

模拟试卷（五）答案与解析

第一单元

1. 考点：医疗损害责任

解析：C。医务人员在诊疗活动中应当向患者说明病情和医疗措施。需要实施手术、特殊检查、特殊治疗的，医务人员应当及时向患者说明医疗风险、替代医疗方案等情况，并取得其书面同意；不宜向患者说明的，应当向患者的近亲属说明，并取得其书面同意。医务人员未尽到前款义务，造成患者损害的，医疗机构应当承担赔偿责任。故本题选 C。

2. 考点：《疫苗管理法》

解析：A。《疫苗管理法》规定，接种单位应当具备的条件：①具有医疗机构执业许可证；②具有经过县级人民政府卫生健康主管部门组织的预防接种专业培训并考核合格的医师、护士或者乡村医生；③具有符合疫苗储存、运输管理规范的冷藏设施、设备和冷藏保管制度。故本题选 A。

3. 考点：职业病的特点

解析：E。职业病具有下列 5 个特点：①<u>病因明确</u>；②疾病与病因之间一般存在接触水平（剂量）－发病效应（反应）关系，所接触的病因大多是可检测和识别的；③群体发病，在接触同种职业性有害因素的人群中常有一定的发病率，很少只出现个别患者；④早期诊断、及时合理处理，预后、康复效果较好，大多数职业病目前尚无特殊治愈方法，发现越晚，疗效也越差；⑤<u>重在预防</u>，除职业性传染病外，治疗个体无助于控制人群发病。故本题选 E。

4. 考点：统计图的使用

解析：C。圆图适合描述分类变量的各个类别所占构成比的大小。故本题选 C。

5. 考点：标准化心理测验的技术指标

解析：D。<u>标准化心理测验的技术指标主要包括常模、信度、效度</u>。常模指测验取样的平均值和标准差；信度反映测验工具的可靠性和稳定性；效度反映测验工具的有效性和正确性。故本题选 D。

6. 考点：人格特征

解析：C。人格特征是指在不同的时间与不同的情境中保持相对一致的行为方式的一种倾向。不同的人具有不同的人格特征，导致人们面对同一事物、同一种情况而产生不同的反应。故本题选 C。

7. 考点：社区健康教育与健康促进的特征

答案：B。

8. 考点：医际关系

解析：C。正确处理医际关系的道德要求包括：①共同维护病人利益和社会公益；②彼此平等、相互尊重；③彼此独立、相互支持和帮助；④彼此信任、相互协作和监督；⑤相互学习、共同提高和发挥优势。故本题选 C。

9. 考点：行为与疾病的关系

答案：C。

10. 考点：蛋白质的二级结构

解析：C。α－螺旋和 β－折叠是蛋白质主要的二级结构。其中 α－螺旋的特点是：多肽链的主链围绕中心轴做有规律的螺旋式上升，螺旋的走向为顺时针方向，即"右手螺旋"。氨基酸侧链伸向螺旋外侧。每 3.6 个氨基酸残基螺旋上升 1 圈。α－螺旋中每个肽链的 N－H 和第 4 个肽键的羰基氧形成氢键，氢键方向与长轴基本平行。全部肽链都形成氢键，以稳固 α－螺旋的紧密结构。A 选项的"左手螺旋"错误；B 选项的"3 个氨基酸残基"错误；D 选项的"螺旋内部"错误；α－螺旋结构中不含脯氨基，E 错误。故本题选 C。

11. 考点：酶的分子组成

解析：A。结合酶由蛋白质部分和非蛋白质部分组成，前者称为<u>酶蛋白</u>，它决定酶促反应的专一性。后者称为辅助因子，它决定反应的种类和性质。B、C 选项均为<u>辅助因子</u>。D、E 选项不属于酶的分子组成。故本题选 A。

12. 考点：糖异生的途径

解析：E。糖异生是指从非糖化合物（乳酸、甘油、生糖氨基酸等）转变为葡萄糖或糖原的过程，它不是单纯的糖酵解逆过程，因此 C 选项不符合题意。不是所有的氨基酸都可以进行糖异生，只有少部分生糖氨基酸可以，故 A 选项不符合题意。机体内进行糖异生补充血糖的主要器官是肝，只有在长期饥饿时肾的糖异生能力方逐渐增强，因此 B 选项不符合题意。乳糖可以作为糖异生的原料，因此糖异生有助于乳糖的利用，故 D 选项错误。糖异生中有 3 个不可逆反应：丙酮酸转变成磷酸烯醇式丙酮酸、1，6-双磷酸果糖转变为果糖-6-磷酸、葡萄糖-6-磷酸水解为葡萄糖。综上所述，本题选 E。

13. 考点：肝硬化的并发症

解析：A。肝硬化时，脾静脉回流阻力增加及门静脉压力逆传至脾，使脾脏呈被动淤血性肿大。故本题选 A。

14. 考点：胆固醇的合成

答案：D。

15. 考点：DNA 的合成

解析：D。选项 A、B、C、E 统称为 DNTP，是 DNA 合成的底物。而 DUTP 既不是 DNA 合成的原料，也不是 RNA 合成的原料。故本题选 D。

16. 考点：氨基酸

解析：A。疏水性氨基酸以含有疏水侧链为其特征，包括丙氨酸、缬氨酸、亮氨酸、异亮氨酸、蛋氨酸、苯丙氨酸、色氨酸和脯氨酸。故本题选 A。

17. 考点：地西泮的药理特性

解析：E。地西泮属于苯二氮䓬类抗焦虑药，具有抗焦虑、镇静、催眠、抗惊厥、抗癫痫及中枢性肌肉松弛作用。服用阿片类药物如吗啡后可出现欣快感，选项 E 不是地西泮的药理作用。其他选项皆是地西泮的特性。故本题选 E。

18. 考点：骨性关节炎镇痛治疗

解析：E。对乙酰氨基酚抑制前列腺素合成，具有解热、镇痛作用，对胃肠道刺激性小，老年人应用安全性高，因此作为骨性关节炎镇痛的首选药物。故本题选 E。

19. 考点：呋塞米的作用特点

解析：D。呋塞米利尿的作用机制为降低肾脏的稀释与浓缩功能，用药后排出大量等渗尿液；但在过度利尿时，机体水与电解质平衡失调，其中以低血钾最常见。大量静脉给予呋塞米有耳毒性表现，导致眩晕、耳鸣、听力下降，D 选项表述不确切。其他选项均为呋塞米的作用特点，故本题选 D。

20. 考点：氯丙嗪的副作用及处置

答案：B。

21. 考点：强心苷类药物的禁忌证

答案：E。

22. 考点：抗结核药物的应用

答案：E。

23. 考点：呼吸链的组成

解析：A。细胞色素 C 是生物氧化过程中一个非常重要的电子传递体，在线粒体嵴上与其他氧化酶排列形成呼吸链，参与细胞呼吸过程。故本题选 A。

24. 考点：白细胞的分类及作用

解析：B。嗜碱性粒细胞胞质中的颗粒含有多种生物活性物质，如组胺、肝素、白三烯和嗜酸性粒细胞趋化因子 A 等，其作用包括：①释放组胺引起哮喘、荨麻疹等超敏反应相关症状；②可通过释放嗜酸性粒细胞趋化因子 A 而将嗜酸性粒细胞吸引过来，聚集于局部以限制嗜碱性粒细胞在超敏反应中的作用。故本题选 B。

25. 考点：脂肪的消化

解析：B。胰液中的有机物是多种消化酶，可作用于糖、脂肪和蛋白质三种食物成分，因而是消化液中最重要的一种。胰淀粉酶能将淀粉分解为麦芽糖，胰麦芽糖酶可将麦芽糖分解成葡萄糖。胰脂肪酶能将中性脂肪分解为甘油和脂肪酸。故本题选 B。

26. 考点：心血管活动的调节

解析：E。肾上腺素与心脏 β_1 肾上腺素能受体结合，产生正性变时、变力作用，使心排血量增加。故本题选 E。心迷走神经兴奋时，末梢释放乙酰胆碱，作用于 M 型胆碱能受体，产生负性变时、变力、变传导作用，减少心排血量。故 A 选项错误。动脉血压升高时使颈动脉窦压力感受强度增加，从而使窦神经传入冲动频率增加，其反射效应使心率减慢、心排血量减少。故 B、C 选项不正确。去甲肾上腺素虽然与肾上腺素同属于儿茶酚胺，但是去甲肾上腺素主要与血管 α_1 肾上腺素能受体及 β_1 肾上腺素能受体结合；静注去甲肾上腺素可使全身血管广泛收缩，动脉血压升高，使压力感受性反射活动增强，并且由于压力感受性反射对心脏的效应超过去甲肾上腺素对心脏的直接效应，因此使心率减慢、心排血量减少。故 D 选项不正确。

27. 考点：甲状腺激素的生物学作用

解析：B。甲状腺激素是维持机体正常生长、发育所不可缺少的激素，特别是对神经系统发育尤为重要。甲状腺激素具有促进组织分化、生长与发育成熟的作用。婴幼儿时期如缺乏甲状腺激素，脑的发育将有明显障碍，表现为智力低下且身材矮小，称为呆小病。故本题选 B。生长激素能促进骨骼、肌肉生长，促进机体代谢。糖皮质激素对物质代谢、血液系统、应激反应都具有重要作用。胰岛素是机体内唯一的降血糖激素。性激素能影响性腺发育及维持第二性征。

28. 考点：化脓性炎

解析：D。化脓性炎以中性粒细胞渗出并伴有不同程度的组织坏死和脓液形成为特点，分为表面化脓和积脓、蜂窝织炎、脓肿。蜂窝织炎是指疏松结缔组织的弥漫性化脓性炎。故本题选 D。

29. 考点：神经递质

解析：A。在外周神经系统中，躯体运动神经末梢释放的递质是乙酰胆碱，它通过神经-骨骼肌接头，作用于突触后膜的 N 型乙酰胆碱受体，然后引起一系列的生物学效应，进而控制躯体运动。故本题选 A。多巴胺、去甲肾上腺素和肾上腺素都属于胺类神经递质；需要注意的是在外周神经，机体分泌的主要是去甲肾上腺素；而多巴胺主要参与精神活动和心血管活动的调节。甘氨酸是一种典型的中枢抑制性氨基酸类神经递质。

30. 考点：消化系统生理

解析：E。主细胞又称为胃酶细胞，数量较多，主要分布于胃底腺的中下部，主要功能是分泌蛋白酶原。壁细胞又称为盐酸细胞，主要分布于胃底腺的上半部，主要功能是分泌盐酸，具有激活胃蛋白酶原和杀菌作用；同时壁细胞还分泌内因子，具有促进维生素 B_{12} 吸收的作用。黏液细胞分布于胃底腺的上部，夹在壁细胞之间；其细胞内充满黏原颗粒，能分泌黏液。故本题选 E。

31. 考点：炎症早期反应

解析：A。在急性炎症的早期，中性粒细胞首先游出，但因中性粒细胞寿命短，很快就会崩解消失，24～48 小时后则以单核细胞浸润为主。故本题选 A。

32. 考点：假膜性炎

解析：E。假膜性炎是细菌性痢疾的特征性病变。假膜是由于黏膜表层坏死，在渗出物中出现大量纤维素，与坏死组织、中性粒细胞、红细胞和细菌一起形成的炎性病理结构。故本题选 E。

33. 考点：肺结核的治疗

解析：E。结核病的预防性化学药物治疗主要应用于受结核分枝杆菌感染且易发病的高危人群，包括 HIV 感染者、痰涂片阳性肺结核患者的密切接触者、未经治疗的肺部硬结纤维病灶（无活动性）、矽肺、糖尿病、长期使用糖皮质激素或免疫抑制剂者、吸毒者、营养不良者、儿童与青少年结核菌素试验硬结直径≥15cm 者等。常用药物为异烟肼。故本题选 E。

34. 考点：组织病理

解析：B。细胞和组织在较轻的有害刺激因子作用下发生适应性反应的形态改变，表现为肥大、增生、萎缩、化生等。变性则为组织的损伤性改变，如水样变性、脂肪变性等。故本题选 B。

35. 考点：COPD 的诊断

解析：B。COPD 是一组以气流受限为特征的肺部疾病，气流受限不完全可逆，呈进行性发展。肺功能检查是判断气流持续受限的主要客观指标，对 COPD 诊断、严重程度评价以及评估疾病进展、预

36. 考点：慢性阻塞性肺疾病的病因

解析：E。感染是 COPD 发生与发展的重要因素之一，也是本病急性加重的重要因素，感染病原体包括病毒、细菌和支原体。病毒主要为流感病毒、鼻病毒、腺病毒和呼吸道合胞病毒等；常见细菌则以肺炎链球菌、流感嗜血杆菌、卡他莫拉菌、肺炎克雷伯杆菌多见。故本题选 E。

37. 考点：肺心病的临床特点
    答案：C。

38. 考点：宫颈癌的病原体

解析：C。人是 HPV（人乳头瘤病毒）唯一的自然宿主，其属于人类肿瘤病毒。其感染可引起乳头状瘤，包括皮肤疣、外生殖器尖锐湿疣等，其中 HPV－6、11、16、18、31、33 等型别与宫颈癌的发生密切相关。故本题选 C。

39. 考点：气道高反应性

解析：B。AHR 表现为气道对各种刺激因子出现过强或过早的收缩反应，其是哮喘发生的一个重要因素。目前普遍认为气道炎症是导致气道高反应性的重要机制之一，当气道受到变应原或其他刺激后，由于多种炎症细胞、炎症介质和细胞因子的参与，气道上皮的损害和上皮下神经末梢的裸露等导致气道高反应性。哮喘发作的神经机制是指 β 肾上腺素受体功能低下和迷走神经功能亢进，故 A 错误。支气管哮喘的诊断不能单靠 AHR 检测，故 C 错误。肺泡巨噬细胞激活后不会降低 AHR，故 D 错误。AHR 受遗传因素的影响，故 E 错误。因此本题选 B。

40. 考点：肺部咯血的疾病

解析：C。肺结核多为干咳，少见脓痰；慢性支气管炎多为白色黏液或浆液泡沫状痰，少有咯血；支气管肺癌和肺炎一般为少量咯血，且都伴有胸痛；支气管扩张症则表现为反复咯血并伴有慢性咳嗽和咳大量脓痰，故本题选 C。

41. 考点：葡萄球菌肺炎
    答案：E。

42. 考点：支气管哮喘的治疗
    答案：C。

43. 考点：消化性溃疡穿孔

解析：A。十二指肠球部前壁溃疡穿孔后疼痛部位发生改变，疼痛常放射至背部，且呈持续性剧痛。因胃肠的内容物漏入腹腔而引起急性腹膜炎，所以会出现腹膜炎症状和腹肌紧张；随后短期内产生脓毒感染性休克。既往溃疡病史加 X 线检查腹部发现膈下游离气体即可确诊。故本题选 A。

44. 考点：门脉高压症的诊断

解析：E。食管吞钡 X 线检查可发现食管静脉曲张的虫蚀样或蚯蚓状充盈缺损及纵行黏膜皱襞增宽，胃底静脉曲张可见菊花样充盈缺损；对诊断门脉高压症最有价值。而腹水、脾大、肝大而质硬、黄疸、下肢水肿并非门脉高压症的特征性表现。故本题选 E。

45. 考点：原发性肝癌的定义和细胞学起源
    答案：B。

46. 考点：结核性腹膜炎的腹部体征

解析：D。结核性腹膜炎早期腹痛不明显，以后可以出现持续性隐痛或钝痛，或始终没有疼痛。疼痛多位于脐周及下腹部，有时在全腹。腹部触诊呈揉面感一般认为是结核性腹膜炎的临床特征，应指出腹壁柔韧感系腹膜受轻度刺激或存在慢性炎症的一种表现。腹水以少量至中量为多见，因此移动性浊音多呈阴性。腹部肿块多见于粘连型或干酪型，常位于脐周，也可见于其他部位。振水音指胃内有多量液体及气体潴留时可听到的气液撞击性声音，常见于幽门梗阻与胃扩张。故本题选 D。

47. 考点：肝性脑病的治疗

解析：D。肝性脑病患者饮食上应避免过于粗糙、热烫食物，以免导致食管胃底曲张血管破裂出血；须限制蛋白质的摄入，保证热能供给；保持大便通畅，忌用安眠药、麻醉药等。选项 D "高蛋白质"表述不当，故本题选 D。

48. 考点：溃疡性结肠炎的典型症状
    答案：A。

49. 考点：胃大部切除术的手术适应证

解析：C。瘢痕性幽门梗阻是胃大部切除术的绝对适应证。目的是解除梗阻、消除病因，使食物和胃液顺利进入小肠，从而改善营养状况和纠正水、电解质紊乱。首选胃大部切除术，全身情况差的老年患者可以做胃空肠吻合术。故本题选C。

50. 考点：消化性溃疡的发病机制

解析：D。消化性溃疡的发生与下列因素有关：①胃酸分泌过多；②幽门螺杆菌感染；③胃黏膜保护屏障受损；④胃排空延缓和胆汁反流；⑤胃肠肽的作用；⑥遗传因素；⑦非甾体抗炎药；⑧环境因素；⑨精神因素。其中胃酸分泌过多对消化性溃疡的发生起着决定性作用，故本题选D。

51. 考点：肝硬化的并发症

答案：B。

52. 考点：急性胰腺炎

解析：D。血清钙在急性胰腺炎发病后2天开始下降，以第4~5天后为显著，重型者可降至1.75mmol/L以下，提示病情严重、预后不良。故本题选D。

53. 考点：心力衰竭的治疗

解析：E。心力衰竭的病因治疗：对所有可能导致心脏功能受损的常见疾病如高血压、冠心病、糖尿病、代谢综合征等，在尚未造成心脏器质性改变前应早期进行有效治疗。祛除病因与诱因，是治疗心力衰竭最有效的方法。调节代偿机制，减少神经-体液因子的负面效应，能够有效减缓病程的进展。故本题选E。

54. 考点：冠状动脉粥样硬化性心脏病的药物治疗

解析：C。急性心肌梗死的抗炎、稳定斑块治疗：大剂量他汀类药物治疗可以起到抗炎、抗氧化、稳定斑块、抑制血小板血栓形成、改善冠脉循环的作用，常用阿托伐他汀。故本题选C。

55. 考点：强心苷类药物的适应证

解析：E。强心苷类药物适应证：①各种心脏病引起的充血性心力衰竭；②快速型室上性心律失常：心房颤动、心房扑动、房性心动过速、阵发性房室交界性心动过速、反复发作性心动过速。故本题选E。

56. 考点：血管扩张药治疗的适应证

解析：C。血管扩张药的适应证：①中、重度慢性心力衰竭（主要为左心衰竭）患者，如无禁忌证均可应用；②特别适用于瓣膜反流性心脏病（二尖瓣、主动脉瓣关闭不全）、室间隔缺损，可减少反流或分流，增加前向心排血量。禁忌证：①不宜应用于阻塞性瓣膜疾病，如二尖瓣、主动脉瓣狭窄及其他左心室流出道梗阻的患者；因为此时机体循环需要依赖左心室充盈压的升高来维持心排血量。②慎用于严重冠状动脉狭窄患者，特别是急性心肌梗死或急性心肌缺血发作时，因冠状动脉灌注压的降低可加重心肌缺血。故本题选C。

57. 考点：心绞痛的诊断

答案：D。

58. 考点：风湿性二尖瓣关闭不全的体征

解析：D。轻度二尖瓣关闭不全病例，除心尖区闻及收缩期吹风样杂音之外，可无其他异常体征。中度以上二尖瓣反流者，则心前区可扪及较强的弥散性传导冲动，心尖冲动移向左下方，心尖区可闻及粗糙、响亮、3级以上、时限较长的全收缩期杂音；深吸气时杂音响度减弱，呼气时响度可稍增强，常传导到腋中线。故本题选D。

59. 考点：风湿性心包炎的临床表现

解析：D。风湿性心包炎以纤维蛋白渗出为主时，主要表现有心前区疼痛及心包摩擦音；以浆液性渗出为主时，主要表现为呼吸困难和心脏压塞，心音往往低沉而遥远。大量积液可影响静脉回流，出现颈静脉怒张、肝大等。故本题选D。

60. 考点：扩张型心肌病的临床表现

解析：B。扩张型心肌病以心脏扩大、心力衰竭、心律失常为主要表现。心脏扩大以双侧心室最明显，因而扩张型心肌病可先有左心衰竭、心慌、气短、不能平卧；然后出现右心衰竭，肝大、水肿、尿少；亦可起病即表现为全心衰竭。胸部隐痛或钝痛，但典型心绞痛少见。其中以心脏扩大最多见。心尖部第一心音减弱，常有收缩期杂音，偶尔心尖部可闻及舒张期杂音，心力衰竭加重时杂音增强，心力衰竭减轻时杂音减弱或消失，大约75%患者可闻及第三心音或第四心音。10%患者血压增高，可能与心力衰竭时儿茶酚胺分泌增高致水钠潴留有关；心力衰竭控制后，血压恢复正常，亦有并存高血压者。故本题选 B。

61. 考点：主动脉瓣关闭不全的病理生理

解析：C。主动脉瓣关闭不全时，由于舒张期左心室内压力远小于主动脉，大量血液反流回左心室，使左心室舒张期负荷加重。故本题选 C。

62. 考点：二尖瓣关闭不全

解析：A。心尖部收缩期杂音是二尖瓣关闭不全最主要的体征，典型者为较粗糙的全收缩期吹风样杂音，多向腋下及左肩胛间部传导，后瓣受损时可向心底部传导。二尖瓣脱垂时只有收缩中晚期杂音，P_2 亢进、增宽伴有分裂。重度主动脉瓣返流时心尖部可存在 Austin Flint 杂音。故本题选 A。

63. 考点：心理咨询的手段

解析：A。心理咨询的手段 ①接受其宣泄：指来咨询者将其郁积已久的烦恼情绪及痛苦情感倾诉给咨询人员的过程。②帮助其领悟：指来咨询者在咨询人员的帮助下，全面深刻地认识其心理不适与情感障碍的过程。③强化自我控制：可使来咨询者解除某种不良情绪状态与行为对自我的禁锢，协调个人与环境的关系，从而获得内心的和谐。④指导其放松：调节自我与环境的不协调，以乐观的态度对待人生。心理治疗的成功在一定程度上取决于治疗师能否唤起患者的希望、获得患者的信任，因此治疗初期的重点应放在建立一个适合患者与治疗师相互信任的工作联盟上；而不是"质问其懦弱"，将使患者反感、抗拒，不利于有效治疗的开展。故本题选 A。

64. 考点：《医师法》

解析：B。《医师法》规定，被吊销医师执业证书不满 2 年的，不予注册。故本题选 B。

65. 考点：医疗事故处理条例

解析：B。医疗机构违反《医疗事故处理条例》的规定，有下列情形之一者，由卫生行政部门责令改正；情节严重者，对负有责任的主管人员和其他直接责任人员依法给予行政处分或者纪律处分：（一）未如实告知患者病情、医疗措施和医疗风险者；（二）没有正当理由，拒绝为患者提供复印或者复制病历资料服务者；（三）未按照国务院卫生行政部门规定的要求书写和妥善保管病历资料者；（四）未在规定时间内补记抢救工作病历内容者；（五）未按照本条例的规定封存、保管和启封病历

资料和实物者；（六）未设置医疗服务质量监控部门或者配备专（兼）职人员者；（七）未制定有关医疗事故防范和处理预案者；（八）未在规定时间内向卫生行政部门报告重大医疗过失行为者；（九）未按照本条例的规定向卫生行政部门报告医疗事故者；（十）未按照规定进行尸检和保存、处理尸体者。故本题选 B。

66. 考点：心理治疗原则

解析：B。当患者面临问题需要进行抉择时，治疗者切忌代替或诱导患者作出决定，而应促使患者自我调节，自己评价周围事物、调整生活。故本题选 B。

67. 考点：医患关系

解析：B。主动－被动型医患关系适用范围：①无意识或意识不清的病人；②无自知力的病人；③婴幼儿。在急诊救治过程中医患之间是主动－被动的关系。故本题选 B。

68. 考点：心理学几种主要理论

解析：C。①精神分析理论认为人类行为受控于非理性因素、潜意识动机与生物本能驱动力以及 6 岁之前的性心理时间。②认知理论试图通过分析心理过程来理解人的学习和行为。③人本主义理论认为人是具有潜能和成长能力的个体，如果各方面发展良好，人就可以让意识指引其行为直到完全实现其最大潜能，从而成为一个独特个体；心理或行为障碍的产生乃是由于个人成长受到阻抑所致；自我意识不良和他人施加的价值条件是引起问题的根源。④心理生理理论主要研究心身疾病的发病原因和机制、分类、治疗、预防等。⑤行为学习理论认为，人的正常或病态的行为都可通过学习过程而形成。故本题选 C。

69. 考点：十二指肠溃疡的诊断

解析：E。十二指肠溃疡表现为疼痛在两餐之间或餐前发生（饥饿痛），突出表现在进食后缓解。胃溃疡表现为餐后疼痛。胃癌表现为上腹部不适，进食后饱胀。肾结石可引起肾区疼痛伴肋脊角叩击痛。慢性胆囊炎常在饱餐、进食油腻食物后出现腹胀、腹痛。故本题选 E。

70. 考点：骨折并发大出血的治疗

解析：D。骨折急救包括：①抢救休克；②包扎伤口；③妥善固定；④迅速转运。此病例中患者

为开放性骨折并发大出血,在现场无法进行输液及输血治疗,此时首先应进行加压包扎止血,以防止血液进一步丢失,并尽快将患者转运到医院,故本题选D。其他选项不是目前首先应进行的治疗措施,所以排除。

71. 考点:支气管哮喘的并发症

解析:B。支气管哮喘的并发症包括:①代谢性酸中毒;②呼吸道和肺部感染;③电解质紊乱;④气胸;⑤纵隔气肿;⑥肺不张。患者突发胸痛,且用氨茶碱、甲泼尼龙静脉滴注后仍不能缓解,可考虑并发了自发性气胸。故本题选B。

72. 考点:克雷伯杆菌肺炎的诊断

解析:C。诊断依据:(1)症状:①起病急剧,高热、咳黏稠脓性血痰和胸痛;②可有发绀、气急、心悸,约半数患者有畏寒,早期可出现休克。(2)检查:①血常规;②X线检查:显示肺叶、肺段或小叶实变,有多发性蜂窝状肺脓肿,叶间裂下坠;③细菌学检查。故本题选C。

73. 考点:慢性支气管炎急性发作的临床表现

解析:E。慢性支气管炎急性发作是指在1周内出现脓性或黏液脓性痰,痰量明显增加,或伴有发热等炎症表现,或1周内"咳""痰"或"喘"中任何一项症状明显加剧者。故本题选E。

74. 考点:绞窄性肠梗阻

解析:A。腹痛、呕吐,无肛门排气,提示肠梗阻;全腹肌紧张,有压痛及反跳痛;行腹腔穿刺抽出的液体呈血性,伴臭味;提示为严重的绞窄性肠梗阻。故本题选A。

75. 考点:十二指肠溃疡的治疗

解析:C。患者有夜间上腹痛、黑便、呕血,可以诊断为十二指肠溃疡并发出血。PPI促进溃疡愈合的速度较快、愈合率较高,是治疗十二指肠溃疡的首选用药。故本题选C。

76. 考点:高血压的治疗

解析:C。血管紧张素转换酶抑制剂(ACEI)能改善高血压的预后,能有效减轻和延缓糖尿病肾病的进展,改善血糖控制,故本题选C。β受体阻断剂适用于高血压伴心绞痛、快速型心律失常等心脏疾病的治疗。

77. 考点:急性心肌梗死的并发症

解析:B。急性心肌梗死的并发症包括:心肌梗死后综合征、心脏乳头肌功能失调或断裂、心脏游离壁破裂、心室附壁血栓性栓塞、心室膨胀瘤。其中以心脏乳头肌功能失调或断裂最常见,二尖瓣乳头肌因缺血、坏死等导致收缩功能发生障碍,造成二尖瓣脱垂或关闭不全,进而产生肺水肿。故本题选B。

78. 考点:肥厚型心肌病的诊断

解析:C。肥厚型心肌病的特征性表现为胸骨左缘第3~4肋间可闻及较粗糙的喷射性收缩期杂音以及超声心动图示室间隔与左心室后壁增厚,因此本题选C。冠心病常以发作性胸痛为主要临床表现,一般无室间隔与左心室后壁增厚,故A错误。高血压性心脏病常以血压升高为主,一般不具有肥厚型心肌病的杂音特点和室间隔增厚,故B错误。主动脉瓣狭窄的特征性表现为胸骨右缘第2肋间或左缘第3肋间喷射性收缩期杂音,故D错误。扩张型心肌病主要体征为心脏扩大,常可闻及第三或第四心音,心率快时呈奔马律,可有心腔轻度扩大,疾病后期各心腔均扩大,以左心室扩大出现早而显著,室壁运动普遍减弱,故E错误。

79. 考点:腹部外伤的临床表现

解析:B。此病例中患者有上腹部外伤史,而且"剑突下疼痛,呕吐血性液体",这时要注意的体征应是肝区叩痛,从而判断是否有肝破裂,因为肝破裂后胆汁溢入腹腔,引起腹痛和腹膜刺激征,血液可通过胆管进入十二指肠而导致呕血,故本题选B。一旦出现肝区叩痛应及时治疗,必要时须开腹探查。其他选项所述体征出现时患者一般都不会伴发呕血,所以排除。

80. 考点:结肠癌的治疗

解析:B。如果施行的是结肠或直肠手术,酌情在术前1日及手术当天清晨行清洁灌肠或结肠灌洗,并于术前2~3天开始进流食、口服肠道制菌药物,以减少术后并发感染的机会。故本题选B。

81. 考点:血气胸的诊断与治疗

解析:C。根据患者出现血压下降、心率增快、无尿、引流出血液、X线胸片示宽大液平面等表现,应诊断为血气胸。血气胸的治疗措施有胸腔闭式引流、吸氧、抗生素治疗等。由于此患者血压80/50mmHg,心率110次/分,可判断出现了失血性休克，此时输血和补液是最首要的治疗措施。故本题选C。另外，此患者2小时引流约700ml血液，可能有进行性血胸，应在积极补充血容量的基础上及时行开胸探查手术。

82. 考点：肺癌

解析：E。老年男性，有吸烟史，喉镜排除声带息肉（癌），X线胸片提示肺癌。位于上肺的肿块容易压迫喉返神经，引起声音嘶哑。故本题选E。

83. 考点：食管癌的诊断

答案：E。

84. 考点：胃部肿瘤的诊断与治疗

解析：C。患者为老年男性，半年来体重下降10kg，上消化道钡剂检查发现在胃小弯侧有一直径1.5cm溃疡，恶性肿瘤的可能性比较大，胃镜检查并活检是诊断肿瘤的金标准。故本题选C。

85. 考点：影响心输出量的因素

解析：D。该患者出现由平卧位突然站立时，自觉头晕，主要原因是由于静脉回心血量减少，进而由右心到肺循环的血量减少，进一步导致左心血容量减少及大脑供血减少。心脏的容量负荷，即前负荷减少对搏出量产生影响，称为异长调节。故本题选D。

86. 考点：乙胺丁醇的不良反应

解析：C。乙胺丁醇在治疗剂量下一般较为安全，但连续大量使用2～6个月可产生严重的毒性反应，如球后视神经炎引起的弱视、红绿色盲和视野缩小，因此在使用期间应定期检查视力。故本题选C。

87. 考点：《麻醉药品和精神药品管理条例》

解析：E。《麻醉药品和精神药品管理条例》规定，医疗机构需要使用麻醉药品和第一类精神药品的，应当经所在地区的市级人民政府卫生主管部门批准，取得麻醉药品、第一类精神药品购用印鉴卡。故本题选E。

88. 考点：自由联想疗法

解析：B。自由联想即让病人打消一切顾虑，想到什么就讲什么，按照原始想法讲出来，不怕难为情或怕他人感到荒谬奇怪而有意修改。自由联想的最终目的是发觉病人压抑在潜意识的致病情结或矛盾冲突，把它带到意识领域，使病人对此有所领悟，并重新建立起具有现实意义的健康心理。故本

题选B。

89. 考点：类风湿关节炎的临床表现

解析：E。该患者系中年女性，表现为小关节疼痛、肿胀伴晨僵，这是类风湿关节炎的典型表现，故本题选E。风湿性关节炎表现为游走性大关节肿痛，故不选A。痛风的患病者中男性占95%，关节炎好发于踇趾的跖趾关节，其次为足底、踝关节等，故不选B。强直性脊柱炎好发于青年男性，以骶髂及脊柱关节受累为主，或伴有下肢大关节的非对称性肿痛，故不选C。骨性关节炎易累及膝、髋、手及脊柱关节，而掌指、腕关节较少受累，且活动后疼痛加重，故不选D。

90. 考点：结肠病变的辅助检查

解析：E。该患者为老年男性，消瘦、腹胀、乏力伴排便习惯改变2个月，粪便隐血阳性，高度怀疑该患者存在大肠病变。为明确诊断，结肠镜检查为首选，既可在直视下观察肠道改变，又能取可疑组织做病理活检。故本题选E。

91. 考点：十二指肠溃疡的鉴别诊断

解析：D。患者出现饥饿痛、夜间痛，进食后缓解，是典型的十二指肠溃疡症状。进食后突发持续性剧烈疼痛，提示穿孔。虽然急性肠梗阻、胆囊炎、胰腺炎均可出现腹痛，但只有空腔脏器穿孔导致膈下出现游离气体时才可以使肝浊音界消失。故本题选D。

92. 考点：哮喘发作严重程度评价

解析：B。哮喘发作严重程度根据心率、呼吸、哮鸣音以及PaO_2、$PaCO_2$等指标进行综合评定。中度哮喘发作者呼吸略急促，心率在100～120次/分之间，双肺可闻及哮鸣音，PaO_2 60～100mmHg，$PaCO_2 \leq 45$mmHg。本病例为急性发作，因此该患者属于急性发作（中度），故本题选B。

93. 考点：急性胃炎的辅助检查

解析：D。该患者服用解热镇痛药后出现上腹痛、呕吐咖啡样胃内容物（可能系呕血），且既往无胃病史，考虑系由解热镇痛药引起的急性胃炎，此时应行急诊胃镜检查，不仅能迅速明确诊断，还能在镜下进行止血。故本题选D。

94. 考点：心源性哮喘的临床表现

解析：A。心源性哮喘常见于左心衰竭，表现

为频繁咳嗽、喘憋，多于夜间发作，严重时咳粉红色泡沫样痰，平时听诊双肺底可闻及湿啰音，急性发作时双肺满布湿啰音和哮鸣音，该患者符合上述表现，故本题选A。支气管哮喘也多于夜间发作喘憋，可伴咳嗽，但一般没有血性痰，不发作时听诊肺内多无异常体征，急性发作时双肺满布哮鸣音，故不选B。过敏性肺炎有吸入有机粉尘的病史，症状较轻，常有发热，两肺底可闻及捻发音，故不选C。肺癌表现为刺激性干咳，喘鸣症状进行性加重，肺内可闻及喘鸣音，故不选D。喘息型支气管炎伴有慢性咳嗽、咳痰病史，常有肺气肿体征，肺部啰音的多少和部位不固定，故不选E。

95. 考点：肺炎的治疗

解析：C。青年男性，院外社区获得性肺炎，X线胸片示左下肺大片渗出影，考虑肺炎链球菌肺炎可能性大。予青霉素静滴，如有效则最先出现的应是体温降至正常，其次是咳嗽、咳痰症状减轻，最后是胸片渗出性病灶吸收。故本题选C。

96. 考点：心包积液的诊断

解析：D。心包积液的症状有呼吸困难、胸痛等；查体有心脏搏动减弱，心浊音界向两侧扩大，心音遥远，左肺受压征等，心室充盈严重受限时可有体循环淤血的体征，如颈静脉怒张、肝肿大、下肢水肿等；X线胸片显示心影向两侧扩大呈烧瓶状。该患者符合上述表现，故本题选D。扩张型心肌病查体无心音遥远，X线有肺淤血征象，不选A。病毒性心肌炎多有前驱感染征象，查体无心音遥远，部分患者可有心脏扩大，但一般不会向两侧扩大，不选B。风湿性二尖瓣狭窄伴关闭不全听诊有心脏杂音，X线有肺淤血征象，不选C。肺心病主要是右心受累，听诊无心音遥远，X线示右心扩大，且肺内有病变，不选E。

97. 考点：结肠癌的临床表现

解析：D。结肠癌在40~50岁人群高发，临床表现主要是持续性腹痛，排便次数增多，呈黏液血便，全身营养障碍、贫血、消瘦，下腹部常可触及肿块。肠结核多继发于开放性肺结核，多有结核病史。慢性阑尾炎多曾有急性阑尾炎发作病史。肠套叠多发生于婴幼儿。盲肠癌下腹触及包块者较少。故暂不考虑A、B、C、E，应首先考虑结肠癌，本题选D。

98. 考点：急性胰腺炎并发症

模拟试卷（五）答案与解析

解析：B。急性胰腺炎患者多数有中度以上发热，多持续3~5天；当持续发热1周以上仍不退或逐日升高，尤其是持续2~3周以上者，要警惕并发胰腺脓肿可能。该患者左上腹部压痛明显，尿淀粉酶一直居高不下，且血白细胞明显增高，最可能是并发胰腺脓肿。若并发胰腺假性囊肿，主要是局部压迫症状，发热和白细胞增高不明显。并发急性胆囊炎者Murphy征阳性。故本题选B。

99. 考点：外科休克中血容量的补充

解析：A。由题干可知，该患者发生了由脾破裂导致的大量腹腔内出血，此时，等渗盐水因与体液等渗，不能起到维持血浆渗透压的作用，无法补充血容量，故A不合理，本题选A；平衡盐溶液是晶体液，可在短时间内维持血浆渗透压，起到扩容的作用，故B不选；中分子右旋糖酐注射液的渗透压较高，每克可增加血容量15ml，作用保持6~12小时，故C不选；对于严重失血患者，可快速输入全血，故D不选；代血浆包括右旋糖酐等扩容成分，可以代替血浆扩充血容量，故E不选。

100. 考点：急性胰腺炎的临床表现

解析：D。胆石症及胆道感染是急性胰腺炎的主要病因，该患者出现左上腹剧烈疼痛，向腰背部放射，伴恶心、呕吐，首先考虑急性胰腺炎，应先查血清淀粉酶。故本题选D。

101. 考点：张力性气胸的治疗

解析：B。大量气胸时，气管、纵隔向健侧移位，患侧胸部隆起；呼吸运动与触觉语颤减弱；叩诊呈过清音或鼓音，心、肝浊音界缩小或消失；听诊呼吸音减弱或消失。张力性气胸时患侧肺完全被压缩萎陷，气管、纵隔向健侧显著移位，使健侧肺同时受压，腔静脉回流障碍，心率快、血压低、颈静脉怒张。根据该患者的表现，诊断为张力性气胸。应迅速解除胸膜腔内正压以避免发生严重并发症，紧急时亦需立即胸腔穿刺排气，如果没有抽气设备，可用粗针头迅速刺入胸膜腔，使张力性气胸转变为开放性气胸以暂时减压，为后续救治提供有利时机。故本题选B。

102. 考点：心理咨询方式

解析：C。电话心理咨询多适用于处在急性情绪危象，濒于精神崩溃或企图自杀的人。门诊心理咨询时可与咨询者面对面对话，咨询较深入、效果较好；信函与网络咨询多为外地要求心理咨询者，或本地要求咨询者出于暂时保密或试探心理；专题心理咨询是针对公众关心的心理问题进行专题讨论和答疑。故本题选 C。

103. 考点：原发性肺结核的病理表现

解析：D。原发性肺结核病变特征为在通气较好的肺上叶下部或下叶上部近胸膜处形成约 1cm 大小的灰黄色原发病灶；病灶内结核分枝杆菌可沿淋巴管，循淋巴液引流到肺门淋巴结，引起结核性淋巴管炎和淋巴结炎，X 线摄片下典型病变呈哑铃形。绝大多数随机体免疫力增强而自然痊愈，少数病情恶化，可在肺内播散或全身播散。故本题选 D。

104. 考点：t 检验

解析：A。统计的目的是推断两样本各自代表的总体均数 μ 与 μ_0 是否相等。根据样本含量 n 的大小，n 小于 30，应做两样本均数 t 检验。故本题选 A。

105. 考点：急性左心衰竭的治疗

解析：C。根据题中患者的临床表现，可以判断患者并发急性左心衰竭，首选药物为强心苷类强心药，因此选择毛花苷丙。故本题选 C。

106. 考点：滋养层细胞疾病

解析：C。依据"异型性滋养层细胞浸润"确定可能属于侵蚀性葡萄胎或者绒毛膜癌。而侵蚀性葡萄胎有绒毛结构，因此可区别于绒毛膜癌。故本题选 C。

107. 考点：肺结核的临床表现和实验室检查

解析：D。肺结核的可疑症状包括：咳嗽（持续 2 周以上）、咯血、午后低热、乏力、盗汗等。怀疑结核者要进行痰抗酸杆菌的检查，结核分枝杆菌的检查是确诊肺结核的主要方法。故本题选 D。PPD 试验广泛应用于检出是否存在结核分枝杆菌感染，而非用于确诊结核病，故不选 A。B、C 选项所述方法目前仍在研究阶段，尚需改进，多用于科研。故不选 B、C。血沉不能确诊结核病，只能判断其活动性。故不选 E。

108. 考点：急性心肌梗死的治疗

解析：B。急性心肌梗死时，可出现心脏泵功能衰竭和各种心律失常。由于最早出现的心力衰竭主要是坏死心肌间质充血、水肿引起的顺应性下降所致，而左心室舒张末期容量尚未增大，因此在梗死发生后 24 小时内宜尽量避免使用强心苷类制剂。患者患病第 2 天发生心房颤动，心室率增快，血流动力学有明显变化，有呼吸、循环衰竭表现，需紧急纠正，最好采用电复律（快速而有效）。故本题选 B。

109. 考点：肺结核的诊断

解析：B。该患者临床表现为发热、咳嗽和乏力，并且消瘦。查体发现右上肺实变体征。PPD（1 单位）试验表现为强阳性。X 线胸片于右上肺野第 2～4 前肋处见密度增高、浓淡不均阴影。上述均符合肺结核的诊断，故本题选 B。

110. 考点：慢性支气管炎

解析：D。根据题干，患者"反复咳嗽、咳痰 4 年"符合慢性支气管炎的诊断。肺功能测定：第一秒钟用力呼气容积/用力肺活量为 55%，正常成人应大于 80%；残气容积/肺总量为 35%。上述均说明合并肺气肿，故本题选 D。

111. 考点：慢性胰腺炎

解析：C。慢性胰腺炎是指由于各种不同原因所致的胰腺局部、节段性或弥散性的慢性进展性炎症，导致胰腺组织和功能不可逆的损害，临床表现为腹痛、胰腺钙化、胰腺假性囊肿、脂肪泻及糖尿病，腹痛的特点是弯腰屈膝可缓解、平卧或进食加重。故本题选 C。

112. 考点：肋骨骨折的治疗原则

解析：A。根据患者气管居中、反常呼吸运动及左胸壁可触及多根多处肋骨断端，应判断为闭合性胸部损伤。严重的闭合性胸部损伤导致多根多处肋骨骨折，使局部胸壁失去肋骨支撑而软化，并出现反常呼吸，即吸气时软化区胸壁内陷、呼气时外凸，称为连枷胸。有效镇痛和呼吸道管理是闭合性多根多处肋骨骨折的主要治疗原则。故本题选 A。

113. 考点：绞窄性疝的治疗

解析：C。患者老年女性，右侧股疝发生嵌顿 11 小时，嵌顿时间较长，手术时发现小肠坏死，考虑为绞窄性疝。有发热、明显腹胀、局部腹膜刺激症状，提示可能并发感染。绞窄性疝因肠坏死而局部有严重感染，通常也采取单纯疝囊高位结扎而避免施行修补术，因感染常使修补失败。故本题选 C。

114. 考点：肝硬化的病理特点

解析：E。患者为中年男性，慢性肝功能反复异常病史10余年，结合其巩膜黄染、肝掌、蜘蛛痣、腹水征阳性及肝功能异常的化验结果，考虑诊断为肝硬化。假小叶形成是肝硬化的特征性病理表现，故本题选E。

115. 考点：心理咨询的基本原则

答案：E。

116. 考点：慢性阻塞性肺疾病的诊断

解析：D。慢性阻塞性肺疾病的相关表现：①症状：慢性咳嗽、咳痰，气短或呼吸困难，喘息和胸闷；晚期患者有体重下降、食欲减退等。②体征：早期体征可无异常；随疾病进展，视诊可发现桶状胸，触诊时双侧语颤减弱，叩诊时肺部呈过清音、心浊音界缩小、肺下界和肝浊音界下降，听诊时肺呼吸音减弱、呼气相延长、部分患者可闻及湿性啰音和（或）干性啰音。③胸部X线检查：早期可无异常变化；以后可有肺纹理增粗、紊乱和肺气肿改变。④血气检查：可有低氧血症、高碳酸血症等。⑤肺功能检查：可见持续气流受限征象，是诊断的必备条件。根据患者临床表现及辅助检查结果，考虑为慢性阻塞性肺疾病。故本题选D。

117. 考点：筛检试验的效果评价

解析：C。题中的资料为配对四格表资料，灵敏度也称真阳性率，为筛检试验测出乳腺癌患者中结果为阳性的百分比，即a/（a+c）=64/100×100%，可得64%。故本题选C。

118. 考点：筛检试验的效果评价

解析：B。特异度（真阴性率）为筛检试验测出非乳腺癌患者中结果为阴性的百分比，即d/（c+d）=84/100×100%，可得84%。故本题选B。

119. 考点：筛检试验的效果评价

解析：D。粗一致率是指检测结果与实际情况一致的概率，即真阳性和真阴性所占总人数的百分比，即（a+d）/（a+b+c+d）=（84+64）/200×100%，可得74%。故本题选D。

120. 考点：上消化道出血的原因

解析：C。上消化道出血的病因诊断：慢性、周期性、节律性上腹痛多提示消化性溃疡，特别是在出血前疼痛加剧、出血后减轻或缓解，更有助于消化性溃疡的诊断。服用非甾体类抗炎药等损伤胃黏膜的药物或处于应激状态者，可能为急性糜烂出血性胃炎。既往有病毒性肝炎、血吸虫病或酗酒病史，并有肝病与门静脉高压的临床表现者，可能为食管-胃底静脉曲张破裂所致的出血。根据该患者的表现，考虑为食管-胃底静脉曲张破裂所致的出血。故本题选C。

121. 考点：上消化道出血的检查

解析：D。胃镜检查是目前明确上消化道出血病因的首选检查方法。故本题选D。

122. 考点：上消化道出血的治疗

解析：A。上消化道出血应积极补充血容量，立即配血，尽快建立有效的静脉输液通道，补充血容量。在配血过程中可先输注葡萄糖氯化钠溶液或平衡盐溶液。故本题选A。

123. 考点：急性心肌梗死的诊断

解析：D。患者有高血压和糖尿病史，是冠状动脉粥样硬化的危险因素，并且突发胸闷、喘憋10小时和心电图缺血性改变，应诊断为急性心肌梗死。故本题选D。

124. 考点：急性心肌梗死的治疗药物选择

解析：D。华法林对严重高血压者禁用。毛花苷丙在急性心梗的24小时内禁用。硝酸甘油可以扩张冠状动脉，降低心脏的前、后负荷，因此应选用硝酸甘油。故本题选D。

125. 考点：急性心肌梗死后突发呼吸困难的常见原因

解析：C。患者心尖部出现收缩期杂音，应为二尖瓣关闭不全，多由心肌梗死后并发乳头肌功能障碍导致。故本题选C。

126. 考点：急性心肌梗死的并发症

解析：B。急性心梗的最常见并发症之一是心律失常，以室性心律失常最常见，其中心室颤动是最危险的心律失常之一，发作时心室泵血功能丧失，心搏急剧下降，发生意识丧失、抽搐、心音消失、不能触及大动脉搏动、无法测到血压、呼吸不规则或停止以及瞳孔散大、对光反射消失等生命危象。结合该心梗患者，突发意识丧失、抽搐、心音消失，符合室颤的表现。心房颤动时心室仍有一定的心搏量，出现心率绝对不齐，第一心音强弱不等，脉率小于心率；窦房传导阻滞和房室传导阻滞严重时心音缓慢，可能闻及大炮音，但不会消失；室性心动过速时心室快速搏动，但仍能有效泵血，一般无意识障碍和心音消失。故本题选 B。

127. 考点：急性心肌梗死的治疗

解析：B。急性心肌梗死 6 小时内，最重要的措施是尽早通过溶栓治疗或急诊 PCI 使梗死的血管再通而促使缺血心肌得到再灌注。故本题选 B。

128. 考点：幽门梗阻的临床表现

解析：C。该患者有腹痛与反复发作的呕吐病史，呕吐物含有宿食，上腹见胃型，可闻及振水音，是幽门梗阻的临床表现。辅助检查有 X 线钡餐检查、纤维胃镜、腹部 X 线平片等。X 线钡餐检查可以辅助诊断幽门梗阻，检查时可见胃扩张、胃张力减退，钡剂入胃后有下沉现象且排空延迟，24 小时后仍有钡剂存留提示瘢痕性幽门梗阻。纤维胃镜检查可确定梗阻，并明确梗阻原因。该患者有贫血貌、消瘦，提示胃部病变有恶性的可能，纤维胃镜检查可以做出病因诊断。故本题选 C。

129. 考点：酸碱失衡和水、电解质代谢紊乱

解析：A。该患者有幽门梗阻，呕吐导致酸性胃液大量丢失，丧失大量的 H^+ 及 Cl^-。肠内的 HCO_3^- 未能被胃液的 H^+ 所中和，HCO_3^- 被重吸收入血，使血浆 HCO_3^- 增高；另外，胃液中 Cl^- 的丢失使肾近曲小管的 Cl^- 减少，为维持离子平衡而代偿性重吸收 HCO_3^- 增加，导致代谢性碱中毒。大量胃液的丢失也丧失了 Na^+，在代偿过程中，K^+ 和 Na^+ 的交换增加，即保留了 Na^+，但排出了 K^+ 及 H^+，造成低钾血症和代谢性碱中毒。故本题选 A。

[130~131]

考点：《医疗纠纷预防和处理条例》

解析：C，D。《医疗纠纷预防和处理条例》规定，患者死亡，医患双方对死因有异议的，应当在患者死亡后 48 小时内进行尸检，具备尸体冻存条件的，可以延长至 7 天。故 130 题选 C。医疗纠纷人民调解委员会应当自受理之日起 30 个工作日内完成调解。需要鉴定的，鉴定时间不计入调解时限。因特殊情况需要延长调解期限的，医疗纠纷人民调解委员会和医患双方可以约定延长调解期限。超过调解期限而未达成调解协议的，视为调解不成。故 131 题选 D。

[132~134]

考点：患者的权利与义务和医德评价方式

答案：A，B，E。

[135~136]

考点：心脏疾病的检查

解析：E，D。心尖部 3/6 级收缩期杂音，提示患者患有二尖瓣关闭不全，确诊检查为超声心动图，从而可了解心脏瓣膜的返流情况。故 135 题选 E。患者突发胸痛、大汗，并且有吸烟等冠状动脉粥样硬化的危险因素，考虑诊断为冠心病，因此首选心电图检查。故 136 题选 D。

[137~138]

考点：消化道出血

解析：E，B。饥饿性上腹痛，进食后可缓解，符合典型的十二指肠溃疡表现。外伤史提示急性胃黏膜病变出血。食管胃底静脉曲张破裂出血多见于肝硬化晚期。故 137 题选 E，138 题选 B。

[139~140]

考点：抗高血压药物选择

解析：E，A。抗高血压药物合理选择：①合并有心力衰竭者，宜选择 ACEI 和利尿剂。②老年性收缩期高血压者，宜选择利尿剂、长效二氢吡啶类钙通道阻滞剂。③合并糖尿病、蛋白尿或轻至中度肾功能不全者（非肾血管性），可选用 ACEI。④心肌梗死后的患者，可选择无内在拟交感作用的 β 受体阻断剂或者 ACEI（尤其是伴心肌收缩功能不全者）；对稳定型心绞痛患者，也可选用钙通道阻滞剂。⑤对伴有脂质代谢异常的患者可选用 $α_1$ 受体阻断剂，不宜用 β 受体阻断剂及利尿剂。⑥伴妊娠者，不宜用 ACEI 与血管紧张素Ⅱ受体阻断剂，可选用甲基多巴。螺内酯会导致血钾升高，故高血压伴高血钾禁用。美托洛尔是 β 受体阻断剂，会导致支气管哮喘患者出现呼吸困难，因此禁用。故 139 题选 E，140 题选 A。

[141~142]

考点：胃肠疾病的手术治疗

答案：C，A。

[143~144]

考点：结核性腹膜炎的感染途径及类型

答案：A，C。

[145~146]

考点：肝脓肿的细菌感染病原

解析：C，A。全身性细菌感染，特别是腹腔内感染时，细菌侵入肝脏，如果病人抵抗力弱，可发生肝脓肿。细菌可循下列途径进入肝脏：①胆道：胆道蛔虫病、胆管结石等并发化脓性胆管炎时，细菌沿着胆管上行，是引起细菌性肝脓肿的主要原因；②肝动脉：体内任何部位的化脓性病变，如骨髓炎、中耳炎、痈等，特别在发生脓毒血症时，细菌可经肝动脉进入肝脏；③门静脉；④肝外伤。细菌性肝脓肿的致病菌多为大肠埃希菌、金黄色葡萄球菌等，单发性肝脓肿脓腔有时可以很大；多发性肝脓肿的直径则可在数毫米至数厘米之间，数个脓肿也可融合成一个大脓肿。与体表化脓性感染相关的细菌为金黄色葡萄球菌，而通过胆道沿胆管上行感染的细菌常见为大肠埃希菌。故145题选C，146题选A。

[147~148]

考点：胃液的性质、成分及作用

解析：C，C。当盐酸分泌过多时，可以负反馈抑制胃酸分泌，故147题选C。盐酸、脂肪酸可引起促胰液素的分泌与释放，故148题选C。

[149~150]

考点：抗菌药物临床应用管理办法

解析：C，A。《抗菌药物临床应用管理办法》中对于医师处方权取消情况做出了如下说明：医疗机构应当对出现开具抗菌药物超常处方<u>3次以上</u>且无正当理由的医师提出警告，限制其特殊使用级和限制使用级抗菌药物处方权。故149题选C。医师出现下列情形之一者，医疗机构应当取消其抗菌药物处方权：①抗菌药物考核不合格者；②限制处方权后，仍出现超常处方且无正当理由者；③未按照规定开具抗菌药物处方，造成严重后果者；④未按照规定使用抗菌药物，造成严重后果者；⑤开具抗菌药物处方牟取不正当利益者。故150题选A。

第二单元

1. **考点**：再生障碍性贫血的诊断
   解析：B。诊断再生障碍性贫血包括：①全血细胞减少，网织红细胞减少；②查体一般无肝、脾、淋巴结肿大；③骨髓多部位增生减低，造血细胞减少；④能除外引起全血细胞减少的其他疾病；⑤一般抗贫血治疗无效。但骨髓造血细胞减少是最重要、最有价值的诊断依据。故本题选B。

2. **考点**：不孕症的概念
   答案：B。

3. **考点**：有机磷农药中毒的治疗
   解析：B。经口服有机磷农药中毒者，立即洗胃。如因敌百虫中毒，忌用碱性溶液，宜用清水洗胃。其他有机磷中毒均可用2%碳酸氢钠溶液反复洗胃，洗胃完毕投入碳酸氢钠粉或活性炭末各100g左右。洗胃时，还应注意忌用热水，一般不用高锰酸钾溶液。故本题选B。

4. **考点**：常用的急救技术
   解析：D。常用的急救技术主要有复苏、通气（气管插管）、止血、包扎、固定和转送等。不包括"内脏脱出复位"。故本题选D。

5. **考点**：重度烧伤
   解析：B。轻度烧伤，Ⅱ度烧伤面积在10%以下。中度烧伤，Ⅱ度烧伤面积10%~30%，或虽有Ⅲ度烧伤但面积不足10%。重度烧伤，烧伤总面积30%~50%，或Ⅲ度烧伤面积10%~20%；或Ⅱ度、Ⅲ度烧伤面积虽未达到上述百分比，但已发生休克等并发症、呼吸道烧伤（吸入性损伤）或有较严重的复合伤。故本题选B。

6. **考点**：低钾血症时补钾的方法
   解析：E。补钾的原则是见尿补钾；含钾溶液浓度不宜超过0.3%；纠正低钾一般要经过2~3天；一般低钾血症可口服补钾；补钾时禁止直接静脉注射含钾溶液。故本题选E。

7. **考点**：肱骨髁上骨折的常见并发症
   答案：B。

8. **考点**：急性脊髓炎的诱因
   解析：E。急性脊髓炎是指各种感染后引起自身免疫反应所致的急性横贯性脊髓炎性病变。病因不明，包括了各种呼吸道、消化道等的感染以及疫苗接种之后间接性引起脊髓的自身免疫异常，因而感染以及疫苗接种是急性脊髓炎的病因。外伤、劳累、受凉等这些容易导致机体免疫功能低下的因素是发病的诱因。肠道感染、败血症、肺炎均为感染性疾病，是急性脊髓炎的病因而非诱因。强直性脊柱炎患者机体抵抗力低下，且体力下降，容易劳累，因而可能是急性脊髓炎的诱因。故本题选E。

9. **考点**：骨折的诊断
   解析：D。骨折的特有体征包括畸形、反常活动、骨擦音或骨擦感；三种特有体征只要出现其中一种，即可诊断为骨折，故当出现大腿中部异常活动时可诊断股骨干骨折。伤处严重淤血、大腿中部肿胀、大腿中部静脉怒张、伤处疼痛剧烈致不敢活动在软组织受损的时候也可出现，不是股骨干骨折的特有体征。故本题选D。

10. **考点**：骨折的临床愈合标准
    答案：C。

11. **考点**：肱骨骨折
    答案：E。

12. **考点**：Graves病的临床表现
    解析：C。Graves病患者表现为甲状腺功能亢进症相关征象，血清FT_3、FT_4升高；Graves病及其他各种甲亢时TSH降低先于FT_3、FT_4指标变化。故本题选C。

13. **考点**：妇女保健
    解析：B。妇女各期保健包括：①女童期保健；②青春期保健；③围婚期保健；④围生期保健；⑤生育年龄非孕期保健；⑥围绝经期保健；⑦老年期保健。故本题选B。

14. **考点**：母乳的优点
    解析：E。人乳中乙型乳糖含量丰富，利于脑发育，排除A；人乳含不饱和脂肪酸较多，有利于消化吸收，排除B；人乳中钙磷比例适宜（2:1），易于吸收，排除C；人乳中酪蛋白与乳蛋白的比例为1:4，与牛乳（4:1）有明显差别，易被消化吸

113

模拟试卷（五）答案与解析

收，人乳两种蛋白比例适当，并非酪蛋白含量少是优点，排除 D；人乳中铁含量虽与牛乳相似，但人乳的铁吸收率达 49%，而牛乳中仅 4%。故本题选 E。

15. 考点：子宫内膜癌的分期

解析：D。子宫内膜癌的手术 – 病理分期：Ⅰ期：肿瘤局限于子宫体；Ⅰa 期：肿瘤浸润深度 ＜ 1/2 肌层；Ⅰb 期：肿瘤浸润深度 ≥ 1/2 肌层。Ⅱ期：肿瘤侵犯宫颈间质，无宫体外蔓延。Ⅲ期：肿瘤局部和（或）区域性扩散。Ⅳ期：肿瘤侵及膀胱和（或）直肠黏膜和（或）发生远处转移。故本题选 D。

16. 考点：肾盂癌的治疗
答案：D。

17. 考点：慢性肾炎的治疗
答案：E。

18. 考点：妊娠生理

解析：E。月经黄体转变为妊娠黄体并持续分泌雌激素和孕激素，主要是由于妊娠早期绒毛膜分泌 HCG 的刺激作用。故本题选 E。

19. 考点：女性生殖器恶性肿瘤的治疗

解析：C。①子宫肉瘤的治疗主要是手术，对放疗、化疗都不很敏感；②子宫内膜腺癌的治疗主要是手术加术后化疗；③卵巢无性细胞瘤对放疗敏感，多选择放射治疗；④卵巢未成熟畸胎瘤多采取手术切除的方法；⑤绒毛膜癌恶性度较高，多采取手术加放、化疗联合的方法。故本题选 C。

20. 考点：妊娠期母体乳房的变化

解析：E。妊娠早期，乳房内血管增加、充血明显，乳头及乳晕变大并着色，乳头勃起，乳晕的皮脂腺肥大并形成散在的结节状突起，称为蒙氏结节。妊娠期乳房发育受到激素的控制，乳腺腺管在雌激素的作用下发育，乳腺腺泡在孕激素的作用下发育。妊娠期由于大量雌激素和孕激素抑制催乳素的作用，因此并不发生泌乳；产后胎盘激素停止分泌，在催乳素的作用下，乳汁分泌、排出。妊娠末期，尤其在接近分娩期挤压乳房，可有数滴稀薄黄色液体溢出，称为初乳。因此只有 E 项正确，故本题选 E。

21. 考点：子宫肌瘤的临床表现

解析：C。子宫肌瘤的临床表现是多无特异性症状，少数表现为阴道出血、腹部触及肿物以及压迫症状等，如发生蒂扭转或其他情况时可引起疼痛。以多发性子宫肌瘤常见。子宫肌瘤的患者一般有正常的月经周期，但是大多经期延长、经量增加。故本题选 C。

22. 考点：胎方位的判断

解析：D。枕左前位是胎头枕骨位于母体骨盆的左前方，其进入骨盆入口时的衔接径线是枕额径，是胎儿头颅相对较小的径线，所以枕左前位是最好的分娩胎位。故本题选 D。

23. 考点：复方短效避孕药的服用方法

解析：B。复方短效口服避孕药主要是由人工合成的甾体避孕药组成，多数是雌、孕激素配伍制剂，少数是单纯孕激素制剂。国产复方短效避孕药的用法是从月经周期第 5 天开始服用，每晚 1 片，连服 22 天。故本题选 B。

24. 考点：真菌性阴道炎的临床特点
答案：C。

25. 考点：宫内节育器的适应证

解析：D。宫内节育器的适应证：已婚育龄妇女自愿要求以节育器避孕而无禁忌证者。宫内节育器的禁忌证：①妊娠或妊娠可疑；②生殖道炎症；③生殖器肿瘤；④3 个月内月经过多或月经频发；⑤宫颈内口过松、重度子宫撕裂或脱垂；⑥较严重的急、慢性全身性疾患；⑦各种性病未愈者；⑧盆腔结核；⑨有铜器过敏者。A、B、C、E 均为宫内节育器的禁忌证。故本题选 D。

26. 考点：早期流产临床表现

解析：A。稽留流产宫颈口未开、质地不软，子宫较停经周数小，A 错误。完全流产妇科检查宫颈口已关闭，子宫接近正常大小，B 正确。早期流产全程表现为先出现阴道流血，后出现阵发性下腹痛，C 正确。难免流产妇科检查宫颈口扩张，有时可见胚胎组织或胎囊堵塞于宫颈口内，子宫大小与停经周数基本相符或略小，D 正确。不全流产子宫小于停经周数，E 正确。故本题选 A。

27. 考点：分娩机制

解析：D。胎头枕骨下部达耻骨联合下缘时，以耻骨弓为支点，使胎头逐渐仰伸。当胎头仰伸时，胎儿双肩径沿左斜径进入骨盆入口。故本题选 D。

28. 考点：输卵管绝育术的并发症

解析：D。输卵管绝育术的并发症有：①近期并发症，多系检查或操作疏忽所致，如感染、脏器损伤、出血与血肿；②远期并发症：月经异常、肠粘连。子宫内膜异位症不是输卵管绝育术的并发症。故本题选 D。

29. 考点：传染病基本特征

解析：E。传染病基本特征：病原体、传染性、流行病学特征、感染后免疫。故本题选 E。

30. 考点：新生儿病理性黄疸

答案：E。

31. 考点：唐氏综合征的染色体核型

解析：B。唐氏综合征按染色体核型分析，可分为：① 标准型：最多见，核型为 47, XX（XY），+21。② 易位型：D/G 易位核型为 46, XX（XY），−14，+t（14q 21q）；G/G 易位核型为 46, XX（XY），−21，+t（21q 21q）或 46, XX（XY），−22，+t（21q 21q）。③ 嵌合体型：核型为 46, XX（XY）/47, XX（XY），+21。A 属于正常核型。故本题选 B。

32. 考点：维生素 D 缺乏性手足搐搦症的治疗

答案：D。

33. 考点：婴儿喂养方法

解析：E。小儿生长至 10 个月，身体需要的营养逐渐增多，而母乳中营养物质却逐渐减少，不能满足孩子生长发育的需要，如果不给小儿增加其他营养，时间一长，孩子就会营养不良、消瘦多病，特别是易患传染病。一般在 9～12 个月可以断奶。但如果孩子吃母乳不影响辅食的添加，母乳也可持续喂养到 18 个月左右。故本题选 E。

34. 考点：苯丙酮尿症的病因

解析：B。苯丙酮尿症是一种常见的氨基酸代谢病，是由于苯丙氨酸代谢途径中的酶缺陷，使得苯丙氨酸不能转变为酪氨酸，导致苯丙氨酸及其代谢物酮酸在体内蓄积并从尿中大量排出。典型苯丙酮尿症是由于缺乏苯丙氨酸羟化酶所致。故本题选 B。

35. 考点：小儿肾病综合征的临床表现

解析：B。小儿肾病综合征患儿水肿最常见也最早出现，开始见于眼睑，以后逐渐遍及全身，呈凹陷性。常伴有尿量减少，尿液颜色变深，无并发症的病人无肉眼血尿。当出现电解质紊乱和低血容量等并发症时，可出现面色苍白和精神萎靡等。故本题选 B。

36. 考点：儿童的血常规特点

解析：D。小儿出生时白细胞总数（15～20）×10^9/L，生后 6～12 小时达（21～28）×10^9/L，然后逐渐下降，8 岁以后接近成人水平。故本题选 D。

37. 考点：肾炎的病理

解析：A。急进性肾小球肾炎的典型病理改变为肾小球内广泛新月体形成。故本题选 A。原发性肾病综合征具有多种病理类型，包括微小病变型肾病、系膜增生性肾小球肾炎、局灶性节段性肾小球硬化、膜性肾病、系膜毛细血管性肾小球肾炎等。故不选 B。隐匿性肾炎无新月体形成。故不选 C。急性肾小球肾炎、狼疮肾炎可见弥漫性系膜增厚，电子致密物和免疫球蛋白或补体沉积。故不选 D、E。

38. 考点：结核性脑膜炎的治疗

答案：D。

39. 考点：抑郁症的治疗时间

解析：D。抗抑郁药治疗的疗程为：第一次抑郁发作急性期 6～8 周足量（或症状消失）；持续期 4～5 个月足量，之后 1～5 个月每周逐渐减量 25%。第二次急性期 4～5 年足量。第三次急性期无限期终生足量。故本题选 D。

40. 考点：脑梗死的分类

解析：B。根据局部脑组织发生缺血的机制不同，可将脑梗死分为脑血栓形成、脑栓塞和血流动力学障碍所致脑梗死三种类型。前两种类型占急性脑梗死的 80%～90%；后者占 10%～20%。故本题选 B。

41. 考点：面神经炎的治疗

解析：E。面神经炎的治疗原则是改善局部血液循环，减轻面神经水肿，缓解神经受压，促进神经功能恢复。糖皮质激素为主要治疗药物；维生素 B_1 可促进神经髓鞘恢复；抗病毒药物适用于 Ramasay-

115

模拟试卷（五）答案与解析

Hunt 综合征的患者；急性期物理治疗可改善局部循环。而非甾体抗炎药对其无效。故本题选 E。

42. 考点：脑震荡的临床表现
  解析：D。脑震荡的临床特点为伤后即刻发生短暂性意识障碍（一般不超过半小时）和逆行性遗忘。多有头痛、头晕，神经系统检查多无明显阳性体征。如做腰椎穿刺，颅内压力和脑脊液在正常范围内。故本题选 D。

43. 考点：短暂性脑缺血发作的临床特点
  答案：E。

44. 考点：凹陷性骨折的手术适应证
  答案：B。

45. 考点：运动系统损害
  解析：E。下运动神经元性瘫痪主要累及部位有脊髓前角的运动神经元细胞、脊神经前根、神经丛、周围神经。上运动神经元性瘫痪主要累及部位有皮质运动区、皮质下白质、内囊、脑干、脊髓。故本题选 E。

46. 考点：继发性癫痫的病因检查
  答案：B。

47. 考点：糖尿病微血管病变
  解析：D。微血管是指微小动脉和微小静脉之间管腔直径在 100μm 以下的毛细血管及微血管网。微血管病变是糖尿病的特异性并发症，其中尤以糖尿病肾病和视网膜病变最为重要。故本题选 D。

48. 考点：泌尿系统疾病
  解析：A。血尿是否伴有疼痛是区分良、恶性泌尿系统疾病的重要因素。血尿伴疼痛大多与膀胱炎或尿石症有关；而无痛性血尿除非另有其他临床证据，否则提示泌尿系统肿瘤。故本题选 A。

49. 考点：Sheehan 综合征的病因
  答案：E。

50. 考点：降钙素分泌部位
  解析：C。甲状腺 C 细胞（或称滤泡旁细胞）分泌降钙素（CT）。故本题选 C。

51. 考点：慢性肾盂肾炎的实验室检查
  答案：E。

52. 考点：慢性肾衰竭的临床表现
  答案：A。

53. 考点：原发性肾小球疾病的病理分型
  解析：C。原发性肾小球疾病的病理分型包括：微小病变型肾病；局灶性节段性肾小球肾炎；弥漫性肾小球肾炎（膜性肾炎、增生性肾炎、硬化性肾小球肾炎）。故本题选 C。

54. 考点：急性肾小球肾炎的表现
  解析：B。于链球菌感染后 1～3 周发生血尿、蛋白尿、水肿及高血压，甚至少尿及氮质血症等急性肾炎综合征表现，伴血清补体 C3 下降，病情于发病 8 周内逐渐减轻至完全恢复正常者可诊断为急性链球菌感染后肾小球肾炎。该病患者血补体 C3 及总补体在发病初期下降，8 周内逐渐恢复正常。故本题选 B。

55. 考点：前列腺癌的筛查方法
  解析：E。正常前列腺如栗子大小，质地韧，有弹性，后方能触及中间沟，表面光滑。前列腺癌者则可以发现前列腺结节，质地坚硬。直肠指检简单易行，诊断率高，是筛查前列腺癌的常用方法。故本题选 E。

56. 考点：过敏性紫癜的实验室检查
  答案：E。

57. 考点：慢性粒细胞白血病的预后
  解析：C。慢性粒细胞白血病的预后相关因素包括：年龄、脾大小、血小板、原粒细胞、嗜酸性粒细胞、嗜碱性粒细胞计数，Ph 染色体测定等。其中对预后最有价值的是 Ph 染色体测定。故本题选 C。

58. 考点：再生障碍性贫血的临床特征
  答案：E。

59. 考点：Colles 骨折的诊断
  解析：B。Galeazzi 骨折：桡骨干中、下 1/3 骨折合并下尺桡关节脱位；Monteggia 骨折：尺骨干上 1/3 骨折合并桡骨头脱位；Chance 骨折：横越椎骨的屈曲-牵张性骨折。Colles 骨折：桡骨远端伸直型骨折，侧面观呈"银叉样"畸形，正面观呈"枪刺样"畸形，故本题选 B。Simth 骨折：桡骨远端屈曲型骨折。

60. 考点：肱骨骨折致桡神经损伤体征
  答案：B。

61. 考点：狭窄性腱鞘炎的诊断

答案：E。

62. 考点：输血反应

解析：E。输血相关急性肺损伤是指与输注血制品相关的非心源性肺水肿。常见症状是呼吸困难、心动过速、咳嗽、发热、高血压或低血压，血压与反应的严重程度相关，气管插管的病人可见大量泡沫状痰液。故本题选E。

63. 考点：脑损伤的诊断

解析：E。脑震荡意识障碍不超过30分钟，神经系统检查无阳性体征，CT及脑脊液检查正常；脑挫伤意识障碍超过30分钟，脑脊液检查常可发现红细胞。该患者昏迷3小时，且伴血性脑脊液耳漏，故可确定为脑挫伤。颅前窝骨折主要表现为"熊猫眼征"（即双眼睑皮下和球结膜下出血），有时合并鼻出血和脑脊液鼻漏以及嗅神经、视神经损伤；颅中窝骨折常引起鼻出血和脑脊液鼻漏、耳漏、面、听神经受累时出现面瘫和听力障碍；颅后窝骨折多在伤后1～2日，乳突部或枕部逐渐出现皮下瘀斑，有时并发后组脑神经障碍。由此可见，该患者为颅中窝骨折。故本题选E。

64. 考点：烧伤面积的计算

答案：D。

65. 考点：股骨颈骨折

解析：A。Pauwels角＞50°为内收型股骨颈骨折，稳定性最差，是手术治疗指征。故本题选A。

66. 考点：急性蜂窝织炎的治疗

答案：D。

67. 考点：肾结石的治疗

答案：D。

68. 考点：先兆子宫破裂的治疗

解析：A。该产妇妊娠足月，有明显的下腹压痛及凹陷，即出现了病理性缩复环，考虑为先兆子宫破裂。立即肌注哌替啶或静脉途径全身麻醉以抑制子宫收缩，立即行剖宫产术。故本题选A。

69. 考点：产褥期表现与处理

解析：C。根据该产妇的表现可知其为单纯乳汁淤积，应让新生儿吸吮双乳，以解除症状。故本题选C。

70. 考点：人工流产的并发症

答案：A。

71. 考点：子宫肌瘤的诊断

解析：D。中年女性，月经不规则2年余，阴道不规则流血，子宫略大，提示子宫肌瘤。盆腔B超是检查子宫肌瘤的首选无创检查。故本题选D。

72. 考点：急性盆腔炎的诊断

解析：A。患者有人工流产后盆腔感染可能，发热伴下腹疼痛，宫颈举痛，宫体压痛；盆腔超声检查见右侧宫旁不均质混合回声包块。符合急性盆腔炎的诊断。故本题选A。

73. 考点：避孕保健

解析：B。皮下埋植避孕主要是使药物经膜孔缓慢恒定微量释放孕激素，进入人体内产生避孕作用。其子宫出血的发生机制一般为雌、孕激素比例失调所致，故有少量出血可暂行观察，必要时补充雌激素制剂以纠正出血。故本题选B。

74. 考点：支原体肺炎的诊断

解析：D。患儿刺激性干咳，头孢菌素类抗生素治疗无效，X线两肺下部呈云雾状浸润影。血清冷凝集试验1:64。据此可诊断为支原体肺炎，故本题选D。

75. 考点：咽结合膜热的病原体

解析：B。咽结合膜热以发热、咽炎、结膜炎为特征。多呈高热，咽痛、眼部刺痛，咽部充血，一侧或双侧滤泡性眼结膜炎，可伴球结膜出血。颈部、耳后淋巴结肿大。根据患儿表现应诊断为咽结合膜热，病原体多为腺病毒3、7型。故本题选B。

76. 考点：先天性甲状腺功能减退症的实验室诊断

答案：B。

77. 考点：动脉导管未闭的诊断

解析：D。正常情况下右心室流入肺动脉的血液是含二氧化碳较多的静脉血，左心室流入主动脉的血液是含氧量较高的动脉血。如肺动脉血氧含量超过了右心室，说明主动脉的血液通过异常路径流入了肺动脉——动脉导管未闭。故本题选D。

78. 考点：巨幼细胞贫血的诊断

解析：B。患者出现面色黄，神经精神系统表现，考虑为巨幼细胞贫血，MCV＞94fl，MCH＞32pg，骨髓象增生活跃；但是网织红细胞、白细胞、血小板减少，胞体大但核染色质疏松细致，细

模拟试卷（五）答案与解析

胞核的发育落后于细胞浆。故本题选 B。

79. **考点**：室间隔缺损的诊断
    答案：C。

80. **考点**：咳嗽变异性哮喘
    解析：A。咳嗽变异性哮喘的特点是持续性咳嗽超过1个月，常于夜间或清晨发作，运动后、接触冷空气或嗅到特殊气味后可加重，痰少，临床无感染症状，或经较长时间抗生素治疗无效。故本题选 A。

81. **考点**：脑梗死并发颅内高压的治疗
    答案：D。

82. **考点**：糖尿病的并发症
    解析：A。糖尿病的常见急性并发症有酮症酸中毒、非酮症高渗性高血糖昏迷、乳酸性酸中毒和低血糖昏迷。该患者尿糖和尿酮体均阴性，不支持酮症酸中毒和非酮症高渗性高血糖昏迷的诊断。该患者血尿素氮 10.0mmol/L，无明显升高，不考虑尿毒症昏迷。脑血管意外起病急，多有偏瘫、失语等脑实质受累的局灶性神经系统缺损表现。低血糖昏迷起病多有低血糖引起的心慌、手抖、力弱等症状，严重低血糖可引起昏迷，本患者符合此并发症的表现。故本题选 A。

83. **考点**：糖尿病肾病的诊断依据
    解析：B。对于糖尿病早期或糖尿病和肾脏病变同时出现时，诊断需结合糖尿病的其他一些临床特点进行鉴别：糖尿病肾病（DN）通常合并其他脏器的损害如糖尿病增殖性视网膜病变和外周神经病变等，有肾损害表现但可排除其他病因；DN的尿检异常通常为单纯蛋白尿、不伴血尿，虽进入肾衰竭期但尿蛋白量无明显减少，肾脏体积增大或缩小程度与肾功能状态不平行。故本题选 B。

84. **考点**：糖尿病的诊断
    解析：A。血糖升高是诊断糖尿病的主要根据，应注意单纯空腹血糖正常不能排除糖尿病的可能性，应加测餐后血糖，必要时应做葡萄糖耐量试验（OGTT）。该患者有糖尿病症状，空腹血糖增高，若要确诊糖尿病，首选葡萄糖耐量试验。故本题选 A。

85. **考点**：膀胱腺癌的治疗
    解析：D。膀胱腺癌 T_3 期肿瘤分化良好、单个

局限、病人不能耐受膀胱全切者可采用膀胱部分切除术。本题中没有提到患者不能耐受，并且肿瘤已呈浸润性生长，因此应根治性切除。故本题选 D。

86. **考点**：急性肾盂肾炎的诊断
    解析：B。急性肾盂肾炎主要临床特点：①全身表现：起病大多急骤，常有寒战或畏寒、高热，体温可达39℃以上，全身不适、头痛、乏力、食欲减退，有时伴恶心或呕吐等。②泌尿系统症状：最突出的表现是膀胱刺激征，即尿频、尿急、尿痛等，每次排尿量少，甚至有尿淋漓；大部分病人有腰痛或向会阴部下传放射的腹痛。③脓尿（每高倍视野≥5个白细胞）为其尿检特征性改变；若平均每高倍视野中有0～3个白细胞，而个别视野中可见成堆白细胞，仍有诊断意义。故本题选 B。

87. **考点**：结节性甲状腺肿的治疗
    解析：E。妊娠4～6个月内的结节性甲状腺肿患者应予手术治疗。故本题选 E。

88. **考点**：乳腺癌的诊断
    解析：E。炎性乳腺癌是一种罕见的特殊类型乳腺癌，肿瘤特点酷似急性炎症改变，乳腺弥漫性增大，乳腺皮肤红、肿、热、痛，易误诊为急性乳腺炎。约50%的炎性乳腺癌无法触及肿块。多数患者在诊断时即已发现腋窝和（或）锁骨上淋巴结转移。发病的平均年龄为52岁，病程进展快，预后差，转移发生率高。故本题选 E。

89. **考点**：分层穿刺的操作方法
    解析：D。当怀疑急性骨髓炎时，最好的确诊方法是进行局部脓肿的分层穿刺。选用有内芯的穿刺针，在压痛最明显的干骺端刺入，边抽吸边深入，不要一次性穿入骨内，抽出浑浊液体或血性液体后可做涂片检查与细菌培养，涂片中发现多是脓细胞或细菌即可明确诊断。所以 D 选项错误，故本题选 D。其他选项正确，予以排除。

90. **考点**：白血病的诊断与鉴别
    解析：A。根据题干所述症状与体征："发热、齿龈肿胀1个月，皮肤散在紫癜，淋巴结、肝、脾肿大，白细胞计数 $42.0×10^9/L$，分类可见原始细胞"，考虑为"急性白血病"；"非特异性酯酶染色强阳性，能被 NAF 抑制，过氧化酶染色弱阳性"，考虑为"急性单核细胞白血病"。故本题选 A。"非特异性酯酶染色阴性，过氧化酶染色弱阳性"为急性淋

118

巴细胞白血病;"非特异性酯酶染色弱阳性,NAF抑制<50%,过氧化酶染色(-)~(+++)"为急性粒细胞白血病。

91. 考点: 缺铁性贫血的治疗

解析: B。该患者月经量增多,考虑有慢性失血史;且白细胞和血小板正常,血红蛋白减少,红细胞体积小、中央淡染区扩大、胞质偏蓝,为小细胞低色素性贫血。初步诊断为缺铁性贫血,治疗上应首选口服铁剂。故本题选B。

92. 考点: 过敏性紫癜的诊断

解析: E。过敏性紫癜的特征性表现是皮肤黏膜瘀点(局限于四肢),可伴有关节痛、腹痛和肾脏改变。其中以肾型病情最为严重,可出现血尿、蛋白尿、偶见水肿、高血压甚至肾衰竭等表现。故本题选E。

93. 考点: 胰岛素治疗适应证

解析: A。胰岛素治疗适应证:①1型糖尿病。②2型糖尿病经严格饮食控制及口服降糖药物治疗后未获良好控制。③出现酮症酸中毒或非酮症高渗性高血糖昏迷。④妊娠。⑤合并重症感染、消耗性疾病、视网膜病变、肾脏病变、神经病变、急性心肌梗死、脑血管意外。⑥围手术期。⑦全胰腺切除引起的继发性糖尿病。该2型糖尿病患者经口服降糖药物治疗后未获良好控制,故治疗应改用胰岛素,本题选A。

94. 考点: 手术消毒范围

解析: E。手术区的准备:①涂擦消毒剂时,应从手术区中心向四周涂擦。②手术区皮肤消毒范围应包括手术切口周围15cm的区域。故本题选E。

95. 考点: 糖尿病的辅助检查

解析: C。糖尿病的确诊可根据空腹血糖、随机血糖或口服葡萄糖耐量试验(OGTT)2小时血糖,任何一项超越界值即可诊断糖尿病。该患者空腹血糖6.8mmol/L,未达糖尿病诊断标准7.0mmol/L,但已达空腹血糖受损水平,此时应进一步行口服葡萄糖耐量试验,以提高检出率。故本题选C。

96. 考点: 慢性肾小球肾炎的治疗

解析: B。慢性肾小球肾炎的治疗应以防止或延缓肾功能进行性恶化,保护现存肾单位,改善或缓解临床症状及防治严重并发症为主要目的,而不是以消除尿蛋白以及尿红细胞或尿沉渣管型为目标。故D、E不选。高血压可促进肾小球硬化,因此应积极治疗高血压,临床首选血管紧张素转换酶抑制剂,其次选用钙通道阻滞剂。故本题选B。

97. 考点: 破伤风的诊断

解析: C。破伤风的潜伏期平均为6~12日,病人先有乏力、头晕、头痛、咬肌紧张酸胀等前驱症状;12~24小时后出现典型的肌强直性收缩,初为咬肌,以后依次为面肌、颈项肌、背腹肌、四肢肌群、膈肌和肋间肌。该患者有足部外伤史,10日后出现张口困难及颈项强直,故本题选C。

98. 考点: 避孕措施的选择

解析: D。对于患慢性肝炎的女性,不能服用任何避孕药物(具有肝毒性)。选项B错。该女性避孕措施最好采用阴茎套避孕,一来可以安全避孕,二来可以预防疾病传播。故本题选D。

99. 考点: 苯丙酮尿症的诊断

解析: A。本病患儿出生后3个月开始出现毛发色泽变浅、时有抽搐、站立不稳、智力发育落后等症状,应高度怀疑苯丙酮尿症。一般采用尿三氯化铁试验或2,4-二硝基苯肼试验对较大儿童进行初筛。故本题选A。

100. 考点: 风湿热的诊断

解析: D。风湿热的诊断标准:①主要表现(心肌炎、多关节炎、舞蹈病、环形红斑、皮下小结);②次要表现(发热、关节痛、红细胞沉降率增快、C-反应蛋白阳性、P-R间期延长);③链球菌感染的证据[ASO和(或)其他抗链球菌抗体阳性、咽拭子培养或快速链球菌抗原试验阳性]。在确定有链球菌感染的前提下,具有2项主要表现,或1项主要表现和2项次要表现时均需排除与风湿热类似的其他疾病后方能作出诊断。患儿有咽峡炎病史,有心肌炎、关节痛、发热表现,应考虑风湿热可能。故本题选D。

101. 考点: 尿路感染的治疗

解析: A。大肠埃希菌属于革兰阴性杆菌,治疗上首选喹诺酮类抗生素。故本题选A。红霉素主要对支原体、衣原体及革兰阳性球菌有效。故B错误。青霉素、头孢氨苄和苯唑西林主要针对革兰阳性球菌,对革兰阴性杆菌效果较差。故C、D和E

均错误。

102. 考点：上尿路结石的鉴别诊断

解析：C。胆石症和急性胆囊炎主要表现为右上腹疼痛，向肩部放射。急性阑尾炎为转移性右下腹痛。肾盂肾炎除了腰痛外，还会有发热、寒战等全身表现，腰部疼痛向下腹部放射。肾和输尿管结石为上尿路结石，肾结石典型表现为肾区胀痛、肋脊角叩痛、血尿；输尿管结石为肾绞痛、下腹部放射痛，尿路完全梗阻时有恶心、呕吐。故本题选C。

103. 考点：生殖系统炎症的诊断和治疗

解析：A。依据本病例临床表现，考虑真菌性阴道炎。此时禁用激素类药物，以防局部炎症迁延不愈甚至扩散，故D错误。对其治疗可选用阴道内放置咪康唑栓剂或克霉唑栓剂或制霉菌素栓剂；对不能耐受局部用药、未婚者或不愿采用局部用药者，可选用口服药物氟康唑或伊曲康唑。甲硝唑栓用于治疗细菌性阴道炎或滴虫性阴道炎，故B错误。己烯雌酚栓或0.5%醋酸溶液清洗用于治疗老年性阴道炎，故C、E错误。故本题选A。

104. 考点：正常分娩的处理

解析：D。结合题中描述，该孕妇为足月产，处于第一产程，进展正常，故无需干涉，继续观察产程即可。故本题选D。

105. 考点：口服避孕药

解析：B。口服短效避孕药过程中，月经前半周期出现少量阴道流血，提示雌激素量不足，应在服用避孕药的同时加服雌激素，直至停药。故本题选B。

106. 考点：骨肉瘤的诊断

解析：D。骨肉瘤是一种最常见的恶性骨肿瘤，多发于青少年，好发部位为股骨远端、胫骨近端和肱骨近端的干骺端。主要症状为局部疼痛，多为持续性，逐渐加剧，夜间尤重。附近关节活动受限。肿瘤表面皮温增高，静脉怒张。X线表现可见Codman三角或呈"日光射线"形态。故本题选D。

107. 考点：神经根型颈椎病的诊断

解析：C。患者X线片显示颈5~6椎间孔狭窄，考虑颈椎病。患者有向右上肢放射的颈肩痛，而无四肢无力、走路持物不稳、头痛、头晕、视力下降及眩晕、猝倒等症状，所以为神经根型颈椎病。故本题选C。

108. 考点：小儿肺炎的诊断

解析：C。呼吸道合胞病毒肺炎好发于婴幼儿，尤其是1岁以内的小儿，患儿多有发热、呼吸困难、喘憋、口唇发绀、鼻翼扇动、三凹征，双肺可闻及中、细湿啰音。腺病毒肺炎常出现高热2~3周，频繁咳嗽等。故本题选C。

109. 考点：流行性脑脊髓膜炎的临床表现

解析：B。流行性脑脊髓膜炎系由脑膜炎奈瑟菌感染引起，好发于冬、春季，临床表现有突发寒战、高热、颅内压升高症状（剧烈头痛、呕吐）、皮肤黏膜瘀点、瘀斑及脑膜刺激征，血象示WBC升高，以中性粒细胞为主，结合该患者，符合上述表现，故本题选B。其余各选项中，伤寒可有神经系统受累，患者多呈神情淡漠状，但无脑膜刺激征，不选A。结核性脑膜炎起病较缓慢，多在1~2周的非特异性感染症状后出现脑膜刺激征等体征，不选C。流行性乙型脑炎与病毒性脑炎都系病毒感染，其血象多无白细胞明显升高，且以淋巴细胞为主，不选D、E。

110. 考点：烧伤严重程度

解析：C。成人烧伤严重程度分类：①轻度烧伤：总面积在10%以下的Ⅱ度烧伤；②中度烧伤：总面积在10%~30%的Ⅱ度烧伤或10%以下的Ⅲ度烧伤；③重度烧伤：总面积在30%~50%之间或Ⅲ度烧伤面积在10%~20%之间，或Ⅱ度、Ⅲ度烧伤面积虽未及上述百分比，但已发生休克等并发症、呼吸道烧伤和较严重的复合伤；④特重烧伤：总面积在50%以上，或Ⅲ度烧伤面积在20%以上，或有严重并发症和复合伤。故本题选C。

111. 考点：分离（转换）障碍的诊断

解析：D。分离（转换）障碍的转换症状主要表现为将遭遇到无法解决的问题或冲突所产生的不快情绪无意识地转换为各种躯体症状，如耳聋、失明或躯体部分甚至全部浅感觉的丧失等。转换症状的确诊必须排除器质性病变。故本题选D。

112. 考点：血糖控制

解析：B。糖尿病患者的糖化血红蛋白应该控制于6.5%以下。故本题选B。

113. **考点**：降血糖药物的合理选择

解析：A。二甲双胍适用于伴有肥胖及高血压、高血脂的糖尿病患者。故本题选A。

114. **考点**：降血压药物的合理选择

解析：E。ACEI和ARB类药物可以增加肾血流量，降低蛋白尿，保护肾功能，适用于患有糖尿病的高血压患者。故本题选E。

115. **考点**：强直性脊柱炎的诊断

解析：B。HLA-B 27阳性是强直性脊柱炎的典型特点。其诊断标准为：①下背部疼痛、僵硬3个月以上，休息无法改善。②腰椎的前弯、后仰、侧弯三个方向的活动范围受限。③胸部扩张受限，最大呼气与吸气相差小于2.5cm。④X线见到骶髂关节炎，双侧2级或单侧3级以上。如有第4项加上前1~3项之一，可以确定诊断强直性脊柱炎。但如按照上述诊断标准，常会因为在疾病的早期，X线还没有出现骶髂关节炎而延迟诊断，因此对于有强直性脊柱炎家族史的病人，只要有45岁以前发生的下背部疼痛、反复发生无法解释的胸痛或僵硬、葡萄膜炎、接骨点病变或外周关节炎，都应该怀疑有强直性脊柱炎的可能性。故本题选B。

116. **考点**：强直性脊柱炎的治疗

解析：E。一般认为柳氮磺吡啶对强直性脊柱炎轻型病例，尤其是以外周关节受累为主者有效。故本题选E。

117. **考点**：流行性乙型脑炎的诊断

解析：A。流行性乙型脑炎临床表现分四期，主要表现为高热、头痛、呕吐，可出现嗜睡、意识障碍，常出现颈项强直、克氏征与布氏征阳性。血象检查WBC $(10~20) \times 10^9$/L，脑脊液压力升高，白细胞多在 $(50~500) \times 10^6$/L，蛋白质轻度增高，糖及氯化物正常。根据该患儿的临床表现及检查结果可知，最可能的诊断是流行性乙型脑炎，故本题选A。

118. **考点**：流行性乙型脑炎的检查

解析：A。乙脑发病多在每年7~9月。实验室检查：血WBC增高，可出现异型淋巴细胞；脑脊液压力增加，外观清亮，细胞数轻度增加，白细胞多在 $(50~500) \times 10^6$/L，蛋白质稍增高，糖和氯化物正常；血清特异性IgM抗体阳性可确诊。故本

题选A。

119. **考点**：黄体萎缩不全的诊断

解析：D。无排卵型功血：基础体温呈单相型，子宫内膜不出现分泌期改变。黄体功能不足：基础体温呈双相型，子宫内膜活检显示分泌反应落后2天。子宫内膜不规则脱落（黄体萎缩不全）：基础体温呈双相型，但下降缓慢，月经期第5~6天仍能见呈分泌反应的子宫内膜。故本题选D。

120. **考点**：黄体萎缩不全的治疗

解析：C。黄体萎缩不全的治疗：①孕激素，使黄体及时萎缩，子宫内膜完整脱落，于排卵后第1~2天或自下次月经前10~14天开始，每天口服甲羟孕酮10mg，连用10天；有生育要求者可肌内注射黄体酮，无生育要求者可口服单相避孕药。②绒促性素，有促进黄体功能的作用。③复方口服短效避孕药。故本题选C。

121. **考点**：胎儿宫内窘迫的救治

解析：E。妊娠38周，自觉胎动减少10小时，提示胎儿宫内窘迫，可先给予吸入氧气支持并评估胎儿宫内情况等处置措施，不能立即终止妊娠。故本题选E。

122. **考点**：检查胎儿是否健康

解析：C。无应激试验正常型表示胎儿健康，宫内储备能力好；异常型表示慢性胎儿宫内窘迫，但是可能存在假阴性的现象，因此应复查或进一步完善其他检查。故本题选C。

123. **考点**：胎儿宫内窘迫的治疗

解析：E。B超羊水平段>3cm，情况尚可；胎心率100次/分，说明胎儿呼吸抑制明显，应尽早剖宫产。故本题选E。

124. **考点**：苯丙酮尿症的实验室检查

答案：E。

125. **考点**：苯丙酮尿症的诊断

答案：D。

126. **考点**：苯丙酮尿症的治疗

答案：E。

127. **考点**：甲亢的实验室检查

解析：B。甲状腺功能亢进症的诊断需要测定血TSH、T_3、T_4。故本题选B。

模拟试卷（五）答案与解析

128. 考点：甲亢合并心律失常

解析：C。甲状腺功能亢进症是引起房颤的主要心外疾病。故本题选 C。

129. 考点：甲亢的治疗

解析：A。我国甲亢首选药物治疗，常用抗甲状腺药物为甲硫氧嘧啶、丙硫氧嘧啶、甲巯咪唑及卡比马唑。故本题选 A。

[130～132]

考点：婴幼儿呼吸道感染性疾病的病原体

解析：D，A，C。幼儿急疹是婴幼儿常见的急性发热出疹性疾病，目前研究已经证实，幼儿急疹大部分是由人类疱疹病毒 6B 型（HHV-6B）引起。疱疹性咽峡炎是由柯萨奇病毒 A4 型引起的一种口腔黏膜感染性疾病。咽结合膜热的病原体是腺病毒 3 型和 7 型。故 130 题选 D，131 题选 A，132 题选 C。

[133～134]

考点：贫血的分类

答案：B，C。

[135～136]

考点：儿科常见出疹性疾病的并发症

解析：A，E。肺炎是麻疹最常见的并发症，故 135 题选 A。猩红热的并发症有急性肾炎、风湿病和关节炎，故 136 题选 E。

[137～138]

考点：卵巢肿瘤标记物

解析：D，C。卵黄囊瘤起源于胚外组织结构，又称内胚窦瘤，可以产生甲胎蛋白，血清 AFP 升高。卵巢浆液性囊腺癌是卵巢上皮性肿瘤，肿瘤标记物为 CA125。故 137 题选 D，138 题选 C。

[139～140]

考点：再生障碍性贫血与自身免疫性溶血性贫血的实验室检查

解析：C，E。再生障碍性贫血（AA）简称再障，是一种获得性骨髓造血功能衰竭症，主要表现为骨髓造血功能低下、全血细胞减少和贫血、出血、感染综合征，免疫抑制剂治疗有效。抗人球蛋白（Coombs）试验和酸溶血（Ham）试验在自身免疫性溶血性贫血时为阳性。故 139 题选 C，140 题选 E。

[141～142]

考点：膀胱癌的治疗

解析：C，A。Tis、T_a、T_1 期肿瘤，以经尿道膀胱肿瘤电切术为主要治疗方法。T_2、T_3 期肿瘤首选膀胱根治性切除术，T_3 期低级别、单发局限或病人不能耐受膀胱全切者可采用膀胱部分切除术。故 141 题选 C，142 题选 A。

[143～144]

考点：思维障碍

答案：A，B。

[145～146]

考点：骨折的分类

解析：C，D。粉碎性骨折属于完全性骨折，指骨质碎裂成 3 块以上。故 145 题选 C。撕脱性骨折是由于肌肉拉力或肌肉突然收缩，可造成肌腱附着部位的骨折，常见的撕脱性骨折有肱骨外上髁骨折和股骨大转子骨折。故 146 题选 D。

[147～148]

考点：贫血机制

解析：E，C。海洋性贫血是血红蛋白的珠蛋白肽链有一种或几种的合成受到部分或完全抑制所引起的遗传性溶血性贫血。故 147 题选 E。血红素合成障碍导致缺铁性贫血（小细胞低色素性贫血）。故 148 题选 C。

[149～150]

考点：自身免疫病的药物治疗

解析：E，C。抗疟药已成为系统性红斑狼疮（SLE）治疗的基础用药，目前认为羟氯喹应作为 SLE 的基本背景治疗，其可在诱导缓解和维持治疗中长期应用。故 149 题选 E。改善病情的抗风湿药有延缓疾病进展的作用，在类风湿关节炎明确诊断后，应尽早使用；一般首选甲氨蝶呤，并将其作为联合治疗的基本药物。故 150 题选 C。

临床执业助理医师资格考试全真模拟试卷与解析

模拟试卷（一）

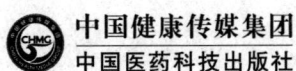

中国医药科技出版社

第一单元

A1 型题

> 答题说明：每一道试题下面有 A、B、C、D、E 五个备选答案，请从中选择一个最佳答案。

1. 潜伏性感染的意义是
   A. 病原体侵入人体后，只引起轻微症状
   B. 病原体与人体相互作用，保持暂时性平衡，当人体免疫防御功能减弱时，可引起疾病
   C. 病原体与人体保持永久平衡，不引起症状
   D. 病原体侵入人体发生免疫反应，出现症状
   E. 病原体侵入人体引起免疫反应，但不出现症状

2. 医务人员收受药品生产企业财物，情节尚不严重者，依法应对其给予的处罚是
   A. 追究刑事责任　　B. 吊销营业执照
   C. 罚款　　　　　　D. 没收违法所得
   E. 警告

3. 骨结核坏死组织排出形成的病理变化是
   A. 溃疡　　　　　　B. 空洞
   C. 窦道　　　　　　D. 糜烂
   E. 瘘管

4. 预防并发症和伤残工作属于
   A. 一级预防　　　　B. 二级预防
   C. 三级预防　　　　D. 四级预防
   E. 综合预防

5. 生活饮用水最常用的消毒方法是
   A. 臭氧消毒　　　　B. 氯化消毒
   C. 紫外线消毒　　　D. 碘消毒
   E. 二氧化氯消毒

6. 医德规范的本质是指
   A. 医疗卫生行政官员对医务人员提出的基本道德要求
   B. 医务人员对自己提出的基本道德要求
   C. 病人对医务人员提出的基本道德要求
   D. 医务人员在医学活动中对于道德行为和道德关系所涉及普遍规律的反映
   E. 病人在医学活动中对于道德行为和道德关系所涉及普遍规律的反映

7. 对职业人群进行医学监护的内容不包括
   A. 定期健康检查
   B. 就业前健康检查
   C. 职业有害因素监测
   D. 离岗或转岗时体检
   E. 职业病的健康筛检

8. 医患关系是契约关系，表明
   A. 医患关系不是民事法律关系
   B. 医患之间是平等的
   C. 医患关系的主体是来就诊的病人
   D. 医患关系是病人出于无奈与医务人员及医疗机构结成的
   E. 医患关系的客体是社会

9. 使用明尼苏达多项人格调查表（MMPI）对某人的人格特征进行测查、分析和评价，属于心理评估的
   A. 调查法　　　　　B. 观察法
   C. 会谈法　　　　　D. 心理测验法
   E. 作品分析法

10. 有关心理的说法，错误的是
    A. 心理是脑的功能
    B. 脑是心理发生的器官
    C. 心理是对事物的主观反映
    D. 客观现实是心理的源泉
    E. 心理能客观地反映事物

11. 医师对同一位患者申请一天备血达到或超过一定数量时，必须上报医院医务部门批准，该备血量是
    A. 1600ml　　　　 B. 1400ml
    C. 800ml　　　　　D. 1000ml
    E. 1200ml

12. 不存在于人体蛋白质分子中的氨基酸是

A. 亮氨酸　　　　B. 谷氨酸
C. 丙氨酸　　　　D. 鸟氨酸
E. 甘氨酸

13. 下列关于酶活性测定反应体的说法，叙述正确的是
   A. 底物浓度与酶促反应速度呈直线函数关系
   B. 温育时间必须在120min以上
   C. 反应体系中不应该用缓冲溶液
   D. 在0℃~40℃范围，反应速度随温度升高而加快
   E. 最适pH均为中性

14. 良性肿瘤对机体影响最大的因素是
   A. 生长部位　　B. 生长速度
   C. 组织来源　　D. 生长时间
   E. 体积大小

15. 脂肪大量动员时肝内生成的乙酰CoA主要转变为
   A. 胆固醇　　　B. 脂肪酸
   C. 草酰乙酸　　D. 酮体
   E. 葡萄糖

16. 丙酮酸氧化脱羧生成的物质是
   A. 丙酰CoA
   B. 乙酰CoA
   C. 羟基戊二酰CoA
   D. 乙酰乙酰CoA
   E. 琥珀酰CoA

17. 脂酰CoA在肝脏进行β-氧化，其酶促反应的顺序为
   A. 脱氢、硫解、再脱氢、加水
   B. 脱氢、再脱氢、加水、硫解
   C. 脱氢、硫解、加水、再脱氢
   D. 脱氢、加水、再脱氢、硫解
   E. 脱氢、加水、硫解、再脱氢

18. 关于苯二氮䓬类的不良反应特点，哪项不正确
   A. 长期用药可产生耐受性
   B. 可引起锥体外系不良反应
   C. 可随乳汁分泌，哺乳期妇女慎用
   D. 注射速度过快可致呼吸抑制
   E. 与巴比妥类相比，其戒断症状发生较轻

19. 选择性低的药物，在治疗剂量时往往呈现

A. 毒性较大　　B. 副作用较多
C. 过敏反应剧烈　D. 容易成瘾
E. 毒性较小

20. 阿托品对下列有机磷酸酯类中毒症状解救无效的是
   A. 瞳孔缩小　　B. 流涎、流汗
   C. 腹痛、腹泻　D. 小便失禁
   E. 骨骼肌震颤

21. 关于硝酸甘油的作用特点，下列哪一项是错误的
   A. 主要扩张静脉
   B. 能加快心率
   C. 增加室壁张力
   D. 可治疗顽固性心衰
   E. 扩张冠状血管

22. 雷尼替丁治疗消化性溃疡的作用机制为
   A. 中和胃酸
   B. 吸附胃酸
   C. 阻断胃腺壁细胞上的H_1受体，抑制胃酸分泌
   D. 阻断胃腺壁细胞上的H_2受体，抑制胃酸分泌
   E. 阻断胃腺壁细胞上的DA受体，抑制胃酸分泌

23. 下列关于骨骼肌神经-肌肉接头处兴奋传递特点的描述，错误的是
   A. 单向传递
   B. 神经兴奋后肌肉不一定收缩
   C. 时间延迟
   D. 易受药物的影响
   E. 化学传递

24. 下列关于酶结构与功能的叙述，正确的是
   A. 酶只在体内发挥作用
   B. 酶的催化作用与温度无关
   C. 酶能改变反应的平衡点
   D. 酶能大幅降低反应的活化能
   E. 酶的催化作用不受调控

25. 逐渐增加细胞外液中的K^+浓度，静息电位将
   A. 逐渐减小　　B. 逐渐增大
   C. 不变　　　　D. 先增大后减小

E. 先减小后增大

26. 心排血量是指
   A. 每分钟由一侧心室所射出的血量
   B. 每分钟由左、右心室所射出的血量
   C. 每分钟由心房所射出的血量
   D. 心脏每搏动一次，由一侧心室所射出的血量
   E. 心脏每搏动一次，由左、右心室所射出的血量

27. 下列有关促胃液素的叙述，错误的是
   A. 促进胃酸的分泌
   B. 促进胃窦的运动
   C. 刺激胰岛素的释放
   D. 刺激消化道黏膜的生长
   E. 促进胰液的分泌和胆固醇的合成

28. 血清中只含有抗B凝集素的血型是
   A. A型   B. B型
   C. AB型   D. O型
   E. A_2B型

29. 肺脏严重淤血时不出现的病理生理改变是
   A. 合并感染   B. 透明膜形成
   C. 肺泡出血   D. 肺泡水肿
   E. 肺泡内含铁血黄素增加

30. 均数与标准差的关系是
   A. 均数越大，标准差越小
   B. 标准差越小，均数对各变量值的代表性越好
   C. 标准差越小，均数与总体均数之间的距离越小
   D. 标准差越大，均数对各变量值的代表性越好
   E. 均数越大，标准差越大

31. 急性病毒性肝炎（普通型）的病理变化特点是肝细胞发生
   A. 广泛坏死，变性轻微
   B. 广泛变性，坏死轻微
   C. 广泛再生，变性较轻
   D. 广泛坏死，再生较轻
   E. 变形、坏死、再生均广泛

32. 急性肾小球肾炎患儿在病程早期突然发生惊厥，最可能的原因是
   A. 高血压脑病   B. 低钙性惊厥
   C. 中毒性脑病   D. 高热性惊厥

   E. 低钠血症

33. 周围型肺癌的典型X线影像特点不包括
   A. 胸壁空洞，内见液平面
   B. 团块呈分叶状
   C. 胸膜凹陷征
   D. 孤立性团块影
   E. 团块有毛刺

34. 流行性脑脊髓膜炎典型的病理变化是
   A. 神经细胞变性坏死
   B. 脑软化灶形成
   C. 噬神经细胞现象
   D. 蛛网膜下腔脓性渗出物堆积
   E. 淋巴细胞袖套状浸润

35. 动脉血 $PaCO_2$ 在 40～60mmHg 范围内升高时，呼吸运动的改变是
   A. 幅度变深，频率变快
   B. 幅度变浅，频率变快
   C. 幅度变深，频率变慢
   D. 幅度变浅，频率变慢
   E. 幅度变深，频率不变

36. 判定肺结核临床类型的主要依据是
   A. 肺部体征   B. 痰菌检查
   C. 结核菌素试验   D. 全身中毒症状
   E. 胸部X线征象

37. 关于克雷伯杆菌肺炎的胸部X线征象，下列各项中错误的是
   A. 可见大叶实变
   B. 可见小叶实变
   C. 阴影密度较肺炎链球菌肺炎高
   D. 不易形成肺脓肿
   E. 叶间裂呈弧形下坠

38. 引起阻塞性肺气肿的病因中，最主要的因素是
   A. 吸烟   B. 感染
   C. 大气污染   D. 过敏反应
   E. 副交感神经功能亢进

39. 心理健康的内容不包括
   A. 人格健全   B. 社会适应
   C. 信仰坚定   D. 情绪健康
   E. 人际和谐

40. 小肠作为吸收主要部位的原因，下述错误的是

A. 小肠黏膜绒毛内含有丰富的毛细血管
B. 小肠壁含有丰厚的平滑肌
C. 食物在小肠内停留的时间长
D. 食物在小肠内已被分解为小分子物质
E. 小肠黏膜表面积巨大

41. 人群健康策略所强调的内容是
    A. 重点人群的健康影响因素
    B. 特定疾病的临床病因
    C. 除患者外的人群健康
    D. 高危个体的危险因素
    E. 关注全体人群的健康

42. 胃溃疡所致瘢痕性幽门梗阻最突出的临床表现是
    A. 消瘦
    B. 持续呃逆
    C. 腹部移动性浊音阳性
    D. 呕吐胃内容物及胆汁
    E. 呕吐隔夜宿食，不含胆汁

43. 关于肠梗阻的全身变化，下列哪项是错误的
    A. 失水后失盐，混合性脱水，代谢性酸中毒
    B. 大量呕吐，丢失胃液而发生碱中毒
    C. 血液浓缩
    D. 血容量减少
    E. 毒素吸收，导致毒血症，引起全身中毒性休克

44. 慢性胃窦炎发病的病因最重要的是
    A. 急性应激性疾病
    B. 沙门菌感染
    C. 幽门螺杆菌感染
    D. 自身免疫紊乱
    E. 暴饮暴食

45. 腹股沟直疝患者精索在疝囊的
    A. 前方   B. 后方
    C. 前外方   D. 后外方
    E. 前下方

46. 对肝硬化诊断有确诊价值的检查是
    A. X线钡剂检查   B. 腹部CT
    C. 胃镜检查   D. 腹部B超
    E. 腹腔镜检查＋活检

47. 支气管哮喘患者出现气流受限的原因不包括
    A. 腺体分泌亢进及黏液清除障碍

B. 气道壁炎性细胞浸润
C. 肺泡弹性回缩力下降及肺泡壁破坏
D. 气道平滑肌痉挛
E. 气道黏膜水肿

48. 对重症急性胰腺炎的诊断最有意义的检查是
    A. 尿淀粉酶   B. 腹部B超
    C. 腹部增强CT   D. 血淀粉酶
    E. 血清脂肪酶

49. 既抑制胃酸分泌又对抗幽门螺杆菌的药物是
    A. 西咪替丁   B. 雷尼替丁
    C. 奥美拉唑   D. 阿托品
    E. 甲硝唑

50. 奥美拉唑治疗十二指肠溃疡的机制是
    A. 阻断胃壁细胞 H^+、K^+-ATP酶
    B. 阻断 H_2 受体
    C. 保护胃黏膜细胞
    D. 抑制胃蛋白酶分泌
    E. 中和胃酸

51. 三度房室传导阻滞最有效的措施是
    A. 口服β受体阻断剂
    B. 置入心脏起搏器
    C. 口服阿托品
    D. 冠状动脉内支架置入
    E. 静脉推注利多卡因

52. 提示重症胰腺炎的体征是
    A. Courvoisier征阳性
    B. 肝浊音界消失
    C. Grey Turner征阳性
    D. Murphy征阳性
    E. 肝区叩击痛阳性

53. 诊断支气管扩张症首选的检查是
    A. 胸部超声
    B. 胸部高分辨CT
    C. 支气管造影
    D. 胸部X线平片
    E. 胸部核磁共振

54. 诊断感染性心内膜炎最重要的检查是
    A. 免疫学检查   B. 心电图检查
    C. X线检查   D. 血培养
    E. 常规生化检查

55. 关于休克患者早期尿的变化，叙述错误的是
    A. 尿量少   B. 尿比重高
    C. 尿钠高   D. 尿pH下降
    E. 尿钾改变不明显

56. 急性心肌梗死合并心源性休克时，其特点为
    A. 血压下降，中心静脉压下降
    B. 血压下降，四肢冰冷
    C. 血压下降，心率增快
    D. 血压下降，肺毛细血管楔压上升
    E. 心功能不全表现

57. 肝硬化门静脉高压患者出现全血细胞减少，最主要的原因是
    A. 营养不良   B. 消化道出血
    C. 肝功能减退   D. 脾功能亢进
    E. 病毒感染

58. 心绞痛与急性心肌梗死临床表现的主要鉴别点是
    A. 疼痛部位   B. 疼痛性质
    C. 疼痛诱因   D. 疼痛放射部位
    E. 疼痛持续时间

59. 风湿性二尖瓣狭窄的特征性体征是
    A. 颈静脉怒张
    B. 第一心音亢进
    C. 肺动脉瓣区第二心音亢进伴分裂
    D. 心尖区舒张期隆隆样杂音
    E. Graham Steell 杂音

60. 下列各种组织中，哪种再生能力最强
    A. 骨骼肌   B. 神经节细胞
    C. 心肌   D. 神经胶质细胞
    E. 软骨

61. 诊断反流性食管炎最可靠的方法是
    A. 胃镜
    B. 食管滴酸试验
    C. 食管钡剂X线检查
    D. 食管测压
    E. 24小时食管pH监测

62. 肺结核大咯血抢救时需特别注意的是
    A. 血压监测
    B. 测定出、凝血时间，预防DIC
    C. 慎用镇咳、镇静剂
    D. 保持呼吸道通畅
    E. 患侧卧位

A2 型题

答题说明：每一道试题是以一个小案例出现的，其下面都有 A、B、C、D、E 五个备选答案。请从中选择一个最佳答案。

63. 李某，男，58岁，吸烟史36年，近1个月出现痰多咳嗽，影响睡眠和生活质量。李某已经有戒烟意愿，应该立即采取的措施是
    A. 帮助其了解吸烟的危害
    B. 宣传戒烟的好处
    C. 提供戒烟的药物
    D. 支持随诊
    E. 帮助确定戒烟日期

64. 李某因要报考研究生，欲向单位请假复习，遂找到其大学同学、县医院的执业医师王某，请王某为其开具病假条。王某为李某开出了"病毒性心肌炎，全休1个月"的诊断证明书。对于王某的行为，县卫生健康主管部门应给予
    A. 吊销其医师执业证书
    B. 警告或责令其暂停执业活动3～6个月，并接受培训或继续教育
    C. 责令改正，给予警告
    D. 调离医师岗位
    E. 给予行政或纪律处分

65. 某研究者在5种不同的温度下分别独立地重复进行10次试验，共测得某定量指标的50个数据。根据资料的条件，可用单因素方差分析处理此资料，组间的自由度是多少
    A. 45   B. 9
    C. 49   D. 4
    E. 5

66. 某研究者拟采用多中心、随机、双盲临床试验评价补肾活血颗粒改善帕金森病患者运动功能的有效性，试验组使用的中药配方包括山茱萸、何首乌和当归等成分；对照组用药由淀粉、糊精和苦味剂等成分制成，其气味、口感与试验用药非常近似，但没有药理作用。该研究采用

的对照属于
A. 交叉对照　　B. 标准方法对照
C. 自身对照　　D. 安慰剂对照
E. 空白对照

67. 某市流行性乙型脑炎逐年病死率（1949～1955年）分别为：48.9%、43.1%、27.3%、21.5%、20.0%、18.2%、12.7%。据此资料画图，应选用
A. 直条图　　B. 构成图
C. 直方图　　D. 半对数线图
E. 普通线图

68. 青年甲在筹备结婚过程中，连续多日劳累，患化脓性扁桃体炎。医生在为其诊疗中发现其同时患有淋病。患者住院4天，扁桃体炎痊愈出院，医生嘱其充分休息。按照《母婴保健法》，青年甲
A. 不能结婚
B. 应当暂缓结婚
C. 可以结婚，但不能生育
D. 可以结婚，但不能治愈
E. 不用治疗，对结婚和生育无任何影响

69. 女，19岁，从山区来到城市上学，自述马路上汽车经过时总感觉汽车要撞上自己，十分恐惧。此时最好采用
A. 自由联想　　B. 厌恶治疗
C. 生物反馈　　D. 系统脱敏
E. 梦的分析

70. 男，50岁，6年前开始有咳嗽和咳痰，逐年加重，常持续数月，多次摄胸片示两肺纹理增粗，首先考虑的诊断为
A. 支气管扩张症　　B. 支气管肺癌
C. 慢性支气管炎　　D. 肺结核
E. 肺结节病

71. 女，58岁，咳嗽、痰中带血、左侧胸痛1个月。胸部X线片示左侧大量胸腔积液。查体：左侧呼吸音消失、触觉语颤减弱。有助于明确诊断的检查不包括
A. 胸水细胞学及生化检查
B. 胸部CT检查
C. 胸膜活检

D. 支气管镜检查
E. 肺功能检查

72. 女，24岁，间断发热、咳嗽10余天。最高体温37.6℃，无痰。既往体健。查体：T 37.4℃，P 86次/分，R 19次/分，BP 100/70mmHg，右上肺叩诊呈浊音。血常规：WBC 8.6×10^9/L，N 0.68。胸部X线片示右上肺斑片状阴影，其内可见不规则透亮区。最可能的诊断是
A. 肺炎克雷伯杆菌肺炎
B. 金黄色葡萄球菌肺炎
C. 吸入性肺脓肿
D. 肺结核
E. 肺囊肿继发感染

73. 某县药品监督管理部门接到某药店将保健食品作为药品出售给患者的举报后，立即对该药店进行了查处，并依照《药品管理法》的规定，将其销售给患者的保健食品认定为
A. 按假药论处的药　　B. 假药
C. 食品　　D. 劣药
E. 按劣药论处的药

74. 某男职员，经常感到时间紧迫，整日忙忙碌碌；工作中争强好胜，不甘落后；情绪不稳定，锋芒外露；好与他人争执，富于敌意。近1年来常感心前区疼痛，被诊断为冠心病。其人格特征为
A. A型行为特征
B. B型行为特征
C. C型行为特征
D. A、C混合型行为特征
E. D型行为特征

75. 女，25岁，12岁时曾患结核病。近1个月余胸闷、咳嗽、痰少，偶有血丝痰，痰结核分枝杆菌（+）。规范治疗7个月仍痰结核菌（+）。应首先采取的措施是
A. 加大药物剂量
B. 加强支持疗法
C. 复查胸部X线片
D. 结核分枝杆菌培养+药敏试验
E. 纤维支气管镜检查

76. 女，48岁，2天前餐后突然出现右上腹阵发性绞痛伴恶心，尿色呈浓茶样，既往有类似发作。

查体：急性病容，巩膜黄染，腹部无肌紧张，右上腹深压痛。最有可能的诊断是
A. 胆总管结石　　B. 胆道蛔虫病
C. 胆总管囊肿　　D. 急性胰腺炎
E. 急性胆囊炎

77. 男，30岁，上腹隐痛2年余，近半年来厌食、消瘦、乏力，先后2次胃镜检查均示胃体部大弯侧黏膜苍白，活检黏膜为中度不典型增生。对该患者的最佳治疗方法是
A. 补充微量元素锌、硒
B. 口服胃蛋白酶合剂
C. 口服米索前列醇
D. 补液，加强支持疗法
E. 胃镜随访，视病情是否进展

78. 肝硬化患者，腹水检查比重1.018，蛋白定性（+），白细胞620个/μl，中性粒细胞百分比88%。尿常规蛋白（+），镜下可见少量红细胞、白细胞。抗感染治疗应首选
A. 青霉素　　B. 庆大霉素
C. 氯苄西林　　D. 卡那霉素
E. 红霉素

79. 女，20岁，3个月来低热、盗汗、腹痛、腹胀，巩膜无黄染，颈静脉无怒张，腹部移动性浊音（+），腹水比重1.020，蛋白定量40g/L。最可能的诊断是
A. 卵巢囊肿　　B. 结核性腹膜炎
C. 肝硬化腹水　　D. 缩窄性心包炎
E. 门静脉血栓形成

80. 男，21岁，发热、咳嗽3天入院，胸部X线片显示右下肺致密阴影，WBC 13×10⁹/L。该患者最可能的病原体是
A. 肺炎克雷伯杆菌
B. 肺炎支原体
C. 结核分枝杆菌
D. 肺炎链球菌
E. 金黄色葡萄球菌

81. 女，49岁，因子宫肌瘤致阴道出血，先后在某医院输注ABO同型全血2次，共800ml。2次输血后均出现全身荨麻疹，且伴有广泛性皮肤瘙痒。此次入院准备做子宫切除术，需要输血，最好选择下列何种血制品

A. 保存全血　　B. 红细胞悬液
C. 浓缩红细胞　　D. 洗涤红细胞
E. 新鲜全血

82. 男，55岁，肥胖，血压达160/90mmHg已10年。1周前在早晨锻炼时，出现胸骨后压榨样疼痛，伴有窒息感，疼痛持续5min左右。急送医院，检查心电图发现Ⅰ、Ⅱ、aVF、V_5、V_6导联ST段水平型压低0.1mV，T波倒置。应首先考虑的诊断是
A. 隐匿性冠心病
B. 高血压危象
C. 心绞痛型冠心病
D. 心肌梗死型冠心病
E. 心力衰竭型冠心病

83. 某风湿性心脏病患者，因气急、全身水肿、肝大、颈静脉怒张，服用地高辛半个月后出现室性期前收缩，呈二联律。除立即停用地高辛并补充钾盐外，首选的抗心律失常药是
A. 利多卡因静脉注射
B. 胺碘酮口服
C. 苯妥英钠静脉注射
D. 维拉帕米口服
E. 普罗帕酮静脉注射

84. 男，52岁，持续胸痛3小时，诊断为急性下壁心肌梗死。查体：BP 70/50mmHg，心率40次/分。ECG示：P-P间期较R-R间期短，R-R间期整齐。最可能的心律失常是
A. 心房颤动
B. 窦性心动过缓
C. 三度房室传导阻滞
D. 二度房室传导阻滞
E. 室性早搏

85. 男，49岁，胃溃疡病史12年。近3个月上腹痛变为无规律，伴食欲减退。胃肠钡餐检查：胃窦部可见2.5~3.4cm龛影，边缘不齐。粪便隐血检查多次阳性。最有可能的诊断是
A. 胃溃疡合并出血
B. 胃溃疡合并胃息肉
C. 幽门管溃疡
D. 胃溃疡恶变
E. 胃溃疡合并幽门梗阻

86. 男，45岁，非同日多次测量发现血压升高3个月，血压最高值155/100mmHg，未服药。既往糖尿病病史3年余。实验室检查血常规、血生化均正常。根据临床表现，应诊断为
   A. 高血压2级，很高危
   B. 高血压1级，很高危
   C. 高血压原因待查
   D. 高血压1级，高危
   E. 高血压2级，高危

87. 某吸烟者在家人的敦促下到戒烟门诊就诊。他说，吸烟不过使人多咳嗽几声，没什么大不了的。按照健康信念模式，戒烟门诊医生应该着重提高患者对于哪方面的认识
   A. 提高自信的重要性
   B. 行为改变的好处
   C. 吸烟相关疾病的易感性
   D. 吸烟相关疾病的严重性
   E. 行为改变的障碍

88. 甲青年身高1.5m，体重50kg，体表面积1.4m²，安静时心输出量为4.2L/min；乙青年身高1.6m，体重68kg，体表面积1.7m²，安静时心输出量为5.1L/min。两者的心指数
   A. 甲者优于乙者　　B. 乙者优于甲者
   C. 相同　　　　　　D. 均高于正常
   E. 均低于正常

89. 某医师拟比较四组人群血型分布（A、B、AB和O型）的差异，适宜的统计分析方法为
   A. Z检验　　　　　　B. 回归分析
   C. 秩和检验　　　　D. t检验
   E. χ^2检验

90. 男，54岁，肛门胀痛6天，为持续性疼痛，逐渐加重，排便和行走时出现剧痛，有里急后重感和排便困难，伴发热、全身不适。查体：T 39.6℃，肛门左侧红肿，有明显压痛；肛诊：直肠左侧饱满，压痛（+），有波动感。实验室检查：WBC 21×10⁹/L，N 0.92。医生决定立即行切口引流术，最主要的依据是
   A. 白细胞计数增高
   B. 局部饱满有波动感
   C. 有排便困难
   D. 高热，全身症状
   E. 行走时出现剧痛

91. 女，44岁，突发右下腹疼痛伴呕吐，停止排气、排便6小时。查体：P 110次/分，BP 120/80mmHg，右侧腹股沟韧带下方卵圆窝处可扪及半球形包块，压痛明显，不能还纳。下一步处理正确的是
   A. 立即手术治疗
   B. 密切观察病情变化
   C. 手法还纳包块
   D. 应用吗啡，缓解疼痛
   E. 立即扩容补液

92. 女，50岁，1年前B超健康查体发现胆囊内多发小结石。1天前吃烤鸭后突发右上腹痛，向右肩放射，伴恶心。此病人最可能的诊断是
   A. 急性胃炎
   B. 急性十二指肠炎
   C. 急性胆囊炎
   D. 急性胰腺炎
   E. 急性阑尾炎

93. 女，68岁，高血压病史20年，活动后心悸、气短3年。1周前受凉后咳嗽、咳黄痰、喘憋加重，不能平卧。否认慢性咳喘史。查体：BP 170/100mmHg，心率115次/分，P₂亢进，心律齐；双肺满布哮鸣音及中小水泡音。其喘憋最可能的原因是
   A. 支气管哮喘
   B. 慢性支气管炎急性发作
   C. 肺栓塞
   D. 心力衰竭
   E. 急性心包炎

94. 女，37岁，3周来腹胀、乏力、盗汗、腹部膨隆。查体可见移动性浊音（+）。血沉40mm/h。腹水检查为渗出液，腺苷脱氨酶活性增高。诊断首先考虑
   A. 结核性腹膜炎　　B. 心源性腹水
   C. 肾源性腹水　　　D. 肿瘤性腹水
   E. 肝硬化腹水

95. 男，36岁，上腹痛伴烧心3年，多在餐后约1小时出现剑突下疼痛，1~2小时后可缓解。内科规范治疗1年。症状反复发作，曾有2次黑

便。胃镜及X线钡剂造影均在胃角处见直径约1.5cm大小溃疡。决定行手术治疗，首选的术式为
A. 高选择性迷走神经切断术加引流术
B. Billroth I 胃大部切除术
C. Billroth II 胃大部切除术
D. Roux-en-Y 吻合术加迷走神经切断术
E. 选择性迷走神经切断术加引流术

96. 女，60岁，因慢性支气管炎继发感染住院月余，2天前突发高热，咳嗽加重，咳黄色脓痰，后为乳状脓血痰，伴气急、发绀，右肩胛下散在湿啰音。白细胞计数 $20\times10^9/L$，有中毒颗粒。胸部X线片示肺下野大片絮状浓淡不均阴影。最可能的诊断是
A. 肺炎链球菌肺炎
B. 克雷伯杆菌肺炎
C. 金黄色葡萄球菌肺炎
D. 干酪性肺炎
E. 肺脓肿

97. 男，59岁，有高血压病史；与人争吵后出现头痛、呕吐、右侧肢体无力；6小时后嗜睡。血压200/100mmHg。MRI 示左侧内囊在 T_1WI 和 T_2WI 均呈高信号异常区，诊断为脑出血。对此病人一般不用的治疗是
A. 20%甘露醇　　B. 维生素 K_1
C. 利血平　　　　D. 10%葡萄糖溶液
E. 间歇给氧

98. 男性，45岁，出现腰痛数月，行走时双手扶腰，伴有盗汗、午后潮热、消瘦、食欲不振、全身乏力。应首先考虑的诊断是
A. 腰椎间盘突出症
B. 腰肌劳损
C. 腰椎结核
D. 髋关节结核
E. 脊柱退行性变

99. 男，42岁，二尖瓣狭窄病史10年。查体：脉搏99次/分，血压120/80mmHg，心率108次/分，心律绝对不齐。该患者最可能的心律失常是
A. 心房颤动
B. 室性早搏
C. 阵发性室上性心动过速
D. 阵发性室性心动过速
E. 三度房室传导阻滞

100. 女，56岁，28年前确诊风湿性二尖瓣狭窄，5年来出现呼吸困难伴咯血。半年前出现腹胀、双下肢水肿，呼吸困难伴咯血发作次数减少与近半年临床表现有关的原因最可能是
A. 二尖瓣狭窄程度减轻
B. 合并肾小球肾炎
C. 合并主动脉瓣狭窄
D. 出现右心衰竭
E. 二尖瓣钙化

101. 男，60岁，咳嗽、活动后气短，发现胸腔积液，胸水化验为渗出液。经抗结核治疗2个月，胸水仍增多。为明确诊断，进一步应采取的措施是
A. 加强抗结核治疗
B. 胸水的酶学检查
C. 胸水的结核分枝杆菌培养
D. 胸部超声检查
E. 胸水的病理细胞学检查和胸膜活检

102. 女，26岁，因发作性喘息14年，再发1周入院。查体：右肺满布哮鸣音，左上肺呼吸音消失，心率118次/分。FEV_1 占预计值64%。经"氨茶碱、糖皮质激素"等静脉滴注治疗后，喘息仍不能缓解。考虑最可能的原因是并发了
A. 感染　　　　B. 气胸
C. 严重缺氧　　D. 严重脱水
E. 过敏原未能清除

103. 男，40岁，活动后心悸、气短5个月，夜间不能平卧2周。超声心动图示：全心扩大，以左心房、左心室增大为著；二尖瓣前叶舒张活动振幅降低，瓣口开放小，呈"钻石样"双峰图形，余未见异常。该患者最可能的诊断是
A. 风湿性心脏瓣膜病
B. 肥厚型心肌病
C. 扩张型心肌病
D. 病毒性心肌炎
E. 急性心包炎

104. 男，65岁，1年前因"胃腺癌"行胃癌根治术及术后化疗。患者近期出现极度消瘦，眼窝

深陷，皮肤干燥、松弛，肋骨凸显。符合该患者表现的是
- A. 失用性萎缩
- B. 营养不良性萎缩
- C. 老化性萎缩
- D. 压迫性萎缩
- E. 去神经性萎缩

105. 女，35岁，右上腹痛2天，伴恶心、呕吐，今起疼痛阵发性加剧，伴畏寒、发热。查体：T 38℃，巩膜无黄染，右上腹有压痛，Murphy征阳性。诊断首先考虑
- A. 急性阑尾炎
- B. 急性胆囊炎
- C. 急性胰腺炎
- D. 胃十二指肠溃疡
- E. 胆总管结石，胆管炎

106. 男，40岁，因胃溃疡穿孔8小时，急诊行胃大部切除术。术后6天起出现体温升高，呈弛张热，已持续3天，伴有下腹坠痛、里急后重，排黏液样稀便。最可能的诊断是
- A. 肠间隙脓肿
- B. 膈下脓肿
- C. 盆腔脓肿
- D. 急性肠炎
- E. 肛周脓肿

107. 男，40岁，因门脉高压症而致食管-胃底静脉曲张破裂出血引起休克，经放置三腔管压迫止血和快速输血、补液后，抽出胃内容物中已无血液。脉搏150次/分，血压10.1/6.1kPa（76/46mmHg），中心静脉压0.196kPa（2cmH$_2$O）。表示患者已发生
- A. 血容量严重不足
- B. 血容量不足
- C. 容量血管过度收缩
- D. 容量血管过度扩张
- E. 心功能不全

108. 男孩，2岁半，头大颈短、面容呆板，身长为80cm，前囟未闭，乳牙14个，不会走路，皮肤粗糙，反应迟钝。^{131}I吸收率为19％。应尽早使用的药物是
- A. 左甲状腺素钠
- B. 碘剂
- C. 钙剂
- D. 生长激素
- E. 维生素

109. 男，61岁，刚刚从岗位上退休下来，被诊断患有肝硬化合并腹水。他承认有病，但他仍想完成某本书的写作任务，甚至搬到办公室住，废寝忘食而忽略了治疗。该患者的行为属于病人角色行为
- A. 缺如
- B. 冲突
- C. 减退
- D. 强化
- E. 异常

110. 王某，怀疑自己因为输血感染了艾滋病，现在王某到其所在县人民政府卫生主管部门指定的医疗卫生机构进行咨询和检测，则
- A. 王某应当交纳咨询费和检测费
- B. 王某可以不交纳咨询费但是应交纳检测费
- C. 王某不需要交纳咨询费和检测费
- D. 王某可以不交纳检测费但是应交纳咨询费
- E. 王某是否交费应当根据具体情况由负责咨询和检测的机构决定

111. 男，58岁，反复咳嗽、咳痰15年，心悸、气急3年。查体：双肺叩诊呈过清音，呼吸音减弱，肺底部有湿啰音，剑突下心尖搏动明显，该处可闻及3/6级收缩期杂音，肺动脉瓣听诊区第二心音亢进。该例最可能的诊断为
- A. 慢性支气管炎（慢支）
- B. 慢支＋冠心病
- C. 慢支＋肺气肿＋肺心病
- D. 慢支＋风湿性心脏瓣膜病
- E. 慢支＋肺气肿

112. 某高血压患者，突起心悸、气促，咳粉红色泡沫样痰。查体：血压26.6/16.5kPa（200/124mmHg），心率136次/分。下列药物中首选
- A. 肾上腺皮质激素
- B. 硝苯地平
- C. 普萘洛尔（心得安）
- D. 氢氯噻嗪
- E. 硝普钠

113. 某一急性药物中毒病人，表现为昏迷、瞳孔极度缩小、呼吸深度抑制、血压降低，出现上述中毒症状的药物是
- A. 苯巴比妥
- B. 吗啡
- C. 地西泮
- D. 氯丙嗪
- E. 苯妥英钠

114. 男，35岁，2小时前突然呕鲜血约1000ml来院，2年前诊断为慢性乙型肝炎。查体：贫血

貌，BP 90/60mmHg，P 120次/分，肝肋下未触及，脾肋下3cm。血红蛋白60g/L，红细胞计数$2.6×10^{12}$/L，血小板计数$60×10^9$/L。首先进行的止血措施是
A. 三腔两囊管压迫
B. 补充凝血因子
C. 内镜治疗
D. 静脉注射生长抑素制剂
E. 冷盐水洗胃

115. 老年男性，因咳嗽、咳黄痰3天就诊。查体发现主动脉瓣区粗糙的收缩期杂音。超声心动图示主动脉瓣狭窄，左心室射血分数0.55，心电图检查正常。请问对该患者哪一项处置方法不恰当
A. 抗生素
B. 化痰药物
C. 血管紧张素转换酶抑制剂
D. 定期做超声心动图
E. 胸部X线检查

116. 男，60岁，胸腹部摔伤后呼吸困难、腹痛、呕吐。查体：血压90/70mmHg，右肺呼吸音弱，右上腹压痛、反跳痛、肌紧张明显，腹部无明显移动性浊音，肠鸣音弱。X线片检查：右侧膈肌升高，活动受限，右侧第7、8、9肋骨骨折。最可能的诊断是
A. 胃破裂 B. 肠破裂
C. 脾破裂 D. 肝破裂
E. 损伤性气胸

A3/A4 型题

答题说明：以下提供若干个案例，每个案例下设若干道试题。请根据案例所提供的信息，在每一道试题下面的A、B、C、D、E 五个备选答案中选择一个最佳答案。

(117～119题共用题干)

女，48岁，胃溃疡病史10年，近1年症状加剧，胃纳不佳。胃镜见胃角溃疡，幽门螺杆菌（Hp）阳性。

117. 最有诊断价值的病史主诉是
A. 上腹无规律性疼痛
B. 饥饿痛为主，进食缓解

C. 午夜痛为主
D. 发作性剧痛
E. 腹痛发生于饭后0.5～1小时

118. 鉴别良性与恶性胃溃疡的主要根据是
A. 疼痛程度
B. 全身情况
C. 粪便隐血持续阳性
D. 胃镜与X线钡剂造影检查
E. 抑酸药物等内科治疗无效

119. 最佳治疗方案是
A. 羟氨苄青霉素+甲硝唑
B. 多潘立酮（吗丁啉）+羟氨苄青霉素
C. 手术切除
D. 奥美拉唑+铋剂+阿莫西林+甲硝唑
E. 生胃酮

(120～121题共用题干)

男，45岁，经常头痛、头晕近10年，2天来头痛加重，伴有恶心、呕吐，送往急诊。查体：神志模糊，血压210/110mmHg，尿蛋白（++），尿糖（+）。

120. 最可能的诊断是
A. 糖尿病酮症酸中毒
B. 高血压危象
C. 高血压脑病
D. 恶性高血压
E. 肾性高血压

121. 诊断已确立，其发病机制是
A. 心房利钠因子减少
B. 肾素活性增高
C. 交感神经过度兴奋
D. 周围小动脉痉挛
E. 脑血管自身调节障碍

(122～124题共用题干)

女，18岁，近几个月来常因琐事与父母发生激烈争吵，闷闷不乐，被诊断为抑郁症而入院治疗。2周后其父母去探视，患者起初表现出想见又不想见的矛盾心理，但最终还是决定拒绝见其父母。医生根据病情同意了患者的决定。

122. 该患者起初的心理状态属于
A. 双重趋避冲突 B. 趋避冲突
C. 回避冲突 D. 双避冲突

E. 双趋冲突

123. 是否允许患者父母探视应首先遵循的伦理原则为
   A. 协同一致原则
   B. 患者家属自主原则
   C. 患者利益至上原则
   D. 公正原则
   E. 公益原则

124. 根据《精神卫生法》，医生可以限制患者父母会见患者的理由是
   A. 医疗机构尚未做出再次诊断结论
   B. 未取得医疗机构负责人同意
   C. 为了避免妨碍治疗
   D. 患者父母要求见面的理由不充分
   E. 未取得当地卫生行政部门批准

(125～127题共用题干)

男，20岁，有四肢关节疼痛病史，近半年来，时感心悸，活动后气急，休息后缓解。查体：两颧紫红色，口唇轻度发绀；听诊：心尖区闻及舒张期隆隆样杂音，胸骨左缘第3～4肋间可闻及二尖瓣开放拍击音，P_2亢进并分裂。

125. 应首先考虑的诊断是
   A. 风心病二尖瓣狭窄
   B. 风心病二尖瓣关闭不全
   C. 风心病主动脉瓣狭窄
   D. 风心病主动脉瓣关闭不全
   E. 风心病二尖瓣狭窄伴关闭不全

126. 入院2天后体检发现第一心音强弱不等，心率绝对不规则，心率120次/分，脉率100次/分。应考虑并发
   A. 窦性心动过速
   B. 阵发性室上性心动过速
   C. 心房扑动
   D. 心房颤动
   E. 窦性心律不齐

127. 首选的治疗药物是
   A. 普萘洛尔   B. 利多卡因
   C. 毛花苷丙   D. 苯妥英钠
   E. 新斯的明

(128～129题共用题干)

男，66岁，活动后突发左侧胸痛伴呼吸困难1天。既往慢性阻塞性肺部疾病史10余年。查体：R 26次/分，BP 95/60mmHg；口唇发绀，左肺呼吸音明显减弱，心率102次/分，心律齐。

128. 该患者最可能的诊断是
   A. 急性心肌梗死
   B. 自发性气胸
   C. 阻塞性肺不张
   D. 胸腔积液
   E. 肺栓塞

129. 为明确诊断，应首先采取的检查措施是
   A. CT肺动脉造影
   B. 胸腔穿刺
   C. 支气管镜
   D. 胸部X线摄片
   E. 心电图

B1型题

答题说明：以下提供若干组试题，每组试题共用在试题前列出的A、B、C、D、E五个备选答案。请从中选择一个与问题关系最密切的答案。某个备选答案可能被选择一次、多次或不被选择。

(130～131题共用备选答案)
   A. 追究刑事责任
   B. 警告
   C. 罚款
   D. 承担赔偿责任
   E. 责令暂停执业活动6个月～1年，甚至吊销医师执业证书

130. 医师不负责任心，延误急危患者的抢救和诊治，幸好没有给患者造成损失，应给予的处罚是

131. 医师在执业活动中泄露患者隐私，造成严重后果，应给予的处罚是

(132～134题共用备选答案)
   A. 公正   B. 权利
   C. 廉洁奉公   D. 医德评价
   E. 医患关系

132. 属于医学伦理学基本原则的是

133. 属于医学伦理学基本规范的是
134. 属于医学伦理学基本范畴的是

(135~137题共用备选答案)
　　A. 翻正反射
　　B. 防御反射
　　C. 牵张反射
　　D. 状态反射
　　E. 对侧伸肌反射

135. 腱反射是
136. 肌紧张是
137. 颈紧张反射是

(138~140题共用备选答案)
　　A. 以阻塞性通气障碍为主
　　B. 以限制性通气障碍为主
　　C. 混合性通气功能障碍
　　D. 以弥漫性通气障碍为主
　　E. 以呼吸中枢功能障碍为主

138. 结核性渗出性胸膜炎的临床特征是
139. 阻塞性肺气肿的临床特征是
140. 自发性气胸的临床特征是

(141~142题共用备选答案)
　　A. 慢性浅表性胃炎
　　B. A型胃炎
　　C. B型胃炎
　　D. 急性单纯性胃炎
　　E. 急性腐蚀性胃炎

141. 血中可检出抗内因子抗体的胃炎是
142. 与幽门螺杆菌感染关系密切的胃炎是

(143~144题共用备选答案)
　　A. 腹水比重<1.018，蛋白<25g/L
　　B. 腹水白细胞数>500×10^6/L，以多核细胞为主
　　C. 腹水比重>1.018，蛋白>25g/L，腹水白细胞以单核细胞为主
　　D. 血性腹水
　　E. 乳糜性腹水

143. 最支持结核性腹膜炎腹水诊断的是
144. 最支持肝硬化腹水诊断的是

(145~147题共用备选答案)
　　A. 辐射散热　　B. 对流散热
　　C. 传导散热　　D. 蒸发散热
　　E. 传导和蒸发散热

145. 给高热患者使用冰帽的散热方式属于
146. 用乙醇给高热患者擦浴的散热方式属于
147. 通过游泳使机体散热的方式属于

(148~150题共用备选答案)
　　A. 以患者为中心
　　B. 救死扶伤
　　C. 人道行医
　　D. 大医精诚
　　E. 为人民健康服务

148. 医疗机构从业人员理想的人格形象是
149. 医疗机构从业人员的执业价值目标是
150. 医疗机构从业人员的职业道德手段是

第二单元

A1 型题

答题说明：每一道试题下面有 A、B、C、D、E 五个备选答案，请从中选择一个最佳答案。

1. 关于男性尿道的说法，错误的是
   A. 有排尿和排精功能
   B. 有三个狭窄
   C. 自然悬垂时有两个弯曲
   D. 平均长度为 16~22cm
   E. 两个弯曲是耻骨上弯和耻骨下弯

2. 关于精神障碍病因学的叙述，正确的是
   A. 5-羟色胺神经递质紊乱是躁狂发作的病因
   B. 性格缺陷是焦虑障碍的主要病因
   C. 精神障碍均主要由心理因素导致
   D. 极其严重的精神刺激是急性应激障碍发病的直接原因
   E. 生活不良事件是精神分裂症发病的主要因素

3. 足月新生儿的原始反射不包括
   A. 觅食反射   B. 腹壁反射
   C. 握持反射   D. 拥抱反射
   E. 吸吮反射

4. 肾病综合征最基本的表现是
   A. 尿蛋白定量大于 3.5g/24h
   B. 尿颗粒管型（+）
   C. 血浆白蛋白小于 35g/L
   D. 高度水肿
   E. 高脂血症

5. 小儿肺炎的病因分类中，不包括
   A. 病毒性肺炎   B. 细菌性肺炎
   C. 衣原体肺炎   D. 嗜酸性粒细胞肺炎
   E. 间质性肺炎

6. 有机磷酸酯类急性中毒表现为
   A. 腺体分泌减少、胃肠平滑肌兴奋
   B. 膀胱逼尿肌松弛、呼吸肌麻痹
   C. 支气管平滑肌松弛、唾液腺分泌增多

   D. 交感神经节兴奋、心血管系统紊乱
   E. 脑内乙酰胆碱水平下降、瞳孔扩大

7. 以下需要限期手术的疾病是
   A. 外伤性肠破裂   B. 急性化脓性阑尾炎
   C. 脂肪瘤   D. 易复性腹股沟疝
   E. 胃癌

8. 下列哪种中毒不会引起血液凝固障碍
   A. 水杨酸类   B. 肝素
   C. 敌鼠   D. 蛇毒
   E. 砷化氢

9. 关于炎症介质的描述，不正确的是
   A. 凝血系统在炎症反应中具有重要功能
   B. 组胺可使血管通透性增加
   C. C3a、C5a 是重要的炎症介质
   D. 前列腺素可导致疼痛
   E. 组胺具有阳性趋化作用

10. 等渗性脱水多发生在
    A. 胃肠液急性丢失   B. 吞咽困难
    C. 大量出汗   D. 慢性肠梗阻
    E. 低位小肠瘘

11. 下列属于稳定性骨折的是
    A. 斜行骨折
    B. 螺旋形骨折
    C. 多段骨折
    D. 大多数长骨横行骨折
    E. 粉碎性骨折

12. 肩关节脱位特有的临床表现是
    A. 功能障碍   B. 肿胀、压痛
    C. 肩部瘀斑   D. 反常活动
    E. 搭肩试验（Dugas 征）阳性

13. 治疗肾炎水肿时，下列哪项利尿措施不宜应用
    A. 氢氯噻嗪
    B. 呋塞米
    C. 低分子右旋糖酐
    D. 利尿合剂

E. 氨苯蝶啶

14. 以下属于糖尿病急性并发症的是
   A. 脑血管意外
   B. 高渗性高血糖综合征
   C. 肾衰竭
   D. 急性心肌梗死
   E. 糖尿病性视网膜病变

15. 再生障碍性贫血最主要的诊断依据是
   A. 全血细胞减少，有出血或感染表现
   B. 网织红细胞减少
   C. 骨髓增生不良
   D. 肝、脾淋巴结不肿大
   E. 铁剂、叶酸治疗无效

16. 用口服葡萄糖耐量试验诊断糖尿病的标准中，其服用后2h血糖应是
   A. ≥11.1mmol/L
   B. ≥12.1mmol/L
   C. ≥10.1mmol/L
   D. ≥7.8mmol/L
   E. ≥7.0mmol/L

17. 在缺铁性贫血的实验室检查中，最能说明体内储备铁缺乏的指标是
   A. 小细胞低色素性贫血
   B. 血清铁降低
   C. 总铁结合力升高
   D. 血清铁蛋白降低
   E. 骨髓铁染色，铁粒幼细胞减少

18. 特发性血小板减少性紫癜可有
   A. 骨髓巨核细胞消失
   B. 凝血时间延长
   C. 血小板寿命缩短
   D. 网织红细胞绝对值降低
   E. Coombs试验（+）

19. 室间隔缺损伴艾森曼格综合征的临床表现为
   A. 全身性青紫   B. 暂时性青紫
   C. 持续性青紫   D. 不出现青紫
   E. 差异性青紫

20. 幼儿期指的是
   A. 出生后28天~2周岁
   B. 出生后1个月~2周岁
   C. 出生后1~2周岁
   D. 出生后1~3周岁
   E. 出生后2~3周岁

21. 胎儿能否衔接入盆的关键径线是
   A. 坐骨棘间径
   B. 骨盆入口前后径
   C. 坐骨结节间径
   D. 骨盆入口横径
   E. 中骨盆前后径

22. 关于产后出血的定义，下述哪项是正确的
   A. 分娩过程中出血量超过500ml
   B. 胎盘娩出后24h内阴道流血量超过500ml
   C. 胎儿娩出后24h内阴道流血量超过500ml
   D. 产后24h至产后10d阴道流血量超过500ml
   E. 胎儿娩出后，阴道流血量超过500ml

23. 初产妇开始保护会阴的时机是
   A. 宫口开全后阴道口见胎头时
   B. 胎头拨露使阴唇后联合紧张时
   C. 胎头着冠时
   D. 胎头开始仰伸时
   E. 胎肩娩出前

24. 下列产褥期临床表现与处理，叙述错误的是
   A. 产后10h，体温37.9℃——观察
   B. 产后4h尿潴留——诱导排尿
   C. 产后3d会阴伤口化脓——拆线扩创
   D. 产后4d下腹痛——镇痛药止痛
   E. 产后1d会阴水肿——红外线照射

25. 对妊娠早期心脏病孕妇能否继续妊娠，最主要的判断依据是
   A. 心脏病种类   B. 胎儿大小
   C. 病变部位   D. 孕妇年龄
   E. 心功能分级

26. 确诊为输卵管妊娠破裂、失血性休克，紧急抢救措施应该是
   A. 止血及升压药治疗
   B. 立即行剖腹探查术
   C. 输血、输液
   D. 纠正休克后手术
   E. 抗休克与剖腹探查术同时进行

27. 用硫酸镁治疗妊娠期高血压疾病最早出现的中

毒反应是
A. 呼吸减慢
B. 尿量减少
C. 膝腱反射迟钝甚或消失
D. 膝腱反射亢进
E. 心动过速

28. 前置胎盘最安全可靠的诊断方法是
A. 阴道内诊检查
B. X线腹部平片
C. 下腹部听诊胎盘杂音
D. B超检查
E. 放射性核素扫描

29. 与中骨盆狭窄无关的是
A. 坐骨切迹宽度
B. 骶尾关节活动度
C. 坐骨棘间径
D. 骨盆侧壁倾斜度
E. 骶骨弯曲度

30. 滴虫性阴道炎典型的白带性状是
A. 泔水状恶臭白带
B. 白色稠厚凝乳状白带
C. 稀薄脓性泡沫状白带
D. 白色均质腥臭白带
E. 大量血性白带

31. 确诊宫颈癌的可靠方法是
A. 阴道镜检查
B. 宫颈活检
C. 宫颈刮片细胞学检查
D. 白带涂片检查
E. 宫颈锥形切除

32. Ⅰ型子宫内膜癌的特点不包括
A. 比Ⅱ型子宫内膜癌常见
B. 发病与雌激素长期作用无关
C. 孕激素受体多为阳性
D. 常见于年轻妇女
E. 均为子宫内膜样癌

33. 正常小儿出生后头围与胸围相同的月龄是
A. 6个月 B. 15个月
C. 18个月 D. 12个月
E. 9个月

34. 重度新生儿寒冷损伤综合征患儿的复温时间为
A. 12~24小时 B. 0~1小时
C. 6~12小时 D. 24~36小时
E. 3~6小时

35. 维生素D缺乏性佝偻病初期的临床表现是
A. 肌肉松弛
B. 非特异性神经精神症状
C. 运动减少
D. 免疫力低下
E. 语言发育落后

36. 小儿腹泻的治疗原则，错误的是
A. 调整饮食 B. 合理用药
C. 纠正脱水 D. 应用红霉素
E. 纠正电解质紊乱

37. 下列最易并发维生素A缺乏症的疾病是
A. 幼儿急疹 B. 麻疹
C. 川崎病 D. 风疹
E. 咽结合膜热

38. 重症肺炎患儿发生腹胀主要是由于
A. 低钾血症
B. 中毒性肠麻痹
C. 胃肠道毛细血管通透性增加
D. 低钠血症
E. 代谢性酸中毒

39. 不属于风湿热诊断标准中主要表现的是
A. 关节痛 B. 舞蹈病
C. 皮下小结 D. 环形红斑
E. 心脏炎

40. 婴儿接种百白破疫苗的基础免疫时间是产后
A. 第3、4、5个月
B. 第4、5、6个月
C. 第5、6、7个月
D. 第2、3、4个月
E. 第1、2、3个月

41. 巨大胎儿经阴道分娩的常见并发症不包括
A. 产程延长 B. 产后出血
C. 肩难产 D. 头盆不称
E. 羊水栓塞

42. 血流动力学改变示左心房、右心房、肺循环、右心室血量增多，而左心室、体循环血量减少，

时的先天性心脏病可能是
A. 房间隔缺损　　B. 室间隔缺损
C. 动脉导管未闭　D. 法洛四联症
E. 肺动脉狭窄

43. 输注新鲜冰冻血浆的主要目的是
A. 补充血浆蛋白
B. 补充营养
C. 提高免疫力
D. 纠正止血功能异常
E. 补充血容量

44. 营养性贫血的有效治疗措施是
A. 叶酸加维生素 B_{12}
B. 硫酸亚铁加维生素 C
C. 反复多次输血
D. 服用枸橼酸铁铵
E. 肌内注射右旋糖酐铁

45. 关于急性肾炎的治疗，下列哪项是错误的
A. 一般有自愈倾向可不治疗
B. 需应用抗生素控制感染
C. 应常规使用糖皮质激素治疗
D. 有时需急诊透析治疗
E. 休息及对症治疗

46. 肾病综合征常见的并发症是
A. 感染和电解质紊乱
B. 严重的循环衰竭
C. 高血压脑病
D. 急性肾衰竭
E. 心力衰竭

47. 支持重型再生障碍性贫血诊断的是
A. 网织红细胞绝对值 $18 \times 10^9/L$
B. 血小板计数 $10 \times 10^9/L$
C. 中性粒细胞计数 $0.3 \times 10^9/L$
D. 中性粒细胞碱性磷酸酶积分减低
E. 骨髓象全片见巨核细胞 8 个

48. 一般手术切口在第 7 天左右拆线的原因主要是
A. 肉芽组织已形成
B. 胶原纤维已产生
C. 表皮已再生
D. 炎症已消退
E. 伤口已愈合

49. 以下哪项不是急性感染性多发性神经炎的常用治疗措施
A. 糖皮质激素　　B. 甲状腺激素
C. 血浆置换　　　D. B 族维生素
E. 肢体功能锻炼

50. 以下哪项治疗蛛网膜下腔出血的措施不妥
A. 卧床休息 4~6 周
B. 应用止血药物
C. 低分子肝素注射
D. 静滴 20% 甘露醇
E. 口服尼莫地平

51. 硫脲类抗甲状腺药物治疗甲状腺功能亢进症的主要作用机制是
A. 降低靶细胞对 T_3、T_4 的敏感性
B. 抑制碘的吸收
C. 抑制甲状腺激素的释放
D. 抑制促甲状腺激素的释放
E. 抑制甲状腺激素的合成

52. 甲状腺功能亢进症患者停用甲巯咪唑的指征是
A. 全身酸痛、出汗
B. 突眼加重、流泪
C. 胃肠道症状、肝大
D. 白细胞计数 $<3 \times 10^9/L$
E. 心悸、头晕、抽搐

53. 肾盂肾炎最常见的感染途径是
A. 上行感染　　B. 血行感染
C. 淋巴感染　　D. 外伤直接感染
E. 肾周围器官直接感染蔓延

54. 治疗成人原发性肾病综合征的药物不包括
A. 环磷酰胺
B. 血管紧张素转换酶抑制剂
C. 氯喹
D. 肾上腺皮质激素
E. 低分子肝素

55. 慢性肾衰竭患者贫血的最主要原因是
A. 低蛋白血症型营养不良
B. 促红细胞生成素相对缺乏
C. 尿毒症毒素抑制造血
D. 维生素 B_{12} 缺乏

E. 铁缺乏

56. 急性白血病发生贫血的最主要因素是
   A. 骨髓造血受白血病细胞干扰
   B. 脾脏大，红细胞破坏过多
   C. 化疗后胃肠功能紊乱，营养缺乏
   D. 严重皮肤黏膜及内脏出血
   E. 产生抗红细胞抗体

57. 类白血病反应不同于慢性髓系白血病的检验指标是
   A. 外周血出现幼稚细胞
   B. 白细胞数目增多
   C. NAP 活性增高
   D. 血小板和血红蛋白量大多正常
   E. 白细胞胞浆中有中毒颗粒和空泡

58. 手术病人一般在术前 12h 开始禁食，4h 开始禁饮的理由是
   A. 让胃肠道适当休息
   B. 防止在麻醉或手术过程中发生呕吐而致窒息
   C. 减少肠道手术时的污染
   D. 防止术后腹胀
   E. 减少术后排便

A2 型题

答题说明：每一道试题是以一个小案例出现的，其下面都有 A、B、C、D、E 五个备选答案。请从中选择一个最佳答案。

59. 女，31 岁，产后 2 个月出现怕脏，担心宝宝被细菌感染，因而反复洗手、反复清洗奶瓶。丈夫下班回来，要求其必须换洗所有衣物。有时出现把宝宝扔出窗外的冲动，但从未真正实施。患者明知这些想法和行为不合理，也试图控制，但没有效果，内心非常痛苦。该患者最可能的诊断为
   A. 抑郁症　　　　B. 恐惧症
   C. 疑病障碍　　　D. 精神分裂症
   E. 强迫障碍

60. 男，40 岁，因外伤性股骨干骨折而入院。入院次日突然出现呼吸困难、继而昏迷、皮下出血，血压 80/60mmHg。其诊断最可能是
   A. 继发感染

   B. 大血管破裂
   C. 脂肪栓塞
   D. 骨筋膜室综合征
   E. 骨折断端严重再移位

61. 男，44 岁，右胸车祸伤后 2 小时，呼吸困难、发绀。查体：右前胸未见反常呼吸运动，胸廓挤压试验阳性，右肺呼吸音降低。X 线胸片显示右侧第 8～10 肋骨后端骨折。错误的处理是
   A. 胸带固定　　　B. 牵引固定
   C. 镇静止痛　　　D. 应用抗生素
   E. 清除呼吸道分泌物

62. 男，28 岁，突起寒战、高热、恶心、呕吐、腰痛已 5 天。查体：重病容，眼睑浮肿，球结膜及胸部皮肤充血，腋下见少许点状出血，血压 70/50mmHg，怀疑流行性出血热。本例必须首先考虑的治疗措施是
   A. 应用升压药
   B. 补充血容量
   C. 纠正酸中毒
   D. 小剂量肝素抗 DIC
   E. 选用抗病毒治疗

63. 女，30 岁，1 年来乏力、易疲倦、腰部不适，有时下肢浮肿，未检查。2 个月来加重，伴纳差，血压增高至 150/100mmHg，下肢轻度浮肿。尿蛋白（+），沉渣 WBC 5～10 个/HP，偶见颗粒管型。Hb 90g/L，血肌酐 400μmol/L。最可能的诊断是
   A. 慢性肾盂肾炎
   B. 慢性肾小球肾炎
   C. 肾病综合征
   D. 狼疮肾炎
   E. 急性肾炎

64. 男，39 岁，反复肉眼血尿 2 月，IVP 见左肾盂内有不规则充盈缺损，膀胱镜检见左侧输尿管口喷血。首先考虑的诊断是
   A. X 线不显影肾结石　　B. 肾癌
   C. 肾结核　　　　　　　D. 肾盂癌
   E. 肾炎

65. 男孩，3 岁，右侧阴囊包块，质软，透光试验阳性，平卧后可消失。应考虑下列哪种疾病
   A. 右侧睾丸鞘膜积液

B. 右侧交通性鞘膜积液
C. 右侧斜疝
D. 右侧睾丸肿瘤
E. 右侧精索鞘膜积液

66. 男, 36 岁, 不慎自 3 米高处坠落, 昏迷 15 分钟后清醒。诉头痛、恶心、呕吐 2 次, 呈非喷射性, 神经系统检查尚无阳性体征发现。在随后的治疗观察过程中出现下列情况, 其中与颅内血肿无关的是
A. 呕吐次数增多
B. 瞳孔不等大
C. 异常剧烈的头痛
D. 尿量增多
E. 脉搏减慢、血压升高、呼吸减慢

67. 男, 28 岁, 胫骨开放性骨折创口不愈, 治疗 3 个月后形成窦道, 有少量脓性分泌物, 并有死骨排出。应考虑的诊断为
A. 骨结核   B. 骨肿瘤
C. 慢性骨髓炎   D. 缺血性骨坏死
E. 急性化脓性骨髓炎

68. 女孩, 16 岁, 月经周期紊乱 1 年, 伴经量多少不一, 经期长短不定。基础体温呈单相型。首先考虑的诊断是
A. 无排卵性功能失调型子宫出血
B. 排卵性功能失调型子宫出血
C. Turner 综合征
D. 卵巢早衰
E. 子宫内膜异位症

69. 男, 35 岁, 患再生障碍性贫血 4 个月入院。血常规: Hb 45g/L, WBC 3.5×10^9/L, PLT 35×10^9/L。拟输血治疗, 鉴于该患者需反复输血, 为防止输血不良反应, 应选用的最佳血液成分是
A. 去除白细胞的红细胞
B. 悬浮红细胞
C. 洗涤红细胞
D. 浓缩红细胞
E. 辐照红细胞

70. 女, 20 岁, 右腕部被刀割伤 3 小时。查体: 右手小指掌背侧及环指侧感觉障碍。损伤的神经是

A. 腋神经   B. 桡神经
C. 正中神经   D. 肌皮神经
E. 尺神经

71. 男, 56 岁, 因吞咽、饮水困难 2 周, 现有乏力、尿少、极度口渴来诊。查体: 血压正常, 唇干, 眼窝凹陷, 烦躁不安。出现躁狂、幻觉, 有时昏迷。该患者应考虑为
A. 中度低渗性脱水
B. 中度等渗性脱水
C. 重度等渗性脱水
D. 中度高渗性脱水
E. 重度高渗性脱水

72. 女, 45 岁, 左侧腰背部受伤后出现腰痛和镜下血尿, 余无明显变化。此时应考虑为
A. 肾挫伤
B. 肾实质部分裂伤
C. 肾盂、肾盏裂伤
D. 肾实质全层裂伤
E. 肾蒂损伤

73. 女, 30 岁, 孕 1 产 0, 孕 40 周, 枕左前位, 临产 16h 入院, 胎心好, 宫口开全, 先露 S^{-1}。骨盆外测量: 髂棘间径 23cm, 髂峰间径 26cm, 骶耻外径 18.5cm, 坐骨结节间径 7.5cm, 出口后矢状径 8cm, 胎儿估计为 3000g。应选择的处理措施是
A. 静脉滴注缩宫素加强宫缩
B. 胎吸术
C. 产钳术
D. 自然分娩
E. 剖宫产术

74. 已婚妇女, 26 岁, 月经规律, 停经 30 天, 今晨出现一侧下腹痛伴肛门坠胀, 血压 90/60mmHg。该患者此时有诊断价值的体征是
A. 子宫稍大变软
B. 腹肌紧张
C. 宫颈举痛, 后穹窿饱满
D. 双合诊黑加征 (+)
E. 腹部移动性浊音 (-)

75. 初产妇, 28 岁, 足月妊娠, 合并风湿性心脏病, 心功能 II 级 (NYHA 分级)。检查: 枕左前位, 胎心率正常, 无头盆不称。决定经阴道

分娩，其产程处理中，下列哪项正确
A. 产妇取平卧位休息
B. 出现心力衰竭征象时给予鼻导管吸氧
C. 第二产程鼓励产妇屏气用力
D. 胎肩娩出后，产妇腹部放置沙袋并用腹带包扎固定
E. 产后常规注射麦角新碱

76. 女，26岁，妊娠8周，阵发性下腹痛2天，阴道少量流血5小时。为决定是否继续妊娠，最有价值的辅助检查是
A. 检测血清甲胎蛋白值
B. 尿妊娠试验
C. 检测血清雌三醇值
D. B超检查
E. 检测血清雌二醇值

77. 女，24岁，已婚，1年前第一胎行早孕吸宫术。术后反复出现下腹及腰骶部疼痛，每于月经期及劳累后加重，且月经量较以往增多，时有低热。1年中未避孕，但未再受孕。妇科检查：宫颈中度糜烂，子宫后倾、后屈，正常大小；双侧附件增厚、压痛。最可能的诊断是
A. 陈旧性宫外孕
B. 子宫内膜异位症
C. 慢性盆腔炎
D. 生殖器结核
E. 卵巢恶性肿瘤

78. 女，35岁，闭经3年，内分泌检测血FSH 55U/L、PRL 20μg/L。最可能的诊断是
A. 卵巢性闭经   B. 垂体性闭经
C. 子宫性闭经   D. 肾上腺性闭经
E. 下丘脑性闭经

79. 男婴，3个月，出生体重2.8kg，母乳喂养，未添加辅食，食欲好。自出生至今大便6~8次/日，为黄色软便，无特殊气味，经治疗无好转。现体重5.5kg，体格检查无异常。最可能的诊断是
A. 慢性细菌性痢疾   B. 肠结核
C. 生理性腹泻   D. 真菌性肠炎
E. 迁延型腹泻

80. 患儿，4个月，出生后牛乳喂养，突发四肢抽搐、面肌颤动、两眼上翻，持续数秒至数分钟后自然缓解。1天来发作4~5次，每次缓解后一切活动正常。急诊处理应给予
A. 止惊药＋钙剂
B. 止惊药＋脱水药
C. 止惊药＋抗生素
D. 止惊药＋维生素D
E. 抗生素＋脱水药

81. 女孩，3岁，因"消瘦、乏力1年，哭闹时发绀，易肺部感染"就诊。查体：胸骨左缘第3~4肋间可闻及3~4级粗糙的全收缩期杂音，可触及震颤。X线检查：左、右心室增大，肺动脉段凸出，可见肺门"舞蹈征"。该患儿最可能的诊断是
A. 房间隔缺损   B. 室间隔缺损
C. 动脉导管未闭   D. 肺动脉狭窄
E. 法洛四联症

82. 女婴，8个月，因皮肤蜡黄、虚胖、手足颤抖2个月求诊。查体：肝、脾轻度增大。血常规：红细胞计数 2.1×10^{12}/L，血红蛋白80g/L。本病可能的诊断是
A. 营养性巨幼细胞贫血
B. 营养性缺铁性贫血
C. 混合性贫血
D. 蚕豆病
E. 再生障碍性贫血

83. 女孩，10岁，发热15天，皮肤出现红斑，并伴有肘、膝关节游走性疼痛。入院辅助检查：ASO升高。现治愈出院，为防止复发，应至少肌内注射长效青霉素到
A. 15岁   B. 12岁
C. 11岁   D. 14岁
E. 13岁

84. 患儿，8个月，低热伴间断呕吐10天。体检精神可，较兴奋，方颅，前囟门稍饱满。脑脊液检查：外观呈毛玻璃样，白细胞数 300×10^6/L，中性粒细胞百分比0.60，蛋白0.43g/L，氯化物108mmol/L，糖2.5mmol/L。此患儿的诊断应该是
A. 化脓性脑膜炎
B. 结核性脑膜炎
C. 病毒性脑膜炎
D. 流行性脑膜炎

E. 感染中毒性脑病

85. 女孩，7岁，低热数月余，双膝关节酸痛，出汗、乏力。体格检查：面色苍白，躯干可见散在红色斑疹，咽赤；心率130次/分，心律齐，心尖部可闻及3级收缩期吹风样杂音。血白细胞计数 $15 \times 10^9/L$，中性粒细胞百分比0.78。最可能的诊断是
   A. 病毒性心肌炎　　B. 风湿性心肌炎
   C. 先天性心脏病　　D. 风湿性关节炎
   E. 败血症

86. 女，25岁，3个月来全身乏力伴四肢关节痛、脱发。化验：Hb 70g/L，N 0.72，L 0.25，M 0.03，PLT $135 \times 10^9/L$，网织红细胞百分比0.10。尿蛋白（++），血肌酐93μmol/L。酸溶血试验阴性。骨髓检查示增生明显活跃，粒/红比例倒置。最可能的诊断是
   A. 自身免疫性溶血性贫血
   B. 骨髓增生异常综合征
   C. 脾功能亢进症
   D. 肾性贫血
   E. 阵发性睡眠性血红蛋白尿症

87. 男，25岁，双下肢乏力伴尿潴留10天就诊。查体：双下肢肌力3级，脐以下感觉缺失。最可能的诊断是
   A. 急性脊髓炎
   B. 周期性麻痹
   C. 吉兰-巴雷综合征
   D. 亚急性联合变性
   E. 脊髓压迫症

88. 某甲亢患者应用抗甲状腺药物11个月时，白细胞计数降至 $1.8 \times 10^9/L$，中性粒细胞百分比0.3。宜采用的措施是
   A. 继续原治疗方案，密切观察白细胞变化
   B. 继续原治疗方案，加升白细胞药物
   C. 停抗甲状腺药物，用升白细胞药物
   D. 抗甲状腺药物减量，加甲状腺素片
   E. 停抗甲状腺药物，密切观察白细胞变化

89. 男，33岁，发作性腰痛伴尿频、尿急5年，时有尿液浑浊及终末血尿。此次因发热伴腰痛、尿痛2天入院。查体：体温38℃，血压140/90mmHg。尿常规：尿蛋白（+）、红细胞（+）、白细胞（+++）。肾B超：右肾11cm×5cm×3cm，左肾8cm×4cm×2cm。腹部X线平片：左肾区可见钙化灶。最可能的诊断是
   A. 肾结核　　　　B. 肾结石
   C. 急性肾盂肾炎　D. 慢性肾盂肾炎
   E. 慢性肾炎急性发作

90. 男，22岁，反复咽痛伴腰酸、发作性单纯血尿2年余。查体：血压114/72mmHg；咽红，扁桃体Ⅱ度肿大；肾区无叩击痛，下肢无水肿。尿常规：RBC 20~40个/HP，WBC 0~2个/HP，尿蛋白（-）。最可能的诊断是
   A. 急性肾盂肾炎
   B. 慢性肾盂肾炎
   C. 慢性肾盂肾炎急性发作
   D. 慢性肾炎
   E. 隐匿型肾炎

91. 男，30岁，常规体检时发现脾大平脐。化验：血红蛋白135g/L，白细胞计数 $85 \times 10^9/L$，分类示杆状核粒细胞8%、分叶核粒细胞70%、中幼粒细胞2%、晚幼粒细胞6%、嗜酸性粒细胞5%、嗜碱性粒细胞2%、淋巴细胞7%，血小板计数 $350 \times 10^9/L$。为确定诊断，首选的检查是
   A. 骨髓穿刺　　　B. 腹部B超
   C. 腹部CT　　　　D. 肝功能
   E. 食管钡剂造影

92. 男，50岁，3个月来经常上腹不适、食欲缺乏。近1个月来，出现黄疸并进行性加重。查体：全身黄染明显，肝大且于肋下3cm可触及，并能触到胆囊。尿胆红素阳性。最可能的诊断是
   A. 病毒性肝炎
   B. 胆石症
   C. 胰头癌
   D. 慢性胆囊炎
   E. 肝内胆汁淤积症

93. 女孩，2岁，经常患感冒和肺炎。体检：心前区隆起，无震颤，胸骨左缘第2肋间可闻及2级喷射性杂音，$P_2 > A_2$，伴有固定分裂。心电图显示电轴右偏，V_1呈rsR′波型，R_V 14mm，P_V 2mm，P-R间期0.16s。该患儿考虑何种先天性心脏病

A. 房间隔缺损 B. 室间隔缺损
C. 动脉导管未闭 D. 肺动脉狭窄
E. 法洛四联症

94. 小儿，5个月，2个月前出现面部灰暗，哭闹及吃奶时出现发绀。查体：体型较瘦，口周发绀，心前区可闻及3级左右的收缩期喷射性杂音。胸部X线片示：右心室肥大，肺动脉段凹陷，心脏呈靴形，肺野清晰。此患儿最可能的诊断是
    A. 房间隔缺损 B. 室间隔缺损
    C. 肺动脉狭窄 D. 动脉导管未闭
    E. 法洛四联症

95. 男婴，8个月，因腹泻2天入院。体检：精神可，哭有泪，皮肤弹性稍差，口稍干，眼窝稍凹陷，尿量减少不明显。为纠正该患婴脱水，首日需补液总量是
    A. 80ml/kg B. 120ml/kg
    C. 160ml/kg D. 200ml/kg
    E. 240ml/kg

96. 夏季，3岁小儿突然高热，体温40℃，惊厥发作1次。查体：神清，面色红、咽红，心、肺、腹（—），神经系统未见异常。最可能的诊断是
    A. 高热性惊厥 B. 中毒型痢疾
    C. 流行性脑膜炎 D. 结核性脑膜炎
    E. 脑脓肿

97. 男，40岁，骨盆骨折后，下腹胀痛，排尿困难。检查：下腹膨隆，压痛明显，叩诊呈浊音。此时应考虑为
    A. 肠破裂 B. 后尿道损伤
    C. 膀胱破裂 D. 前尿道损伤
    E. 输尿管损伤

98. 男，67岁，间断性肉眼血尿2个月余，血尿时尿中偶有血块，其间曾有2次左肾区绞痛史。静脉肾盂造影显示：肾上盏拉长并向内侧移位。B超提示：左肾上极4.5cm低回声实性占位。最合适的治疗是
    A. 左肾根治性切除术
    B. 左肾部分切除术
    C. 左肾+左输尿管全长切除术
    D. 左肾肿瘤切除术

E. B超引导下左肾囊肿穿刺抽液、硬化剂注射

99. 女，26岁，现产后5天。既往有"子宫肌瘤"病史。因急性腹痛伴发热2天，腹部包块增大就诊。该患者最可能的诊断是
    A. 产褥感染
    B. 子宫肌瘤恶性变
    C. 子宫肌瘤囊性变
    D. 子宫肌瘤红色变
    E. 子宫肌瘤玻璃样变性

100. 女，32岁，白带增多伴腥臭味3天。妇科检查：阴道黏膜无充血，阴道壁黏附有大量灰白色、均匀一致、稀薄的分泌物。该患者最可能的诊断是
    A. 滴虫性阴道炎
    B. 外阴阴道念珠菌病
    C. 细菌性阴道病
    D. 老年性阴道炎
    E. 阿米巴性阴道炎

101. 女，30岁，继发性痛经7年，婚后2年未孕。妇科检查：子宫后位，正常大小，固定；左侧附件区触及5~6cm囊性包块，边界欠清，固定。CA125升高。该患者首选的治疗方法是
    A. 人工助孕 B. 手术治疗
    C. 中药治疗 D. 激素治疗
    E. 止痛治疗

102. 女，58岁，纳差、上腹部不适3年。胃镜检查示：胃黏膜变薄，皱襞稀疏。血红蛋白86g/L，MCV 102fl。该患者应主要补充的维生素是
    A. 维生素C B. 维生素A
    C. 维生素E D. 维生素K
    E. 维生素B_{12}

103. 女，38岁，右肩部外伤后疼痛、活动受限2小时。查体：右侧肩胛盂处有空虚感，Dugas征阳性。X线检查未见骨折，首选的治疗方法是
    A. 外展支具固定
    B. 肩部绷带固定
    C. 三角巾悬吊固定
    D. 切开复位
    E. 麻醉下 Hippocrates 法复位

104. 男，21岁，车祸致头部外伤，昏迷30分钟后清醒。查体：神志清楚，右颞头皮血肿，神经系统检查无阳性发现。入院观察，5小时后又转入昏迷，伴右侧瞳孔逐渐散大，左侧肢体瘫痪。临床诊断首先考虑是
   A. 脑挫伤　　　　　B. 脑内血肿
   C. 脑水肿　　　　　D. 急性硬膜下积液
   E. 急性硬膜外血肿

105. 正常小儿，身长88cm，体重12.5kg，出牙18颗，现会双足并跳，会用勺子吃饭。其最可能的年龄是
   A. 1岁　　　　　　B. 3岁
   C. 2岁　　　　　　D. 4岁
   E. 5岁

106. 男，46岁，间断发热2周，伴寒战、大汗，于9月10日就诊。发病前10天曾去泰国旅游，有蚊虫叮咬史。查体：T 40.5℃，P 100次/分，R 23次/分，BP 125/80mmHg，心、肺未见异常，腹软，肝肋下未触及，脾肋下可触及。血常规：Hb 98g/L，RBC 2.4×10^{12}/L，WBC 8.5×10^9/L。该患者最可能的诊断是
   A. 疟疾　　　　　　B. 斑疹伤寒
   C. 钩端螺旋体病　　D. 伤寒
   E. 流行性感冒

107. 男孩，7岁，因发热伴惊厥1天，于8月入院，既往健康。查体：T 38.3℃，BP 106/68mmHg，球结膜水肿，腹软，脐周压痛（+）、反跳痛（-），颈无抵抗，布氏征（-）。化验：血WBC 27×10^9/L，中性粒细胞百分比0.90，淋巴细胞百分比0.10。最有可能的诊断是
   A. 流行性乙型脑炎
   B. 流行性脑脊髓膜炎
   C. 疟疾
   D. 中毒型菌痢
   E. 败血症

108. 女，65岁，右小腿皮肤疼痛2天，伴发热。查体：右小腿皮肤片状红疹，颜色鲜红，中间较淡，边缘清晰并隆起，皮温增高。最可能的诊断是
   A. 疖　　　　　　　B. 痈

   C. 急性蜂窝织炎　　D. 丹毒
   E. 急性淋巴结炎

109. 男，70岁，进行性排尿困难7年，夜尿3～4次，尿流变细、费力。经非那雄胺治疗后症状改善不明显。B超检查示前列腺54mm×45mm×38mm，残余尿量100ml，双肾无积水。最大尿流率8ml/s。心、肺、肝、肾功能正常。下一步首选的治疗方案是
   A. 经尿道前列腺切除术
   B. 膀胱穿刺造瘘
   C. 耻骨上经膀胱前列腺切除术
   D. 加用α受体阻断剂
   E. 改用口服雌激素

110. 男，56岁，3个月前出现左侧肢体无力，经头颅CT检查诊断为脑出血。高血压病史11年。查体：脉搏、呼吸正常，BP 150/94mmHg，神志清，言语清晰，左侧肢体肌力高，肌力4级，腱反射活跃，左侧Babinski征阳性，余神经系统无异常发现。下列长期药物治疗中，对此病有预防作用的是
   A. 阿司匹林　　　　B. 尼莫地平
   C. 降压药　　　　　D. 他汀类
   E. B族维生素

111. 女，56岁，因盆腔肿瘤切除术后12小时出现少尿（＜17ml/h），血尿素氮15mmol/L，血肌酐178μmol/L，尿比重1.025，尿钠13mmol/L。该患者尿量减少最可能的原因是
   A. 肾后性急性肾衰竭
   B. 急性肾小管坏死
   C. 慢性肾衰竭
   D. 肾前性急性肾衰竭
   E. 急性间质性肾炎

A3/A4型题

答题说明：以下提供若干个案例，每个案例下设若干道试题。请根据案例所提供的信息，在每一道试题下面的A、B、C、D、E五个备选答案中选择一个最佳答案。

（112～113题共用题干）

女，54岁，双腕关节、双手近端指间关节及掌指关节肿痛3年，每日晨僵1小时。查体：双腕关

节、双手第 2~4 掌指关节及第 3~4 近端指间关节肿胀伴压痛。ANA（-）。

112. 最可能的诊断是
    A. 强直性脊柱炎
    B. 类风湿关节炎
    C. 反应性关节炎
    D. 骨性关节炎
    E. 痛风性关节炎

113. 该患者病变的基本特征是
    A. 血管炎   B. 软骨炎
    C. 滑膜炎   D. 附着点炎
    E. 韧带炎

(114~115 题共用题干)

男孩，1 岁，因发热 8 天、皮疹 3 天入院。外院抗生素治疗 7 天无效。查体：T 39℃，烦躁不安，全身淡红色斑丘疹，双眼结膜充血，口唇鲜红、干裂，"草莓舌"。右颈淋巴结蚕豆大，质硬，有压痛。双肺呼吸音粗，心率 130 次/分，腹软，肝、脾无肿大。指、趾端硬性肿胀。实验室检查：血 WBC $19×10^9$/L，N 0.78，L 0.22，PLT $420×10^9$/L，血沉 120mm/h，血培养（-）。

114. 该患儿最可能的诊断为
    A. 幼儿急疹   B. 猩红热
    C. 咽结合膜热   D. 川崎病
    E. 麻疹

115. 对预后判断具有重要意义的随访检查项目是
    A. ASO、ESR   B. 血常规
    C. 心脏彩超   D. 心电图
    E. 尿常规

(116~118 题共用题干)

男，50 岁，头晕、乏力、心悸 2 个月。查体：贫血貌，皮肤干燥，指甲脆裂，浅表淋巴结未触及，肝、脾不大。实验室检查：血红蛋白 70g/L，网织红细胞百分比 0.005，血涂片示小细胞低色素性贫血改变，血清铁 6.2μmol/L，总铁结合力 92μmol/L。粪便检查钩虫卵（++）。

116. 该病例病因治疗最主要的措施应该是
    A. 驱钩虫   B. 口服铁剂
    C. 注射铁剂   D. 口服维生素 C
    E. 进食含铁量高的饮食

117. 该患者采用铁剂治疗，显示疗效最早的指标是

    A. 血红蛋白升高
    B. 网织红细胞增高
    C. 红细胞计数升高
    D. 红细胞平均体积增大
    E. 血清铁上升

118. 本病例铁剂治疗的最终目标是
    A. 血常规恢复正常
    B. 红细胞形态恢复正常
    C. 血清铁恢复正常
    D. 总铁结合力恢复正常
    E. 补足储存铁

(119~120 题共用题干)

男孩，11 岁，发作性"发呆"1 年。发作时手中持物掉落，不伴跌倒，每次持续数秒钟，清醒后对发作过程无记忆。足月顺产。既往无脑外伤史，智力发育正常。神经系统查体未见阳性体征。头颅 CT 检查未见异常。

119. 最可能的诊断是
    A. 短暂性脑缺血发作
    B. 假性痫性发作
    C. 癫痫失神发作
    D. 晕厥
    E. 癫痫单纯部分性发作

120. 对诊断最有价值的检查是
    A. 心电图
    B. 脑电图
    C. 头颅 MRI
    D. 经颅多普勒彩色超声
    E. 头颅 CT

(121~123 题共用题干)

女，35 岁，孕 3 产 0，妊娠 32 周，阴道少量出血 3 天，无腹痛。曾自然流产、过期流产各 1 次。入院检查：枕左前位，胎头浮，胎心好，耻骨联合上方可闻及胎盘血流杂音。

121. 该病例最可能的诊断是
    A. 胎盘早剥
    B. 前置胎盘
    C. 先兆流产
    D. 先兆子宫破裂
    E. 胎盘边缘血窦破裂

122. 为明确诊断，首选哪种检查方法

A. X线腹部平片
B. 阴道内镜检查
C. 腹部B超检查
D. 血常规及凝血功能检查
E. 肛门检查

123. 最恰当的处理是
A. 确诊后即行人工破膜
B. 人工破膜及静脉滴注缩宫素
C. 期待疗法
D. 尽快行剖宫产术
E. 卧床休息，吸氧

(124~125题共用题干)

女，54岁，绝经5年，近2个月阴道分泌水样白带，近2周出现阴道间断少量血性流液。妇科检查：宫颈光滑，宫体稍大且质软，双侧附件未扪及异常。

124. 最可能的诊断为
A. 子宫内膜增生过度
B. 子宫内膜息肉
C. 子宫内膜癌
D. 宫颈癌
E. 子宫黏膜下肌瘤

125. 最有确诊价值的方法是
A. B超检查
B. 阴道镜检查
C. 分段诊刮病理检查
D. 进行碘试验和阴道镜检查
E. 阴道后穹窿分泌物涂片检查

(126~129题共用题干)

女婴，8个月，因"发热2天、抽搐2次，伴呕吐、吃奶量减少，喜哭、易怒"而就诊。母乳喂养。查体：精神差，前囟饱满，心、肺、腹无异常发现，肌张力增高。脑脊液检查：外观浑浊，白细胞 $1000 \times 10^6/L$，以中性粒细胞为主，糖 1mmol/L，氯化物 107mmol/L，蛋白质 2.0g/L。

126. 最可能的诊断是
A. 病毒性脑膜炎
B. 结核性脑膜炎
C. 隐球菌性脑膜炎
D. 化脓性脑膜炎
E. 中毒性脑病

127. 针对病因，首选的治疗药物是
A. 阿昔洛韦   B. 异烟肼
C. 甘露醇   D. 头孢曲松
E. 氟康唑

128. 如合并硬膜下积液，积液量较大，颅内压明显增高，应选择硬膜下穿刺放出积液，每次每侧放液量宜为
A. 21~25ml   B. 31~50ml
C. 小于15ml   D. 15~20ml
E. 26~30ml

129. 治疗期间，若出现抗利尿激素异常分泌综合征，开始宜选用静脉滴注氯化钠的浓度为
A. 2%   B. 0.9%
C. 0.45%   D. 1.5%
E. 3%

B1型题

答题说明：以下提供若干组试题，每组试题共用在试题前列出的A、B、C、D、E五个备选答案。请从中选择一个与问题关系最密切的答案。某个备选答案可能被选择一次、多次或不被选择。

(130~132题共用备选答案)
A. 急性粒细胞白血病
B. 急性早幼粒细胞白血病
C. 急性单核细胞白血病
D. 急性红白血病
E. 急性淋巴细胞白血病

130. 易导致肝、脾、淋巴结明显增大的白血病类型是

131. 可导致弥散性血管内凝血（DIC）的白血病类型是

132. 常可导致牙龈肿胀、口腔溃疡的白血病类型是

(133~134题共用备选答案)
A. 膝关节   B. 肘关节
C. 前臂   D. 上臂
E. 大腿

133. 最容易发生骨筋膜室综合征的部位是
134. 最容易发生损伤性骨化的部位是

(135～136题共用备选答案)
　　A. 经前诊刮子宫内膜分泌不足
　　B. 经期第5天子宫内膜为混合型
　　C. 经前诊刮子宫内膜为增生期
　　D. 经前诊刮子宫内膜为分泌期
　　E. 子宫内膜为蜕膜

135. 黄体功能不足的特点是
136. 无排卵型功血的特点是

(137～138题共用备选答案)
　　A. 完全流产　　　B. 不全流产
　　C. 先兆流产　　　D. 稽留流产
　　E. 复发性流产

137. 一经确诊，应尽快行清宫术的是
138. 胚胎组织滞留宫腔内过久，易导致凝血功能障碍的是

(139～142题共用备选答案)
　　A. 小片阴影，肺纹理增多，肺气肿多见
　　B. X线表现早于体征，大小不等的片状阴影或融合成大病灶
　　C. 肺浸润阴影，多发性肺脓肿
　　D. 多种多样，基本改变为支气管肺炎征象
　　E. 以肺门阴影增多为突出表现

139. 葡萄球菌肺炎的X线特征表现是
140. 腺病毒肺炎的X线特征表现是
141. 呼吸道合胞病毒肺炎的X线特征表现是
142. 肺炎支原体肺炎的X线特征表现是

(143～144题共用备选答案)
　　A. 唐氏综合征
　　B. 18－三体综合征
　　C. 先天性甲状腺功能减退症
　　D. 苯丙酮尿症
　　E. 黏多糖病

143. 患儿，1岁，表情呆滞，眼距宽、眼裂小，鼻梁低平，双眼向外侧上斜，通贯手。应诊断为
144. 患儿，1岁，表情呆滞，眼距宽，舌常伸出口外，鼻梁宽平，毛发稀少，面部黏液性水肿，皮肤粗糙，躯干长，四肢短。应诊断为

(145～146题共用备选答案)
　　A. 脑血栓形成
　　B. 脑栓塞
　　C. 蛛网膜下腔出血
　　D. 脑出血
　　E. 短暂性脑缺血发作

145. 男，48岁，打牌时突感头痛，颈部僵硬。CT示脑池内高密度影。应考虑的诊断是
146. 女，58岁，晨起后自觉头晕，下午出现语言不清，右侧肢体运动不便，次日症状加重。CT示左侧内囊低密度影。应考虑的诊断是

(147～148题共用备选答案)
　　A. 试插导尿管　　　B. 尿道造影
　　C. 尿道探子　　　　D. B超
　　E. 尿道镜检查

147. 确定尿道损伤部位及程度，应选用的方法是
148. 检查尿道是否连续、完整，首选的方法是

(149～150题共用备选答案)
　　A. 胎盘残留　　　B. 胎盘粘连
　　C. 胎盘剥离不全　D. 胎盘嵌顿
　　E. 胎盘植入

149. 第三产程中，子宫不协调性收缩可造成
150. 胎盘与宫壁界限不清，提示为

临床执业助理医师资格考试全真模拟试卷与解析

模拟试卷（二）

中国健康传媒集团
中国医药科技出版社

第一单元

A1 型题

答题说明：每一道试题下面有 A、B、C、D、E 五个备选答案，请从中选择一个最佳答案。

1. 《精神卫生法》关于精神障碍医学鉴定的要求是
   A. 鉴定人应当对鉴定过程实时记录并签名
   B. 就诊者未经精神障碍医学鉴定，医疗机构不得实施住院治疗
   C. 不能确定就诊者为严重精神障碍的应当经医学鉴定
   D. 鉴定报告应当经精神障碍患者或其监护人签字同意
   E. 鉴定人不应当到收治精神障碍患者的医疗机构面见、询问患者

2. 医疗卫生机构发现重大食物中毒事件后，应当在规定的时限内向所在地县级人民政府卫生健康主管部门报告，该时限是
   A. 2 小时   B. 1 小时
   C. 4 小时   D. 12 小时
   E. 24 小时

3. 根据《传染病防治法》规定，需按照甲类传染病采取预防控制措施的乙类传染病是
   A. 疟疾   B. 肺炭疽
   C. 登革热   D. 梅毒
   E. 肺结核

4. 估计总体均数所在的范围应采用
   A. 假设检验   B. 区间估计
   C. 点估计   D. 参考值范围
   E. 最小二乘估计

5. 受理执业医师注册申请的机构是
   A. 户籍所在地卫生行政部门
   B. 所在地县级以上卫生健康主管部门
   C. 国务院卫生行政部门
   D. 执业机构所在地卫生行政部门
   E. 省级卫生行政部门

6. 根据评价主体的不同，医德评价可分为两种，它们是
   A. 病人评价和家属评价
   B. 院长评价和同事评价
   C. 社会评价和自我评价
   D. 外在评价和自我评价
   E. 社会评价和内在评价

7. 心理卫生应从何时抓起
   A. 胎儿期   B. 新生儿期
   C. 乳儿期   D. 婴儿期
   E. 幼儿期

8. 不属于性格特征的是
   A. 对现实的态度特征
   B. 意志特征
   C. 情绪特征
   D. 应激特征
   E. 理智特征

9. 呼吸链电子传递过程中可直接被磷酸化的物质是
   A. CDP   B. ADP
   C. GDP   D. TDP
   E. UDP

10. 维持蛋白质分子中 α 螺旋和 β 折叠的化学键是
    A. 肽键   B. 离子键
    C. 二硫键   D. 氢键
    E. 疏水键

11. 决定酶促反应特异性的因素是
    A. 辅酶   B. 辅基
    C. 酶蛋白   D. 底物
    E. 激活剂

12. 磷酸戊糖途径的主要生理意义在于
    A. 提供能量
    B. 将 $NADP^+$ 还原成 NADPH
    C. 生成磷酸核糖
    D. 糖代谢联系的枢纽
    E. 为氨基酸的合成提供原料

13. 关于结合酶的叙述，正确的是
    A. 辅酶具有催化活性
    B. 酶蛋白具有催化活性
    C. 酶蛋白决定酶的特异性
    D. 酶蛋白与辅酶结合紧密
    E. 有机化合物是最常见的辅助因子

14. 脯氨酸属于
    A. 亚氨基酸　　　B. 碱性氨基酸
    C. 极性中性氨基酸　D. 含硫氨基酸
    E. 酸性氨基酸

15. 硝酸甘油抗心绞痛的作用机制是
    A. 增加心肌供氧量
    B. 抑制心肌收缩力
    C. 收缩外周血管
    D. 减慢房室传导
    E. 释放 NO

16. 用药后可造成机体病理性损害，并可预知的不良反应是
    A. 继发反应　　　B. 特异质反应
    C. 毒性反应　　　D. 过敏反应
    E. 副作用

17. 长期大剂量应用糖皮质激素会引起的不良反应是
    A. 向心性肥胖、高血压、糖尿、低血钙、低血钾
    B. 向心性肥胖、高血压、低血糖、低血钙、高血钾
    C. 向心性肥胖、低血压、糖尿、低血钙、低血钾
    D. 向心性肥胖、高血压、糖尿、高血钙、高血钾
    E. 向心性肥胖、高血压、糖尿、低血钙、高血钾

18. 不属于缩宫素药理作用特点的是
    A. 能直接兴奋子宫平滑肌
    B. 对子宫体兴奋作用强
    C. 对宫颈有松弛作用
    D. 对子宫作用敏感性不受女性激素的影响
    E. 大剂量应用可引起子宫平滑肌强直性收缩

19. 在动物血压实验中，可使肾上腺素升压作用翻转的药物是
    A. 多巴胺　　　　B. 异丙肾上腺素
    C. 阿托品　　　　D. 普萘洛尔
    E. 酚妥拉明

20. 心室肌细胞的动作电位由哪部分形成
    A. 0 期去极和 4 期自动去极
    B. 1 期复极和 2 期复极
    C. 0 期去极和 1 期复极
    D. 2 期复极和 3 期复极
    E. 0 期去极和 3 期复极

21. 关于胸膜腔负压的生理意义，下述错误的是
    A. 保持肺的扩张状态
    B. 有利于静脉回流
    C. 维持正常肺通气
    D. 使中心静脉压升高
    E. 胸膜腔负压小时可导致肺塌陷

22. 能抑制胃排空的因素是
    A. 壁内神经丛反射
    B. 迷走 – 迷走反射
    C. 组胺
    D. 进入胃内的食物
    E. 肠 – 胃反射

23. 正常情况下不能通过肾小球滤过膜的物质是
    A. NE　　　　　　B. 氨基酸
    C. 甘露醇　　　　D. 葡萄糖
    E. 血浆白蛋白

24. 目前用于判断慢性阻塞性肺疾病严重程度的肺功能指标是
    A. FEV_1 占预计值百分比
    B. FVC 占预计值百分比
    C. RV/TLC（残总比）
    D. MVV 占预计值百分比
    E. FEV_1/FVC（第一秒率）

25. 下列食物在胃中排空速度由快到慢依次是
    A. 蛋白质、脂肪、糖
    B. 脂肪、糖、蛋白质
    C. 糖、蛋白质、脂肪
    D. 蛋白质、糖、脂肪
    E. 糖、脂肪、蛋白质

26. 细菌性肝脓肿不应有
   A. 胆道化脓性感染史
   B. 阿米巴原虫感染史
   C. 全身化脓性感染史
   D. 肝肿大伴压痛
   E. 可见右膈升高、运动受限

27. 属于永久性细胞的是
   A. 血管内皮细胞   B. 造血细胞
   C. 肝细胞   D. 中枢神经细胞
   E. 表皮细胞

28. 有关血栓的论述，错误的是
   A. 静脉血栓多于动脉血栓
   B. 下肢血栓多于上肢血栓
   C. 动脉瘤内血栓多为混合血栓
   D. 静脉内血栓尾部多为红色血栓
   E. 毛细血管内血栓多为白色血栓

29. 对风湿性心脏病最具有诊断意义的病变是
   A. 心肌变性、坏死
   B. 纤维素性心外膜炎
   C. 心瓣膜赘生物
   D. Aschoff 小体
   E. 心肌间质炎细胞浸润

30. 大叶性肺炎灰色肝样变期肺实变是因为肺泡腔内充满
   A. 浆液和红细胞
   B. 浆液和中性粒细胞
   C. 纤维素和红细胞
   D. 纤维素和中性粒细胞
   E. 红细胞和中性粒细胞

31. 门静脉性肝硬化典型的病理变化是
   A. 肝细胞变性坏死
   B. 结缔组织增生
   C. 正常肝小叶结构破坏
   D. 肝内血管网改建
   E. 再生结节及假小叶形成

32. 对十二指肠溃疡急性穿孔的描述，下列错误的是
   A. 部分患者既往无溃疡病症状
   B. 男性发病率高于女性
   C. 穿孔部位最多见于十二指肠前壁

   D. 明确诊断后，均应行急症手术治疗
   E. 大部分立位腹部X线平片可见膈下游离气体

33. 既可用于支气管哮喘，又能用于心源性哮喘的是
   A. 肾上腺素   B. 吗啡
   C. 异丙肾上腺素   D. 特布他林
   E. 氨茶碱

34. 右心衰竭时水肿形成的主要机制是
   A. 血浆胶体渗透压降低
   B. 小动脉壁通透性增加
   C. 毛细血管内静水压增加
   D. 黏多糖在组织间隙内沉积
   E. 淋巴液回流受阻

35. 下列有关副癌综合征的叙述中，哪项正确
   A. 出现副癌综合征提示肺癌晚期
   B. 可出现在呼吸道症状及X线表现之前
   C. 切除肺癌后症状不可能消失
   D. 出现副癌综合征为手术禁忌证
   E. 肺癌时出现肺性肥大性骨关节病具有无痛性特点

36. 慢性肺心病（肺、心功能代偿期）的表现中，下述哪项是错误的
   A. 肺动脉瓣区第二心音亢进提示肺动脉高压
   B. 干湿啰音提示支气管内有感染
   C. 三尖瓣区闻及收缩期杂音提示右心肥厚
   D. 剑突下出现收缩期搏动提示左心肥厚
   E. 颈静脉充盈提示胸膜腔内压升高，并非都有心衰

37. 急性肺水肿最特异的临床表现为
   A. 肺动脉瓣区第二心音亢进
   B. 心尖区收缩期杂音
   C. 咳大量粉红色泡沫样痰
   D. 左肺底湿啰音
   E. 气促、发绀

38. COPD合并Ⅱ型呼吸衰竭的患者，拟给予鼻导管吸入29%的氧，其氧流量应为
   A. 1.5L/min   B. 1L/min
   C. 2L/min   D. 3L/min
   E. 0.5L/min

39. 扩张型心肌病典型的超声心动图改变是

A. 收缩期心尖部向外膨出
B. 瓣膜增厚、钙化、僵硬，瓣口开放受限
C. 心腔扩大，室壁运动弥漫性减弱，瓣口开放缩小
D. 收缩期二尖瓣前叶向前运动
E. 舒张期室间隔厚度与左心室后壁之比≥1.3

40. 在梗阻性黄疸中，鉴别胆总管结石和胰头癌的主要依据是
    A. 血、尿淀粉酶变化时间和幅度
    B. 黄疸出现波动抑或进行性加重
    C. 皮肤瘙痒
    D. 肝功能改变分析
    E. 胆囊肿大

41. 支气管哮喘最主要的病理基础是
    A. 支气管痉挛
    B. 支气管黏膜杯状细胞增生
    C. 支气管壁纤维化
    D. 支气管狭窄
    E. 气道慢性炎症

42. 下列关于结肠癌肿块型表现的叙述，哪一项错误
    A. 好发于左半结肠
    B. 肿瘤向肠腔内生长，瘤体大
    C. 生长慢，转移晚
    D. 易发生溃烂和出血
    E. 不易引起肠腔狭窄及肠梗阻

43. 肝硬化时下列临床表现中与内分泌失调有关的是
    A. 夜盲   B. 黄疸
    C. 全身恶病质   D. 蜘蛛痣
    E. 出血点或出血斑

44. 典型的食管癌症状特点是
    A. 持续性胸骨后异物感
    B. 渐进加重的吞咽困难
    C. 间断吞咽困难伴呕吐
    D. 胸痛
    E. 反酸、烧心伴吞咽困难

45. 嵌顿性疝和绞窄性疝的主要区别是
    A. 时间长短
    B. 肠系膜动脉是否搏动

C. 局部是否疼痛
D. 是否出现肠梗阻
E. 疝的大小

46. 有关腹股沟斜疝的临床表现，错误的是
    A. 发病约占腹外疝的90%
    B. 可进入阴囊
    C. 可有浅环扩大
    D. 压迫深环不能阻止疝内容物突出
    E. 容易嵌顿

47. 治疗急性胰腺炎时禁用的药物是
    A. 抗胆碱药物   B. 吗啡
    C. 氟尿嘧啶   D. 钙剂
    E. 抗生素

48. 肝硬化失代偿期最重要的临床表现是
    A. 食欲缺乏   B. 腹水
    C. 乏力   D. 腹泻
    E. 消瘦

49. 关于胰腺炎时淀粉酶测定的临床意义，下述错误的是
    A. 起病后6～12h升高
    B. 比正常值大3倍
    C. 尿淀粉酶升高比血淀粉酶升高持续时间长
    D. 血清淀粉酶升高与症状严重程度呈正比
    E. 一般急腹症时血清淀粉酶大多会增高

50. 胃、十二指肠溃疡急性穿孔，最常见于
    A. 胃或十二指肠后壁的穿透性溃疡
    B. 幽门附近的胃或十二指肠前壁溃疡
    C. 胃小弯前壁或十二指肠壶腹部外侧壁溃疡
    D. 胃窦部或十二指肠壶腹部内侧壁溃疡
    E. 高位胃溃疡或十二指肠壶腹部后壁溃疡

51. 肝细胞严重坏死时，肝功能异常主要表现是
    A. 血胆红素增高
    B. 白蛋白/球蛋白比例倒置
    C. 胆固醇酯降低
    D. ALT（GPT）增高
    E. AST（GOT）高于ALT

52. 阵发性室上性心动过速并发变异型心绞痛，应采用下述何种药物治疗
    A. 维拉帕米   B. 利多卡因
    C. 普鲁卡因胺   D. 奎尼丁

E. 普萘洛尔

53. 心肌梗死后综合征表现不包括
    A. 心包炎   B. 胸膜炎
    C. 肺炎   D. 发热
    E. 心肌炎

54. 下列哪项不是阵发性室上性心动过速的临床特点
    A. 突然发生、突然终止
    B. 心率通常超过150次/分
    C. 第一心音强度不等
    D. 心律十分匀齐
    E. 多不伴有器质性心脏病

55. 符合典型劳力型心绞痛症状特点的是
    A. 深吸气时加重   B. 针刺样锐痛
    C. 劳累时发作   D. 转瞬即逝
    E. 位于胸部右侧

56. 关于梗阻性肥厚型心肌病，下列哪项治疗原则是错误的
    A. 防止心动过速
    B. 减轻左心室流出道狭窄
    C. 抗心律失常
    D. 增强心肌收缩力
    E. 弛缓肥厚的心肌

57. 心肌梗死最常发生的部位是
    A. 右心室后壁   B. 左心室后壁
    C. 右心室前壁   D. 左心室前壁
    E. 左心室侧壁

58. 心肌炎急性期能确诊的检查是
    A. 心肌活检
    B. 血清心肌酶标志物检查
    C. 心电图检查
    D. 超声心动图检查
    E. 心肌放射性核素显像法

59. 心力衰竭代偿期，交感神经系统兴奋性增高，但不引起下述哪一种慢性心力衰竭改变
    A. 心排出量不明显减少
    B. 心肌收缩力增强，心率增快
    C. 外周血管阻力升高
    D. 血液重新分布，使皮肤、肾脏的血流量增多
    E. 心肌耗氧量增加

60. 慢性阻塞性肺气肿最主要的症状是
    A. 慢性咳嗽
    B. 晨起咳痰量多
    C. 发作性喘息
    D. 逐渐加重的呼吸困难
    E. 常继发肺部感染

61. 与呋塞米合用，使耳毒性增强的抗生素是
    A. 青霉素类   B. 氨基糖苷类
    C. 四环素类   D. 大环内酯类
    E. 多黏菌素类

62. 下列对急性胰腺炎的描述，正确的是
    A. 暴饮暴食是最常见的原因
    B. 恶心、呕吐常常是首发的症状
    C. 血淀粉酶比尿淀粉酶升高较晚
    D. 一般预后良好，但重症者病死率高
    E. 严重程度与血淀粉酶的升高程度呈正比

A2 型题

答题说明：每一道试题是以一个小案例出现的，其下面都有 A、B、C、D、E 五个备选答案。请从中选择一个最佳答案。

63. 某医院抽样调查得100名健康人血清，求得平均数为4.800，标准差为0.7920，求其标准误为
    A. 0.0792   B. 0.7920
    C. 0.0079   D. 0.048
    E. 7.92

64. 男，38岁，肛周皮下有一深部脓肿，一端向体表穿破、另一端向直肠穿孔，不断有脓液、粪液流出。此管道应称为
    A. 空洞   B. 溃疡
    C. 蜂窝织炎   D. 窦道
    E. 瘘管

65. 女，28岁，在心理咨询中谈到所交的两位男朋友她都很喜欢，不知道该与哪一位继续相处，难以作出选择，希望得到帮助。而根据心理治疗的原则，心理咨询师没有替她作出决定。该咨询师遵循的原则是
    A. 灵活原则   B. 综合原则
    C. 中立原则   D. 耐心原则

E. 回避原则

66. 女，62岁，腹痛伴停止排气、排便1天，无呕吐。既往便秘史10年。查体：体温36.5℃，心率80次/分，呼吸18次/分，血压135/80mmHg，心、肺未见异常，腹部膨隆且不对称，以左下腹为著，有压痛，肠鸣音7次/分，移动性浊音阴性。直肠指检空虚，退出指套无染血。最可能的诊断是

    A. 结肠癌
    B. 肠系膜血管栓塞
    C. 乙状结肠扭转
    D. 麻痹性肠梗阻
    E. 直肠癌

67. 男，60岁，既往有心绞痛病史，昨晚突然发生心动过速，心率150次/分。查体示心左界大，无杂音。入院后静注毛花苷丙0.4mg，10min后心率为75次/分。最可能的诊断为

    A. 窦性心动过速
    B. 阵发性室上性心动过速
    C. 阵发性室性心动过速
    D. 心房颤动
    E. 心房扑动

68. 男，63岁，吸烟史40余年。反复咳嗽、咳白色泡沫痰20余年，气促10余年。近2天因受凉后出现发热伴咳黄色脓痰，气喘不能平卧。查体：双肺语颤减弱，可闻及散在干、湿啰音，心界缩小，心率110次/分。该患者最可能的诊断是

    A. 慢性支气管炎急性发作
    B. 支气管哮喘
    C. 支气管扩张症
    D. 肺结核
    E. 肺癌

69. 男，23岁，主诉自高中毕业后，越来越不能与人发生近距离的接触，近1年来发展为与熟人甚至自己的父母说话也紧张，且一说话就脸红心跳，总怕说错话。对于该患者，心理治疗首选的方法为

    A. 生物反馈   B. 自由联想
    C. 系统脱敏   D. 催眠治疗
    E. 梦的分析

70. 某抗生素对多数革兰阳性细菌和阴性球菌、放线菌及螺旋体等均有抗菌作用，且不耐酸、不耐酶，对厌氧菌和铜绿假单胞菌无效，该药是

    A. 红霉素   B. 羧苄西林
    C. 苯唑西林   D. 氨苄西林
    E. 青霉素G

71. 某大学生，因食用未煮熟的米猪肉，出现癫痫发作，伴头痛、视物模糊、颅内压增高等症状，经确诊为脑囊虫病。应首选下列哪种药物进行治疗

    A. 去氢依米丁   B. 甲苯咪唑
    C. 巴龙霉素   D. 氯硝柳胺
    E. 阿苯达唑

72. 男，52岁，突发心前区闷痛4小时。心电图示$V_1 \sim V_4$导联ST段弓背向上抬高，有病理性Q波。该患者最可能的诊断为

    A. 急性下壁心肌梗死
    B. 急性前间壁心肌梗死
    C. 急性广泛前壁心肌梗死
    D. 急性高侧壁心肌梗死
    E. 急性正后壁心肌梗死

73. 男，40岁，8个月前行二尖瓣机械瓣置换术。1个月来发热，体温37.5℃~38.0℃。Hb 82g/L，尿RBC 5~6个/HP，血培养结果未报。治疗应首选哪种药物

    A. 青霉素   B. 链霉素
    C. 头孢唑林   D. 两性霉素
    E. 氯霉素

74. 男，42岁，劳累时心悸、气短2年，腹胀、尿少3天。心电图示心房颤动，心室率110次/分。胸部X线示心/胸比值65%，肺淤血。有助于该患者诊断的辅助检查是

    A. 心电向量图
    B. 超声心动图
    C. 心导管检查
    D. 心电图运动负荷试验
    E. 心脏放射性核素检查

75. 男，40岁，半个月前开始畏寒、发热，每天体温高达39℃~40℃，咳嗽、咳少量脓性痰；近4天来突然咳出大量脓臭痰，每日约300ml，并有痰中带血。体检：右下肺叩诊呈浊音，可闻及

支气管呼吸音。血白细胞计数 20×10^9/L，中性粒细胞百分比 0.90。最可能的诊断为

A. 葡萄球菌肺炎

B. 克雷伯杆菌肺炎

C. 急性肺脓肿

D. 肺结核

E. 阻塞性肺炎

76. 男，40岁，患肝硬化致腹水半年，大量利尿后意识不清1天住院。查血钾 2.3mmol/L，血钠 135mmol/L，血氯化物 102mmol/L，血氨 140mmol/L。最适宜选下列哪种药物治疗

A. γ-酪氨酸 B. 谷氨酸钠

C. 谷氨酸钾 D. 盐酸精氨酸

E. 复方氨基酸

77. 女，64岁，患慢性支气管炎、肺气肿20余年，加重1周入院。入院查动脉血气示：pH 7.31，PaO_2 53mmHg，$PaCO_2$ 67mmHg，HCO_3^- 22mmol/L。目前其酸碱失衡类型最可能是

A. 呼吸性酸中毒

B. 呼吸性碱中毒

C. 呼吸性酸中毒合并代谢性酸中毒

D. 呼吸性酸中毒合并代谢性碱中毒

E. 呼吸性酸中毒合并代谢性酸中毒和代谢性碱中毒

78. 男，30岁，持续心前区疼痛2天，深吸气或咳嗽可加重，胸骨左缘第3~4肋间闻及抓刮样粗糙心包摩擦音。该患者最可能的诊断是

A. 心绞痛 B. 急性心包炎

C. 急性心肌梗死 D. 肥厚型心肌病

E. 感染性心内膜炎

79. 男，55岁，进食过程中胸骨后烧灼感3周，上消化道钡餐造影检查见食管中段黏膜紊乱、中断，管壁僵硬，管腔狭窄，长约3cm。此时首先考虑的诊断是

A. 食管裂孔疝 B. 食管囊肿

C. 食管癌 D. 食管平滑肌瘤

E. 食管憩室

80. 男，40岁，10年前曾经患肝炎。近几天劳累，今晚进食后突然大量咯血，有暗红色血块。查体：P 100次/分，BP 11.2/8.5kPa（84/64mmHg），腹部稍膨隆，肝未触及，脾在肋下两指，移动性浊音（+）。诊断首先考虑

A. 胃、十二指肠溃疡大出血

B. 应激性溃疡

C. 胃癌出血

D. 食管-胃底静脉曲张破裂出血

E. 胆道出血

81. 女，40岁，因长期月经过多而患贫血，要求输血治疗。患者呈贫血貌。血常规检查：RBC 2.8×10^{12}/L，Hb 80g/L；血生化检查：血清总蛋白58g/L，白蛋白30g/L。正确的治疗方案是

A. 不给予输血

B. 输注新鲜全血2单位

C. 输注红细胞悬液2单位

D. 输注新鲜冰冻血浆400ml

E. 输注冷沉淀10个单位

82. 男，48岁，肥胖，餐后阵发性右上腹痛，每次发作持续1~4小时，伴有恶心和腹胀。首选的检查方法是

A. B超

B. CT

C. 胃镜

D. 口服法胆囊造影

E. 上消化道钡餐透视

83. 风湿性心脏病二尖瓣狭窄的25岁患者，因左下3、5龋齿需要拔掉，为防止亚急性感染性心内膜炎的发生，正确的做法是

A. 术前休息一天，术后给予青霉素、链霉素，肌注3天

B. 术前一天开始肌注青霉素、链霉素至术后3天停药

C. 术后口服头孢氨苄

D. 术后给予庆大霉素，肌注3天

E. 术后给予青霉素，静脉滴注3天

84. 男，50岁，为长期使用麻醉药品的门诊癌症患者。医院为了解治疗效果和用药安全状况，要求其定期进行复诊。根据相关规定，该患者复诊的最长间隔是

A. 4个月 B. 6个月

C. 5个月 D. 2个月

E. 3个月

85. 男，50岁，发热、咳嗽、咳痰3周，近1周来

咳大量脓性臭痰，量约300ml/d。查体：T 40℃，右下肺叩诊呈浊音，可闻及湿啰音，杵状指（+）。应考虑的诊断为

A. 支气管炎
B. 急性肺脓肿
C. 葡萄球菌肺炎
D. 肺炎链球菌肺炎
E. 克雷伯杆菌肺炎

86. 某肝炎患者行肝穿刺活检，镜下见肝细胞点状坏死，汇管区见少量淋巴细胞浸润及轻度纤维组织增生，肝小叶结构完整。上述病变符合

A. 急性普通型肝炎
B. 轻度慢性肝炎
C. 中度慢性肝炎
D. 重度慢性肝炎
E. 早期肝硬化

87. 男，24岁，吸烟，近一年来右下肢行走后疼痛，休息后好转，出现间歇性跛行。近1个月来，右脚踇趾变黑、皱缩、失去知觉。此种病变是

A. 液化性坏死   B. 固缩性坏死
C. 干性坏疽   D. 湿性坏疽
E. 干酪样坏死

88. 女，37岁，慢性腹泻2年，每天排便2~3次，常带少量黏液。反复粪便致病菌培养阴性。结肠镜检查：直肠、降结肠和横结肠充血、水肿，有少数散在浅表溃疡。拟诊为溃疡性结肠炎。首选的治疗方案是

A. 泼尼松口服
B. 氟哌酸口服
C. 甲硝唑保留灌肠
D. 氢化可的松保留灌肠
E. 5-氨基水杨酸口服

89. 男，54岁，1年前日常活动后出现胸骨后疼痛，每日2~3次；近2个月发作次数增多，每日5~6次，轻微活动也能诱发，发作时心电图ST段呈一过性水平型压低。应诊断为

A. 稳定型心绞痛
B. 不稳定型心绞痛
C. 心内膜下心肌梗死
D. 中间综合征

E. 变异型心绞痛

90. 男，34岁，发热1周伴胸痛，含服硝酸甘油无效。查体：心音低沉，有舒张期心包摩擦音，血压110/80mmHg（14.7/10.7kPa），肘部静脉压180mmH₂O。心电图：ST段抬高，弓背向下，未见病理性Q波。诊断可能为

A. 急性心肌梗死   B. 缩窄性心包炎
C. 变异型心绞痛   D. 稳定型心绞痛
E. 急性渗出性心包炎

91. 医生告知某患者患有糖尿病并且令其接受药物治疗，但该患者并不相信自己患病，未听从医生的医嘱服药而是继续上班。该患者的角色行为类型属于

A. 角色行为转化   B. 角色行为缺如
C. 角色行为强化   D. 角色行为异常
E. 角色行为冲突

92. 男，35岁，发现高血压7个月，未服药，改善生活行为后血压为140~150/90~95mmHg，心率56次/分。该患者治疗首选的药物是

A. 维拉帕米   B. 阿夫唑嗪
C. 利血平   D. 培哚普利
E. 比索洛尔

93. 男，53岁，上腹胀痛10余年，多于饭后约30分钟加重。半年来上腹加重，伴反酸，间断呕吐胃内容物。吸烟史15年。饮白酒史10年，每日约半斤。患者的病变最可能位于

A. 十二指肠球部   B. 胃窦
C. 胃体   D. 贲门
E. 胃底

94. 女，23岁，肢体紫癜反复发作伴月经过多3年。肝、脾不大。血常规三系正常，BT 3分钟，CT 7分钟，束臂试验（+），血小板聚集功能正常，骨髓象正常。最可能的诊断是

A. 特发性血小板减少性紫癜
B. 过敏性紫癜
C. 急性白血病
D. 急性关节炎
E. 急腹症

95. 男，56岁，近日来自感心悸、乏力、头晕。心电图示PR间期在相继的心动周期中逐渐延长，

最后发生 QRS 波群脱漏，如此周而复始。最可能的诊断是
A. 二度Ⅱ型房室传导阻滞
B. 二度Ⅰ型房室传导阻滞
C. 心房颤动
D. 一度房室传导阻滞
E. 三度房室传导阻滞

96. 女，60 岁，身高 170cm，体重 65kg，每天所需要的基本热量约为
A. 1235kcal B. 1035kcal
C. 1625kcal D. 755kcal
E. 2560kcal

97. 女，60 岁，宫颈癌行子宫切除术后 3 天，晨起时突发左小腿疼痛，左足不能着地踏平，行走时疼痛加重。查体：左小腿肿胀，深压痛，足背动脉搏动存在。首选检查为
A. 同位素骨扫描 B. 下肢 CT
C. 下肢 X 线平片 D. 下肢 MRI
E. 下肢多普勒超声

98. 男，30 岁，出现肛门剧痛，肛缘可及一直径 1cm 包块，伴有触痛。宜采用的治疗是
A. 坐浴
B. 注射硬化剂
C. 血栓性外痔剥离术
D. 口服抗生素
E. 封闭

99. 女，24 岁，近 2 个月来四肢关节疼痛，伴皮肤结节、红斑。10 天前发热（T 38℃）、咳嗽、咳少量痰。胸部 X 线片示右上肺斑片状阴影伴空洞形成。该患者最可能的诊断是
A. 支气管肺癌
B. 细菌性肺炎
C. 肺囊肿继发感染
D. 肺脓肿
E. 肺结核

100. 男，40 岁，反复发作上腹部不适、疼痛 6 年。疼痛多发生在餐后约 60 分钟，1～2 小时后逐渐缓解。查体：腹平软，肝、脾未触及，上腹轻度压痛，无反跳痛，移动性浊音（－）。上消化道 X 线钡餐造影：胃小弯侧可见直径 1.5cm 壁外龛影，大弯侧有痉挛性切迹。最可能的诊断是
A. 胃憩室 B. 胃炎
C. 胃溃疡 D. 胃癌
E. 胃平滑肌瘤

101. 急性心肌梗死患者，疑有早期心源性休克伴末梢循环改变，血压 12/9.3kPa（90/70mmHg），尿比重 1.016，中心静脉压 13cmH$_2$O。治疗时应首选的药物是
A. 肾上腺素
B. 低分子右旋糖酐
C. 毛花苷丙
D. 硝普钠
E. 硝苯地平

102. 男，64 岁，头晕、心悸 4～5 年，心尖搏动向左下移位，呈抬举性搏动，于胸骨左缘第 3～4 肋间闻及叹息样舒张期杂音，呈递减型，向心尖传导，在心尖区闻及隆隆样舒张早期杂音，股动脉可闻及枪击音。首先应考虑的诊断为
A. 二尖瓣狭窄
B. 主动脉瓣关闭不全
C. 二尖瓣关闭不全
D. 主动脉瓣狭窄
E. 室间隔缺损

103. 女，51 岁，间断上腹疼痛 2 年，疼痛发作与情绪、饮食有关。查体：上腹部轻压痛。胃镜：胃窦皱襞平坦，黏膜粗糙无光泽，黏膜下血管透见。该病例考虑诊断为
A. 消化性溃疡
B. 急性胃炎
C. 慢性浅表性胃炎
D. 胃癌
E. 慢性萎缩性胃炎

104. 男，34 岁，4 年来常出现右上腹痛，午夜尤甚，疼痛放射至背部，先后曾发生 4 次上消化道大出血。胃肠钡餐检查未发现异常，体检仅有右上腹压痛。最可能的诊断是
A. 胃癌
B. 慢性胃炎
C. 十二指肠球后溃疡
D. 胃溃疡

E. 胃黏膜脱垂

105. 女，60 岁，发现主动脉瓣狭窄 10 年，快走时心前区憋闷 3 年。心电图示左心室肥厚。该患者治疗宜首选
A. 主动脉瓣膜置换术
B. 主动脉瓣球囊成形术
C. 心脏移植
D. 冠状动脉旁路移植术
E. 主动脉瓣修补术

106. 男，67 岁，长年吸烟者，家属发现患者呼之不应，半小时后急送医院。有 COPD 病史 30 余年。查体：BP 150/75mmHg，浅昏迷状，球结膜水肿。双肺可闻及干湿啰音，$A_2 < P_2$。下肢水肿。为明确诊断，首选的检查是
A. 动脉血气分析　B. 胸部 X 线摄片
C. 心脏超声波　　D. 动态心电图
E. 肺功能

107. 男，19 岁，约 2 周前曾咳嗽、流涕，近 3 天感心悸。查体：心界不大，心率 96 次/分，心律不齐，可闻及期前收缩大于 10 次/分，心脏各瓣膜听诊区未闻及杂音和附加音。心电图示室性期前收缩，血清肌钙蛋白升高。该患者最可能的诊断是
A. 扩张型心肌病　B. 感染性心内膜炎
C. 病毒性心肌炎　D. 急性心肌梗死
E. 心包积液

108. 女，68 岁，心悸、头晕 1 小时。既往高血压病史 2 个月，规律服用降压药，平时血压 130～150/60～70mmHg。查体：BP 80/50mmHg，心率 40 次/分。该患者血压降低最可能的原因是
A. 左心室后负荷增加
B. 左心室舒张功能损害
C. 心包内压力增加
D. 每搏输出量降低
E. 左心室前负荷增加

109. 男，24 岁，不洁饮食后腹泻 2 天、心悸 1 天。心电图示频发提前发生的宽大畸形 QRS 波群，时限 >0.12s。其最可能发生在心肌细胞的
A. 相对不应期
B. 快速复极初期
C. 有效不应期
D. 静息期
E. 超常期

110. 男，55 岁，工程师，因膀胱癌入院准备接受手术治疗。在术前准备期间，患者一方面希望尽快恢复健康而配合各种检查和治疗，另一方面又担心自己主持的工程项目出问题而自行离院回单位开会。这种患者角色的状态属于
A. 角色行为强化
B. 角色行为异常
C. 角色行为适应
D. 角色行为缺如
E. 角色行为冲突

111. 男，65 岁，慢性肺源性心脏病、呼吸衰竭患者，近日来病情加重，痰咳不出，烦躁不安，治疗不合作。下列治疗哪项不正确
A. 氧疗
B. 广谱抗生素控制感染
C. 呼吸道湿化
D. 异丙嗪镇静
E. 溴己新祛痰

112. 男，48 岁，反酸、烧心 5 个月。胃镜检查：反流性食管炎伴溃疡形成。最佳的治疗药物是
A. 硫糖铝　　　　B. 枸橼酸铋钾
C. 奥美拉唑　　　D. 铝碳酸镁
E. 雷尼替丁

113. 男，55 岁，因低位直肠癌行 Dixon 手术，术后吻合口位于齿状线上 1cm。患者术后最可能出现的情况是
A. 排便前无明显便意，排便控制不理想
B. 性功能障碍
C. 排便功能完全正常
D. 排尿功能障碍
E. 排便前有便意，但不能控制排便

114. 男，20 岁，因阑尾炎穿孔阑尾切除术已 1 周，体温仍在 38℃～39℃，腹胀、腹痛，尿频，排便次数多。诊断首先考虑
A. 膈下脓肿　　　B. 肠间脓肿
C. 盆腔脓肿　　　D. 泌尿道感染
E. 阑尾残株炎

115. 女，30 岁，4 年来 7 次上腹绞痛史，发作时伴

寒战、高热,3天前又发作,入院时呈嗜睡状。T 40℃,P 126次/分,BP 74/58mmHg。巩膜黄染。右侧腹肌紧张,右上腹有压痛及反跳痛,未触及肿块,肝区叩痛,肝浊音界存在,Murphy征(+)。WBC 18×10^9/L,N 89%。最可能的诊断是

A. 十二指肠溃疡急性穿孔

B. 急性胆囊炎

C. 急性胰腺炎

D. 急性梗阻性化脓性胆管炎

E. 急性阑尾炎并发穿孔

116. 男,70岁,阵发性咳嗽、咳痰病史30余年,最近加重1周,痰量多且不易咳出。下列禁用的药物是

A. 头孢呋辛　　B. 盐酸氨溴索

C. 可待因　　　D. 羧甲司坦

E. 溴己新

A3/A4型题

答题说明:以下提供若干个案例,每个案例下设若干道试题。请根据案例所提供的信息,在每一道试题下面的A、B、C、D、E五个备选答案中选择一个最佳答案。

(117~118题共用题干)

男,22岁,饥饿性上腹痛伴反酸1个月余。2小时前呕血1次,暗红色,量约200ml。体重无明显变化。否认慢性肝病史。查体:贫血貌,腹软,上腹部有压痛、无反跳痛,肝、脾肋下未触及。

117. 应首先考虑的出血原因是

A. 消化性溃疡

B. 急性糜烂性胃炎

C. 胃黏膜脱垂

D. 食管胃底静脉曲张破裂

E. 胃癌

118. 最有助于确诊的检查是

A. 腹腔血管造影

B. 腹部CT

C. 腹部B超

D. 胃镜

E. 腹部X线平片

(119~120题共用题干)

女,38岁,突发心悸伴烦躁和胸闷30分钟,四肢发凉,曾出现黑矇,收入急诊监护病房。查体:BP 70/50mmHg,心率180次/分,心律绝对不齐,心音强弱不等,心脏各瓣膜区未闻及杂音。心电图提示"预激综合征伴心房颤动"。

119. 该患者最适宜的处理是

A. 静脉注射胺碘酮

B. 静脉注射维拉帕米

C. 电复律

D. 静脉注射毛花苷丙

E. 静脉注射普罗帕酮

120. 在诊疗过程中,该患者突然意识丧失,全身青紫,肢体抽搐,血压测不到,心音消失。心电图QRS-T波完全消失,代之以大小不等及不均齐的低小颤动波。该患者需立即采取的治疗措施是

A. 心室超速起搏治疗

B. 同步直流电转复

C. 非同步直流电除颤

D. 植入永久起搏器

E. 植入临时起搏器

(121~123题共用题干)

男,60岁,患慢性支气管炎、肺气肿20年,冠心病史5年,呼吸困难加重2天,意识障碍1小时来诊。查体:浅昏迷,呼吸困难,口唇发绀,球结膜轻度水肿,BP 170/110mmHg,双肺散在干啰音,中下部肺野可闻及湿啰音,HR 128次/分,心律不整,肝略大,下肢水肿(±)。

121. 该患者的主要诊断是

A. 冠心病、心力衰竭、心律失常

B. 高血压、脑出血

C. 肺心病合并冠心病、呼吸衰竭

D. 呼吸衰竭、肺性脑病

E. 肺心病合并冠心病、心力衰竭、呼吸衰竭

122. 该患者应进行下列哪项最重要的检查

A. 床头X线胸片　B. 床头心电监测

C. 肾功能检查　　D. 动脉血气分析

E. 头部CT检查

123. 该患者经抢救、治疗后意识一度清醒,随即又出现谵语、躁动,可能是由以下哪种原因

A. 呼酸合并代碱

B. 颅内出现新发出血灶
C. 心力衰竭加重
D. 肺部炎症
E. 血压波动

(124~126题共用题干)

男，30岁，上腹痛7d，餐后突然加剧6h，并很快波及全腹，既往有胃病史。当时查体：全腹压痛、反跳痛、肌紧张、肝浊音界消失、肠鸣音减弱。

124. 入院后最可能的诊断是
　A. 急性阑尾炎穿孔
　B. 胃、十二指肠溃疡穿孔
　C. 绞窄性肠梗阻
　D. 急性胆囊炎穿孔
　E. 急性出血坏死型胰腺炎

125. 以下哪项检查最有助于诊断
　A. 腹腔穿刺　　B. 直肠指检
　C. 腹部B超　　D. 腹部CT
　E. 立位腹部平片

126. 该病人进行手术治疗的主要目的是
　A. 明确诊断　　B. 去除病因
　C. 清洗腹腔　　D. 腹腔引流
　E. 预防腹腔脓肿形成

(127~129题共用题干)

女，30岁，因食欲缺乏、尿少、腹胀2个月住院，19岁检查时曾发现肝大。查体：消瘦，腹膨隆，肝未触及，脾肋下3cm，腹部移动性浊音阳性。腹水检查：比重1.012，黏蛋白定性试验（－），细胞数80×10⁶/L。

127. 本病诊断首先考虑是
　A. 结核性腹膜炎
　B. 肝硬化腹水
　C. 原发性肝癌
　D. 脾肿瘤
　E. 巨大卵巢囊肿

128. 对本患者腹水的治疗，原则上不采用
　A. 利尿药　　　B. 静滴白蛋白
　C. 腹腔穿刺放液　D. 腹水浓缩回输
　E. 腹腔－颈内静脉分流术

129. 下述利尿药治疗时，宜首先选用

A. 呋塞米　　　B. 甘露醇
C. 氢氯噻嗪　　D. 氨苯蝶啶
E. 螺内酯

B1型题

答题说明：以下提供若干组试题，每组试题共用在试题前列出的A、B、C、D、E五个备选答案。请从中选择一个与问题关系最密切的答案。某个备选答案可能被选择一次、多次或不被选择。

(130~131题共用备选答案)
　A. 暂停执业活动3个月至6个月
　B. 暂停执业活动6个月至1年
　C. 吊销医师执业证书
　D. 给予行政处分
　E. 追究刑事责任

130. 未经患者或其家属同意，对患者进行试验性治疗的，由卫生健康主管部门给予的处理是

131. 不按规定使用麻醉药品、精神药品，情节严重的，由卫生健康主管部门给予的处理是

(132~134题共用备选答案)
　A. 双方冲突型
　B. 患者主导型
　C. 主动－被动型
　D. 指导－合作型
　E. 共同参与型

132. 一般来说，医患之间信托－契约关系所倡导的医患交往模式是

133. 一般来说，使医患之间信托－契约关系能够得到理想体现的模式是

134. 对婴幼儿、处于休克状态需要急救等患者适用的模式是

(135~137题共用备选答案)
　A. 中性粒细胞　　B. 淋巴细胞
　C. 巨噬细胞　　　D. 嗜酸性粒细胞
　E. 浆细胞

135. 肉芽肿性炎症的主要炎细胞是

136. 化脓性炎症的主要炎细胞是

137. 寄生虫感染性炎症的主要炎细胞是

(138~140题共用备选答案)
　A. α受体　　　　B. β_1受体

C. β₂ 受体　　D. M 受体
E. N 受体

138. 导致心率加快、心脏传导加快、心肌收缩力加强的受体是

139. 引起支气管平滑肌舒张的受体是

140. 促进胃肠运动的受体是

(141～142 题共用备选答案)

A. 肺部局限性哮鸣音，对 β₂ 受体激动剂疗效不佳

B. 两肺满布哮鸣音，对 β₂ 受体激动剂疗效较好

C. 两肺哮鸣音与湿啰音并存，对抗生素反应较好

D. 两肺哮鸣音伴湿啰音，忌用肾上腺素类药物

E. 两肺散在干啰音，伴呼吸音减弱

141. 喘息型慢性支气管炎的临床特点是

142. 原发性支气管肺癌的临床特点是

(143～144 题共用备选答案)

A. 心肌收缩期泵功能障碍

B. 心肌搏动减弱，并有反常搏动，局部心缘突出

C. 心内膜心肌纤维化，心室舒张功能不全

D. 血压升高，左心室肥厚

E. 心肌非对称性肥厚

143. 扩张型心肌病的病理生理特点是

144. 肥厚型心肌病的病理生理特点是

(145～146 题共用备选答案)

A. 无明显规律性

B. 疼痛—排便—加重

C. 进食—疼痛—餐前缓解

D. 疼痛—进食—缓解

E. 疼痛—便意—缓解

145. 十二指肠球壶腹部溃疡的腹痛规律是

146. 胃溃疡的腹痛规律是

(147～148 题共用备选答案)

A. 绞窄性肠梗阻

B. 单纯性肠梗阻

C. 麻痹性肠梗阻

D. 痉挛性肠梗阻

E. 慢性肠梗阻

147. 肠扭转属于

148. 早期蛔虫堵塞性肠梗阻属于

(149～150 共用备选答案)

A. 按不同家族史分组

B. 按是否暴露于某因素分组

C. 按是否患所研究疾病分组

D. 按随机分配原则分组

E. 按不同暴露因素分组

149. 在病例对照研究中，研究对象分组的原则是

150. 在队列研究中，研究对象分组的原则是

第二单元

A1 型题

> 答题说明：每一道试题下面有 A、B、C、D、E 五个备选答案，请从中选择一个最佳答案。

1. 红细胞具有的特点除外
    A. 可塑变形性
    B. 悬浮稳定性
    C. 渗透脆性
    D. 吞噬作用
    E. 较强的缓冲能力

2. 经胃管肠内营养时，判断胃潴留发生的标准是在每次输注营养液30分钟后，回抽量应至少大于
    A. 100ml   B. 200ml
    C. 150ml   D. 50ml
    E. 250ml

3. 颅内压增高的常见原因不包括
    A. 硬膜外血肿   B. 脑水肿
    C. 梗阻性脑积水   D. 颅骨缺损
    E. 脑肿瘤

4. 中间综合征常发生在有机磷中毒后
    A. 4～12小时   B. 24～96小时
    C. 7～9天   D. 12～24天
    E. 30～60天

5. 胫骨中、下段粉碎性骨折，行切开复位钢板内固定达到解剖复位，半年后骨折仍未愈合。最可能的原因是
    A. 内固定强度不足   B. 骨折处血液循环差
    C. 未到愈合时间   D. 未配合药物治疗
    E. 功能锻炼不够

6. 不适用于连枷胸的处理措施是
    A. 气管插管吸痰，给氧辅助呼吸
    B. 浮动胸壁牵引
    C. 胸壁加压包扎固定
    D. 胸腔镜下骨折固定
    E. 开胸骨折固定

7. 肌力测定的分级描述中，错误的是
    A. 1级：肌完全不能收缩，为完全性瘫痪
    B. 2级：肌收缩可使关节活动，但不能对抗重力
    C. 3级：肌仅有抗重力，无抗阻力的收缩
    D. 4级：肌有抗重力和抗阻力的收缩
    E. 5级：肌有对抗强阻力的收缩

8. 将患肢放在对侧肩部时，肘不能贴胸；而肘部贴胸时，手不能放在肩部，称为
    A. 杜加征阳性
    B. 托马斯征阳性
    C. 川德伦伯征阳性
    D. 盖氏征阳性
    E. 直腿抬高及加强试验阳性

9. 脊柱结核最主要的并发症是
    A. 骨骺受累时可影响生长发育
    B. 窦道形成，混合感染
    C. 椎体的病理性骨折
    D. 脊柱的活动功能障碍
    E. 截瘫

10. 标准口服葡萄糖耐量试验的葡萄糖负荷量应为
    A. 60g   B. 65g
    C. 70g   D. 75g
    E. 80g

11. 神经系统的白血病细胞浸润多见于
    A. 急性单核细胞白血病
    B. 急性淋巴细胞白血病
    C. 急性粒细胞白血病
    D. 急性早幼粒细胞白血病
    E. 慢性粒细胞白血病急变期

12. 肝硬化患者近期肝脏进行性增大，应首先考虑的情况是
    A. 并发肝癌   B. 肝淤血
    C. 门静脉高压加重 D. 肝硬化加重
    E. 肝炎活动

13. 确诊肾动脉狭窄的最佳辅助检查是
    A. 尿常规
    B. 血清肌酐浓度
    C. 大剂量断层静脉肾盂造影
    D. 放射性核素肾显像
    E. 肾动脉造影

14. 下列哪项与微小病变型肾小球肾炎不符
    A. 肾肿大且苍白，上皮细胞足突消失
    B. 免疫荧光通常为阴性
    C. 临床表现为肾病综合征
    D. 肾小管上皮细胞内有脂质沉积
    E. 皮质激素治疗无效

15. 肾病综合征饮食治疗要保证
    A. 高蛋白、低盐饮食，蛋白量 1.0～1.5g/(kg·d)
    B. 蛋白量 1.5～2.0g/(kg·d)，盐 3～5g/d
    C. 正常量优质蛋白 0.8～1.0g/(kg·d)，保证热量 30～35kcal/(kg·d)，盐<3g/d
    D. 蛋白质以植物蛋白为主
    E. 低蛋白饮食蛋白量 0.6～0.8g/(kg·d)

16. 产后出血最常见的原因是
    A. 胎盘植入   B. 血小板减少
    C. 子宫收缩乏力   D. 胎盘嵌顿
    E. 胎盘粘连

17. 子宫内膜异位症采用性激素疗法的主要作用是
    A. 镇静、止痛，对症治疗
    B. 调节月经周期
    C. 减轻痛经程度
    D. 促进排卵
    E. 抑制内膜增生

18. 属于不全流产的特点是
    A. 易并发休克和感染
    B. 无腹痛
    C. 无阴道流血
    D. 无妊娠物排出
    E. 妊娠物完全排出

19. 诊断胎儿宫内窘迫的可靠依据是
    A. 胎动减慢，宫缩时可恢复
    B. 胎儿头皮血 pH 7.28
    C. 胎心监护出现多个变异减速
    D. 胎动时胎心率 170 次/分
    E. 胎心监护出现频发晚期减速

20. 未实施硬膜外麻醉的初产妇，其第二产程不应超过
    A. 30 分钟   B. 1 小时
    C. 1.5 小时   D. 2 小时
    E. 3 小时

21. 过期妊娠孕妇需迅速终止妊娠的情况是
    A. 胎心监护出现早期减速
    B. 12 小时胎动 18 次
    C. 无应激试验反应型
    D. 缩宫素激惹试验阳性
    E. B 超羊水最大暗区垂直深度 40mm

22. 早期发现宫颈癌最简便、可靠的初筛方法是
    A. 宫颈刮片细胞学检查
    B. 阴道镜
    C. 宫颈活检
    D. 碘试验
    E. 宫颈锥形切除术

23. 白色稠厚呈凝乳块状白带主要见于
    A. 滴虫性阴道炎   B. 细菌性阴道炎
    C. 淋球菌性阴道炎   D. 老年性阴道炎
    E. 外阴阴道念珠病

24. 盆腔炎性疾病的最低诊断标准是
    A. 红细胞沉降率升高
    B. 血 C-反应蛋白升高
    C. 宫颈举痛或子宫压痛或附件区压痛
    D. 宫颈脓性分泌物
    E. 体温超过 38.3℃

25. 维持阴道正常酸性环境的主要菌群是
    A. 葡萄球菌   B. 肠球菌
    C. 大肠埃希菌   D. 乳杆菌
    E. 棒状杆菌

26. 鉴别侵蚀性葡萄胎与绒毛膜癌的主要依据是
    A. 是否发生肺转移
    B. HCG 测定
    C. 病理检查有无组织坏死
    D. 是否浸润至子宫深肌层
    E. 病理检查有无绒毛结构

27. 正常 8 个月小儿按体重公式计算，标准体重应是

A. 5.5kg B. 6.0kg
C. 7.0kg D. 6.5kg
E. 8.0kg

28. 苯丙酮尿症患儿临床上最突出的表现是
   A. 肌张力增高
   B. 毛发、皮肤色泽变浅
   C. 尿和汗液有鼠尿臭味
   D. 智力低下
   E. 惊厥

29. 维生素D缺乏性佝偻病活动期的主要表现为
   A. 肌肉松弛
   B. 语言发育迟缓
   C. 骨骼系统的改变
   D. 低热、盗汗
   E. 突然惊厥或喉痉挛

30. 小儿疱疹性咽峡炎的病原体是
   A. 柯萨奇病毒
   B. 鼻病毒
   C. 腺病毒
   D. 金黄色葡萄球菌
   E. 流感嗜血杆菌

31. 治疗新生儿窒息最根本的措施是
   A. 尽量吸净呼吸道黏液
   B. 触觉刺激
   C. 复苏器加压给氧
   D. 胸外心脏按压
   E. 喉镜下经口气管插管

32. 胎儿成熟障碍常见于
   A. 双胎妊娠
   B. 妊娠合并甲状腺功能亢进症
   C. 妊娠糖尿病
   D. 过期妊娠
   E. 慢性羊水过多

33. 重度低渗性脱水伴休克时，扩容治疗采用的液体张力是
   A. 1/5张 B. 1/3张
   C. 1/2张 D. 2/3张
   E. 等张

34. 上呼吸道感染的最常见病原体是
   A. 呼吸道合胞病毒
   B. 肺炎链球菌
   C. 肺炎支原体
   D. 流感嗜血杆菌
   E. 金黄色葡萄球菌

35. 骨折的特有体征是
   A. 局部皮下瘀斑 B. 功能障碍
   C. 反常活动 D. 轴向叩击痛
   E. 局部压痛

36. 新生儿缺氧缺血性脑病易出现低血糖，此时应选择的葡萄糖输注速度是每分钟
   A. 3~5mg/kg B. 6~8mg/kg
   C. 9~11mg/kg D. 16~20mg/kg
   E. 12~15mg/kg

37. 诊断结核性脑膜炎首要的检查是
   A. PPD B. 头颅CT
   C. X线胸片 D. 腰穿
   E. 结核抗体检测

38. 不属于红细胞生成不足性贫血的是
   A. 营养性缺铁性贫血
   B. 原发性再生障碍性贫血
   C. 继发性再生障碍性贫血
   D. 自身免疫性溶血性贫血
   E. 营养性巨幼细胞贫血

39. 关于新生儿甲状腺功能减退症的叙述，下列哪项是错误的
   A. 精神及动作反应迟钝
   B. 吮奶差，常腹泻
   C. 呼吸慢，哭声低且少
   D. 生理性黄疸时间延长
   E. 对外界反应低下，常处于睡眠状态

40. 急性肾炎患儿可参加体育锻炼的标准是
   A. 尿常规正常
   B. 血沉正常
   C. 血压正常
   D. 尿阿迪计数正常
   E. 抗链"O"滴定度正常

41. 婴儿时期腰椎穿刺的椎间隙是
   A. 胸12~腰1椎间隙
   B. 腰1~2椎间隙
   C. 腰2~3椎间隙

D. 腰3~4椎间隙
E. 腰4~5椎间隙

42. 股骨干下1/3骨折时骨折端的移位方向是
    A. 近折端向前上移位、远折端向前方移位
    B. 近折端向前上移位、远折端向后方移位
    C. 近折端向后上移位、远折端向前方移位
    D. 近折端向后下移位、远折端向内侧移位
    E. 近折端向后下移位、远折端向前方移位

43. 脑栓塞的临床表现不包括
    A. 患者较年轻
    B. 多有风湿性心瓣膜病史
    C. 起病急骤
    D. 多有脑膜刺激征
    E. 可有偏瘫、失语

44. 扩散性疼痛是指
    A. 神经一个分支的疼痛扩散到该神经另一分支的支配区
    B. 病损处疼痛扩散到受累神经支配区
    C. 病损处疼痛扩散到邻近部位
    D. 一个神经支配的远端区疼痛扩散到该神经支配的近端区
    E. 一个神经支配的近端区疼痛扩散到该神经支配的远端区

45. 脑出血的确诊依据是
    A. 争吵后头痛、呕吐
    B. 偏瘫、偏盲、偏身感觉障碍
    C. 急性偏瘫者，伴CT中对应区域有低密度病灶
    D. 急性偏瘫者，伴CT中对应区域有高密度病灶
    E. 持续昏迷者

46. 慢性酒精中毒所致震颤性谵妄的临床表现是
    A. 停酒后出现的急性精神综合征
    B. 长期饮酒过程中出现的慢性精神综合征
    C. 停酒后缓慢出现的记忆障碍
    D. 长期饮酒过程中出现的记忆障碍
    E. 长期饮酒过程中出现的行为改变

47. 糖尿病的高危因素不包括
    A. 共同生活者患有糖尿病

B. 巨大胎儿分娩者
C. 肥胖（BMI≥28）
D. 曾有糖调节受损
E. 年龄在45岁以上

48. 对甲状腺结节的诊断，首先进行的辅助检查是
    A. 放射性核素扫描
    B. 甲状腺B超
    C. 甲状腺穿刺细胞学
    D. 颈部MRI
    E. 颈部CT

49. 腺垂体功能减退症最常见的病因是
    A. 垂体或邻近的肿瘤
    B. 颅内感染
    C. 产后大出血
    D. 颅脑外伤
    E. 脑血管疾病

50. 胸骨后甲状腺肿的治疗首选
    A. 抗甲状腺药物　　B. 放射性碘
    C. 复方碘剂　　　　D. 甲状腺手术
    E. 普萘洛尔

51. 临床上最常见的蛋白尿类型是
    A. 肾小球性　　　　B. 肾小管性
    C. 溢出性　　　　　D. 分泌性
    E. 组织性

52. 痛风患者合并的泌尿系统结石，最可能的类型是
    A. 草酸钙结石　　　B. 磷酸盐结石
    C. 碳酸盐结石　　　D. 黄嘌呤结石
    E. 尿酸结石

53. 对激素治疗最为敏感的肾病是
    A. 微小病变型肾炎
    B. 系膜增生性肾炎
    C. 系膜毛细血管性肾炎
    D. 膜性肾病
    E. 局灶性节段性肾小球硬化

54. 慢性肾小球肾炎，GFR 65ml/（min·1.73m²），最主要的治疗是
    A. 应用β受体阻断剂
    B. 应用α酮酸
    C. 低蛋白饮食

D. 应用羟醛氧淀粉
E. 应用 ACEI

55. 引起继发性再生障碍性贫血较常见的病因是
    A. 营养因素　　　B. 物理因素
    C. 病毒感染　　　D. 细菌感染
    E. 药物及化学物质

56. 诊断阵发性睡眠性血红蛋白尿症最有意义的血细胞膜免疫学标志是
    A. CD19、CD20　　B. CD3、CD4
    C. CD33、CD34　　D. CD3、CD8
    E. CD55、CD59

57. 诊断急性白血病必须具备的诊断依据是
    A. 骨髓增生极度活跃
    B. 白细胞计数显著增高
    C. 骨髓中原始及幼稚细胞比例明显增高
    D. 胸骨压痛伴肝、脾肿大
    E. 发热、贫血及出血

58. 无功能性垂体腺瘤可能分泌的物质是
    A. α-亚单位　　　B. 黄体生成素
    C. 促甲状腺激素　D. 泌乳素
    E. 生长激素

A2 型题

答题说明：每一道试题是以一个小案例出现的，其下面都有 A、B、C、D、E 五个备选答案。请从中选择一个最佳答案。

59. 女，50 岁，右肩痛，右上肢上举、外展受限 8 个月，无肩红、肿、热等表现，疼痛可向颈、耳、前臂及手部放射。最可能的诊断是
    A. 肩关节炎　　　B. 肩周炎
    C. 肩关节结核　　D. 颈椎病
    E. 类风湿关节炎

60. 女，28 岁，工人，扎辫，工作时不慎致头皮撕脱。查体：痛苦面容，半侧颅骨（仅存骨膜）裸露，创面及撕脱的头皮清洁。其最理想的处理方法是
    A. 在颅骨上钻孔，待肉芽生长后植皮
    B. 行头皮血管吻合再植
    C. 将撕脱的头皮直接缝回
    D. 将撕脱的头皮做成全厚皮片植回

E. 将撕脱的头皮做成中厚皮片植回

61. 中年男性，右上肢外展牵拉伤，患肩疼痛，以健手托患侧前臂。检查：患侧方肩，杜加征阳性。其可能的诊断是
    A. 锁骨骨折
    B. 肱骨解剖颈骨折
    C. 肱骨外科颈骨折
    D. 肩关节脱位
    E. 肩锁关节脱位

62. 男孩，16 岁，左胫、腓骨闭合性骨折，管形石膏外固定，3 小时后左小腿出现胀痛，并持续加重，足趾麻木，被动牵拉痛（＋）。对其首要的处理是
    A. 给予止痛药物、继续观察
    B. 立即拆除石膏
    C. 给予脱水药、继续观察
    D. 给予抗生素治疗
    E. 不需处理、继续观察

63. 女，30 岁，腰部外伤 5 小时，有明显血尿，患侧腰部可触及拳头大小的肿块，有压痛。心率 95 次/分，血压 120/75mmHg。目前首先应采取的处理措施是
    A. 行肾部分切除术
    B. 伤侧腰部切开引流，清除血肿
    C. 缝合肾脏裂伤
    D. 保守治疗，严密观察病情变化
    E. 行全肾切除术

64. 男，80 岁，体重 45kg，因胃癌需要手术治疗。脉搏 100 次/分，血压 140/95mmHg，Hb 60g/L，血小板计数 90×10^9/L。医生决定给予输血，此时应该选用
    A. 新鲜全血
    B. 浓缩红细胞
    C. 红细胞悬液
    D. 浓缩红细胞和血浆
    E. 红细胞悬液和血浆

65. 男，58 岁，患肝炎已 10 余年，因无力、纳差、腹胀 20 天，诊断为乙型肝炎后肝硬化（失代偿期）入院。肝功能试验显著异常，其中白蛋白降低、球蛋白增高，白蛋白/球蛋白比例倒置。为治疗低蛋白血症，首选的血液制品是

A. 全血　　　　　B. 新鲜冷冻血浆

C. 普通冷冻血浆　D. 冷沉淀

E. 白蛋白

66. 女，22岁，头晕、呕吐伴流涎半小时。1小时前曾少量饮酒并进食较多凉拌蔬菜。查体：P 55次/分，BP 100/70mmHg，神志清楚，皮肤潮湿，双瞳孔针尖样大小，双下肺可闻及湿啰音。最可能的诊断是

A. 亚硝酸盐中毒

B. 杀鼠药中毒

C. 吗啡中毒

D. 有机磷农药中毒

E. 酒精中毒

67. 某孕妇，26岁，妊娠7个月，头晕、无力、纳差。Hb 45g/L，RBC 2.25×10^{12}/L。血常规提示：小细胞低色素性贫血。本病例应诊断为

A. 再生障碍性贫血

B. 缺铁性贫血

C. 稀释性贫血

D. 维生素 B_{12} 缺乏性巨幼细胞贫血

E. 自身免疫性溶血性贫血

68. 男，65岁，排尿困难2年，尿线细、射程短，排尿时间延长。1天前因感冒后突发不能自行排尿，下腹区胀痛难忍，应先行

A. 输液、抗感染　B. 导尿

C. 前列腺切除术　D. 针刺

E. 理疗

69. 初孕妇，24岁，妊娠38周，自觉头痛、视物不清4天。下列与疾病严重程度关系较小的指标是

A. 蛋白尿　　　　B. 血压水平

C. 自觉症状　　　D. 水肿程度

E. 眼底检查

70. 女，29岁，妊娠33周，反复性阴道出血，曾晕倒1次。体格检查：面色苍白，脉搏110次/分，血压90/60mmHg，腹软，无压痛，宫底位于脐与剑突之间，枕左前位，胎心率156次/分。下列错误的检查方法是

A. B超检查　　　B. 血常规检查

C. 肛诊检查　　　D. 凝血功能检查

E. 胎儿电子监护

71. 初孕妇，26岁，妊娠38周，阴道流液4小时，无阵发性腹痛。体温36.8℃，腹部无压痛，胎心率140次/分，胎儿大小与实际孕周相符。血WBC 10×10^9/L。该患者最恰当的处理措施是

A. 期待疗法

B. 观察12小时，如仍未临产行剖宫产

C. 立即行剖宫产术

D. 不予处理，等待自然分娩

E. 观察12小时，如仍未临产给予引产

72. 产妇，妊娠40周，滞产，产钳助产4000g女婴，胎盘娩出后阴道出血，量时多时少，检查子宫质软。本病例应诊断为

A. 胎膜残留　　　B. 软产道损伤

C. 胎盘残留　　　D. 子宫收缩乏力

E. 凝血功能障碍

73. 女，48岁，近半年月经不规则，停经60天后阴道出血12天，量时多时少。妇科检查：宫颈光滑，子宫稍大，质中等硬，双侧附件无异常。为明确诊断，最恰当的检查方法是

A. 尿妊娠试验

B. 基础体温测定

C. 宫颈刮片细胞学检查

D. 子宫内膜病理检查

E. 子宫输卵管碘油造影

74. 女，24岁，未婚，闭经2年。肛诊：子宫正常大小，孕激素试验阴性。下一步应进行的检查方法是

A. 垂体兴奋试验

B. 基础体温测定

C. 染色体检查

D. 激素水平测定

E. 雌、孕激素序贯试验

75. 女孩，6岁，诊断为单纯型肾病综合征，病程中患儿出现腰痛、尿呈洗肉水样。此时最可能是发生了

A. 泌尿系统感染　B. 肾结石

C. 肾衰竭　　　　D. 电解质紊乱

E. 肾静脉血栓形成

76. 男婴，4个月，人工喂养，未添加辅食，2天来轻咳、流涕，伴低热。今晨抽搐4次，每次持续约2min，缓解后玩耍如常。为确诊最有价值

的辅助检查是

A. 心电图

B. 腹部 B 超

C. 胸部 X 线摄片

D. 血钾、钠、氯及血糖测定

E. 血钙、磷、碱性磷酸酶测定

77. 女婴，10 个月，高热 1 周伴咳嗽、喘憋、嗜睡，面色苍白，左肺背部叩诊稍浊，闻及少量中小水泡音。X 线胸片示左下肺大片状阴影。血白细胞计数 9×10^9/L，中性粒细胞百分比 0.56，淋巴细胞百分比 0.44。最可能的诊断为

A. 肺炎链球菌肺炎

B. 腺病毒肺炎

C. 金黄色葡萄球菌肺炎

D. 毛细支气管炎

E. 肺炎支原体肺炎

78. 男婴，出生后 3 天，不吃、不哭、反应差，肛温 33℃，双下肢皮肤硬肿，暂不能进食，需经静脉给予热量补充，初始量每日为

A. 40kcal/kg   B. 60kcal/kg

C. 80kcal/kg   D. 50kcal/kg

E. 70kcal/kg

79. 男，44 岁，头晕、乏力、面色苍白 3 年。巩膜轻度黄染，脾肋下 2cm。血红蛋白 56g/L，红细胞计数 1.8×10^{12}/L，白细胞计数 2.2×10^9/L，血小板计数 32×10^9/L。骨髓增生减低，但红系增生，以中、晚幼红细胞为主。尿 Rous 试验（+），Ham 试验（+）。首先考虑的诊断是

A. 缺铁性贫血

B. 巨幼细胞贫血

C. 再生障碍性贫血

D. 阵发性睡眠性血红蛋白尿症

E. 自身免疫性溶血性贫血

80. 某类风湿关节炎患者，病程持续 1 年余，有对称性多关节肿痛，未经治疗，三大常规及肝、肾功能检查正常。首选治疗方案是

A. 一种 NSAIDs（非甾体抗炎药）

B. 两种 NSAIDs 联合使用

C. 改善病情的抗风湿药（DMARDs）

D. DMARDs 加 NSAIDs

E. DMARDs 加糖皮质激素

81. 男，45 岁，因恶心、呕吐 1 周就诊。检查发现：贫血貌，血压 195/110mmHg。血肌酐 998μmol/L。肾脏 B 超：长轴 7.8cm。最可能的诊断是

A. 急性肾小管坏死

B. 急性间质性肾炎

C. 急性肾小球肾炎

D. 慢性肾衰竭

E. 恶性高血压

82. 男，30 岁。外伤后出血约 1000ml，给予手术止血，并输注平衡盐溶液和羟乙基淀粉。术后查体：P 95 次/分，BP 100/60mmHg。血常规示 Hb 80g/L。此时应采取的治疗措施是

A. 输注红细胞悬液 1 单位

B. 输注红细胞悬液 5 单位

C. 输注全血 1000ml

D. 输注血浆 400ml

E. 暂不输血，继续观察

83. 女，55 岁，右手拇指晨起僵硬伴疼痛半年；近 2 周出现该处的肿胀及活动受限，被动活动患指可出现伴疼痛的弹响。临床诊断最可能是

A. 类风湿关节炎

B. 关节内游离体

C. 骨性关节炎

D. 风湿性关节炎

E. 狭窄性腱鞘炎

84. 女，62 岁，冬季房屋内煤火取暖，次日晨被发现昏迷。查体：呼吸 30 次/分，心率 96 次/分，昏迷，口唇呈樱桃红色。最适宜的治疗是

A. 静脉用抗生素

B. 静脉用呼吸兴奋剂

C. 静脉用甘露醇

D. 高压氧舱治疗

E. 机械通气

85. 男，50 岁，血型"A"，有胃溃疡病史 10 余年，最近胃镜检查怀疑有癌变而入院手术。术前输注"A"型全血约 150ml 时突然畏寒、寒战，体温 38℃，呕吐 1 次，血压正常。停止输血并经对症处理后症状很快缓解。这种输血不良反应最有可能是

A. 非溶血性发热性输血反应

B. 过敏反应
C. 急性（即发性）溶血性输血反应
D. 循环超负荷
E. 细菌污染反应

86. 初产妇，胎儿娩出5分钟后，阴道多量流血达300ml，呈暗红色，有凝血块。首先考虑的诊断是
   A. 宫颈裂伤　　　B. 凝血功能障碍
   C. 子宫收缩乏力　D. 胎盘部分剥离
   E. 子宫胎盘卒中

87. 女婴，5个月，3天来咳喘伴发热来诊。查体：热病容，喘憋，烦躁不安，三凹征（+），呼吸急促，呼吸频率64次/分，心率168次/分；两肺喘鸣音为主，少量细湿啰音；腹软，肝肋下2cm。该患儿最可能的诊断是
   A. 支气管肺炎
   B. 喘息性支气管炎
   C. 毛细支气管炎
   D. 婴幼儿哮喘
   E. 支原体肺炎

88. 患儿，2岁，发热、咳嗽3天，惊厥、昏迷1天，体温39℃，鼻塌，肺部散在干湿啰音，心律齐，心率130次/分，肝未触及。诊断是支气管肺炎合并
   A. 呼吸衰竭　　　B. 心力衰竭
   C. 中毒性脑病　　D. 中毒性肠麻痹
   E. DIC

89. 女孩，1岁，发热、咳嗽3天，口周围稍青紫。用鼻前庭导管吸氧，氧流量应为
   A. 0.5～1L/min　　B. 1.5～2L/min
   C. 2.5～3L/min　　D. 3.5～4L/min
   E. 4.5～5L/min

90. 小儿，1岁半，其父患浸润性肺结核，有咯血。小儿与父母同住，无任何症状，X线胸片未见异常，结核菌素试验阳性。对该小儿应采取的措施是
   A. 立即接种卡介苗
   B. 隔离并继续观察
   C. 口服异烟肼，疗程6个月
   D. 口服异烟肼+链霉素肌注，疗程1年
   E. 不必服药，定期复查X线胸片，发现病灶再行抗结核治疗

91. 男孩，3岁，发育落后，少动、发绀，有蹲踞现象。胸骨左缘第2～4肋间可闻及3级收缩期喷射性杂音。X线胸片示心脏外形呈靴形。应诊断为
   A. 房间隔缺损　　B. 室间隔缺损
   C. 动脉导管未闭　D. 法洛四联症
   E. 肺动脉狭窄

92. 女孩，10岁，无明显前驱病史。近3天来颜面浮肿，伴少尿、肉眼血尿。测血压150/100mmHg。查尿常规示：蛋白（+++），红细胞>100个/HP，白细胞15～20个/HP，管型5～10个/HP。血沉50mm/h，血 BUN 15mmol/L，血C3 0.1g/L。该患儿最可能的诊断是
   A. 急性链球菌感染后肾炎
   B. 急进性肾炎
   C. 狼疮肾炎
   D. 肾炎性肾病
   E. 急性肾小球肾炎伴泌尿系统感染

93. 男，40岁，慢性肾衰竭患者，饮食控制欠佳。突发抽搐，意识丧失，心搏骤停。死亡原因最可能是
   A. 代谢性酸中毒　B. 高血压
   C. 心功能不全　　D. 高钾血症
   E. 尿毒症脑病

94. 女孩，15岁，月经周期20～60天，经期持续7～15天不等，量时多时少，伴有血块。此次月经来潮持续15天，量较多。应选择的止血方法是
   A. 诊断性刮宫
   B. 黄体酮肌内注射治疗5天
   C. 氯米芬治疗5天后加用孕激素
   D. 止血环酸治疗2周后，加用孕激素
   E. 给予大剂量雌激素，止血后逐渐减量，2周后加用孕激素

95. 男婴，8个月，人工喂养，未补充维生素D，近来出现多汗、烦躁。查体：方颅，出牙延迟，肋骨串珠。诊断为佝偻病活动期。关于发病机制的叙述，下列哪项是错误的
   A. 尿磷排出增加
   B. 骨钙释出

C. 维生素 D 缺乏
D. 钙、磷在肠道吸收减少
E. 甲状旁腺代偿功能不足

96. 男，35 岁，镜下血尿伴蛋白尿 3 年。辅助检查：尿 RBC 20~25 个/HP，为异形红细胞，尿蛋白定量 1.5g/d，血肌酐 90μmol/L。B 超示双肾大小正常。为明确诊断，需要进一步采取的检查是
A. 肾活检　　　　B. 尿培养
C. 肾盂造影　　　D. ANCA
E. 腹部 X 线平片

97. 女，70 岁，蛋白尿 1 个月，尿蛋白定量 6g/d，蛋白电泳显示以小分子蛋白质为主，呈单克隆分布。其蛋白尿的性质应为
A. 组织性蛋白尿
B. 肾小球性蛋白尿
C. 溢出性蛋白尿
D. 分泌性蛋白尿
E. 肾小管性蛋白尿

98. 女，28 岁，风湿性心脏病二尖瓣狭窄病史 2 年。平时不用药，连续爬三楼无明显不适。妊娠 5 个月起活动时常有轻度心悸、气促。现妊娠 38 周，因心悸、咳嗽、夜间不能平卧、心功能Ⅲ级而急诊入院。在制订治疗计划时，最佳的方案是
A. 积极控制心力衰竭后终止妊娠
B. 积极控制心力衰竭，同时行剖宫术
C. 积极控制心力衰竭，同时行引产术
D. 适量应用抗生素后继续妊娠
E. 纠正心功能，等待自然临产

99. 女，25 岁，月经周期为 30 天，其末次月经是 2012 年 4 月 18 日，其排卵期大约在 5 月
A. 2 日　　　　　B. 4 日
C. 6 日　　　　　D. 8 日
E. 10 日

100. 女，40 岁，已婚，经产妇，月经期延长，经量增多，痛经明显。子宫如孕 50 天大小，有压痛；双附件正常。最可能的诊断为
A. 子宫肌瘤　　　B. 子宫腺肌病
C. 子宫肥大　　　D. 子宫内膜异位症
E. 早孕

101. 女，30 岁，因再生障碍性贫血 3 个月入院输血治疗。输注悬浮红细胞 30 分钟内出现寒战。既往有输血史。查体：T 39.5℃，BP 130/75mmHg。患者最可能出现的输血不良反应是
A. 输血相关性循环超负荷
B. 过敏反应
C. 输血相关性移植物抗宿主病
D. 非溶血性发热性反应
E. 急性溶血性输血反应

102. 男，35 岁，车祸伤致右髋关节疼痛、活动不能 3 天就诊，经检查诊断为右髋关节后脱位。在硬膜外麻醉下行手法复位治疗。伤后 1 年开始出现右髋关节疼痛，行走跛行。此时最可能的诊断是
A. 右髋关节创伤性关节炎
B. 右股骨头缺血性坏死
C. 右坐骨神经损伤
D. 右髋关节僵硬
E. 右髋关节感染

103. 男孩，15 岁，双下肢水肿 2 周。查体：眼睑轻度水肿，双下肢凹陷性水种。尿常规：红细胞（-），蛋白（+++）。尿蛋白定量 4.8g/d，血浆白蛋白 19g/L。肾穿刺活检：微小病变型肾病。不适当的治疗是
A. 低盐低脂饮食
B. 糖皮质激素
C. 抗凝
D. 预防性应用抗生素
E. 利尿剂

104. 女孩，16 岁，3 天来低热伴乏力、纳差、恶心、呕吐，来诊当日家长发现其眼黄。出生时曾注射乙肝疫苗。实验室检查：ALT 860U/L，TBil 120μmol/L。最可能的诊断是
A. 戊型肝炎　　　B. 丁型肝炎
C. 丙型肝炎　　　D. 乙型肝炎
E. 甲型肝炎

105. 女，40 岁，双侧乳腺于月经前明显胀痛，月经后可自行缓解。乳腺超声提示双侧乳腺多发小结节，大小约 0.4cm，无明显血流信号，双侧腋窝未见肿大淋巴结。最可能的诊断是
A. 乳腺结核

B. 乳腺囊性增生病
C. 非哺乳期乳腺炎
D. 乳腺癌
E. 乳腺纤维腺瘤

106. 女，74岁，间断感觉环境晃动伴恶心2天，共发作5次，每次持续10～15分钟。有高血压病史。发作时查体：水平眼震阳性，左侧指鼻试验阳性和跟-膝-胫试验阳性，闭目试验阳性。发作间歇期检查正常。双侧前庭功能试验正常。头颅CT无异常。可能的诊断是
A. 短暂性脑缺血发作
B. 小脑梗死
C. 脑桥梗死
D. 小脑出血
E. 中脑梗死

107. 一位亚急性细菌性心内膜炎患者，下床活动后出现意识逐渐模糊至昏迷，并有右侧偏瘫，其最可能的原因是
A. 肺动脉栓塞
B. 脑动脉栓塞
C. 心冠状动脉栓塞
D. 右侧上、下肢动脉栓塞
E. 右侧上、下肢静脉栓塞

108. 男，32岁，咽痛、咳嗽7天，水肿、尿少5天。化验：Hb 90g/L，尿蛋白（＋＋＋），尿RBC 10～15个/HP，血肌酐500μmol/L，血尿素氮23mmol/L。B超示双肾增大。其最可能的临床诊断是
A. 肾病综合征
B. 慢性肾小球肾炎
C. 急性肾小球肾炎
D. 急性肾盂肾炎
E. 急进性肾小球肾炎

109. 女，30岁，因原发性甲状腺功能亢进症而行甲状腺大部切除术，术后第2天出现发作性手足抽搐，每次持续约10分钟，发作时无意识障碍。最可能的原因是
A. 术后发生甲状腺危象
B. 甲状旁腺损伤或缺血
C. 切口内出血压迫气管
D. 喉头水肿导致窒息

E. 双侧喉返神经损伤

110. 女，26岁，尿频、尿急2年，抗生素治疗不见好转。尿常规：脓细胞（＋＋），红细胞（＋）。尿培养阴性。IVU：右肾盂、肾盏未显影，右肾区可见斑片状钙化影；左肾轻度积水。正确诊断为
A. 左肾积水　　B. 右肾结核
C. 右肾结石　　D. 右肾癌
E. 右肾结核，左肾积水

111. 女，20岁，为系统性红斑狼疮患者，狼疮肾，尿蛋白持续（＋＋），足量糖皮质激素治疗4周无效。此时应采取的措施是
A. 加大激素用量
B. 加用免疫抑制剂
C. 加用抗疟药
D. 加用雷公藤
E. 加用利尿剂

A3/A4型题

答题说明：以下提供若干个案例，每个案例下设若干道试题。请根据案例所提供的信息，在每一道试题下面的A、B、C、D、E五个备选答案中选择一个最佳答案。

(112～113题共用题干)

成年男性，从高楼跌下后出现抽搐。每次抽搐首发于左侧面部，然后双眼球向左凝视，继而左侧上肢抽搐，最后左侧下肢抽搐。整个过程约30s，每小时发作20次。查体时呈浅昏迷。

112. 本病诊断为
A. 癫痫部分性发作
B. 癫痫强直-阵挛性发作
C. 癔症性抽搐
D. 癫痫失神发作
E. 杰克逊癫痫

113. 脑部主要病灶可能在
A. 左侧中央后回　　B. 右侧中央后回
C. 左侧中央前回　　D. 右侧中央前回
E. 颞叶

(114～116题共用题干)

男，22岁，因大量蛋白尿1个月入院，病前无

上呼吸道感染史。查体：血压120/80mmHg，双下肢有明显可凹性水肿。入院后诊断为肾病综合征。为明确病理类型，行肾穿刺检查，电镜下见有广泛的肾小球脏层上皮细胞足突消失。

114. 该患者最可能的病理类型是
    A. 膜性肾病
    B. 脂性肾病
    C. 系膜增生性肾小球肾炎
    D. 局灶性节段性肾小球硬化
    E. 微小病变型肾病

115. 下列选项中，最支持该病理类型的临床特点是
    A. 多见于青年人
    B. 多伴有镜下血尿
    C. 表现为典型的肾病综合征
    D. 有明显的肾功能减退
    E. 无上呼吸道感染史

116. 首选的治疗方法是
    A. 环磷酰胺
    B. 单用细胞毒药物
    C. 糖皮质激素联合用细胞毒药物
    D. 单用环孢素A
    E. 单用糖皮质激素

(117~118题共用题干)

男孩，14岁，2016年8月突发乏力、纳差、恶心、尿黄1天。有不洁饮食史。查体：T 38℃，巩膜黄染，肝肋下1.5cm，叩痛（+），脾肋下未触及。实验室检查：血 WBC 8.5×10^9/L，N 0.54，L 0.46，ALT 1850U/L，TBil 96μmol/L，DBil 62μmol/L。

117. 首先考虑的诊断是
    A. 急性病毒性肝炎
    B. 沙门菌感染
    C. 急性胆囊炎
    D. 肾综合征出血热
    E. 伤寒

118. 为明确诊断，首先应进行的检查是
    A. 血培养
    B. 肥达反应
    C. 粪便培养
    D. 出血热抗体检测
    E. 血清肝炎病毒免疫学标志物

(119~121题共用题干)

女孩，4岁，夏季发热。发热、咽痛、眼痛、流泪2天，不伴咳嗽、腹泻。查体：咽痛、咽部充血明显；双眼结膜滤泡性改变，皮肤无皮疹及出血点，颈部、耳后淋巴结肿大；心、肺、腹部均无异常。

119. 该患者最可能的诊断是
    A. 扁桃体炎   B. 结膜炎
    C. 咽结合膜热   D. 猩红热
    E. 流行性出血热

120. 最可能感染的病原体是
    A. 溶血性链球菌   B. 麻疹病毒
    C. 流感病毒   D. 腺病毒
    E. 疱疹病毒

121. 不适宜的治疗是
    A. 适当休息   B. 抗病毒治疗
    C. 抗生素治疗   D. 对症治疗
    E. 中成药治疗

(122~124题共用题干)

初产妇，27岁，妊娠40周，阵发性腹痛10h，宫缩每间隔10~15min一次，每次持续30s，宫口开大2cm。

122. 出现上述临床表现的原因是
    A. 子宫收缩节律性异常
    B. 子宫收缩对称性异常
    C. 子宫收缩极性异常
    D. 子宫收缩缩复作用异常
    E. 腹肌和膈肌收缩力异常

123. 此时的处理原则应是
    A. 静脉滴注缩宫素
    B. 静脉滴注麦角新碱
    C. 肌内注射哌替啶（度冷丁）
    D. 人工破膜
    E. 立即行剖宫产术

124. 若已进入第二产程，胎头 S^{+4}，胎心率102次/分。此时的处理应是
    A. 立即行剖宫产术
    B. 等待自然分娩
    C. 行产钳术助娩
    D. 静脉滴注缩宫素加强宫缩
    E. 静注地西泮（安定）加速产程进展

(125~127题共用题干)

女婴，4个月，双胎之妹妹，单纯母乳喂养。面色苍白、食欲减退2个月。查体：肤色苍白，肝肋下3.5cm，脾肋下1.5cm。血 Hb 80g/L，RBC 3.3×10^{12}/L，MCV 60fl，MCH 24pg，MCHC 25%，PLT、WBC 正常。

125. 最可能的诊断是
   A. 再生障碍性贫血
   B. 营养性巨幼细胞贫血
   C. 感染性贫血
   D. 混合性贫血
   E. 缺铁性贫血

126. 经有效治疗后，首先出现的变化是
   A. 血红蛋白上升
   B. 红细胞上升
   C. 细胞内含铁酶活性开始恢复
   D. 红细胞游离原卟啉上升
   E. 网织红细胞上升

127. 若Hb恢复正常，还需继续药物治疗的时间是
   A. 3~4周   B. 1~2周
   C. 9~12周   D. 13~18周
   E. 6~8周

(128~129题共用题干)

女，76岁，因乳腺癌行手术治疗。术后病理检查结果：浸润性导管癌，2cm×2cm大小，无淋巴结转移，ER（++），PR（+）。

128. 该病人最佳的定性诊断方法是
   A. 粗针穿刺活检
   B. 钼靶X线摄片
   C. 放射性核素扫描
   D. CT检查
   E. 细针穿刺细胞学检查

129. 该病人若诊断为乳腺癌，手术方式应选择
   A. 乳腺癌根治术
   B. 乳腺癌扩大根治术
   C. 保留胸大肌、胸小肌的乳腺癌改良根治术
   D. 保留胸大肌、切除胸小肌的乳腺癌改良根治术
   E. 保留乳房的乳腺癌切除术

B1 型题

答题说明：以下提供若干组试题，每组试题共用在试题前列出的 A、B、C、D、E 五个备选答案。请从中选择一个与问题关系最密切的答案。某个备选答案可能被选择一次、多次或不被选择。

(130~131题共用备选答案)
   A. 桡骨下端骨折
   B. 胫骨中、下1/3交界处骨折
   C. 股骨颈头下型骨折
   D. 股骨干骨折
   E. 尺、桡骨闭合性骨折

130. 容易愈合的骨折类型是
131. 易发生缺血性坏死的骨折类型是

(132~133题共用备选答案)
   A. 喘憋为突出表现
   B. 频咳、喘憋、发绀
   C. 常见猩红热样或荨麻疹样皮疹
   D. 全身中毒症状明显，重者意识障碍甚至休克
   E. 刺激性咳嗽为突出表现

132. 腺病毒肺炎的临床特点是
133. 呼吸道合胞病毒肺炎的临床特点是

(134~135题共用备选答案)
   A. 雌激素   B. 孕激素
   C. 雄激素   D. 甲硝唑
   E. 克霉唑

134. 治疗外阴阴道念珠菌病宜选用的治疗药物是
135. 治疗滴虫性阴道炎宜选用的治疗药物是

(136~137题共用备选答案)
   A. 500ml   B. 550ml
   C. 600ml   D. 650ml
   E. 700ml

136. 5kg婴儿人工喂养每天约需8%糖牛奶的量是
137. 6.5kg的婴儿中度脱水的累积损失量最多补充

(138~139题共用备选答案)
   A. 骨髓   B. 胸腺
   C. 脾   D. 中胚叶
   E. 肝

138. 胚胎第4周时造血器官是

139. 胚胎第 6 周后主要造血器官是

(140~141 题共用备选答案)

    A. 上皮细胞管型   B. 白细胞管型

    C. 颗粒管型   D. 红细胞管型

    E. 脂肪管型

140. 对急性肾盂肾炎诊断有意义的尿常规检查是

141. 对急性肾小球肾炎诊断有意义的尿常规检查是

(142~143 题共用备选答案)

    A. 椎动脉型颈椎病

    B. 脊髓型颈椎病

    C. 交感型颈椎病

    D. 神经根型颈椎病

    E. 复合型颈椎病

142. 手指麻木伴上肢放射痛，压头试验阳性，最可能的颈椎病类型是

143. 手足无力、括约肌功能障碍、脚踩棉花感，最可能的颈椎病类型是

(144~145 题共用备选答案)

    A. 大肠埃希菌

    B. 肠球菌

    C. 金黄色葡萄球菌

    D. β-溶血性链球菌

    E. 厌氧菌

144. 急性膀胱炎最常见的致病菌是

145. 诱发急性肾小球肾炎常见的病原体是

(146~148 题共用备选答案)

    A. 叶酸和维生素 B_{12}

    B. 维生素 B_{12}

    C. 右旋糖酐

    D. 亚叶酸钙

    E. 右旋糖酐铁

146. 治疗恶性贫血选用

147. 营养性巨幼细胞贫血选用

148. 甲氨蝶呤引起的巨幼细胞贫血选用

(149~150 题共用备选答案)

    A. 卵巢囊肿带扭转

    B. 急性盆腔炎

    C. 急性阑尾炎

    D. 异位妊娠

    E. 卵巢巧克力囊肿

149. 高热、腹痛，触诊宫旁两侧片状增厚，拟诊为

150. 月经期腹痛，子宫一侧或双侧可触及肿物，活动受限，拟诊为

临床执业助理医师资格考试全真模拟试卷与解析

模拟试卷（三）

中国健康传媒集团
中国医药科技出版社

第一单元

A1 型题

答题说明：每一道试题下面有 A、B、C、D、E 五个备选答案，请从中选择一个最佳答案。

1. 医疗机构为预防传染病院内传播应承担的职责是
   A. 实施传染病预防控制规划
   B. 收集和分析传染病疫情信息
   C. 对传染病预防工作进行指导
   D. 流行病学调查
   E. 医疗废物处置

2. 各级各类医疗保健机构应当设立预防保健组织或者人员以承担
   A. 本单位的传染病预防、控制和疫情管理工作
   B. 责任地段的传染病监测管理工作
   C. 本单位和责任地段的传染病监测管理工作
   D. 本单位和责任地段的传染病预防、控制和疫情管理工作
   E. 本单位和责任地段的传染病监督、监测管理工作

3. 计量资料呈对称分布，计算集中趋势的指标最好选用
   A. M　　　　　B. Q
   C. $\bar{X}$　　　　　D. G
   E. S

4. 医师在诊疗活动中，不过度医疗所体现的医师行为规范是
   A. 规范行医　　　B. 严格权限
   C. 救死扶伤　　　D. 重视人文
   E. 规范文书

5. 下列表述最能反映医学伦理学本质的是
   A. 属于应用伦理学的范畴
   B. 关于医学道德的学说和理论体系
   C. 医学的有机组成部分
   D. 规范伦理学的一个分支
   E. 一门边缘学科

6. 关于同情感，下列说法中错误的是
   A. 医务人员发自内心的情感
   B. 医务人员最起码的道德情感
   C. 促使医务人员为患者服务的原始动力
   D. 建立在医学科学基础上，具有理智性
   E. 医务人员对患者最高层次的情感

7. 根据沙赫特有关情绪研究的观点，对个体情绪的性质和程度起决定作用的是
   A. 心理应对方式　　B. 认知的方式
   C. 智力的水平　　　D. 社会支持程度
   E. 人格的特点

8. 人的行为不完全由本能决定，也不简单是外部刺激的结果，而是人的情感与理性评价的综合结果，这种观点符合
   A. 精神分析理论
   B. 行为主义理论
   C. 人本主义理论
   D. 认知理论
   E. 心理生理学理论

9. 不能用于团体测查的人格测验是
   A. 艾森克人格问卷
   B. 明尼苏达多相人格调查表
   C. 洛夏墨迹测验
   D. 卡特尔人格因素问卷
   E. 爱德华人格测试

10. 蛋白质的一级结构是指
    A. 亚基聚合　　　B. α-螺旋
    C. β-折叠　　　D. 氨基酸序列
    E. 氨基酸含量

11. 磷酸戊糖途径的主要产物之一是
    A. CoQ　　　　　B. cAMP
    C. NADPH　　　　D. FMN
    E. ATP

12. 体内生成核糖的主要途径是
    A. 糖酵解　　　　B. 磷酸戊糖途径

C. 糖原合成　　D. 糖原分解
E. 糖异生

13. 摄入过多容易引起中毒的是
A. 维生素 B_1　　B. 维生素 B_2
C. 维生素 D　　D. 维生素 B_{12}
E. 维生素 C

14. 氨基转移酶的辅酶是
A. 磷酸吡哆醛　　B. 焦磷酸硫胺素
C. 生物素　　D. 四氢叶酸
E. 泛酸

15. 与核苷酸合成密切相关的生化代谢途径是
A. 糖酵解　　B. 糖有氧氧化
C. 糖异生　　D. 磷酸戊糖途径
E. 糖原分解

16. 关于"脂肪酸 β 氧化"过程的叙述，正确的是
A. 脂肪酸 β 氧化过程在细胞浆进行
B. 脂肪酸 β 氧化直接生成 CO_2 和水
C. 脂肪酸 β 氧化过程没有氢和 ATP 生成
D. 脂肪氧化直接从脂肪酸 β 氧化开始
E. 脂肪酸 β 氧化 4 步反应是可逆的

17. 引起药物副作用的原因是
A. 药物的毒性反应大
B. 机体对药物过于敏感
C. 药物对机体的选择性高
D. 药物对机体的作用过强
E. 药物的作用广泛

18. 局麻药的局麻作用机制是
A. 促进 Cl^- 内流，使神经细胞膜产生超极化
B. 阻碍 Na^+ 内流，抑制神经细胞膜去极化
C. 阻碍 K^+ 外流，使神经细胞膜产生超极化
D. 阻碍 Ca^{2+} 内流，抑制神经细胞膜去极化
E. 促进 K^+ 内流，抑制神经细胞膜去极化

19. 高血压合并支气管哮喘的患者，不宜使用的药物是
A. 美托洛尔　　B. 贝那普利
C. 硝苯地平　　D. 氢氯噻嗪
E. 阿夫唑嗪

20. 最容易导致股骨头无菌性坏死的药物是
A. 长春新碱　　B. 糖皮质激素
C. 雷公藤多苷　　D. 甲氨蝶呤

E. 羟氯喹

21. 维生素 K 不能用于治疗
A. 严重肝硬化
B. 双香豆素过量
C. 继发性凝血酶原缺乏
D. 新生儿出血
E. 梗阻性黄疸

22. 机体内环境是指
A. 体液　　B. 细胞内液
C. 细胞外液　　D. 血液
E. 组织液

23. 属于上皮组织发生的肿瘤是
A. 淋巴管瘤　　B. 血管瘤
C. 乳头状瘤　　D. 平滑肌瘤
E. 脂肪瘤

24. 心肌梗死后 24h 内避免使用的药物是
A. 地高辛　　B. 罂粟碱
C. 呋塞米　　D. 吗啡
E. 哌替啶

25. 能促进胎儿脑发育的激素是
A. 糖皮质激素　　B. 生长激素
C. 甲状旁腺激素　　D. 甲状腺激素
E. 性激素

26. 有关胸膜腔内压的叙述，错误的是
A. 一般情况下是负压
B. 胸内压＝肺内压－肺回缩压
C. 胸膜腔内负压有利于静脉回流
D. 使肺维持一定的扩张程度
E. 产生气胸时负压增大

27. 分泌睾酮的主要细胞是
A. 睾丸精细胞
B. 睾丸支持细胞
C. 睾丸间质细胞
D. 生精小管上皮细胞
E. 精原细胞

28. 组织、细胞代谢障碍引起的可逆性病变称为
A. 变性　　B. 坏死
C. 梗死　　D. 坏疽
E. 凋亡

29. 有关左心室附壁血栓，下述哪项是正确的
   A. 引起肺栓塞   B. 引起脑栓塞
   C. 诱发心壁穿孔   D. 加重心肌梗死
   E. 阻塞心室血流

30. 葡萄球菌感染引起的炎症反应，病灶中主要的炎细胞是
   A. 单核细胞   B. 淋巴细胞
   C. 中性粒细胞   D. 嗜酸性粒细胞
   E. 浆细胞

31. 不属于癌前病变的是
   A. 黏膜白斑病
   B. 宫颈糜烂
   C. 乳腺纤维腺瘤
   D. 结肠多发性息肉
   E. 慢性萎缩性胃炎

32. 风湿病增生期最具特征性的病理变化是
   A. 黏液样变性
   B. 纤维素样变性
   C. 风湿小体形成
   D. 心瓣膜纤维组织增生
   E. 心外膜纤维蛋白渗出

33. 下列哪种成分不是粥样斑块内通常具有的
   A. 苏丹Ⅲ染色阳性物质
   B. 纤维组织伴有透明变性
   C. 中性粒细胞
   D. 泡沫细胞
   E. 无定形的坏死物质

34. 成人肺结核最常见的类型是
   A. 局灶型
   B. 浸润型
   C. 慢性纤维空洞型
   D. 干酪样肺炎
   E. 结核性胸膜炎

35. 急性细菌性痢疾的病变性质属于
   A. 卡他性炎   B. 变质性炎
   C. 化脓性炎   D. 假膜性炎
   E. 出血性炎

36. 支气管扩张症最有意义的体征是
   A. 贫血
   B. 杵状指
   C. 固定的局限性湿啰音
   D. 消瘦
   E. 多变的哮鸣音

37. 干性支气管扩张症的主要症状是
   A. 反复咳嗽   B. 大量脓痰
   C. 反复咯血   D. 营养不良
   E. 肌肉酸痛

38. 诊断慢性肺心病的主要依据是
   A. 慢性支气管－肺疾病病史
   B. 发绀、呼吸困难
   C. 肺动脉高压，右心室肥大
   D. 两肺干湿性啰音
   E. 酸碱平衡失调

39. 易查见大量结核分枝杆菌的病灶是
   A. 渗出性病变
   B. 干酪样坏死及液化
   C. 结核球
   D. 钙化灶
   E. 结核结节

40. 下列疾病中，最常发生Ⅱ型呼吸衰竭的是
   A. 肺炎
   B. 慢性阻塞性肺疾病
   C. 结核性腹膜炎
   D. 肺血栓栓塞症
   E. 间质性肺疾病

41. 结核渗出性胸膜炎的常规治疗不包括
   A. 胸腔穿刺抽液   B. 激素治疗
   C. 对症治疗   D. 支持疗法
   E. 抗结核治疗

42. 容易引起贫血的胃炎是
   A. 慢性非萎缩性全胃炎
   B. 慢性萎缩性胃炎，胃体萎缩为主
   C. 慢性萎缩性胃炎，胃窦萎缩为主
   D. 慢性浅表性胃炎，胃体萎缩为主
   E. 慢性浅表性胃炎，胃窦萎缩为主

43. 急性阑尾炎最常见的并发症是
   A. 阑尾穿孔致腹膜炎
   B. 门静脉炎
   C. 膈下脓肿
   D. 盆腔脓肿

E. 肠间脓肿

44. 对于急性出血坏死型胰腺炎最具有诊断价值的实验室检测指标是
    A. 血淀粉酶升高
    B. 血清胆红素升高
    C. 血糖降低
    D. 血钙降低
    E. 血镁降低

45. 肝性脑病患者抽搐时最好选用
    A. 氯丙嗪   B. 吗啡
    C. 副醛   D. 哌替啶
    E. 地西泮

46. 诊断消化性溃疡急性穿孔最有价值的临床表现是
    A. 溃疡病史
    B. 严重上腹部疼痛
    C. 腹胀，尿少
    D. 持续上腹部疼痛
    E. 肝浊音区消失

47. 嵌顿性疝内容物是小肠憩室称为
    A. 闭孔疝
    B. Richter 疝
    C. Littre 疝
    D. 腹股沟滑动性疝
    E. 股疝

48. 诊断肝性脑病最有意义的体征是
    A. 肌张力增高
    B. 腱反射亢进
    C. 踝阵挛阳性
    D. 巴宾斯基（Babinski）征阳性
    E. 扑翼样震颤

49. 肝硬化脾大的主要原因是
    A. 腹水压迫使脾血回流受阻
    B. 门静脉高压
    C. 肝动脉压力增高
    D. 毒物刺激
    E. 肝静脉压力增高

50. 关于结核性腹膜炎的叙述，下列错误的是
    A. 可长期低热或中度发热
    B. 腹壁柔韧感是特异性体征

    C. 腹水伴肠粘连时可无移动性浊音
    D. 肿块易于推动，境界较清晰
    E. 肿块多位于脐周

51. 预防急性胰腺炎的措施不包括
    A. 积极治疗胆道疾病
    B. 戒酒
    C. 常用抑制胰酶活性的药物
    D. 避免服用引起急性胰腺炎的药物
    E. 避免暴饮暴食

52. 有关胃良性溃疡和恶性溃疡的鉴别中，正确的是
    A. 良性溃疡粪隐血持续阳性
    B. 恶性溃疡胃酸正常或升高
    C. 胃肠钡剂检查良性溃疡位于胃腔轮廓之内
    D. 恶性溃疡多见于中青年患者
    E. 恶性溃疡组织僵硬，质脆，易出血

53. 消化道和肝脏淤血、软组织水肿，应考虑的疾病是
    A. 左心衰竭   B. 右心衰竭
    C. 肝硬化   D. 心律失常
    E. 动脉硬化

54. 阵发性室性心动过速伴晕厥者，首选的治疗是下列哪一项
    A. 利多卡因静脉注射
    B. 非同步直流电除颤
    C. 同步直流电复律
    D. 静注β受体阻断剂
    E. 静脉注射胺碘酮

55. 老年性收缩期高血压患者降压宜选用的药物是
    A. 利尿药氢氯噻嗪
    B. β受体阻断剂
    C. α受体阻断剂
    D. 血管紧张素转换酶抑制剂
    E. 中枢交感神经抑制剂

56. 心包炎中最常见的病因是
    A. 非特异性   B. 化脓性
    C. 结核性   D. 真菌性
    E. 肿瘤性

57. 不支持室性心动过速诊断的心电图表现是
    A. 室性融合波

B. 房室分离
C. QRS 波宽大畸形
D. 3 个或以上室性期前收缩连续出现
E. 心动过速常由期前发生的 P 波开始

58. 急性肺水肿咳嗽的性状为
   A. 脓性   B. 铁锈色
   C. 棕红色   D. 粉红色泡沫样
   E. 巧克力样

59. Austin Flint 杂音的发生与以下哪项有关
   A. 二尖瓣狭窄
   B. 二尖瓣关闭不全
   C. 主动脉瓣狭窄
   D. 主动脉瓣关闭不全
   E. 肺动脉瓣关闭不全

60. 下列氨基酸中无 L-型或 D-型之分的是
   A. 谷氨酸   B. 甘氨酸
   C. 半胱氨酸   D. 赖氨酸
   E. 组氨酸

61. 结核病的基本病变属于
   A. 急性增生性炎症
   B. 纤维素性炎症
   C. 化脓性炎症
   D. 变质性炎症
   E. 特殊性炎症

62. 肝素的抗凝作用特点是
   A. 能溶解血栓
   B. 仅在体内有作用
   C. 仅在体外有作用
   D. 仅口服有作用
   E. 在体内、体外均有作用

A2 型题

答题说明：每一道试题是以一个小案例出现的，其下面都有 A、B、C、D、E 五个备选答案。请从中选择一个最佳答案。

63. 医疗机构篡改、伪造、隐匿、销毁病历资料的，造成严重后果的，对直接负责的主管人员和其他相关直接责任人员，由县级以上人民政府卫生主管部门给予或者责令给予开除的处分，对有关医务人员的处罚是

A. 由原发证部门吊销执业证书
B. 责令暂停 6 个月以上、1 年以下执业活动
C. 依法追究刑事责任
D. 责令给予降低岗位等级或撤职处分
E. 自我批评

64. 患儿刘某，男孩，11 岁，因高热 1 日由其父亲陪伴到某医院呼吸科就诊。接诊医师张某对刘某进行详细检查后，诊断"上呼吸道感染，原因待查"，嘱住院进一步检查治疗。但刘某的父亲以怕影响孩子学习为由，不同意住院检查治疗，并在病历上签署了"拒绝住院，后果自负"的意见。当晚刘某病情恶化，急送该院诊治，经抢救无效死亡。尸检病理诊断为"暴发型脑炎"。医师张某诊疗行为的性质应属于
   A. 因患者原因延误治疗，不构成医疗事故
   B. 因医疗技术过失误诊，不构成医疗事故
   C. 因医疗责任过失漏诊，构成医疗事故
   D. 因医疗责任过失误诊，构成医疗事故
   E. 因医疗技术过失漏诊，不构成医疗事故

65. 某女怀孕后，非常想知道胎儿的性别，遂请其好友，某妇产科医师为其做胎儿性别测定。该医师为其实施了胎儿性别鉴定。根据《母婴保健法》的规定，当地卫生主管部门应对该医师作出的处理是
   A. 处以罚款   B. 给予行政处分
   C. 扣发年度奖金 D. 调离工作岗位
   E. 离岗接受培训

66. 男孩，8 岁，孤独症患者。心理治疗师在对其进行治疗的过程中，每当了解到他有主动向老师问好、递给小朋友玩具或整理好自己的衣服等情形时，就奖励他一个纸质小星星作为强化物。该心理治疗师采用的行为治疗技术是
   A. 自我管理   B. 代币疗法
   C. 系统脱敏   D. 满灌疗法
   E. 差别强化

67. 人脑不仅反映当前所看到、听到的事物，还能反映既往经历过的事物并想象出来从未见到过的事物，说明人脑对现实的反映具有
   A. 主观能动性   B. 客观真实性
   C. 系统整体性   D. 抽象概括性

E. 间接创造性

68. 女，28岁，因"发热3天，食欲下降、厌油、恶心、乏力"就诊。体温38.5℃，血压100/80mmHg，巩膜及皮肤黄染，右上腹部压痛，肝在肋缘下2cm，轻度触痛。不予考虑检查的项目是
   A. ALT
   B. AST
   C. 血胆红素测定
   D. 血清蛋白质测定
   E. CK

69. 男，36岁，反复咳脓痰伴咯血1年，经内科治疗咯血停止，但患者一般情况差。为明确诊断，下列哪种检查方法最佳
   A. 胸部X线摄片
   B. 胸部高分辨CT
   C. 支气管碘油造影
   D. 胸部MRI
   E. 纤维支气管镜

70. 男，58岁，平素健康，近半个月来夜间阵发性哮喘发作，被迫坐位，气短，10min后自行缓解。今晚加重来诊。查体：体型肥胖，BP 170/110mmHg，R 25次/分，P 110次/分，两肺底部可闻及湿啰音，无哮鸣音。初步诊断为
   A. 支气管哮喘
   B. 心源性哮喘
   C. 喘息型支气管炎
   D. 运动性哮喘
   E. 过敏性哮喘

71. 女，36岁，发热1周，体温：38.5℃~39.5℃，周身疼痛，近2天轻微咳嗽，无痰。胸部查体无异常体征，肝大（右肋下2cm）、脾大（左肋下1cm）。WBC 7.0×10^9/L，中性粒细胞百分比60%，淋巴细胞百分比40%，ESR 70mm/h，痰结核分枝杆菌涂片（-），血细菌培养（-），肥达反应（-）。X线胸片：两肺可见细小等大、均匀分布的粟粒样阴影。诊断最可能是
   A. 伤寒
   B. 败血症
   C. 急性血行播散型肺结核

D. 细支气管肺泡细胞癌
E. 肺气肿

72. 男，30岁，肝区钝痛、低热、乏力3个月，有血吸虫疫水接触史，偶饮酒。查体：肝肋下2cm，质硬。HBsAg（+），ALT 60U/L，A/G为3.1/3.0。AFP先后检测两次，结果分别为400ng/ml和800ng/ml。诊断首先应考虑
   A. 慢性活动性肝炎
   B. 肝炎后肝硬化
   C. 血吸虫病性肝纤维化
   D. 酒精性肝硬化
   E. 肝炎后肝硬化合并原发性肝癌

73. 男，46岁，毕Ⅱ式胃大部切除术后4d，突发右上腹剧痛，右侧腹膜炎体征，白细胞计数11×10^9/L。最可能的诊断是
   A. 胃肠吻合口破裂
   B. 十二指肠残端破裂
   C. 急性胆囊炎穿孔
   D. 急性胰腺炎
   E. 应激性溃疡穿孔

74. 女，57岁，高血压、冠心病患者。近日心前区闷痛发作频繁，伴头胀。测血压为150/100mmHg（20/13.3kPa），心电图示胸痛发作时相关导联ST段一过性抬高。应采取何种药物治疗最为适宜
   A. 强心苷类   B. 硝苯地平
   C. 利多卡因   D. β受体阻断剂
   E. 利尿药

75. 女，40岁，因风湿性心脏病出现心衰，心功能Ⅱ级，并有下肢水肿。经地高辛治疗后，心功能有所改善，但水肿不见好转。检查发现：血浆醛固酮水平高。此时最好选用
   A. 呋塞米   B. 氢氯噻嗪
   C. 螺内酯   D. 丁苯氧酸（布美他尼）
   E. 氨苯蝶啶

76. 男，28岁，劳动时突然出现胸部闷痛，多次晕倒，数分钟后意识恢复。体检发现胸骨左缘可闻及喷射性收缩期杂音，屏气时杂音增强。初步诊断为
   A. 冠状动脉粥样硬化性心脏病
   B. 风湿性心瓣膜病

C. 梗阻性肥厚型心肌病

D. 先天性心脏病

E. 病态窦房结综合征

77. 女，36岁，低热伴胸闷、气急3周入院，经检查拟诊心包积液。下列哪一项体征不符合心包积液

A. 奇脉

B. 心脏向左、右侧扩大

C. 肝肿大并有压痛

D. 心音遥远

E. 心尖搏动弥散

78. 男，58岁，反复咳嗽、咳痰38年，气促10年，加重伴昏睡1天入院。查体：体温38℃，脉搏120次/分，呼吸28次/分，血压160/90mmHg。昏迷状，球结膜水肿，口唇发绀，双肺散在干湿啰音。血气分析：PaO$_2$ 63mmHg，PaCO$_2$ 78mmHg。其昏迷的最主要原因是

A. 脑血管意外　　B. 右心衰竭

C. 肺性脑病　　　D. 碱中毒

E. DIC

79. 心电图示P波规律出现，PR间期为0.22s，每隔2个P波之后有1次QRS波群脱漏，心房率75次/分，心室率50次/分。其诊断为

A. 一度房室传导阻滞

B. 二度Ⅰ型房室传导阻滞

C. 二度Ⅱ型房室传导阻滞

D. 三度房室传导阻滞

E. 房性心动过速伴3:2房室传导阻滞

80. 男，36岁，腹部膨隆、下肢水肿半年，加重1个月，近1周尿少。查体：颈静脉无怒张，心率104次/分，腹膨隆，腹腔积液征（+），肝、脾未触及。尿常规：尿蛋白（+），红细胞0~1个/HP，白细胞0~2个/HP，尿钠1.8g/24h（正常值3~5g/24h），血尿素氮16mmol/L。最可能的诊断是

A. 慢性肾炎合并尿毒症

B. 缩窄性心包炎

C. 肾小球肾病合并尿毒症

D. 肝硬化合并肝肾综合征

E. 慢性充血性心力衰竭

81. 男，50岁，患肝硬化腹水9年。1个月来腹部明显膨胀，尿量每日400~500ml。3天来发热，体温38℃左右，全腹痛。下列体征中对病情判断最有意义的是

A. 蜘蛛痣及肝掌

B. 腹壁静脉曲张呈海蛇头样

C. 脾大

D. 全腹压痛及反跳痛

E. 腹部移动性浊音阳性

82. 男，29岁，突发上腹痛后蔓延至全腹8小时，腹痛持续。查体：腹呈舟状，全腹压痛及反跳痛，肝浊音界缩小，移动性浊音（±），肠鸣音消失。血WBC 19×10^9/L。为明确诊断，下列哪项检查最有意义

A. 血生化检查

B. X线透视或摄片

C. B超

D. CT

E. 腹腔穿刺

83. 女，29岁，右胸痛2周，伴发热38.5℃，有干咳。胸痛开始为尖锐针刺样，于深呼吸、咳嗽时加剧。近3天觉胸痛减轻，但活动后有气促。查体：右下肺呼吸音减低，叩诊浊音。可能的诊断是

A. 大叶性肺炎　　B. 右侧气胸

C. 肺梗死　　　　D. 右侧胸腔积液

E. 肝脓肿

84. 男，20岁，右胸撞伤后疼痛，呼吸20次/分，脉搏85次/分，胸廓挤压征阳性，X线胸片示右肺压缩5%。目前针对该病例最恰当的处理是

A. 胸膜腔穿刺抽气

B. 胸膜腔闭式引流

C. 镇痛观察

D. 输液

E. 吸氧

85. 男，19岁，无业青年，父亲是生意人。该青年5年来购买收藏女性高跟鞋，晚上抱着睡觉，在心理咨询门诊诊断为"恋物癖"。此类患者最恰当的治疗方法是

A. 人本主义　　B. 厌恶治疗

C. 自由联想　　D. 系统脱敏
E. 梦的分析

86. 男孩，12岁，感冒后发现有蛋白尿，很快出现少尿和水肿，病情发展快，立即行肾活检。肾活检病理检测发现：肾小球饱满，肾小囊壁层上皮增生，大量肾小管萎缩，胶质增生。可能的肾小球疾病病理类型是
    A. 局灶性肾小球硬化
    B. 硬化性肾小球肾炎
    C. 膜增生性肾小球肾炎
    D. 膜性肾病
    E. 新月体型肾小球肾炎

87. 男，18岁，寒战、高热，经细菌培养确诊为肺炎链球菌肺炎，来诊时青霉素皮试阴性，但静滴青霉素几分钟后即出现头晕、面色苍白、呼吸困难、血压下降等症状，诊断为青霉素过敏性休克。请问对该病人首选的抢救药物是
    A. 多巴胺　　　　B. 异丙嗪
    C. 地塞米松　　　D. 肾上腺素
    E. 去甲肾上腺素

88. 男，40岁，呕吐胃内容物已月余，血pH 7.5，血钾3.0mmol/L，尿呈弱酸性。应诊断为
    A. 呼吸性酸中毒
    B. 呼吸性碱中毒
    C. 低钾性代谢性碱中毒
    D. 代谢性酸中毒
    E. 呼吸性酸中毒合并代谢性碱中毒

89. 女，40岁，发现室间隔缺损38年，3个月前拔牙后持续发热至今。查体：体温37.6℃，睑结膜苍白并有瘀点，胸骨左缘第3肋间可闻及全收缩期杂音，脾肋下可触及。最有助于确诊的检查是
    A. 腹部B超　　　B. 血常规
    C. 血培养　　　　D. 血清铁
    E. 尿蛋白

90. 男，45岁，有高血压病史，因阵发性心悸2天来诊。查体：血压120/70mmHg，心率180次/分，心律齐，心音正常，无杂音。1分钟后心率降至80次/分，心律齐。30秒后又回至180次/分。最可能的诊断为
    A. 窦性心动过速

B. 阵发性心房颤动
C. 阵发性室上性心动过速
D. 阵发性心房扑动
E. 三度房室传导阻滞

91. 男，35岁，入院诊断为扩张型心肌病，心功能Ⅳ级。心电图示心率96次/分，心房颤动。血清钾6.5mmol/L，血清钠130mmol/L。该患者不宜应用的药物是
    A. 硝普钠
    B. 呋塞米（速尿）
    C. 螺内酯（安体舒通）
    D. 地高辛
    E. 阿司匹林

92. 女，60岁，慢性咳喘病史20年，剧烈咳嗽3天，无咳痰、咯血及发热；半小时前突发胸痛，呼吸困难，不能平卧，伴发绀。查体：血压150/100mmHg，呼吸40次/分，右胸触觉语颤减弱，呼吸音减低，心率110次/分。以上表现符合
    A. 肺梗死　　　　B. 急性心肌梗死
    C. 急性左心衰竭　D. 阻塞性肺气肿
    E. 自发性气胸

93. 男，49岁，因劳累后胸痛3年收住入院。入院后根据其发作时的心电图诊断为"稳定型心绞痛"。其发作时最可能的心电图表现是
    A. T波高尖
    B. 左心室肥厚劳损
    C. 窦性心动过速
    D. ST段下移，T波低平、双向、倒置
    E. ST段呈短暂的抬高，形成单向曲线

94. 男，65岁，运动时胸痛1年，症状每于重体力劳动时发生，停止活动后3分钟左右自行缓解。能够改善其预后的治疗措施是
    A. 定期输注丹参　B. 硝苯地平
    C. 速效救心丸　　D. 硝酸甘油
    E. 阿司匹林

95. 男，52岁，晚间突感左胸前区疼痛，伴有恶心、呕吐，并出现严重的呼吸困难，送医院途中死亡。尸检发现左心室前壁大面积坏死。最可能发生阻塞的血管是
    A. 右冠状动脉主干

B. 左冠状动脉回旋支
C. 窦房结动脉
D. 左冠状动脉前降支
E. 右冠状动脉后室间支

96. 女，26岁，右胸外伤后疼痛，呼吸急促。血压90/60mmHg，心率100次/分，神清，烦躁，轻度发绀，气管明显左移，右侧呼吸音消失，右胸壁皮下气肿，逐渐加重。治疗方法首选
   A. 补液，输血   B. 抗炎治疗
   C. 开胸探查   D. 右侧胸腔穿刺
   E. 气管插管、吸痰、给氧

97. 女，65岁，咳嗽、痰中带血、胸痛2个月，无明显发热。X线胸片发现右下肺周边有一直径6cm的结节状阴影。诊断首先应考虑为
   A. 肺脓肿   B. 结核瘤
   C. 周围型肺癌   D. 团块状矽结节
   E. 转移性肺癌

98. 男，18岁，转移性右下腹痛16小时，伴恶心、呕吐。16小时前右下腹有局限性压痛，4小时前疼痛范围扩大。查体：T 38.8℃，P 92次/分，腹部膨胀，全腹肌紧张，压痛和反跳痛（+），以右下腹为重，肠鸣音消失。血常规：WBC 18.6×10^9/L，N 0.91。导致病情加重的主要解剖学原因是
   A. 阑尾蠕动弱而慢，阻塞的粪便残渣不易排出
   B. 阑尾与盲肠相通的开口狭窄，易梗阻
   C. 阑尾系膜短而阑尾本身长，易坏死
   D. 阑尾动脉是终末血管，易痉挛坏死
   E. 阑尾壁内淋巴组织丰富，易化脓

99. 女，25岁，肛门疼痛2天，无便血。检查：体温36.7℃，肛门口有直径1cm的暗紫色肿物，表面光滑，边界清楚，质硬，触痛明显。最可能的诊断是
   A. 血栓性外痔   B. 肛门黑色素瘤
   C. 内痔脱出坏死   D. 直肠息肉脱出
   E. 肛裂所致前哨痔

100. 男，40岁，因肺大疱于3个月前行右肺上、中叶切除，3天来发热39℃，白细胞计数19×10^9/L，X线胸片右上肺野可见液平面，胸穿抽出黄白色黏稠液体并伴臭味。当前治疗应首先选择

A. 胸膜纤维板剥脱术
B. 余肺全部切除
C. 胸腔闭式引流术
D. 胸廓成型术
E. 胸膜-全肺切除术

101. 男，30岁，右胸外伤后2小时，呼吸困难。气管左移，听诊右侧呼吸音消失，叩诊右侧呈实音。诊断应考虑为
   A. 血胸   B. 肋骨骨折
   C. 脓胸   D. 肺栓塞
   E. 张力性气胸

102. 男，65岁，近1周来感觉右手与右足麻木，心烦意乱，但生活与工作仍能进行。心理治疗师可以选择的心理测验是
   A. EPQ问卷
   B. 16PF问卷
   C. MMPI调查表
   D. H-R成套测验
   E. TAT测验

103. 男，50岁，胃溃疡病史25年，饭后突发上腹剧痛1小时。为进一步明确诊断，首选的检查方法是
   A. 腹腔诊断性穿刺
   B. 立位腹部X线平片
   C. CT检查
   D. B超检查
   E. X线胃肠钡餐检查

104. 某患者因肺部感染入院，经多种抗菌药物治疗效果不明显。主治医师刘某值夜班时发现患者病情危重，需要使用特殊使用级抗菌药物治疗。依照《抗菌药物临床应用管理办法》规定，刘某越级使用了抗菌药物，同时详细记录用药指征，并在规定时限内补办了越级使用抗菌药物的必要手续。该时限是
   A. 12小时   B. 3小时
   C. 24小时   D. 6小时
   E. 2小时

105. 选择罹患特定疾病的人群组与未罹患这种疾病的对照组，比较两组人群过去暴露于某种可能危险因素的比例，分析暴露于该因素是否与这种特定疾病有关，该研究为

A. 现况调查研究
B. 病例-对照研究
C. 队列研究
D. 实验性研究
E. 理论性研究

106. 女，31岁，反复发作性干咳伴胸闷3年，多于春季发作，无发热、咯血及夜间阵发性呼吸困难，多次X线胸片检查无异常，常用抗生素治疗效果不明显。无高血压病史。全身体检无阳性体征。为明确诊断，首选的检查是
A. 胸部CT
B. 心脏超声波
C. 支气管激发试验
D. 动脉血气分析
E. 纤维支气管镜

107. 女，72岁，因持续性胸痛4小时入院，查体双肺底有少量湿啰音，诊断为急性心肌梗死。该患者心功能分级为
A. NYHA分级Ⅲ级
B. NYHA分级Ⅳ级
C. NYHA分级Ⅰ级
D. Killip分级Ⅱ级
E. Killip分级Ⅲ级

108. 男，20岁，因低热、腹痛诊断为结核性腹膜炎。近日来呕吐、腹胀，未排大便。查体：腹部可见肠型和蠕动波，有气过水声，肠鸣音亢进。最可能的并发症是
A. 肠梗阻
B. 肠穿孔
C. 中毒性肠麻痹
D. 肠出血
E. 腹腔脓肿

109. 老年患者，突然发生寒战、高热、咳嗽、咳痰，痰液黏稠，呈砖红色胶冻状。引起该病例感染最可能的病原菌是
A. 葡萄球菌
B. 克雷伯杆菌
C. 铜绿假单胞菌
D. 流感嗜血杆菌
E. 嗜肺军团杆菌

110. 女，35岁，支气管哮喘重度急性发作2天，使用氨茶碱、沙丁胺醇、大剂量激素治疗无效。查体：呼吸浅快，口唇发绀，神志不清，双肺哮鸣音较弱。血气分析：PaO_2 50mmHg，$PaCO_2$ 70mmHg。进一步救治措施应为
A. 静脉推注地塞米松
B. 给予高浓度吸氧
C. 静脉滴注5%碳酸氢钠
D. 联合应用抗生素静脉滴注
E. 气管插管，正压机械通气

111. 女，18岁，间断排脓血便伴发热2个月。排便10余次/日。体温波动在38.0℃~38.5℃，广谱抗生素治疗1周后无好转。结肠镜检查：全结肠弥漫性充血、糜烂，伴溃疡形成。首选的治疗是
A. 应用免疫抑制剂
B. 应用糖皮质激素
C. 更换抗生素
D. 应用硫唑嘌呤
E. 应用柳氮磺吡啶

112. 女，38岁，活动后心悸、气喘1年余。查体：轻度贫血貌，心率快，心律整，胸骨右缘第2肋间闻及响亮而粗糙的收缩期杂音（3/6级）。首先应考虑的疾病为
A. 动脉导管未闭
B. 主动脉瓣关闭不全
C. 二尖瓣关闭不全
D. 室间隔缺损
E. 主动脉瓣狭窄

113. 男，40岁，胸痛、反酸、烧心、嗳气2个月，胃镜检查食管黏膜未见明显异常，最有助于明确诊断的检查是
A. 上消化道气钡双重造影
B. ^{13}C尿素呼气试验
C. 24小时胃食管pH监测
D. 腹部B超
E. 24小时心电监测

114. 女，23岁，发热、咳嗽、乏力1个月。体温波动于37.5℃~38℃之间，咳少量白色黏痰。胸部X线片示右上肺浸润影，右肺门淋巴结肿大。PPD试验（++）。最佳的治疗方案是
A. 利福平+乙胺丁醇+对氨基水杨酸钠6

个月

B. 异烟肼+对氨基水杨酸钠+乙胺丁醇6个月

C. 异烟肼+链霉素+对氨基水杨酸钠6个月

D. 利福平+异烟肼+乙胺丁醇+吡嗪酰胺2个月,后4个月利福平+异烟肼

E. 利福平+对氨基水杨酸钠6个月,后2个月利福平+异烟肼

115. 女,20岁,感冒后第3天出现心悸、气促,心率120次/分,心尖区第一心音减弱,有奔马律,可闻及心尖区收缩期吹风样2/6级杂音。对确诊最有价值的检查是

A. 心电图
B. 血清抗链"O"滴度
C. ESR
D. 超声心动图
E. 血清病毒中和抗体

116. 女,35岁,上腹饱胀、纳差、体重下降1年。每餐进食约50g固体食物即感上腹部饱胀而无法继续进食。胃镜检查:黏膜光滑,呈花斑样,以红色为主。该患者胃动力障碍的主要机制为

A. 幽门痉挛　　B. 胃体蠕动减弱
C. 胃排空延迟　　D. 胃窦蠕动减弱
E. 胃底容受性舒张障碍

A3/A4型题

答题说明:以下提供若干个案例,每个案例下设若干道试题。请根据案例所提供的信息,在每一道试题下面的A、B、C、D、E五个备选答案中选择一个最佳答案。

(117~119题共用题干)

连某因患严重的躁狂抑郁障碍,正在精神病专科医院住院治疗。因病情恶化,患者出现伤人毁物等行为,医院在没有其他可替代措施的情况下,对其实施了约束身体的措施,但实施后没有及时通知连某的监护人。连某的父亲作为监护人探视时,看到儿子被捆绑在病床上非常气愤。

117. 依照《精神卫生法》,对患者连某实施约束行为的性质属于

A. 治疗性措施

B. 惩罚性措施
C. 保护性医疗措施
D. 诊断性措施
E. 警告性措施

118. 对患者连某实施身体约束而未告知其监护人的做法,侵犯的患方权利是

A. 生命权　　B. 健康权
C. 认知权　　D. 知情权
E. 名誉权

119. 该案例中所形成的医患关系模式是

A. 主动-被动型
B. 指导-合作型
C. 契约许可型
D. 指导参与型
E. 共同参与型

(120~122题共用题干)

女,48岁,突发右上腹剧烈绞痛,伴右肩背痛,恶心、呕吐24小时。既往有类似发作,进食油脂食物后右上腹胀痛、嗳气。T 39.8℃,P 98次/分,BP 140/90mmHg,无黄疸,可触及肿大胆囊,有明显的腹膜刺激征,Murphy征阳性。

120. 首先考虑的诊断是

A. 十二指肠溃疡穿孔
B. 肝外胆管结石
C. 急性化脓性胆囊炎
D. 急性梗阻性化脓性胆管炎
E. 急性胰腺炎

121. 最重要的治疗方法是

A. 大剂量抗生素
B. 对症治疗
C. 禁食、输液
D. 胆囊切除术
E. 中药治疗

122. 若有继发性腹膜炎,最多见的致病菌是

A. 厌氧菌　　B. 大肠埃希菌
C. 变形杆菌　　D. 溶血性链球菌
E. 肺炎链球菌

(123~124题共用题干)

女,27岁,劳累后心悸、气短5年,近1周间断咯血,无发热。查体:双颊紫红,口唇轻度发

绀，静脉无怒张。两肺未闻及干湿啰音。心浊音界在胸骨左缘第3肋间向左侧扩大。心尖闻及局限性舒张期隆隆样杂音，第一心音亢进。肝脏无肿大，下肢无水肿。

123. 本病诊断应首先考虑
  A. 肺结核
  B. 风心病二尖瓣狭窄
  C. 室间隔缺损
  D. 扩张型心肌病
  E. 风心病二尖瓣关闭不全

124. 本病最易发生的心律失常是
  A. 一度房室传导阻滞
  B. 心房颤动
  C. 心室颤动
  D. 室性期前收缩
  E. 窦性心动过缓

(125~126题共用题干)

男，75岁，反复咳嗽、咳脓痰，间断痰中带血5年，再发加重。查体：T 38.2℃，P 100次/分，R 25次/分，BP 140/90mmHg。口唇发绀，肺部可闻及干、湿性啰音，心律不齐，P_2亢进。

125. 该患者最可能的诊断是
  A. 支气管扩张症 B. 慢性阻塞性肺疾病
  C. 支气管哮喘   D. 支气管肺癌
  E. 肺结核

126. 为进一步明确诊断，首选的检查是
  A. 痰找抗酸杆菌
  B. 超声心动图
  C. 支气管镜
  D. 肺功能
  E. 胸部高分辨率CT

(127~129题共用题干)

男，23岁，间断脓血便2年，粪便成形或呈糊状，每日1~3次，有时自觉里急后重，抗生素治疗无效。

127. 最可能的诊断是
  A. 溃疡性结肠炎
  B. Crohn病
  C. 慢性细菌性痢疾
  D. 肠结核
  E. 阿米巴肠炎

128. 明确诊断最有意义的检查是
  A. 粪便培养
  B. 粪便常规检查
  C. 粪便隐血检查
  D. 钡剂灌肠造影检查
  E. 结肠镜检查

129. 治疗中不宜首先考虑应用的药物是
  A. 柳氮磺吡啶   B. 5-氨基水杨酸
  C. 甲硝唑   D. 呋喃唑酮
  E. 泼尼松

B1型题

答题说明：以下提供若干组试题，每组试题共用在试题前列出的A、B、C、D、E五个备选答案。请从中选择一个与问题关系最密切的答案。某个备选答案可能被选择一次、多次或不被选择。

(130~131题共用备选答案)
  A. 动物肝、肾、牛奶
  B. 粮谷类
  C. 绿叶类
  D. 酱菜类
  E. 干豆、花生

130. 膳食中维生素A的来源是

131. 膳食中维生素B的来源是

(132~134题共用备选答案)
  A. 医生对自杀的病人予以制止
  B. 医生的行为以保护病人利益、促进病人健康、增进其幸福为目的
  C. 医生要保护病人的隐私
  D. 医生的行为要遵循医德规范的要求
  E. 医生在紧急灾难（如传染病流行）面前要服从卫生部门调遣

132. 能体现医生特殊干涉权的是

133. 能体现医学伦理学有利原则的是

134. 能体现医学道德和卫生法律义务的是

(135~137题共用备选答案)
  A. 四环素   B. 氟康唑
  C. 妥布霉素   D. 利巴韦林
  E. 林可霉素

135. 对立克次体感染最有效的药物是

136. 能有效控制铜绿假单胞菌感染的药物是
137. 能抑制 DNA 病毒的药物是

(138~140 题共用备选答案)
　　A. 窦房结　　　　B. 心房肌
　　C. 房室交界区　　D. 心室肌
　　E. 浦肯野纤维
138. 传导速度最快的心肌细胞是
139. 传导速度最慢的心肌细胞是
140. 自律性最高的心肌细胞是

(141~142 题共用备选答案)
　　A. 粥样硬化　　　B. 破裂出血
　　C. 间歇性痉挛　　D. 玻璃样变性
　　E. 内膜纤维组织、弹性纤维及平滑肌增生
141. 高血压者肾小球动脉的病变是
142. 高血压的动脉系统病变期，小动脉的病变是

(143~144 题共用备选答案)
　　A. 同步直流电除颤
　　B. 非同步直流电除颤
　　C. 静脉注射阿托品、肾上腺素
　　D. 静脉注射异丙肾上腺素
　　E. 高压氧
143. 对于心搏停顿，为迅速恢复有效心律，应用
144. 对于心室颤动，为迅速恢复正常心律，应用

(145~146 题共用备选答案)
　　A. 布洛芬　　　　B. ACEI
　　C. 泼尼松　　　　D. 阿司匹林
　　E. 苯丙酸诺龙
145. 抑制血小板聚集功能的药物是
146. 扩张肾小球入球和出球小动脉的药物是

(147~148 题共用备选答案)
　　A. 交感-肾上腺髓质系统兴奋，释放大量儿茶酚胺
　　B. 组织缺氧，乳酸蓄积，代谢性酸中毒
　　C. 无氧代谢下能量产生不足，细胞功能衰退
　　D. 出现 DIC，血压下降
　　E. 出现多器官功能障碍
147. 休克代偿期的生理调节改变主要是
148. 休克失代偿期的生理调节改变主要是

(149~150 题共用备选答案)
　　A. NYHA Ⅱ级　　B. Killip Ⅱ级
　　C. Killip Ⅲ级　　D. Killip Ⅰ级
　　E. NYHA Ⅳ级
149. 急性心肌梗死，肺部有湿啰音，但啰音范围小于 1/2 肺野。心力衰竭程度为
150. 风湿性心脏病，休息时有心悸，呼吸困难或心绞痛，任何活动均可加重上述症状。心力衰竭程度为

第二单元

A1 型题

答题说明：每一道试题下面有 A、B、C、D、E 五个备选答案，请从中选择一个最佳答案。

1. 不属于弥漫性结缔组织病范畴的疾病是
   A. 类风湿关节炎
   B. 骨性关节炎
   C. 系统性红斑狼疮
   D. 多发性肌炎
   E. 原发性干燥综合征

2. 急性尿潴留的病因中，属于非机械性梗阻的是
   A. 尿道结石
   B. 外伤性高位截瘫
   C. 尿道断裂
   D. 尿道肿瘤
   E. 前列腺增生

3. 各类型休克的根本变化是
   A. 代谢性酸中毒
   B. 脉搏快
   C. 尿量减少
   D. 组织灌注不足
   E. 低血压

4. 输血早期非溶血性发热反应最常见的原因是
   A. 致敏物
   B. 白细胞凝集素
   C. 致热原
   D. 肝炎病毒
   E. 细菌污染

5. 骨折临床愈合后，骨痂的改造塑形取决于
   A. 外固定的牢靠性
   B. 肢体活动和负重所形成的应力
   C. 局部血液供应情况
   D. 骨痂量的多少
   E. 是否配合康复治疗

6. 下列诊断中属于开放性颅脑损伤的是
   A. 脑内血肿
   B. 脑脊液鼻漏
   C. 头皮血肿
   D. 脑挫裂伤
   E. 头皮血肿合并颅骨骨折

7. 骨筋膜室综合征处理不当的严重后果是
   A. 关节僵硬
   B. 缺血性骨坏死
   C. 感染
   D. 缺血性肌挛缩
   E. 骨化性肌炎

8. 属于骨折早期并发症的是
   A. 急性骨萎缩
   B. 血管、神经损伤
   C. 缺血性骨坏死
   D. 创伤性骨关节炎
   E. 关节僵硬

9. 属于稳定性骨折的是
   A. 斜行骨折
   B. 螺旋形骨折
   C. 多段骨折
   D. 横行骨折
   E. 粉碎性骨折

10. 下列哪项检查不是内分泌疾病的病因学检查
    A. 激素受体抗体的测定
    B. 针吸活检
    C. 视野测定
    D. 受体功能研究
    E. 激素或受体基因的分析

11. 系统性红斑狼疮患者的典型皮肤损害为
    A. 环形红斑
    B. 结节性红斑
    C. 面部蝶形红斑
    D. 多形性红斑
    E. 网状青斑

12. 慢性肾功能不全患者出现贫血的最主要原因是
    A. 骨髓受抑制
    B. 失血
    C. 营养不良
    D. 促红细胞生成素减少
    E. 红细胞破坏增加

13. 膀胱癌最常见的临床表现是
    A. 尿潴留
    B. 尿频、尿急

C. 尿痛 D. 排尿困难
E. 血尿

14. 可以导致肾前性急性损伤的因素为
   A. 输尿管结石 B. 应用庆大霉素
   C. 应用阿昔洛韦 D. 前列腺增生症
   E. 大量丢失体液

15. 早孕的临床表现不包括
   A. 尿频
   B. 腹部有妊娠纹
   C. 黑加征阳性
   D. 嗜睡、乏力、食欲缺乏
   E. 乳房增大、乳晕着色加深

16. 胎头矢状缝与母体骨盆入口右斜径一致，小囟门位于母体骨盆左前方，其胎位是
   A. 枕左横 B. 枕右横
   C. 枕左前 D. 枕右前
   E. 枕右后

17. 诊断子宫性闭经的依据是
   A. 注射黄体酮有撤退性出血
   B. 注射黄体酮无撤退性出血
   C. 注射雌-孕激素无撤退性出血
   D. 注射雌-孕激素有撤退性出血
   E. 注射雌激素有撤退性出血

18. 无防护性交，欲采取紧急避孕措施，采用药物避孕应在
   A. 48小时内 B. 72小时内
   C. 120小时内 D. 56小时内
   E. 6小时内

19. 关于口服短效避孕药的不良反应，正确的是
   A. 类早孕反应是孕激素刺激胃黏膜所致
   B. 服药期间出现阴道出血，是由于撤退性出血所致
   C. 月经量增多
   D. 白带增多是孕激素作用的结果
   E. 体重增加

20. 含孕激素的宫内节育器是
   A. 惰性宫内节育器 B. 母体乐
   C. 曼月乐 D. 含铜宫内节育器
   E. 活性7-IUD

21. 无排卵型功血的特点是

A. 宫颈黏液结晶经前呈椭圆形
B. 月经第5日子宫内膜有分泌反应
C. 基础体温双相
D. 经前子宫内膜有分泌反应
E. 宫颈黏液结晶经前呈羊齿状

22. 早期子宫内膜癌首选的治疗方式是
   A. 中药治疗 B. 内分泌治疗
   C. 手术治疗 D. 放射治疗
   E. 化学药物治疗

23. 卵巢恶性肿瘤的特点是
   A. 肿瘤生长迅速 B. 常为单侧性
   C. 血沉一般正常 D. 病程较长
   E. 肿瘤表面光滑

24. 急性淋病的首选治疗药物是
   A. 头孢曲松纳 B. 红霉素
   C. 丙磺舒 D. 青霉素
   E. 诺氟沙星

25. 正确的组合项目是
   A. 滴虫性阴道炎—豆腐渣样白带
   B. 外阴阴道念珠菌病—泡沫状白带
   C. 非特异性阴道炎—血性白带
   D. 老年性阴道炎—脓性白带
   E. 宫颈癌—米汤样白带

26. 不属于重度子痫前期血液生化改变的是
   A. 尿酸升高
   B. 尿素氮增高
   C. 血小板计数降低
   D. 二氧化碳结合力升高
   E. 血浆蛋白降低

27. 考虑黄体萎缩不全，诊断性刮宫的时间应在
   A. 月经干净后5天
   B. 月经第5天
   C. 月经来潮24小时内
   D. 月经来潮12小时内
   E. 随时刮宫

28. 产后出血是指胎儿娩出后24h内，阴道出血量超过
   A. 400ml B. 500ml
   C. 600ml D. 700ml
   E. 800ml

29. 下列异位妊娠的临床表现中，错误的是
    A. 均有停经史，但小于8周
    B. 多有不同程度的腹痛
    C. 可以出现腹部包块
    D. 多有阴道流血
    E. 可导致失血性休克

30. 小儿体格发育最快的时期是
    A. 新生儿期　　　B. 婴儿期
    C. 幼儿期　　　　D. 学龄前期
    E. 学龄期

31. 反映小儿骨骼发育的重要指标是
    A. 体重　　　　　B. 头围
    C. 身长　　　　　D. 胸围
    E. 牙齿

32. 婴儿期每日热量及水的需要量约是
    A. 460kJ/kg，150ml/kg
    B. 430kJ/kg，130ml/kg
    C. 380kJ/kg，120ml/kg
    D. 380kJ/kg，110ml/kg
    E. 360kJ/kg，100ml/kg

33. 支气管肺炎的肾上腺皮质激素治疗常用
    A. 氢化可的松　　B. 泼尼松
    C. 泼尼松龙　　　D. 甲基泼尼松龙
    E. 地塞米松

34. 维生素D缺乏性佝偻病早期的临床表现是
    A. 神经、精神症状　B. 全身肌肉松弛
    C. 腕、踝关节畸形　D. 出牙延迟
    E. 颅骨软化

35. 关于新生儿生理性黄疸，下列哪项叙述是错误的
    A. 出生后2~3天出现黄疸
    B. 一般情况良好
    C. 足月儿14天内消退
    D. 早产儿4周内消退
    E. 足月儿血清胆红素<257μmol/L（15mg/dl）

36. 新生儿缺氧缺血性脑病的主要病因是
    A. 窒息
    B. 宫内感染
    C. 肺表面活性物质缺乏
    D. 吸入羊水

    E. 体温过低

37. 婴儿感染性腹泻的治疗原则不包括
    A. 调整饮食　　　B. 加强护理
    C. 控制感染　　　D. 用止泻剂
    E. 纠正脱水

38. 生理性贫血最明显的时间为生后
    A. 1个月以后　　　B. 2~3个月
    C. 4~5个月　　　　D. 6个月
    E. 7~9个月

39. 苯丙酮尿症需要定期监测
    A. 尿三氯化铁　　B. 尿生物蝶呤
    C. 血酪氨酸　　　D. 尿有机酸
    E. 血苯丙氨酸

40. 风湿热的主要特征性临床表现不包括
    A. 发热　　　　　B. 心肌炎
    C. 多发性关节炎　D. 皮下结节
    E. 环形红斑

41. X线检查示肺动脉段凹陷的先天性心脏病是
    A. 房间隔缺损　　B. 室间隔缺损
    C. 法洛四联症　　D. 动脉导管未闭
    E. 主动脉狭窄

42. 进行结核菌素试验，结果观察应在注射后
    A. 20min　　　　　B. 12~24h
    C. 24~36h　　　　D. 48~72h
    E. 4~8周

43. 化脓性脑膜炎最可靠的诊断依据是
    A. 急性高热、惊厥、昏迷
    B. 剧烈头痛、呕吐、抽搐
    C. 脑膜刺激征阳性
    D. 脑脊液细胞数升高
    E. 脑脊液中检出化脓性细菌

44. 单纯部分运动性癫痫的病理机制是
    A. 中央后回破坏
    B. 中央后回刺激
    C. 中央前回破坏
    D. 中央前回刺激
    E. 中央前回、中央后回均破坏

45. 关于脑血管病的常见病因，下列哪项不正确
    A. 脑血管病最常见病因是动脉粥样硬化

B. 先天性动脉瘤是蛛网膜下腔出血最常见病因
C. 脑梗死最常见病因是脑动脉炎
D. 心源性栓子是脑栓塞最常见的栓子来源
E. 高血压是脑出血最常见病因

46. 下列抗精神病药物中易引起粒细胞减少或缺乏，需定期检查血常规的是
   A. 氟哌啶醇　　　B. 奋乃静
   C. 舒必利　　　　D. 氯氮平
   E. 利培酮

47. 下列哪项不是精神病综合征的临床表现
   A. 假性幻觉　　　B. 被控制感
   C. 强制性思维　　D. 意识障碍
   E. 影响妄想

48. 以下哪项不符合甲亢的临床表现
   A. 易发生房性心律失常
   B. 可发生低钾性麻痹
   C. 老年患者可不出现高代谢症候群
   D. 可伴有肌病
   E. 活动时心率加快，休息状态则心失常

49. 腺垂体功能减退症最早出现的靶腺功能减退是
   A. 肾上腺皮质功能减退
   B. 甲状腺功能减退
   C. 性腺功能减退
   D. 肾上腺皮质与甲状腺功能减退
   E. 甲状腺与性腺功能减退

50. 甲亢患者的甲状腺素分泌增多，不会出现的表现是
   A. ATP 合成增多
   B. ATP 分解加快
   C. 耗氧量增多
   D. 呼吸加快
   E. 氧化磷酸化反应受抑制

51. 反映糖尿病病情控制的指标是
   A. 空腹及餐后 2h 血糖
   B. 尿糖定性
   C. 血清胰岛素水平
   D. 口服葡萄糖耐量试验
   E. 血清胰岛素细胞抗体

52. 下列哪项尿液检查对慢性肾衰竭的诊断最有价值

   A. 蛋白量　　　　B. 红细胞数
   C. 白细胞数　　　D. 比重固定于 1.010
   E. 颗粒管型

53. 慢性肾炎的主要病变部位是
   A. 肾小动脉　　　B. 肾小管
   C. 肾小球　　　　D. 肾间质
   E. 肾集合管系统

54. 尿毒症患者症状加重最常见的诱因是
   A. 心力衰竭　　　B. 感染
   C. 脱水　　　　　D. 肾毒性药物
   E. 高蛋白饮食

55. 隐匿性肾小球肾炎的诊断依据是
   A. 肾小球源性血尿，水肿，无肾功能减退
   B. 肾小球源性血尿，高血压，无肾功能减退
   C. 无症状性血尿、蛋白尿，无水肿，无高血压，无肾功能减退
   D. 无症状性蛋白尿，有肾功能减退
   E. 蛋白尿，高血压，无肾功能减退

56. 急性原发免疫性血小板减少症死亡的主要原因是
   A. 呕血　　　　　B. 咯血
   C. 阴道出血　　　D. 颅内出血
   E. 感染

57. 下列临床表现不属于凝血机制障碍所致出血的是
   A. 迟发性出血
   B. 深部血肿
   C. 皮肤出血点、紫癜
   D. 关节腔出血
   E. 肌肉出血

58. 缺铁性贫血患者，最可能出现的体征是
   A. 肝、脾大　　　B. 淋巴结肿大
   C. 舌乳头萎缩　　D. 指甲变薄、变脆
   E. 胸骨压痛

A2 型题

答题说明：每一道试题是以一个小案例出现的，其下面都有 A、B、C、D、E 五个备选答案。请从中选择一个最佳答案。

59. 女，65 岁，左膝关节严重疼痛，步行距离少于

500米。查体：左膝关节屈曲挛缩畸形，活动受限。负重位膝关节正位X线片显示左膝内侧关节间隙消失，骨质硬化，边缘骨赘增生。最可能的诊断是
A. 骨性关节炎　　B. 痛风性关节炎
C. 化脓性关节炎　D. 骨关节结核
E. 风湿性关节炎

60. 女，51岁，右肩痛半年，活动受限，近来自觉梳头都感到困难。专科检查：右肩活动受限，肩周肌肉萎缩，局部明显压痛。X线片无异常。最应考虑的诊断是
A. 肩周炎
B. 类风湿关节炎
C. 骨关节炎
D. 肩部肿瘤
E. 肩关节结核

61. 男孩，12岁，跌跤后当天晚上自感全身不适伴发热，左膝部疼痛，用青霉素3天无效来院。检查：左股骨下端肿胀，有局限性深压痛，膝关节内有积液，活动障碍，潮红不著；体温39.5℃。白细胞计数18×10⁹/L，中性粒细胞百分比90%，血沉80mm/h。诊断应考虑为
A. 风湿性膝关节炎
B. 化脓性膝关节炎
C. 股骨下端化脓性骨髓炎
D. 创伤性膝关节炎
E. 股骨下端骨肉瘤

62. 男，56岁，上腹部创伤并发高位肠瘘5天。血压90/60mmHg，血pH 7.2，HCO₃⁻ 15mmol/L。该患者酸碱失衡类型是
A. 呼吸性碱中毒
B. 代谢性碱中毒
C. 呼吸性酸中毒
D. 代谢性酸中毒
E. 呼吸性酸中毒合并代谢性碱中毒

63. 女，56岁，冬天煤炉取暖过夜，清晨被家人发现昏迷不醒，急送医院。查体：口唇呈樱桃红色。对诊断最有帮助的检查是
A. 血胆碱酯酶活力
B. 血气分析
C. 血糖测定

D. 血COHb测定
E. 颅脑CT

64. 男，35岁，温度计厂工人。主诉：易激动、易怒；2年前有口唇、手指等细小震颤，现发展到全身震颤，并出现书写震颤，有口腔炎反复发作。该病人的可能诊断为
A. 汞中毒　　　　B. 铅中毒
C. 苯中毒　　　　D. 镉中毒
E. 砷中毒

65. 某男性，有机磷农药生产灌瓶操作工人，少量农药污染衣服后出现食欲减退、恶心表现，请假自行前来就诊，胆碱酯酶活性75%，神清。应立即给予
A. 脱去污染衣物，用温清水清洗污染皮肤
B. 阿托品
C. 氯解磷定
D. 吸氧
E. 洗胃

66. 女，26岁，双腕、双踝关节痛伴高热1个月。近1周来心悸、气促，心脏彩超提示中等量心包积液，X线胸片示右侧少量胸腔积液，血Hb、WBC及血小板计数下降，尿蛋白（++），多种抗生素治疗无效。诊断应考虑
A. 结核分枝杆菌感染
B. 肾小球肾炎急性发作
C. 系统性红斑狼疮
D. 再生障碍性贫血
E. 恶性肿瘤

67. 男，35岁，诊断为肾病综合征，给予泼尼松60mg/d应用2个月，尿蛋白由（++++）减为（±）。近1周发生上腹痛、烧心，应如何处理
A. 停用泼尼松　　B. 加用雷尼替丁
C. 改用环磷酰胺　D. 加用双嘧达莫
E. 改用吲哚美辛

68. 女，45岁，月经增多、经期延长已2年，伴头晕、心悸。妇科检查：子宫如妊娠3个月大小。B超检查提示子宫肌瘤。血红蛋白80g/L。最恰当的处理是
A. 随访观察
B. 应用宫缩药、止血药

C. 应用雄激素
D. 肌瘤摘除术
E. 子宫切除术

69. 经产妇，38 岁，近半年经期 8～10 天，月经周期正常，经量多。妇科检查：子宫前位，稍大，无压痛；双侧附件正常；基础体温双相。恰当的处理应是
A. 口服氯米芬
B. 人工周期疗法
C. 肌内注射 HMG
D. 经前 7 天肌内注射黄体酮
E. 月经干净后肌内注射黄体酮

70. 初孕妇，26 岁，妊娠 40 周，宫缩持续 40s，间歇 5～6min，强度中等，胎心率 154 次/分，胎头拨露已 1h，无进展，阴道检查无异常。应诊断为
A. 协调性宫缩乏力
B. 不协调性宫缩乏力
C. 骨产道异常
D. 胎位异常
E. 胎儿宫内窘迫

71. 初孕妇，30 岁，妊娠 40 周，规律宫缩 4h 入院，因产程进展不佳，给予缩宫素静脉滴注以加强宫缩。2 小时后下腹疼痛难忍，孕妇烦躁不安、呼吸急促，心率 110 次/分，胎心率 100 次/分，子宫下段有明显压痛，导尿见血尿。本病例最可能的诊断是
A. 先兆子宫破裂   B. 子宫破裂
C. 强直性宫缩   D. 羊水栓塞
E. 胎盘早剥

72. 经产妇，27 岁，妊娠 37 周，枕左前位，出现少量阴道流血 2 天，胎心 162 次/分。正确的处理应是
A. 立即行引产术
B. 输液、输血，观察病情进展
C. 立即行剖宫产术
D. 输液、输血，同时行剖宫产术
E. 吸氧，同时行剖宫产术

73. 初产妇，36 岁，妊娠 40 周，规律宫缩 13h，自然破膜 2h，宫口开大 4cm，胎心率 110 次/分，胎心监测频繁出现晚期减速。本病例正确的处置应是
A. 急查尿雌激素/肌酐比值
B. 吸氧，左侧卧位
C. 静脉滴注 25% 葡萄糖注射液加维生素 C
D. 静脉滴注缩宫素，加速产程进展
E. 立即行剖宫产术

74. 患儿，1 岁，腹泻，重度脱水伴重度酸中毒，此患儿需补充累积损失的液量及首次补充 5% 碳酸氢钠的量分别约是
A. 600ml，25ml
B. 800ml，35ml
C. 1000ml，50ml
D. 1200ml，55ml
E. 1400ml，65ml

75. 男，17 岁，原发性肾病综合征，泼尼松 60mg/d 治疗，2 周后尿蛋白转阴。最可能的肾脏病理类型是
A. 微小病变型肾病
B. 毛细血管内增生性肾小球肾炎
C. 膜性肾病
D. IgA 肾病
E. 膜增生性肾小球肾炎

76. 男婴，1 岁，因反复患感染性疾病就诊。化验发现：RBC 2.6×10^{12}/L，Hb 70g/L；血涂片中可见 RBC 大小不等明显，红细胞中心淡染区扩大。应选用下列哪组药物治疗
A. 铁剂 + 维生素 C + 稀盐酸
B. 叶酸 + 维生素 B_{12} + 维生素 C
C. 维生素 B_{12} + 维生素 C + 稀盐酸
D. 叶酸 + 维生素 C + 铁剂
E. 叶酸 + 维生素 C + 稀盐酸

77. 患儿，5 个月，咳嗽 2 天，2h 前突然惊厥发作 1 次。查体：体温 38.5℃，神志清楚，咽充血，心、肺无异常，无脑膜刺激征。白细胞计数 6.5×10^9/L，血清钙 1.60mmol/L。最可能的诊断是
A. 低血糖
B. 维生素 D 缺乏性手足搐搦症
C. 上感伴高热性惊厥
D. 化脓性脑膜炎
E. 中毒性脑病

78. 患儿，1岁，不会走，不会叫爸爸、妈妈。查体：眼距宽，鼻梁宽平，唇厚，舌大，反应差，皮肤粗糙，脐疝，下部量短。为确诊，应完善以下哪项检查
   A. X线腕骨摄片
   B. 染色体检查
   C. 三氯化铁试验
   D. GH测定
   E. T_3、T_4、TSH测定

79. 女婴，8个月，流涕、轻咳2d，今起突发惊厥。查体：体温39℃，前囟平，心、肺无异常。诊断为高热性惊厥，应首选的治疗是
   A. 抗生素   B. 苯巴比妥
   C. 棕铵合剂   D. 甘露醇
   E. 板蓝根冲剂

80. 女，20岁，因"皮肤紫癜1个月，高热、口腔黏膜血疱、牙龈出血不止2天"住院，肝、脾、淋巴结不大，胸骨无压痛。化验：Hb 40g/L，WBC 2.0×10^9/L，PLT 15×10^9/L；骨髓增生极度减低，涂片未见巨核细胞。诊断首先考虑
   A. 急性再生障碍性贫血
   B. 慢性再生障碍性贫血
   C. 急性白血病
   D. 血小板减少性紫癜
   E. 过敏性紫癜

81. 女，39岁，患风湿性心脏病二尖瓣狭窄，突然出现偏瘫、失语。检查：神志清楚，脑脊液正常，心电图提示心房颤动。最可能的诊断是
   A. 脑出血
   B. 脑栓塞
   C. 脑血栓形成
   D. 蛛网膜下腔出血
   E. 短暂性脑缺血发作

82. 女，60岁，有糖尿病病史半年，口服降糖药治疗，血糖控制欠佳1个月；改用胰岛素治疗1天，血糖控制尚可，但出现视物模糊。考虑的诊断及处理为
   A. 糖尿病视网膜病变，加用改善微血管病变的治疗
   B. 糖尿病视网膜病变，强化胰岛素治疗使血糖达标
   C. 胰岛素的副作用，继续原治疗方案可自然恢复
   D. 胰岛素过敏，立即停用胰岛素
   E. 胰岛素过量，出现低血糖反应，胰岛素减量

83. 女，42岁，多饮、多食10年，空腹血糖常>10.8mmol/L。近2个月来眼睑及下肢轻度水肿，血压160/100mmHg，尿蛋白（++）。最可能的诊断为
   A. 糖尿病肾病
   B. 高血压
   C. 糖尿病合并肾盂肾炎
   D. 肾小球肾炎
   E. 糖尿病酮症酸中毒

84. 男，40岁，间歇性水肿10年，恶心、呕吐1周。血压150/100mmHg，Hb 80g/L；尿蛋白（++），蜡样管型（+）；血BUN 40mmol/L，血Cr 760μmol/L，血钾5.5mmol/L。最适宜的首选治疗方法是
   A. 降压治疗   B. 利尿药
   C. 纠正贫血   D. 饮食治疗
   E. 血液透析

85. 女，42岁，糖尿病病史5年，间断发热、腰痛伴尿频2年，每次发作应用抗生素治疗可好转，近半年来夜尿增多。尿常规：尿比重1.015，RBC 20~30个/HP，WBC 3~5个/HP。静脉肾盂造影见肾盂、肾盏狭窄变形，肾小盏扩张。首先考虑的诊断是
   A. 慢性肾炎
   B. 肾积水
   C. 肾囊肿合并感染
   D. 慢性肾盂肾炎
   E. 肾结核

86. 男，62岁，急性重症胰腺炎患者，于保守治疗中，尿量逐渐减少，无尿2天，出现气促、全身水肿。血压180/92mmHg，心率120次/分，听诊可闻及两肺部下野满布湿啰音。查血钾6.9mmol/L，血BUN 25.2mmol/L，血肌酐577μmol/L。目前应采取的最有效治疗手段是
   A. 袢利尿剂静脉注射
   B. 静脉滴注甘露醇利尿
   C. 口服甘露醇或硫酸镁导泻

D. 控制入液量，停止补钾

E. 及时紧急血液透析

87. 女，28岁，月经量增多1年余。近10日经常鼻出血，脾肋下未及。血红蛋白90g/L，白细胞计数10×10^9/L，血小板计数30×10^9/L，骨髓检查：粒/红细胞系增生旺盛，巨核细胞增多伴成熟障碍。应诊断为

A. 特发性血小板减少性紫癜

B. 血友病

C. 过敏性紫癜

D. 弥散性血管内凝血

E. 血小板增多

88. 男，24岁，近3个月乏力、面色苍白，近1周来反复鼻出血。查体：贫血面容，肝、脾未及。血红蛋白70g/L，白细胞计数3.5×10^9/L，血小板计数25×10^9/L，骨髓细胞增生低下，巨核细胞明显减少。首选治疗药物为

A. 肾上腺糖皮质激素

B. 雄激素

C. 碳酸锂

D. 硝酸士的宁

E. 抗胸腺细胞球蛋白

89. 男，42岁，2年前诊断为原发性慢性肾上腺皮质功能减退症，长期口服氢化可的松（30mg/d）替代治疗。近2天发热38℃，咽痛。目前氢化可的松应

A. 改用等效量的地塞米松

B. 因有感染而暂时停用

C. 剂量减少1/2

D. 剂量维持不变

E. 剂量增加2～3倍

90. 女，62岁，冬季房屋内煤火取暖，次日晨被发现昏迷。查体：呼吸30次/分，心率96次/分，昏迷，口唇呈樱桃红色。最适宜的治疗是

A. 静脉用抗生素

B. 静脉用呼吸兴奋剂

C. 静脉用甘露醇

D. 高压氧治疗

E. 机械通气

91. 男，32岁，建筑工人，由高空坠落，左枕部着地，伤后出现进行性意识障碍，右侧瞳孔逐渐散大。诊断应首先考虑

A. 左枕部急性硬膜外血肿

B. 右枕部急性硬膜下血肿

C. 右侧额颞极挫裂伤伴急性硬膜下血肿

D. 左侧额颞部脑挫裂伤

E. 小脑血肿

92. 男，30岁，从高处跌下，左腰部着地，伤后腰痛并有全程肉眼血尿，尿中有小血块。查体：BP 110/70mmHg，P 100次/分；左腰部青紫伴压痛，腹部无压痛、反跳痛。可初步诊断为

A. 膀胱损伤

B. 输尿管损伤

C. 脾损伤合并肾损伤

D. 肾裂伤

E. 肾挫伤

93. 女，35岁，甲状腺大部切除术后10小时，病人突感呼吸困难、口唇发绀、颈部肿胀，切口敷料可见血液渗出。应采取的紧急措施是

A. 建立静脉通道，注射钙剂

B. 呼叫麻醉科气管插管给氧

C. 请耳鼻喉科急症气管切开

D. 拆开切口缝线，清除血肿

E. 松解切口敷料，吸氧观察

94. 男，17岁，感冒1周后出现颜面及双下肢浮肿。查体：血压140/90mmHg，颜面及双下肢轻度浮肿。尿常规：蛋白尿（++），红细胞（+）。Scr 176μmol/L，补体C3轻度下降。诊断为急性肾小球肾炎。下列哪类药物不宜使用

A. 利尿剂

B. 血管紧张素转换酶抑制剂

C. 血管紧张素Ⅱ受体阻断剂

D. 糖皮质激素

E. 钙通道阻滞剂

95. 女，45岁，右侧乳腺癌最大直径为3cm，未侵及表面皮肤，右侧腋窝可扪及肿大的孤立淋巴结，可推动；颈部及锁骨上区未扪及淋巴结；术前检查未见其他远处转移征象。该病的临床TNM分期是

A. $T_2N_1M_0$ B. $T_3N_1M_0$

C. $T_4N_1M_0$ D. $T_2N_2M_0$

E. $T_3N_2M_0$

96. 男孩，14岁，因发热伴剧烈头痛，频繁呕吐、抽搐2天，于8月10日来诊，家中住平房，蚊子多，周围有类似患者。查体：T 39.8℃，P 120次/分，BP 150/90mmHg，神志不清，皮肤无皮疹，瞳孔等大等圆，对光反射存在，颈无抵抗，Kernig 征（+）、Babinski 征（+）。实验室检查：血 WBC 15×10^9/L，N 0.75；CSF 检查：压力 230mmH$_2$O，外观清亮，有核细胞数 200×10^6/L，单核细胞百分比 0.9，蛋白轻度升高，糖、氯化物正常。最可能的诊断是

 A. 流行性乙型脑炎
 B. 流行性脑脊髓膜炎
 C. 钩端螺旋体病
 D. 结核性腹膜炎
 E. 肾综合征出血热

97. 男婴，8个月，因患支气管肺炎，应用多种抗生素治疗半个月余，病情好转。近2天再次发热伴呕吐、腹泻，排便5~6次/日，腥臭味，呈暗绿色水样便。镜检见大量白细胞、脓球。该患儿最可能的诊断是

 A. 病毒性肠炎
 B. 真菌性肠炎
 C. 致病性大肠埃希菌性肠炎
 D. 侵袭性大肠埃希菌性肠炎
 E. 金黄色葡萄球菌性肠炎

98. 女婴，6个月，因贫血住院。实验室检查：血清叶酸<3μg/L。诊断为营养性巨幼细胞贫血，给予叶酸治疗。为了提高疗效，应同时服用

 A. 维生素 B$_2$ B. 维生素 D
 C. 维生素 C   D. 维生素 A
 E. 维生素 E

99. 女，28岁，葡萄胎清宫术后3个月，阴道不规则流血，子宫稍大。尿 HCG（+）。组织学检查在子宫、肌层内见到退化的绒毛阴影。X线胸片示双下肺有多处片状阴影。最可能的诊断是

 A. 绒毛膜癌   B. 先兆流产
 C. 异位妊娠   D. 葡萄胎残留
 E. 侵蚀性葡萄胎

100. 女，25岁，下腹部疼痛及阴道流血1天，停经48天。妇科检查：子宫稍大，宫颈口开大 2cm，胎囊堵塞于宫颈口内。本例最可能的诊断是

 A. 先兆流产   B. 难免流产
 C. 不全流产   D. 稽留流产
 E. 复发流产

101. 女，14岁，12岁月经初潮。月经周期紊乱，经期长短不一已有1年。肛门检查：子宫发育正常，双侧附件（-）。最可能的诊断是

 A. 黄体萎缩不全
 B. 无排卵型功能失调性子宫出血
 C. 子宫黏膜下肌瘤
 D. 黄体功能不全
 E. 子宫内膜息肉

102. 女，35岁，停经3个月，阴道不规则流血3天，妇科检查子宫如4个月妊娠大小，B超显示宫腔内落雪征。首先考虑的诊断是

 A. 自然流产
 B. 双胎妊娠
 C. 妊娠合并子宫肌瘤
 D. 葡萄胎
 E. 羊水过多

103. 女，51岁，绝经2年，阴道脱出肿物1年。妇科检查：子宫体全部脱出阴道口外。适宜的处理方法为

 A. 密切观察，暂不处理
 B. Manchester 手术
 C. 阴道纵隔形成术
 D. 使用宫颈托
 E. 经阴道全子宫切除术

104. 男，45岁，便血、面色苍白3个月。血常规：Hb 60g/L，MCV 72fl，MCHC 27%，WBC 8.0×10^9/L，PLT 150×10^9/L，网织红细胞 0.025。该病例最可能出现的特有临床表现是

 A. 皮肤瘀斑   B. 匙状甲
 C. 酱油色尿   D. 巩膜黄染
 E. 肝、脾肿大

105. 男，66岁，5年前诊断为左股骨颈骨折。近1年左髋疼痛，行走困难。X线片示左髋关节间隙变窄，股骨头变形。最佳治疗方法是

 A. 左下肢皮肤牵引
 B. 切开复位钢板内固定

C. 人工关节置换术

D. 闭合复位内固定

E. 卧床休息，对症治疗

106. 女，65岁，突发剧烈头痛后昏迷1小时。查体：深昏迷，颈强直，四肢无自主活动，肌张力高，腱反射活跃。头部CT示脑沟与脑池高密度影。最可能的诊断是

A. 短暂性脑缺血发作

B. 脑栓塞

C. 脑血栓形成

D. 蛛网膜下腔出血

E. 脑出血

107. 初产妇，27岁，妊娠34周，有不洁性交史，出现尿频、尿急、尿痛伴阴道口分泌物增多5天。查体：尿道口及宫颈口均见脓性分泌物。该患者应首选的治疗药物是

A. 四环素　　　B. 青霉素

C. 氧氟沙星　　D. 头孢曲松

E. 红霉素

108. 男，20岁，被手榴弹炸伤右侧大腿3小时来院。查体：一般情况好，生命体征平稳，右大腿外侧有约6cm×3cm伤口，达深筋膜表面，无活动性出血，检查无弹片残留。正确的处理是

A. 彻底清创后，缝合伤口

B. 彻底清创后，切开深筋膜减压

C. 清洗伤口，消毒、包扎

D. 彻底清创后，开放伤口引流

E. 彻底清创后，放置引流管、缝合伤口

109. 女，46岁，右乳头刺痒，伴乳晕发红、糜烂3个月。查体双侧腋窝无肿大淋巴结，乳头分泌物涂片细胞学检查见癌细胞。该患者乳头癌变的类型是

A. 黏液细胞癌　　B. 髓样癌

C. 鳞状细胞癌　　D. 湿疹样癌

E. 大汗腺样癌

110. 女，28岁，妊娠38周，B超示胎儿脐带绕颈2周，拟行剖宫产术。4年前曾因外伤住院，接受输血后出现严重过敏反应。孕妇一般状况良好，心、肝、肾功能正常。化验Hb 100g/L。术前拟申请备血400ml，应选择的血液成分是

A. 新鲜冰冻血浆　　B. 浓缩血小板

C. 悬浮红细胞　　D. 冷沉淀

E. 洗涤红细胞

111. 女，21岁，心悸、怕热、多汗3个月，考虑Graves病。白细胞 $4.0 \times 10^9/L$，中性粒细胞 $2.5 \times 10^9/L$；给予甲巯咪唑和美托洛尔治疗，2周后复查白细胞 $1.0 \times 10^9/L$，中性粒细胞 $0.4 \times 10^9/L$。中性粒细胞缺乏最可能的原因是

A. 粒细胞分布异常

B. β受体阻断剂副作用

C. 甲亢病情加重

D. 抗甲状腺药物副作用

E. 叶酸或维生素B_{12}缺乏

A3/A4型题

答题说明：以下提供若干个案例，每个案例下设若干道试题。请根据案例所提供的信息，在每一道试题下面的A、B、C、D、E五个备选答案中选择一个最佳答案。

（112~114题共用题干）

男，20岁，反复发作呼吸困难、胸闷、咳嗽5年，每年春季发作，可自行缓解，此次发作1天症状仍继续加重而来就诊。查体：双肺满布哮鸣音，心率82次/分，心律齐，无杂音。

112. 该患者应首先考虑的诊断为

A. 慢性支气管炎

B. 阻塞性肺气肿

C. 心源性哮喘

D. 支气管哮喘

E. 慢性支气管炎并发肺气肿

113. 目前对该患者应首先选用的缓解治疗药物是

A. $β_2$受体激动剂

B. $β_2$受体阻断剂

C. 抗生素类药物

D. α受体阻断剂

E. $β_1$受体激动剂

114. 入院后给予足量沙丁胺醇和异丙托溴铵治疗1天余，病情仍无好转，呼吸困难严重，口唇发绀。此时应采取的措施是

A. 大剂量二丙酸倍氯米松气溶吸入

B. 静脉滴注第三代头孢菌素

C. 原有药物加大剂量再用 24 小时
D. 应用琥珀酸氢化可的松静脉滴注
E. 静脉滴注 5% 碳酸氢钠

(115~116 题共用题干)

女，32 岁，慢性膀胱刺激征逐渐加重 3 个月。KUB+IVU 见右肾有钙化影，肾影增大，无功能。

115. 应考虑的疾病是
   A. 右肾结核   B. 右肾肿瘤
   C. 右肾结石   D. 肾盂肾炎
   E. 右肾积水

116. 对确诊最有价值的尿液检查是
   A. 尿三杯试验
   B. 尿蛋白测定
   C. 尿结核分枝杆菌培养
   D. 尿常规
   E. 尿普通细菌培养

(117~119 题共用题干)

女，28 岁，停经 3 个月，早孕反应消失，阴道少许流血 2 天。妇科检查：宫口闭，子宫如妊娠 8 周大小，质软；双侧附件区未触及异常。

117. 为明确诊断，首选的检查是
   A. 腹部 CT 检查   B. 诊断性刮宫
   C. 血孕酮测定   D. B 超检查
   E. 多普勒超声检查

118. 该患者最可能的诊断是
   A. 完全流产   B. 稽留流产
   C. 先兆流产   D. 流产感染
   E. 难免流产

119. 该患者正确的处理措施是
   A. 继续观察 1 周
   B. 激素保胎治疗
   C. 雌激素治疗后刮宫
   D. 孕激素治疗后刮宫
   E. 滴注缩宫素后引产

(120~122 题共用题干)

经产妇，31 岁，现妊娠 35 周。查体：BP 120/80mmHg，宫底 35cm，胎心率 136 次/分。空腹血糖 6.2mmol/L，尿糖（+）。2 年前因妊娠 8 个月死胎而进行引产术。

120. 对该患者最有意义的辅助检查是
   A. 葡萄糖耐量试验
   B. 血常规
   C. 尿常规
   D. 尿雌三醇
   E. 血生化检查

121. 经控制饮食后 2 周，空腹血糖 6.1mmol/L，胎心率 136 次/分，无应激试验异常型。此时最恰当的措施是
   A. 左侧卧位
   B. 间断吸氧
   C. 自行胎动计数
   D. 立即终止妊娠
   E. 胎儿生物物理评分

122. 对该产妇分娩的新生儿，不必要的处理是
   A. 检查血糖值
   B. 按早产儿处理
   C. 监测血钙值
   D. 定时滴服葡萄糖
   E. 加压吸氧

(123~125 题共用题干)

男，40 岁，干部，近 1 个月出现情绪低落，对工作及娱乐没有兴趣，卧床多，不思饮食，入睡困难、早醒，有轻生想法。

123. 最可能的诊断是
   A. 抑郁发作
   B. 适应障碍
   C. 分裂情感性精神障碍
   D. 广泛性焦虑障碍
   E. 精神分裂症后抑郁

124. 目前治疗宜首选的药物是
   A. SSRIs
   B. 三环类抗抑郁药
   C. 传统抗精神病药物
   D. MAOIs
   E. 非典型抗精神病药物

125. 经过上述所选择药物治疗 2 周后，患者的症状逐渐加重，表现为卧床不动，不说话，并有严重的自杀企图。此时宜选择的治疗措施是
   A. 舒必利
   B. 非典型抗精神病药
   C. SSRIs+碳酸锂

D. 三环类抗抑郁药+碳酸锂

E. 电抽搐治疗

(126~127题共用题干)

男，25岁，农民工，12月份因发热、头痛、呕吐3天入院。查体：面颈部潮红，双腋下少许出血点。尿常规：蛋白尿（++），红细胞3~5个/HP。血常规：WBC 20.0×10^9/L，异型淋巴细胞10%，PLT 45×10^9/L。

126. 该患者的诊断可能为

   A. 流行性脑脊髓膜炎

   B. 斑疹伤寒

   C. 肾综合征出血热

   D. 钩端螺旋体病

   E. 脓毒症

127. 该患者住院2天后热退，但症状明显加重，出血点增加，四肢厥冷，脉搏细弱，BP 80/60mmHg。此时对该患者的治疗原则是以

   A. 应用抗生素为主

   B. 应用血管活性药物为主

   C. 扩容为主

   D. 纠正酸中毒为主

   E. 应用止血药物为主

(128~129题共用题干)

男，25岁，狂犬病疫苗注射后1天出现荨麻疹，3天后消退。第七天再注射该疫苗，次日出现双下肢无力伴小便困难。查体：视力正常，胸部双侧乳头水平以下深、浅感觉缺失，双下肢肌力4级，膝、踝反射亢进，双侧病理征阳性，脊柱无压痛。

128. 最可能的诊断是

   A. 狂犬病

   B. 急性脊髓炎

   C. 视神经脊髓炎

   D. 脊髓出血

   E. 脊髓肿瘤

129. 对于确诊最有价值的检查是

   A. 脑脊液生化检查

   B. 脊柱平片

   C. 脊柱CT

   D. 脊髓MRI

   E. 血清狂犬病病毒抗体测定

B1型题

答题说明：以下提供若干组试题，每组试题共用在试题前列出的A、B、C、D、E五个备选答案。请从中选择一个与问题关系最密切的答案。某个备选答案可能被选择一次、多次或不被选择。

(130~131题共用备选答案)

   A. 骨髓细胞内可见Auer小体

   B. 中性粒细胞碱性磷酸酶积分增高

   C. Ph染色体阳性

   D. 糖原染色阳性

   E. 非特异性酯酶（+），阳性可被氟化钠抑制

130. 慢性髓系白血病可见

131. 类白血病反应可见

(132~133题共用备选答案)

   A. 反常活动　　B. 功能障碍

   C. 呼吸困难　　D. 持续高热

   E. 血压降低

132. 骨折特有体征是

133. 开放性骨折感染主要表现是

(134~135题共用备选答案)

   A. 硫酸镁静脉滴注

   B. 哌替啶（度冷丁）肌内注射

   C. 肼苯达嗪静脉滴注

   D. 甘露醇快速静脉滴注

   E. 阿托品肌内注射

134. 不协调性子宫收缩乏力首选药物是

135. 妊娠期高血压疾病孕妇出现剧烈头痛伴呕吐时首选药物是

(136~137题共用备选答案)

   A. 低钾血症　　B. 低血糖症

   C. 低钙血症　　D. 低氯血症

   E. 低镁血症

136. 久泻或佝偻病的患儿脱水及酸中毒纠正后出现惊厥，多考虑为

137. 久泻或营养不良患儿输液后出现精神萎靡、腹胀、肠鸣音减弱，多考虑为

(138~139题共用备选答案)
　　A. 37周　　　　B. 38周
　　C. 40周　　　　D. 42周
　　E. 44周
138. 早产儿的胎龄小于
139. 过期产儿的胎龄大于

(140~141题共用备选答案)
　　A. 思维贫乏　　B. 思维散漫
　　C. 思维不连贯　D. 思维迟缓
　　E. 思维奔逸
140. 属于精神分裂症阴性症状的是
141. 常见于抑郁症的是

(142~143题共用备选答案)
　　A. 吗替麦考酚酯　B. 甲氨蝶呤
　　C. 环孢素A　　　D. 泼尼松
　　E. 阿司匹林
142. 上述药物中，治疗类风湿关节炎但不能控制病情进展，必须与改善病情抗风湿药联合使用的是
143. 上述药物中，为狼疮肾炎维持治疗阶段的首选药物的是

(144~145题共用备选答案)
　　A. 术后4~5天　　B. 术后6~7天
　　C. 术后14天　　　D. 术后7~9天
　　E. 术后10~12天
144. 头、面、颈部手术拆线的时间应是
145. 减张缝合手术拆线的时间应是

(146~147题共用备选答案)
　　A. 经皮肾镜碎石
　　B. 体外冲击波碎石
　　C. 输尿管软镜激光碎石
　　D. 药物排石
　　E. 经输尿管碎石
146. 右肾结石直径3.5cm，B超检查肾盂分离3cm，应选择的治疗方法是
147. 右输尿管上段0.4cm×0.3cm结石，应选择的治疗方法是

(148~150题共用备选答案)
　　A. 唐氏综合征（21-三体综合征）
　　B. 软骨发育不良
　　C. 先天性甲状腺功能减退症
　　D. 佝偻病
　　E. 苯丙酮尿症
148. 女孩，2岁，智能落后，表情呆滞，眼距宽，眼裂小，鼻梁低，口半张，舌伸出口外，皮肤细嫩，肌张力低下，右侧通贯手。最可能的诊断是
149. 男孩，1岁，智能落后，表情呆滞，鼻梁低，舌宽大并常伸出口外，皮肤苍黄、粗糙，四肢粗短，腱反射减弱。最可能的诊断是
150. 男婴，15天，皮肤、毛发色素减少，出现癫痫样发作，汗液有鼠尿样气味。最可能的诊断是

临床执业助理医师资格考试全真模拟试卷与解析

模拟试卷（四）

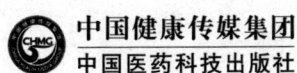

中国医药科技出版社

第一单元

A1 型题

> 答题说明：每一道试题下面有 A、B、C、D、E 五个备选答案，请从中选择一个最佳答案。

1. 关于艾滋病的传播途径，错误的是
   A. 传染源为艾滋病病人及人类免疫缺陷病毒携带者
   B. 主要是血液和精液传播
   C. 通过性接触传播
   D. 通过输血及血制品传播
   E. 不存在围产期传播

2. 具有麻醉药品处方资格的执业医师违反规定开具麻醉药品，造成严重后果的，应给予的处罚是
   A. 警告
   B. 吊销执业证书
   C. 暂停执业半年
   D. 取消麻醉药品处方资格
   E. 罚款

3. 可授予特殊使用级抗菌药物处方权的医务人员是
   A. 主治医师   B. 住院医师
   C. 乡村医生   D. 副主任医师
   E. 实习医生

4. 对病因不明的疾病，描述性研究的主要任务是
   A. 验证病因
   B. 因果推断
   C. 确定病因
   D. 研究发病机制
   E. 寻找病因的线索，提出病因假设

5. 下列哪项不是表示疾病流行强度的指标
   A. 暴发   B. 大流行
   C. 短期波动   D. 散发
   E. 流行

6. 从设计规定的研究对象中随机抽出一部分进行调查，称为
   A. 普查   B. 队列研究
   C. 病例对照研究   D. 抽样调查
   E. 理论流行病学研究

7. 个体经验的获得而引起行为发生相对稳定变化的过程称为
   A. 记忆   B. 感觉
   C. 学习   D. 知觉
   E. 思维

8. 人们对医疗行为进行道德价值判断是通过
   A. 医德活动   B. 医德教育
   C. 医德修养   D. 医德评价
   E. 医德境界

9. 医疗机构执业登记的事项不包括
   A. 名称、地址、主要负责人
   B. 医务人员人数
   C. 所有制形式
   D. 诊疗科目
   E. 注册资金

10. 健康危险因素评价的主要目的在于
    A. 改善人类生活环境
    B. 阐明疾病的生物学病因
    C. 便于疾病的早期诊断
    D. 控制传染病的传播
    E. 促进人们改变不良的行为和生活方式

11. 有助于患者记忆的信息沟通方式不包括
    A. 重要医嘱首先提出
    B. 归纳总结医嘱内容
    C. 指导问题力求具体
    D. 语言表达通俗易懂
    E. 规范使用医学缩略术语

12. 可承载生物遗传信息的分子结构是
    A. 核酸的核苷酸序列
    B. 氨基酸的侧链基团
    C. β-不饱和脂肪酸的双链位置
    D. 脂蛋白的脂类组成
    E. 胆固醇的侧链碳原子

13. 骨骼肌兴奋－收缩耦联的耦联因子是
    A. Na^+　　　　　　B. IP_3
    C. DG　　　　　　　D. Mg^{2+}
    E. Ca^{2+}

14. 下列有关酶 K_m 值的叙述，正确的是
    A. K_m 值是酶－底物复合物的解离常数
    B. K_m 值与酶的结构无关
    C. K_m 值与底物的性质无关
    D. K_m 值并不反映酶与底物的亲和力
    E. K_m 值在数值上是达到最大反应速度一半时所需要的底物浓度

15. 在氧气充足的条件下，1mol 以下物质产生 ATP 最多的是
    A. 葡萄糖
    B. 糖原
    C. 丙酮酸
    D. 1，3－二甘油酸酯
    E. 果糖－1，6－二磷酸

16. 下列关于三羧酸循环，叙述正确的是
    A. 是不可逆反应
    B. 经呼吸链传递氢，生成 12 分子 ATP
    C. 是体内生成草酰乙酸的主要途径
    D. 生成 4 分子 CO_2
    E. 1 分子枸橼酸被消耗

17. 糖酵解、糖异生、磷酸戊糖途径、糖原合成途径的共同代谢产物是
    A. 果糖－1，6－二磷酸
    B. F－6－P
    C. G－1－P
    D. 3－磷酸甘油醛
    E. G－6－P

18. 在体内可由胆固醇转变成的维生素是
    A. 维生素 A　　　　B. 泛酸
    C. 维生素 E　　　　D. 维生素 K
    E. 维生素 D

19. 新斯的明最强的药理作用是
    A. 兴奋骨骼肌
    B. 兴奋胃肠道平滑肌
    C. 兴奋膀胱平滑肌
    D. 缩小瞳孔
    E. 增加腺体分泌

20. 成瘾性小，影响快动眼睡眠时相较小的安眠药是
    A. 哌替啶　　　　　B. 地西泮
    C. 氯丙嗪　　　　　D. 甲丙氨酯
    E. 苯巴比妥

21. 两样本均数比较的 t 检验，其目的是检验
    A. 两样本均数是否相等
    B. 两样本所属的总体均数是否相等
    C. 两样本所属的总体均数相差有多大
    D. 两样本所属的总体均数为多大
    E. 两样本均数相差有多大

22. 噻嗪类利尿剂无下列哪项药理作用
    A. 降压
    B. 降低肾小球滤过率
    C. 使血糖升高
    D. 增加远曲小管的 Na^+-K^+ 交换
    E. 使尿酸排出增加

23. 胺碘酮的药理作用是
    A. 增加心肌耗氧量
    B. 明显延长心肌不应期
    C. 增加心肌自律性
    D. 加快心肌传导
    E. 收缩冠状动脉

24. 有机磷农药中毒导致肺水肿的主要解救用药是
    A. 毛花苷丙　　　　B. 阿托品
    C. 碘解磷定　　　　D. 地西泮
    E. 地塞米松

25. 主要用于治疗厌氧菌感染的药物是
    A. 甲硝唑　　　　　B. 头孢曲松
    C. 阿米卡星　　　　D. 阿莫西林
    E. 环丙沙星

26. 可作为神经细胞兴奋标志的是
    A. 膜超极化　　　　B. 锋电位
    C. 膜复极化　　　　D. 阈电位升高
    E. 膜局部电紧张

27. 心室肌细胞动作电位的主要特征是
    A. 0 期除极迅速
    B. 1 期复极快
    C. 有缓慢的 2 期平台

D. 有快速的3期复极
E. 有4期自动除极

28. 在影响动脉血压的诸多因素中，排血量增多而其他因素不变时，脉压增大的主要原因是
    A. 收缩压、舒张压均降低
    B. 收缩压、舒张压均升高
    C. 收缩压升高，舒张压降低
    D. 收缩压降低，舒张压变化不大
    E. 收缩压升高，舒张压变化不大

29. 吸收胆盐、维生素B_{12}的主要部位是
    A. 十二指肠   B. 空肠
    C. 结肠升段   D. 结肠降段
    E. 回肠

30. 女性的基础体温在排卵后可升高，这种基础体温的升高与下列哪种激素有关
    A. 孕激素   B. 雌激素
    C. 甲状腺素   D. 黄体生成素
    E. 卵泡刺激素

31. 不能透过肾小球滤过膜的物质是
    A. 钠离子   B. 氨基酸
    C. 甘露醇   D. 葡萄糖
    E. 血浆白蛋白

32. 正常成年人的肾小球滤过率约为
    A. 100ml/（min·1.73m²）
    B. 125ml/（min·1.73m²）
    C. 250ml/（min·1.73m²）
    D. 1L/（min·1.73m²）
    E. 180ml/（min·1.73m²）

33. 下列属于组织适应性改变的是
    A. 萎缩
    B. 细胞内脂肪沉积
    C. 玻璃样变性
    D. 坏死
    E. 坏疽

34. 在底物足量时，生理条件下决定酶促反应速度的因素是
    A. 酶含量   B. 钠离子浓度
    C. 温度   D. 酸碱度
    E. 辅酶含量

35. 1型糖尿病患者的胰腺不会出现的病理改变是

A. 胰岛细胞增生   B. 胰岛细胞坏死
C. 间质钙化   D. 间质纤维化
E. 胰岛细胞空泡变性

36. 动脉粥样硬化的早期病变中，最早迁入内膜的细胞是
    A. 单核细胞   B. 淋巴细胞
    C. 平滑肌细胞   D. 成纤维细胞
    E. 中性粒细胞

37. 下列哪项不是乙型病毒性肝炎通常具有的基本病理改变
    A. 气球样变   B. 脂肪变性
    C. 嗜酸性变   D. 凝固性坏死
    E. 肝细胞再生

38. 急性胆囊炎的临床表现不包括
    A. 右上腹持续性绞痛并阵发性加重
    B. 大多伴有黄疸
    C. 右上腹局限性肌紧张
    D. 可伴有右肩部不适症状
    E. 右上腹压痛

39. 感染性肉芽肿的特征性细胞成分是
    A. 嗜酸性粒细胞及浆细胞
    B. 淋巴细胞及异物巨细胞
    C. 单核-巨噬细胞及中性粒细胞
    D. 多核巨细胞及类上皮细胞
    E. 单核细胞及淋巴细胞

40. 外源性支气管哮喘，浆细胞产生使人体致敏的抗体是
    A. IgA   B. IgG
    C. IgE   D. IgM
    E. IgD

41. 提示原发性肺结核病变恶化的病理转归是
    A. 结核性胸膜炎
    B. 原发病灶扩大，产生空洞
    C. 支气管淋巴结肿大
    D. 支气管淋巴结周围炎
    E. 急性粟粒型肺结核

42. 肺心病肺动脉高压的形成，最重要的原因是
    A. 肺小血管闭塞
    B. 肺毛细血管床减少
    C. 血容量增加

D. 血液黏稠度增加
E. 肺细小动脉痉挛

43. 抗结核药联合短程化疗最有价值的作用是
   A. 减少药物副作用
   B. 减少并发症
   C. 减少或避免后遗症
   D. 减少或避免耐药性发生
   E. 症状缓解快

44. 社区感染性肺炎致病最常见的革兰阴性杆菌是
   A. 大肠埃希菌
   B. 肺炎克雷伯杆菌
   C. 铜绿假单胞菌
   D. 流感嗜血杆菌
   E. 嗜肺军团菌

45. 肺癌的肺外表现中，常见的是
   A. 杵状指   B. 面颈部水肿
   C. 吞咽困难   D. 一侧瞳孔缩小
   E. 锁骨上淋巴结肿大

46. Ⅱ型呼吸衰竭的动脉血气诊断指标是
   A. $PaO_2 < 6.65kPa$，$PaCO_2 > 8.0kPa$
   B. $PaO_2 < 7.32kPa$，$PaCO_2 > 7.32kPa$
   C. $PaO_2 < 8.0kPa$，$PaCO_2 > 6.65kPa$
   D. $PaO_2 < 9.3kPa$，$PaCO_2 > 5.32kPa$
   E. $PaO_2 < 5.32kPa$，$PaCO_2 > 9.3kPa$

47. 下列不属于维系蛋白质三级结构的化学键是
   A. 盐键   B. 氢键
   C. 范德华力   D. 肽键
   E. 疏水键

48. 对诊断门静脉高压症最有价值的依据是
   A. 肝功能异常
   B. 脾大和脾功能亢进
   C. 食管胃底静脉曲张
   D. 腹水征阳性
   E. 肝掌阳性

49. 内痔的早期症状是
   A. 排便时疼痛   B. 内痔脱出
   C. 里急后重   D. 肛门瘙痒
   E. 排便时出血

50. 门静脉高压症的主要临床表现不包括
   A. 脾肿大   B. 呕血和黑便

C. 肝掌   D. 腹水
E. 食管静脉曲张

51. 幽门梗阻长期呕吐患者常易发生的电解质紊乱是
   A. 低钾、低氯性酸中毒
   B. 高钾、高氯性酸中毒
   C. 低钾、高氯性碱中毒
   D. 高钾、高氯性碱中毒
   E. 低钾、低氯性碱中毒

52. 急性胰腺炎发病急骤，主要症状为
   A. 怕冷、发热
   B. 恶心、呕吐
   C. 腹部压痛及肌紧张
   D. 剧烈上腹痛呈束带状向腰部放射
   E. 腹胀和肠鸣音消失

53. 慢性萎缩性胃体胃炎的发病原因主要是
   A. 慢性缺氧
   B. 与胆汁反流有关
   C. 与长期吸烟、饮酒有关
   D. 由B型萎缩性胃炎（胃窦胃炎）发展而来
   E. 与自身免疫异常有关

54. 溃疡病活动期患者不宜服用的药物是
   A. 胶体铋   B. 前列腺素制剂
   C. 呋喃唑酮   D. 硫糖铝
   E. 布洛芬

55. 脾破裂术前最重要的治疗措施是
   A. 止痛   B. 补充血容量
   C. 控制感染   D. 应用止血药
   E. 补充营养

56. 慢性心功能不全最常见的诱因是
   A. 肺动脉栓塞、心律失常
   B. 感染、心律失常
   C. 妊娠、感染
   D. 贫血、心律失常
   E. 输液过量、过快

57. 亚急性感染性心内膜炎最常见的致病菌是
   A. 乙型溶血性链球菌
   B. 草绿色链球菌
   C. 革兰阴性杆菌
   D. 白色葡萄球菌

E. 肠球菌

58. 诊断典型劳力性心绞痛，最有特征的表现是
    A. 胸痛多在夜间发作
    B. 胸痛发作多在 15min 以上
    C. 持续左前胸憋闷感
    D. 疼痛时心电图示 ST 段抬高
    E. 休息或含服硝酸甘油数分钟内疼痛消失

59. 评估呼吸气流是否受限最常用的指标是
    A. 残气量/肺总量（RV/TLC）
    B. FEV_1% 预计值
    C. 峰流速（PEF）
    D. FEV_1/FVC
    E. 用力肺活量（FVC）

60. 肺炎病变部位没有空洞形成常见于
    A. 肺炎链球菌肺炎
    B. 病毒性肺炎
    C. 肺炎克雷伯杆菌肺炎
    D. 金黄色葡萄球菌肺炎
    E. 肺炎支原体肺炎

61. 心尖搏动点向左下移位常见于
    A. 右心房增大   B. 心包积液
    C. 右心室增大   D. 左心室增大
    E. 左心房增大

62. 髂股静脉血栓形成后可发生的严重致命并发症为
    A. 下腔静脉阻塞
    B. 肺栓塞
    C. 血栓性静脉炎
    D. 下肢动脉闭塞，肢体缺血性坏死
    E. 下肢溃疡、感染致全身感染

A2 型题

答题说明：每一道试题是以一个小案例出现的，其下面都有 A、B、C、D、E 五个备选答案。请从中选择一个最佳答案。

63. 已知某病 8 例患者的潜伏期（天）分别是 6、8、8、10、12、15、16、17，平均潜伏天数为
    A. 8   B. 10
    C. 11   D. 12
    E. 15

64. 女，36 岁，因患子宫肌瘤在县医院接受手术治疗，术后患者因对手术效果不满意诉至法院。法院经审理推定医院存在过错，判决医院败诉。该推定情形是
    A. 未尽到说明义务
    B. 未尽到与当时医疗水平相应的诊疗义务
    C. 伪造病历资料
    D. 泄露患者隐私
    E. 限于当时的医疗水平难以诊疗

65. 某地区欲找出对病人的生命威胁最大的疾病，以便制定防治对策，需要计算和评价的统计指标是
    A. 病死率   B. 患病率
    C. 死亡率   D. 患病构成比
    E. 发病率

66. 女，45 岁，大学教授。因车祸导致颅脑损伤，智力测验显示其智商为 85 分。同时有一位从未接受过正规教育的老人测得智商也是 85 分。心理治疗师认为前者的智力出现了问题，而后者正常。这一判断所遵循的原则是
    A. 客观性原则   B. 中立性原则
    C. 操作性原则   D. 保密性原则
    E. 标准化原则

67. 男，60 岁，因支气管哮喘住院治疗 10 余天，今晨突感左上胸短暂刺痛，逐渐感呼吸困难，不能平卧。心率 120 次/分，心律不齐，左肺呼吸音减弱。此患者首先考虑并发下列何种情况
    A. 支气管哮喘急性发作
    B. 心绞痛
    C. 自发性气胸
    D. 肺不张
    E. 急性心力衰竭

68. 男，35 岁，淋雨后寒战、发热 3 天。胸透示右下肺炎。血 WBC 12.3×10^9/L，中性粒细胞百分比 0.87。该患者感染的病原菌最可能是
    A. 肺炎链球菌
    B. 结核分枝杆菌
    C. 金黄色葡萄球菌
    D. 流感嗜血杆菌
    E. 铜绿假单胞菌

69. 男，25 岁，发作性干咳 3 个月伴夜间胸闷，无

发热、咯血，双肺未闻及湿啰音。为明确诊断，首选的检查是
A. 心脏彩超　　　B. X线胸片
C. 肺功能　　　　D. 心电图
E. 纤维支气管镜

70. 女，25岁，上腹痛、腹胀4个月，3周前上消化道X线钡剂造影未见异常。口服法莫替丁20mg，每天2次，1周后上腹痛缓解，但仍觉餐后上腹胀。目前最适宜的治疗药物是
A. 铝碳酸镁　　　B. 硫糖铝
C. 西咪替丁　　　D. 氢氧化铝
E. 多潘立酮

71. 女，40岁，因持续胸痛1天就诊。10天前曾出现发热伴咳嗽。查体：BP 120/70mmHg，心界不大，心率84次/分，心律齐，胸骨左缘第3～4肋间可闻及性质粗糙、高音调、与心搏一致的双期搔抓样杂音，与呼吸无关。该患者最可能的诊断是
A. 限制型心肌病　　B. 病毒性心肌炎
C. 急性心包炎　　　D. 肥厚型心肌病
E. 急性胸膜炎

72. 男，62岁，反复下腹疼痛6个月；伴大便稀烂，3～4次/日，无黏液及脓血，时与便秘交替；近半年体重下降约4kg，间歇性低热。查体：贫血貌，双肺未见异常，心率96次/分，未闻及病理性杂音，全腹软，右下腹轻度压痛，可疑包块，直肠指检阴性。为明确诊断，进一步做哪项检查最有帮助
A. 钡剂灌肠检查
B. 胃肠道钡餐检查
C. 腹部CT
D. 结肠镜检查
E. 腹部B超

73. 男，54岁，昏迷6h，轻度黄疸，双侧肢体肌张力对称性增高，瞳孔等大。尿蛋白及尿糖均阴性，A/G=25/35。最可能的诊断是
A. 脑血管意外
B. 糖尿病酮症酸中毒
C. 安眠药中毒
D. 肝性脑病
E. 尿毒症

74. 男，40岁，右大腿挤压伤后发生化脓性感染10天。病情观察过程中血压下降至80/60mmHg，脉搏细速。其扩容治疗应首选
A. 葡萄糖溶液　　　B. 平衡盐溶液
C. 全血　　　　　　D. 血浆
E. 碳酸氢钠溶液

75. 男，32岁，因肝损伤行急症手术。曾患甲型肝炎，已治愈。术中见肝右叶外侧5cm裂口，深3cm。术后肝、肾功能检查正常，食欲、体力恢复正常，肝脏损伤得以顺利修复。从机体内环境分析，主要起再生作用的细胞是
A. 不稳定细胞　　　B. 肥大细胞
C. 纤维细胞　　　　D. 稳定细胞
E. 永久性细胞

76. 男，61岁，患有高血压，同时伴有非胰岛素依赖型糖尿病，尿蛋白（＋）。降压药物的最佳选择为
A. 利尿剂　　　　　B. 钙通道阻滞剂
C. ACEI　　　　　　D. α受体阻断剂
E. β受体阻断剂

77. 男，24岁，间断心悸1月余。心悸时心电图示：窦性心律，可见提前出现的宽大畸形的QRS波群，QRS时限0.16s，其前无P波，代偿间期完全。期前收缩后代偿间期形成的生理学机制是
A. 房-室延搁
B. 心肌传导速度不均一
C. 自律细胞兴奋性增加
D. 心内兴奋传导途径多变
E. 心肌有效不应期长

78. 女，32岁，反复胸痛半年，进行性活动后呼吸困难2个月，否认慢性咳嗽、咳痰及心脏病史。查体：BP 120/80mmHg，双肺呼吸音低，未闻及干湿啰音，$P_2 > A_2$，三尖瓣区可闻及3/6级收缩期杂音，剑突下可见心脏搏动；右足水肿。为确定诊断，最有意义的检查是
A. CT肺动脉造影
B. 胸部X线摄片
C. 肺通气功能
D. 血气分析
E. 超声心动图

79. 女，25岁，发热、咳嗽、流涕2周后热退，但又出现胸闷、心悸。心率120次/分，心律失常，偶闻及期前收缩。心电图：多导联低电压，T波低平。应首先考虑的诊断是
   A. 急性心包炎　　　B. 扩张型心肌病
   C. 病毒性心肌炎　　D. 风湿性心肌炎
   E. 风湿性心脏病

80. 女，33岁，右下腹痛、便秘1年。X线钡剂灌肠检查发现回肠末端及升结肠起始部纵行溃疡及"鹅卵石"征，病变呈节段性。PPD试验阴性。最可能的诊断是
   A. 肠结核　　　　　B. 阿米巴病
   C. 结肠癌　　　　　D. 溃疡性结肠炎
   E. 克罗恩病

81. 男，48岁，肝硬化病史5年，大量放腹水后出现睡眠障碍，扑翼样震颤，脑电图异常。最可能的诊断是
   A. 肝性脑病Ⅰ期
   B. 肝性脑病Ⅱ期
   C. 肝性脑病Ⅲ期
   D. 肝性脑病Ⅳ期
   E. 亚临床肝性脑病

82. 男，38岁，持续性上腹剧痛10小时就诊，伴恶心、呕吐，腹痛最初位于上腹部偏左，逐渐波及全腹。查体：体温39℃，血压90/60mmHg，腹平坦，上腹肌紧张，压痛明显，有轻度反跳痛。X线腹部平片示膈下无游离气体，B超检查有胆囊结石。血WBC $16×10^9$/L，N 0.90，血清淀粉酶2460U/L（Somogyi法）。最可能的诊断是
   A. 消化性溃疡穿孔
   B. 急性胆囊炎
   C. 轻症急性胰腺炎
   D. 重症急性胰腺炎
   E. 急性胃炎

83. 女，51岁，乙型肝炎病史30余年。2小时前进食烧饼后突然出现呕血，量约800ml。查体：全身皮肤、黏膜无黄染，无腹水。如果急诊手术，最佳的手术方式是
   A. 经颈静脉肝内门-体分流术
   B. 非选择性门-体分流术
   C. 选择性门-体分流术
   D. 贲门周围血管离断术
   E. 脾切除术

84. 男，70岁，吞咽困难半个月。查体无明显阳性体征。上消化道钡餐造影示食管中段黏膜紊乱，管壁僵硬，管腔狭窄。该患者最可能的初步诊断是
   A. 食管炎　　　　　B. 食管憩室
   C. 食管贲门失弛缓症　D. 食管癌
   E. 食管平滑肌瘤

85. 男，19岁，气喘半日，每年春、秋季发病。体温36.5℃，端坐呼吸，两肺满布哮鸣音。白细胞计数$7.6×10^9$/L，中性粒细胞百分比76%。诊断可能为
   A. 喘息型慢性支气管炎
   B. 支气管哮喘
   C. 过敏性肺炎
   D. 急性支气管炎
   E. 慢性单纯性支气管炎

86. 女，30岁，5天前淋雨后发热、寒战、胸痛、咳嗽、气短，既往有结核病史。查体：左肺下部叩诊呈浊音，可闻及水泡音。痰结核菌集菌试验阴性。白细胞计数$13.2×10^9$/L。X线胸片：左肺下叶大片状致密阴影。考虑诊断为
   A. 浸润型肺结核
   B. 阻塞性肺炎
   C. 肺脓肿
   D. 肺炎链球菌肺炎
   E. 病毒性肺炎

87. 男，52岁，乏力、腹胀1年，加重伴腹痛2天。慢性乙型肝炎病史12年。查体：T 38.8℃，前胸可见数个蜘蛛痣，腹部饱满，全腹弥漫性压痛及反跳痛，移动性浊音阳性。最可能的诊断是
   A. 腹膜转移癌　　　B. 结核性腹膜炎
   C. 肝癌破裂　　　　D. 上消化道穿孔
   E. 自发性腹膜炎

88. 女，67岁，活动后心悸、气短3年，患有慢性支气管炎10年病史。查体：心脏听诊发现心率127次/分，心律失常。心电图：P波消失，代之以f波，心室律绝对不规律，QRS波群形态

正常。该患者心律失常最可能的诊断是
  A. 室性期前收缩
  B. 心房颤动
  C. 阵发性室性心动过速
  D. 阵发性室上性心动过速
  E. 二度Ⅰ型房室传导阻滞

89. 男，21岁，3天前受凉后"感冒"，症状已好转。1小时前参加篮球比赛后出现气促。查体：双肺散在哮鸣音，心率84次/分。该患者发病最可能的机制是
  A. 肺血管阻力增加
  B. 心力衰竭
  C. 神经调节失衡
  D. 气道高反应性
  E. 气道重构

90. F药厂销售代表和某医院多名医师约定，医师在开具处方时使用F药厂生产的药品，并按使用量的多少给予提成。事情曝光以后，按《药品管理法》的规定，对F药厂可以做出行政处罚的部门是
  A. 药品监督管理部门
  B. 工商行政管理部门
  C. 税务管理部门
  D. 医疗保险部门
  E. 卫生行政部门

91. 李某，因妊娠异常需行剖宫产术，经治医师在告知孕妇及夫手术相关信息并取得其签字后实施手术。胎儿被取出后医师发现产妇患有双侧卵巢畸胎瘤，遂告知其夫并建议切除双侧卵巢，李某丈夫立即打电话与其他家属商议。医师尚未得到家属商议结果的情况下，继续手术并切除双侧卵巢，于是发生医患纠纷。此案例中，医师侵犯了患方的
  A. 疾病认知权
  B. 健康权
  C. 知情同意权
  D. 生命权
  E. 隐私保护权

92. 男，25岁，咳嗽半个月，呈阵发性干咳，服用阿莫西林和止咳药治疗无效。查体：体温正常，咽充血，心、肺无异常。血白细胞计数正常。X线胸片显示右下肺间质性炎症改变。治疗应首先考虑选用的药物为

  A. 大环内酯类
  B. 青霉素类
  C. 氨基糖苷类
  D. 氟喹诺酮类
  E. 头孢菌素类

93. 女，45岁，发现二尖瓣狭窄20年，夜间阵发性呼吸困难10年，下肢浮肿、腹胀、右上腹胀痛5年，1周前开始咳嗽、咯黄痰。目前需高枕卧位，颈静脉怒张，双肺底有少量湿啰音；肝肋下2指，质地中等，压痛；下肢可凹陷性水肿。最可能并发了
  A. 左心功能不全
  B. 右心功能不全
  C. 全心衰竭
  D. 心功能Ⅲ级
  E. 心功能Ⅳ级

94. 男，48岁，心前区闷胀3周。查体：BP 100/80mmHg，吸气时收缩压较吸气前下降15mmHg。颈静脉怒张。心界向两侧扩大；心尖搏动弱，位于心浊音界左缘内侧；心音低钝。双肺呼吸音清。肝肋下3cm。最可能的诊断是
  A. 慢性支气管炎急性发作
  B. 心包积液
  C. 肺炎
  D. 急性心肌梗死
  E. 肝硬化

95. 女，30岁，发热、咳嗽伴右侧胸痛3天。体温40℃，呼吸急促，右上肺叩诊呈浊音，可闻及支气管呼吸音。白细胞计数 20×10^9/L，中性粒细胞百分比0.92。青霉素皮试阳性。应用下列哪种药物治疗
  A. 氨茶碱
  B. 庆大霉素
  C. 左氧氟沙星
  D. 环丙沙星
  E. 磺胺类药物

96. 男，45岁，发热、咳嗽、咳脓性痰2天。查体：体温38.5℃，双下肺可闻及湿啰音，痰涂片革兰染色示阳性球菌成簇分布。胸部X线片示双下肺炎，其中可见多个透亮区。该患者最可能感染的病原体是
  A. 厌氧菌
  B. 卡他莫拉菌
  C. 军团菌
  D. 肺炎链球菌
  E. 金黄色葡萄球菌

97. 男，60岁，进行性消瘦、低热、食欲不振，伴右上腹胀痛3个月。查体：皮肤、黏膜无染，浅表淋巴结无肿大，心、肺检查无异常，肝肋

下 1.5cm、剑突下 4cm 可及。白细胞计数 4×10^9/L。B 超显示右肝叶有直径 5cm 的强回声团块，中央可见液性暗区。正确的诊断是
A. 肝硬化　　　　B. 肝癌
C. 肝囊肿　　　　D. 肝结核
E. 肝脓肿

98. 男，69 岁，8 周前"感冒"后持续低热，有主动脉瓣狭窄及关闭不全病史。首先应考虑下列哪种诊断
A. 结缔组织病
B. 急性感染性心内膜炎
C. 亚急性感染性心内膜炎
D. 小叶性肺炎
E. 大叶性肺炎

99. 女，22 岁，2 年来反复痰中带血，间断发生大口咯血。体格检查无异常体征。X 线胸片示左下肺纹理增粗、紊乱。最可能的诊断是
A. 风心病二尖瓣狭窄
B. 慢性支气管炎
C. 支气管扩张症
D. 支气管肺癌
E. 肺结核

100. 男孩，14 岁，右大腿深部巨大血管瘤，术后情况良好，伤口一期愈合。拆线后下床活动 5 分钟后，突然晕倒，抢救无效而死亡。应考虑的诊断是
A. 脑血管意外
B. 心肌梗死
C. 休克致死
D. 肺动脉栓塞
E. 脂肪栓塞

101. 女，50 岁，因肺癌进行化疗。2 天来陆续出现皮肤瘀斑，时有鼻出血。查体：体温 38℃，血压 120/70mmHg。Hb 105g/L，WBC 3.1×10^9/L，血小板计数 15×10^9/L。此时医生应给予其输注
A. 全血　　　　　B. 新鲜全血
C. 红细胞悬液　　D. 血小板
E. 红细胞悬液和新鲜冰冻血浆

102. 女，36 岁，反复腹泻 2 年，间有脓血便，粪培养阴性，多种抗生素治疗无效。为明确诊断，首选的检查是
A. 腹部 X 线平片
B. X 线胃肠钡餐检查
C. 钡剂灌肠造影
D. 结肠镜检查
E. 腹部 CT

103. 男，35 岁，28 小时前饱餐后参加剧烈运动时突发腹痛、腹胀，呈持续性并伴阵发性绞痛，有频繁呕吐，无肛门排便、排气。目前病情加剧、加重并意识障碍。查体：T 35.6℃，P 126 次/分，BP 80/50mmHg，急性病容，四肢发绀、全身冷汗；全腹肌紧张，有压痛和反跳痛，肠鸣音消失。腹穿抽出血性液体。该患者所患疾病最主要的病理生理改变是
A. 细胞外液容量迅速减少
B. 心输出量低，外周阻力增高
C. 左心室功能不全
D. 短时大量出血
E. 下腔静脉回流障碍

104. 男，44 岁，乙型肝炎病史 10 年。近年来自觉右上腹胀痛、乏力、消瘦，首选检查为
A. MRI　　　　　B. B 超
C. 肝动脉造影　　D. CT
E. 放射性核素扫描

105. 女，26 岁，停经 50 天，10 个月前始感恶心、厌食、乏力，且日渐加重。诊断：早孕、妊娠剧吐。此时孕妇心肌与脑组织活动的主要供能物质是
A. 葡萄糖　　　　B. 甘油
C. 脂肪酸　　　　D. 乙酰乙酸
E. 氨基酸

106. 李某是某医疗机构的医师，某天在值班过程中，接诊了一名急诊车祸患者，由于情况紧急，急需大量血液，所以李某对临时应急采集的血液未进行艾滋病检测，所幸未造成严重后果。对李某应给予的处罚是
A. 通报批评，给予警告
B. 降级
C. 撤职
D. 开除
E. 吊销执业证书

107. 某地区进行学龄儿童流脑疫苗接种率调查，首先将该地区各县分为好、中、差三类，然后在每类中随机抽取 1/10 的学龄儿童进行调查，这种抽样方法属于
   A. 多级抽样　　　　B. 系统抽样
   C. 分层抽样　　　　D. 整群抽样
   E. 单纯随机抽样

108. 在一项队列研究中，非暴露组 150 名中有 15 人患高血压，暴露组 200 人中有 30 人患高血压，归因危险度为
   A. 0.05　　　　　　B. 0.1
   C. 0.15　　　　　　D. 0.25
   E. 1.5

109. 男，60 岁，乙型肝炎病毒表面抗原阳性多年，近期出现肝区疼痛、食欲减退、消瘦。查体：肝肿大（肋下 4cm）、质硬，肝边缘不整。最可能的诊断是
   A. 急性肝炎
   B. 慢性活动性肝炎
   C. 大结节性肝硬化
   D. 原发性肝癌
   E. 肝脓肿

110. 男，50 岁，吸烟史 30 年。支气管镜活检可见鳞状上皮和支气管腺体，此种病理变化属于
   A. 支气管黏膜化生
   B. 支气管黏膜肥大
   C. 支气管黏膜萎缩
   D. 支气管鳞状细胞癌
   E. 支气管腺癌

111. 男，65 岁，吸烟史 40 余年，慢性咳嗽、咳痰 20 余年。近 2 年来劳累时有气急。查体：两肺呼吸音减弱，肺下界下移，两肺底有细小湿啰音。最可能的诊断是
   A. 大叶性肺炎　　　B. 肺气肿
   C. 胸腔积液　　　　D. 支气管哮喘
   E. 气胸

112. 女，45 岁，心脏联合瓣膜病史 10 年，发热 1 个月，体温波动在 37.2℃ ~ 37.6℃，厌食、消瘦、贫血貌。确诊手段首选
   A. 胸部 X 线摄片
   B. 血培养
   C. 测定血红蛋白
   D. 心肌酶检查
   E. 测定血沉

113. 男，24 岁，发热、腹痛、腹泻 1 天，为黏液脓血便。查体：T 38.4℃，BP 110/62mmHg，脐周及左下腹有轻压痛。实验室检查：血 WBC 15.8×10^9/L，N 0.88，L 0.12。粪镜检：WBC 40 个/HP，RBC 20 个/HP。肠道最可能的病理变化是
   A. 肠黏膜弥漫性纤维蛋白渗出性炎症
   B. 肠黏膜出血
   C. 肠黏膜隐窝小脓肿
   D. 乙状结肠、直肠多发溃疡
   E. 全结肠轻度充血、水肿

114. 男，32 岁，劳累后心悸、气促、下肢水肿 6 个月。查体：心界向两侧扩大，心尖区闻及 2/6 级收缩期杂音，两肺底有小水泡音。超声心动图示左心室腔增大。心电图提示完全性左束支传导阻滞。该患者应诊断为
   A. 心包炎
   B. 扩张型心肌病
   C. 急性病毒性心肌炎
   D. 二尖瓣狭窄
   E. 肺心病

115. 女，20 岁，反复发作喘息、呼吸困难、咳嗽 2 年。查体：双肺散在哮鸣音，心脏无异常。下列检查结果中有助于明确诊断的是
   A. 最大呼气流量显著降低
   B. 第一秒钟用力呼气容积降低
   C. 最大呼气中段流量降低
   D. 支气管舒张试验阳性
   E. X 线胸片显示肺纹理稍多

116. 肺源性心脏病患者，发热、咳脓痰 1 周。心电图示窦性心动过速。动脉血气分析：pH 7.50，PaO_2 7.7kPa，$PaCO_2$ 11.2kPa，SB 40mmol/L。经治疗病情改善，水肿减轻，但出现烦躁、手足抽搐。此时哪一项措施是错误的
   A. 血电解质检查
   B. 动脉血气分析
   C. 低流量吸氧
   D. 补充氯化钾

E. 给予镇静剂

A3/A4 型题

答题说明：以下提供若干个案例，每个案例下设若干道试题。请根据案例所提供的信息，在每一道试题下面的 A、B、C、D、E 五个备选答案中选择一个最佳答案。

(117～119题共用题干)

女，30岁，发现先天性室间隔缺损20年，2个月前拔牙后感心悸、乏力至今。查体：睑结膜苍白，可见出血点，心率98次/分，心律齐，双肺呼吸音清，脾肋下可及。

117. 该患者最可能的诊断为
    A. 心肌炎   B. 心包炎
    C. 左心衰竭   D. 心房颤动
    E. 感染性心内膜炎

118. 最有助于确诊的检查为
    A. 血培养
    B. 心电图
    C. 胸部X线摄片
    D. 超声心动图
    E. 血心肌酶浓度

119. 首选治疗措施为使用
    A. 铁剂
    B. 抗生素类药物
    C. 强心苷类药物
    D. 抗心律失常药物
    E. 血管紧张素转换酶抑制剂

(120～121题共用题干)

男，45岁，发热、咳脓痰1周，胸部X线片示右下叶背段浸润阴影。用头孢呋辛治疗后体温稍下降，但痰量增多，为脓血痰，有臭味。1周后复查胸部X线片示：大片浸润阴影中出现空洞。

120. 治疗中需加用的药物是
    A. 阿米卡星
    B. 左氧氟沙星
    C. 甲硝唑
    D. 红霉素
    E. 万古霉素

121. 治疗2周后，患者临床症状明显改善，胸部X线片示空洞缩小。抗感染的总疗程应为
    A. 8～12周   B. 6～8周
    C. 3～6周   D. 2～4周
    E. 7～10周

(122～123题共用题干)

男，78岁，吸烟者。反复咳嗽、咳痰伴气促40余年，加重3天入院。查体：体温38.3℃，血压160/90mmHg，呼吸急促，口唇发绀，双肺散在哮鸣音和湿啰音，P_2亢进，三尖瓣区可闻及收缩性3/6级杂音，双下肢水肿。血常规：WBC 9.3 × 10^9/L，N 78%。

122. 该患者最可能的诊断是
    A. 老年性心脏病
    B. 心肌病
    C. 冠心病
    D. 风湿性心脏病
    E. 肺源性心脏病

123. 进一步明确诊断最需要的检查是
    A. 心电图
    B. 心脏彩超
    C. X线检查
    D. 动脉血气分析
    E. 通气/灌注ECT

(124～126题共用题干)

男，25岁，背部刀伤，伤口流血2小时。查体：神志尚清楚，诉口渴，皮肤苍白，四肢稍冷；脉搏110次/分，血压12/9.33kPa（90/70mmHg），脉压小，浅表静脉塌陷，尿少。

124. 此病人休克已达何种程度
    A. 中度   B. 轻度
    C. 重度   D. 晚期
    E. 代偿期

125. 估计该病人失血量占全身血容量的百分比是
    A. <20%   B. 20%
    C. 20%～40%   D. 40%左右
    E. 50%左右

126. 对该病人应采取何种治疗措施
    A. 门诊观察
    B. 胸部X线摄片
    C. 全血细胞计数测定
    D. 收住院手术治疗

E. 输血

(127~129题共用题干)

男，35岁，反复上腹隐痛5年，晚餐后腹痛突然加重6小时。查体：T 37.5℃，P 100次/分，BP 110/60mmHg，痛苦面容，皮肤、巩膜无黄染；全腹压痛、反跳痛，板状腹，肠鸣音消失。血常规 WBC 13×10^9/L，Hb 120g/L。

127. 该患者最可能的诊断是
   A. 脾破裂　　　　B. 输尿管结石
   C. 上消化道穿孔　D. 肝破裂
   E. 上消化道出血

128. 目前对明确诊断最有价值的检查是
   A. 上消化道钡餐造影
   B. 胃镜
   C. 腹部B超
   D. 腹部CT
   E. 腹部立位X线片

129. 目前最佳治疗手段是
   A. ERCP取石
   B. 急诊体外碎石
   C. 急诊胃镜下治疗
   D. 急诊剖腹探查
   E. 保守治疗

B1型题

答题说明：以下提供若干组试题，每组试题共用在试题前列出的A、B、C、D、E五个备选答案。请从中选择一个与问题关系最密切的答案。某个备选答案可能被选择一次、多次或不被选择。

(130~131题共用备选答案)
   A. 由县级以上卫生行政部门处以罚款
   B. 由县级以上卫生行政部门责令改正
   C. 由县级以上卫生行政部门限期整顿
   D. 依法赔偿
   E. 依法追究刑事责任

130. 血站违反《献血法》的规定，向医疗机构提供不符合国家规定标准的血液者，应当

131. 医疗机构的医务人员违反《献血法》的规定，将不符合国家规定标准的血液用于患者，给患者健康造成损害者，应当

(132~133题共用备选答案)
   A. 海产品
   B. 臭豆腐
   C. 肉类、禽类、蛋类、奶类
   D. 乳制品
   E. 含淀粉多的食品

132. 葡萄球菌食物中毒的好发食品是

133. 沙门菌属食物中毒的好发食品是

(134~136题共用备选答案)
   A. 舒张压
   B. 循环系统平均充盈压
   C. 平均动脉压
   D. 收缩压
   E. 脉压

134. 心动周期中，主动脉压的最高值是

135. 心动周期中，主动脉压的最高值与最低值之差是

136. 心动周期中，主动脉压的[最低值+（最高值-最低值）/3]是

(137~138题共用备选答案)
   A. 立即使用抗心律失常药
   B. 机械通气
   C. 有效控制感染
   D. 纠正酸碱失衡
   E. 利尿药

137. 肺心病发生心力衰竭时首选的治疗是

138. 经上述治疗仍不能控制的心力衰竭可选用

(139~140题共用备选答案)
   A. 小肠肿瘤　　　B. 克罗恩病
   C. 溃疡性结肠炎　D. 降结肠癌
   E. 升结肠癌

139. 男，62岁，腹胀、右下腹部隐痛6个月，阵发性隐痛、乏力、消瘦。近3个月贫血。首先应考虑的诊断是

140. 女，24岁，腹痛、腹泻、便秘交替2年，便无脓血和黏液。近1年来消瘦、乏力、贫血，下午有时低热。首先应考虑的诊断是

(141~142题共用备选答案)
   A. 动脉硬化性闭塞症
   B. 雷诺综合征
   C. 下肢深静脉血栓形成

D. 血栓闭塞性脉管炎
E. 单纯性下肢静脉曲张
141. 可通过高位结扎及剥脱术治疗的疾病是
142. 可出现 Homans 征阳性的疾病是

(143~144 题共用备选答案)
　　A. 对病毒感染有效
　　B. 对念珠菌等真菌感染有效
　　C. 杀灭结核分枝杆菌
　　D. 抑制二氢叶酸合成酶活性
　　E. 对立克次体感染有效
143. 多西环素的药理作用是
144. 磺胺类药的药理作用是

(145~146 题共用备选答案)
　　A. 心脏室间隔非对称性肥厚
　　B. 心脏室间隔对称性肥厚
　　C. 心脏增大，以左心为著
　　D. 心脏增大，以右心为著
　　E. 心脏赘生物 >2mm
145. 扩张型心肌病超声心动图示
146. 肥厚型心肌病超声心动图示

(147~148 题共用备选答案)
　　A. 腹水为漏出液
　　B. 腹水为渗出液
　　C. 腹水为血液
　　D. 腹水介于渗出液与漏出液之间
　　E. 腹水为脓性
147. 肝硬化合并自发性腹膜炎的腹水特点是
148. 肝硬化腹水的腹水特点是

(149~150 题共用备选答案)
　　A. 格列本脲　　　B. 消渴丸
　　C. 饮食疗法　　　D. 格列喹酮
　　E. 格列美脲
149. 治疗 2 型糖尿病并发肾病（微量蛋白尿），应选用
150. 对体型肥胖患者，检查糖耐量异常，应选用

第二单元

A1 型题

答题说明：每一道试题下面有 A、B、C、D、E 五个备选答案，请从中选择一个最佳答案。

1. 患者安于已适应的角色，该出院而不愿意出院，此时患者的状态被称为角色行为
   A. 减退　　　　B. 缺如
   C. 冲突　　　　D. 强化
   E. 异常

2. 要了解肾结核患者的肾功能、病变程度与范围。首选的检查方法是
   A. CT 平扫　　　B. 静脉尿路造影
   C. MRI　　　　D. 逆行肾盂造影
   E. B 超

3. 复方碘溶液治疗用于
   A. 甲亢术前准备
   B. 甲亢术后复发
   C. 甲状腺癌
   D. 甲减
   E. 亚急性甲状腺炎

4. 慢性酒精中毒震颤谵妄的临床表现属于
   A. 停酒后出现的急性精神症候群
   B. 长期饮酒过程中出现的慢性精神症候群
   C. 停酒后缓慢出现的记忆障碍
   D. 长期饮酒过程中出现的记忆障碍
   E. 长期饮酒过程中出现的行为改变

5. 川崎病急性期的最佳治疗药物是
   A. 阿司匹林
   B. 糖皮质激素
   C. 丙种球蛋白
   D. 糖皮质激素 + 阿司匹林
   E. 丙种球蛋白 + 阿司匹林

6. 甲状腺癌的临床表现不包括
   A. 偶然发现甲状腺有一质硬而不光滑肿块
   B. 近甲状腺峡部触及活动度大的肿块
   C. 甲状腺肿块短期内迅速增大
   D. 甲状腺肿块伴声音嘶哑
   E. 甲状腺肿块伴颈淋巴结肿大

7. 乳腺癌患者乳腺皮肤出现"酒窝征"的原因是
   A. 肿瘤侵犯腰大肌
   B. 肿瘤侵犯 Cooper 韧带
   C. 癌细胞堵塞局部皮下淋巴管
   D. 肿瘤侵犯周围腺体
   E. 肿瘤侵犯局部皮肤

8. 周围性瘫痪也称为
   A. 周围神经损害性瘫痪
   B. 脊髓前角细胞损害性瘫痪
   C. 皮质运动中枢损害性瘫痪
   D. 下运动神经元损害性瘫痪
   E. 脊髓损害性瘫痪

9. 肩关节周围炎的好发年龄是
   A. 20 岁左右　　B. 30 岁左右
   C. 40 岁左右　　D. 50 岁左右
   E. 各年龄发生率相等

10. 骨折的晚期并发症是
    A. 脂肪栓塞　　B. 休克
    C. 出血　　　　D. 脏器损伤
    E. 创伤性关节炎

11. 头皮裂伤清创的时限一般不应超过
    A. 24 小时　　　B. 72 小时
    C. 8 小时　　　 D. 48 小时
    E. 12 小时

12. 关节内骨折最常见的并发症是
    A. 创伤性关节炎　B. 缺血性骨坏死
    C. 骨化性肌炎　　D. 骨生成异常
    E. 骨折不愈合

13. 伴有糖尿病的水肿病人不宜选用下列哪一种利尿剂
    A. 呋塞米　　　B. 氢氯噻嗪
    C. 氨苯蝶啶　　D. 螺内酯

E. 乙酰唑胺

14. 下列贫血表现中哪一项不符合营养性缺铁性贫血
    A. 皮肤、黏膜苍白
    B. 肝、脾轻度肿大
    C. 头昏、视物模糊、耳鸣
    D. 肢体震颤
    E. 食欲减退，常有呕吐、腹泻

15. 诊断有机磷中毒最重要的指标是
    A. 确切的接触史
    B. 出现毒蕈碱样和烟碱样症状
    C. 胆碱酯酶活性降低
    D. 阿托品试验诊断阳性
    E. 呕吐物和衣服有大蒜味

16. 对慢性化脓性骨髓炎最有意义的诊断是
    A. 皮肤有窦道并见死骨排出
    B. 局部肿痛及患肢功能障碍
    C. 寒战、高热等全身感染中毒症状
    D. 白细胞总数及中性粒细胞百分比增高
    E. X线未见骨皮质破坏和骨膜反应

17. 慢性肾炎患者，尿蛋白>1g/d，血压控制的理想水平是
    A. 120/70mmHg 以下
    B. 125/75mmHg 以下
    C. 130/80mmHg 以下
    D. 135/85mmHg 以下
    E. 140/90mmHg 以下

18. 有关慢性肾炎，下列说法不正确的是
    A. 多数患者有急性肾炎病史
    B. 病程1年以上，可达几十年
    C. 有血尿、蛋白尿、高血压、水肿等
    D. 成人多见
    E. 晚期肾萎缩、肾功能衰竭

19. 末次月经第1天为2011年8月6日，计算预产期应是
    A. 2012年5月12日
    B. 2012年5月13日
    C. 2012年5月14日
    D. 2012年5月15日
    E. 2012年5月16日

20. 测量孕妇坐骨结节间径为7.5cm时，还应测量
    A. 出口前矢状径
    B. 出口后矢状径
    C. 对角径
    D. 坐骨棘间径
    E. 耻骨弓角度

21. 非妊娠期输卵管结扎最适宜的时间是
    A. 月经干净后 3~7d
    B. 月经来潮前 3~7d
    C. 月经来潮 3~7d
    D. 月经干净后 8~10d
    E. 月经干净后 11~12d

22. 产前诊断胎儿畸形最常用的检查手段是
    A. 胎儿心电图
    B. 羊膜腔穿刺羊水检查
    C. 胎儿头皮血 pH 检查
    D. 羊膜镜检查
    E. B超检查

23. 人工流产术后10d仍有较多的阴道出血，首先考虑的诊断是
    A. 子宫穿孔   B. 子宫复旧不良
    C. 吸宫不全   D. 子宫内膜炎
    E. 宫颈裂伤

24. 围产儿预后相对较好的臀先露是
    A. 单足先露   B. 混合臀先露
    C. 单臀先露   D. 单膝先露
    E. 双膝先露

25. 下列属于孕激素生理作用的是
    A. 使子宫内膜增生
    B. 促进卵泡发育
    C. 使乳腺管增生
    D. 促进钠与水的潴留
    E. 排卵后使基础体温上升 0.3℃~0.5℃

26. 子宫内膜异位症的确诊依据是
    A. 典型的病史
    B. B超检查
    C. 血 CA125 升高
    D. 病理组织学检查
    E. 妇科查体

27. 子宫内膜异位症的临床特点是

A. 痛经程度与病变范围成正比
B. 继发性痛经，进行性加重
C. 均存在卵巢囊肿内陈旧性出血
D. 15%～30%患者月经正常
E. 雌激素治疗有利于改善症状

28. 下列哪项征象表明产妇肯定已进入第二产程
A. 产妇屏气及向下用力
B. 胎头部分露出于阴道口
C. 产妇排尿困难
D. 子宫口开全
E. 宫缩时外阴肿胀，肛门括约肌松弛

29. 前置胎盘的常见致病因素不包括
A. 受精卵滋养层发育迟缓
B. 子宫内膜炎
C. 多次刮宫史
D. 双胎妊娠时胎盘面积过大
E. 初孕妇

30. 慢性宫颈炎最常见的病理变化是
A. 宫颈肥大   B. 宫颈糜烂
C. 宫颈息肉   D. 宫颈腺囊肿
E. 宫颈黏膜炎

31. 卵子排出后若未受精，黄体开始萎缩发生在排卵后
A. 5～6d   B. 7～8d
C. 9～10d   D. 11～12d
E. 13～14d

32. 希恩（Sheehan）综合征属于
A. 下丘脑性闭经   B. 精神性闭经
C. 子宫性闭经   D. 卵巢性闭经
E. 垂体性闭经

33. 为预防营养性维生素D缺乏性佝偻病，小儿每日口服维生素D的剂量是
A. 1600～2000IU   B. 400～800IU
C. 1300～1500IU   D. 200～300IU
E. 900～1200IU

34. 足月新生儿，出生时1分钟为躯干红、四肢青紫，心率90次/分，呼吸浅慢、不规则，四肢略屈曲，插鼻管有皱眉反应。其1分钟Apgar评分为
A. 8分   B. 6分

C. 5分   D. 4分
E. 7分

35. 房间隔缺损的特征性改变是
A. 生长发育延迟、乏力、心悸
B. 心前区可闻及粗糙收缩期杂音
C. 有肺动脉高压时，可出现发绀
D. 肺动脉瓣区第二心音亢进并呈固定性分裂
E. X线可见心房、心室的扩大及肺门"舞蹈"征

36. 营养性维生素D缺乏性佝偻病，早期诊断的可靠指标是
A. 多汗、烦躁、夜惊
B. 方颅、肋骨串珠等骨骼畸形
C. 钙磷乘积＜30mg/dl
D. 干骺端临时钙化带消失
E. 血清25-（OH）D_3水平降低

37. 小儿腹泻病引起带泡沫豆腐渣样便的病原体是
A. 白色念珠菌
B. 轮状病毒
C. 致病性大肠埃希菌
D. 金黄色葡萄球菌
E. 鼠伤寒沙门菌

38. 苯丙酮尿症属于
A. 常染色体隐性遗传病
B. 染色体显性遗传病
C. 常染色体畸变性遗传病
D. 性染色体隐性遗传病
E. 常染色体显性遗传病

39. 新生儿散发性甲状腺功能减退症最早出现的症状和体征是
A. 腹泻
B. 贫血
C. 生理性黄疸消退延迟
D. 心率正常
E. 发热

40. 营养性缺铁性贫血的预防措施是
A. 母乳喂养   B. 预防感染
C. 注意饮食卫生   D. 多晒太阳
E. 及时添加含铁丰富的辅食

41. 中度营养不良患儿热量供给开始应为

A. 40~60kcal B. 60~80kcal
C. 80~100kcal D. 100~120kcal
E. 120~140kcal

42. 急性链球菌感染后肾小球肾炎患者血生化指标改变意义最大的是
 A. 抗链"O"明显升高
 B. 血沉升高
 C. 血IgG升高
 D. 血白蛋白下降
 E. 血补体C3明显下降

43. 典型苯丙酮尿症最主要的治疗方法是给予
 A. 低苯丙氨酸饮食
 B. 酪氨酸
 C. 四氢生物蝶呤
 D. 5-羟色胺
 E. 左旋多巴

44. 近端指间关节呈梭形肿胀常见于
 A. 类风湿关节炎
 B. 风湿性关节炎
 C. 骨性关节炎
 D. 痛风性关节炎
 E. 系统性红斑狼疮

45. 诊断成人脊柱结核最可靠的依据是
 A. 低热、盗汗、乏力、食欲不振
 B. 血沉增快、贫血
 C. 腰痛、弯腰困难、棘突叩痛
 D. X线摄片示椎间隙狭窄、椎体相邻缘模糊
 E. 放射性核素扫描局部浓聚

46. 急性脊髓炎与吉兰-巴雷综合征的鉴别诊断在于后者
 A. 多为截瘫或四肢瘫，锥体束征阳性
 B. 明显的传导束型感觉障碍
 C. 早期出现括约肌功能障碍
 D. 脑脊液偶见细胞数稍增多
 E. 脑脊液呈蛋白-细胞分离现象

47. 浅昏迷的临床表现是
 A. 能被唤醒，醒后能正确回答问题
 B. 强刺激能唤醒，醒后能简单回答问题
 C. 反复强刺激能唤醒，醒后能简单回答问题，随即入睡

D. 不能被唤醒，对疼痛刺激尚有反应，各种反射均存在
E. 对疼痛无反应，角膜反射、对光反射、吞咽反射及病理反射均消失

48. 关于急性炎症性脱髓鞘性多发性神经病，下列哪项不正确
 A. 首发症状通常为四肢对称性无力
 B. 脑神经损害以双侧面瘫常见
 C. 大多数病例脑脊液呈蛋白-细胞分离现象
 D. 主要危险是呼吸肌麻痹
 E. 多数病例出现括约肌功能障碍

49. 椎-基底动脉血栓形成不出现以下哪项症状
 A. 眩晕 B. 眼球运动障碍
 C. 吞咽困难 D. 失语
 E. 交叉性瘫痪

50. 对颅内高压患者的处理，错误的是
 A. 密切监测意识变化
 B. 密切观察瞳孔变化
 C. 甘露醇降低颅内压
 D. 腰椎穿刺放脑脊液
 E. 必要时气管切开

51. 骨折治疗原则中的首要步骤是
 A. 功能锻炼 B. 内固定
 C. 复位 D. 包扎
 E. 外固定

52. 流行性脑脊髓膜炎的典型体征是
 A. 克氏征阳性 B. 体温>40℃
 C. 末梢皮肤发凉 D. 皮肤瘀点、瘀斑
 E. 颈项强直阳性

53. 磺酰脲类降糖药的主要不良反应是
 A. 恶心、呕吐 B. 肝功能损害
 C. 低血糖 D. 皮疹
 E. 白细胞减少

54. 内分泌疾病检查方法中属于功能诊断的检查是
 A. MRI或CT扫描
 B. 甲状腺放射性核素^{131}I摄取率
 C. B型超声仪探查
 D. 动脉插管造影术
 E. 静脉插管分段取血

55. 乳腺癌并发皮下淋巴管癌栓阻塞时可出现

A. 皮肤凹陷
B. 橘皮征
C. 乳头湿疹样改变
D. 乳头凹陷
E. 乳腺脓肿

56. 雄激素治疗再生障碍性贫血的机制是
   A. 改变骨髓微环境
   B. 提高机体抵抗力，减少Ts细胞数量
   C. 直接刺激骨髓干细胞增殖，提高内源性EPO生成
   D. 稳定内皮细胞，减少出血
   E. 兴奋中枢神经，改善微环境

57. 体内缺铁初期，即潜伏前期最早、最可靠的诊断依据是
   A. 典型小细胞低色素性贫血血象
   B. 血清总铁结合力增高
   C. 血清铁减低
   D. 骨髓储存铁减少或缺乏
   E. 血清转铁蛋白饱和度下降

58. 属于血管壁功能异常的出血性疾病是
   A. 特发性紫癜
   B. 血友病
   C. 过敏性紫癜
   D. 弥散性血管内凝血
   E. 血小板减少症

A2型题

答题说明：每一道试题是以一个小案例出现的，其下面都有A、B、C、D、E五个备选答案。请从中选择一个最佳答案。

59. 男，36岁，被车撞在左腰部和上腹部，伤后血尿伴血块，全腹痛8h来院。查体：左腰部触痛，全腹有压痛，左侧第11肋骨骨折，血压100/70mmHg，脉搏92次/分。以左肾外伤入院，入院后输血400ml，血尿有所减轻，右下腹抽出不凝血。B超发现脾有裂伤，左肾裂伤，右肾正常。该患者应立即采取的最佳治疗方法是
   A. 经腹探查肾，同时探查脾
   B. 经第11肋间探查肾，经腹探查脾
   C. 经腹探查脾并经腹行肾切除

D. 行腹腔引流并继续输血
E. 经腹探查脾，先阻断肾蒂后再探查肾

60. 男，75岁，胃癌根治术后7天，剧烈咳嗽时，突然出现切口疼痛，并流出少量淡红色液体。病人最可能是出现了
   A. 切口内癌细胞种植
   B. 切口感染
   C. 切口裂开
   D. 切口血肿
   E. 切口脂肪液化

61. 女，27岁，双手近端指间关节痛2个月，有时肿胀，伴不规则低热。查体：双手近端指间关节有压痛，肿胀不明显。血白细胞计数3.2×10^9/L，尿蛋白100mg/dl，血沉35mm/h。本病例最可能的诊断是
   A. 风湿性关节炎
   B. 类风湿关节炎
   C. 反应性关节炎
   D. 系统性红斑狼疮
   E. 急性白血病

62. 女，45岁，被汽车撞伤腹部后2小时入院。查体：左季肋区疼痛，有移动性浊音，BP 75/45mmHg。血常规：Hb 50g/L。入院后立即输血，当输入20ml时，出现寒战、高热、腰背酸痛、血红蛋白尿。应立即采取的措施是
   A. 停止输血   B. 减慢输血速度
   C. 物理降温   D. 止痛
   E. 给予异丙嗪

63. 男，70岁，健康体检时B超发现胆囊内有一直径约0.8cm结石，随体位变动而活动。口服胆囊造影显示充盈缺损不明显。既往无黄疸史，无急性胆囊炎发作史，无心脏病、糖尿病病史。目前的治疗建议是
   A. 观察随诊
   B. 溶石疗法
   C. 中药排石
   D. 择期行开腹胆囊切除术
   E. 择期行腹腔镜胆囊切除术

64. 女，46岁，月经周期延长，经量增多及经期延长。此次经量多且持续12天，妇科检查子宫稍大、稍软。本病例有效的止血措施是

A. 静脉注射巴曲酶（或6-氨基己酸）
B. 口服大剂量雌激素
C. 口服大量甲羟孕酮
D. 口服甲睾酮
E. 行刮宫术

65. 女，34岁，月经稀发2年，闭经半年，溢乳3个月。对诊断最有价值的测定项目是
A. HCG　　　　B. 雄激素
C. 雌激素　　　D. 孕激素
E. PRL

66. 初产妇，宫口开全2h，诊断为持续性枕横位，S^{+4}，胎心率148次/分。本病例最适宜的分娩方式是
A. 静脉滴注缩宫素，经阴道分娩
B. 等待胎头转为枕前位后经阴道分娩
C. 会阴侧切后行产钳术
D. 会阴侧切后手转胎头行产钳术
E. 行剖宫产术

67. 女，24岁，因妊娠8周行负压吸宫人工流产术。术中出现血压下降、心率减慢、面色苍白、出汗、胸闷。正确处置应是
A. 立即输液、输血
B. 肌内注射肾上腺素
C. 静脉注射阿托品
D. 静脉滴注间羟胺
E. 终止手术，待病情好转后再进行

68. 初孕妇，24岁，妊娠33周，头痛6天，经检查血压160/110mmHg，治疗3天无明显效果。今晨5时突然出现剧烈腹痛。检查子宫板状硬。最可能的诊断是
A. 妊娠合并急性阑尾炎
B. 胎盘早剥
C. 前置胎盘
D. 先兆子宫破裂
E. 先兆早产

69. 女，52岁，绝经6年，阴道淋漓出血10天。右附件区可扪及拳头大小肿物，阴道脱落细胞提示雌激素高度影响。本病例最可能的诊断应是右侧卵巢
A. 纤维瘤
B. 浆液性囊腺瘤

C. 良性囊性畸胎瘤
D. 黏液性囊腺瘤
E. 卵泡膜细胞瘤

70. 男婴，20天，面色苍白7天就诊。血常规：Hb 50g/L。该患儿属于
A. 中度贫血　　B. 极重度贫血
C. 重度贫血　　D. 正常
E. 轻度贫血

71. 男孩，4岁。低热，干咳，皮肤结节性红斑，眼疱疹性结膜炎，多发性一过性关节炎，颈淋巴结肿大。考虑最可能的疾病为
A. 风湿热
B. 川崎病
C. 类风湿关节炎
D. 原发性肺结核
E. 传染性单核细胞增多症

72. 女婴，25天，不明原因反复惊厥发作3次。首选的止惊药物是
A. 地西泮　　　B. 苯巴比妥
C. 苯妥英钠　　D. 异丙嗪
E. 硫喷妥钠

73. 男婴，6个月，近1个月烦躁、多汗、夜惊不安。查体：头发稀疏，心、肺检查未见异常，不能独坐。就诊过程中突然发生两眼上窜、面色青紫、四肢抽动。紧急处理应首选
A. 维生素D 330万U肌内注射
B. 10%葡萄糖酸钙10ml 稀释1倍静脉缓慢推注
C. 苯巴比妥钠40mg肌内注射
D. 10%葡萄糖液15ml 静脉注射
E. 20%甘露醇20ml 静脉注射

74. 小儿腹泻，中度脱水，伴中度酸中毒，血钠含量127mmol/L。该患儿补充累积损失量首选的液体是
A. 2:3:1液　　B. 4:3:2液
C. 2:1等张含钠液　D. 1:1液
E. 1/3张液

75. 某小儿，身长76cm，体重9.5kg，头围46cm，胸围46cm，出牙6颗。最可能的月龄是
A. 10个月　　B. 15个月

C. 24 个月　　　D. 12 个月
E. 18 个月

76. 女孩，2 岁，身长 60cm，会坐，不会站，肌张力低，表情呆滞，眼距宽，鼻梁低，眼外侧上斜，伸舌流涎，四肢短，手指粗短，小指内弯。最可能的诊断是
   A. 佝偻病
   B. 苯丙酮尿症
   C. 营养不良
   D. 唐氏综合征
   E. 先天性甲状腺功能减低症

77. 男，21 岁，车祸致左髋关节受伤，出现左髋部疼痛，外展、外旋、屈曲畸形，弹性固定。正确的诊断是
   A. 股骨颈骨折
   B. 髋关节后脱位
   C. 骨盆骨折
   D. 髋关节中心性脱位
   E. 髋关节前脱位

78. 女，28 岁，被人发现昏迷且休克，屋内有火炉，且发现有敌敌畏空瓶。查体：体温 36℃，血压 90/60mmHg (12/8kPa)，四肢厥冷，腱反射消失。心电图示一度房室传导阻滞。尿糖（＋），尿蛋白（＋），血液 COHb 为 60%。下列哪项疾病可能性大
   A. 急性巴比妥类药物中毒
   B. 急性有机磷农药中毒
   C. 急性 CO 中毒
   D. 糖尿病酮症酸中毒
   E. 急性亚硝酸盐中毒

79. 女，30 岁，低热伴关节肿痛 3 个月，轻度贫血，抗核抗体（＋），抗双链 DNA 抗体（＋）。疑患系统性红斑狼疮，治疗首选的药物是
   A. 非甾体抗炎药　　B. 抗生素
   C. 免疫抑制剂　　　D. 糖皮质激素
   E. 柳氮磺吡啶

80. 男，60 岁，2 小时前与人争吵后突发头痛，呕吐咖啡色液体。查体：血压 190/120mmHg，深昏迷，双侧瞳孔缩小，四肢瘫痪，颈抵抗（＋），四肢有阵发性强直出现。诊断为高血压性脑出血，出血部位可能为

A. 内囊　　　　B. 额叶
C. 小脑　　　　D. 脑室
E. 枕叶

81. 女，62 岁，糖尿病病史 6 年，瑞格列奈 2mg tid 治疗，近期血糖控制不佳。既往高血压病史 10 年，冠心病病史 5 年。查体：体温 36.5℃，心率 80 次/分，呼吸 18 次/分，血压 120/80mmHg，身高 160cm，体重 50kg。双肺呼吸音清，未闻及干湿啰音，心律齐，腹软，无压痛。实验室检查：空腹血糖 12.5mmol/L；餐后血糖分别为：半小时 7.8mmol/L，1 小时 8.4mmol/L，2 小时 8.8mmol/L；夜间血糖 10.5mmol/L；糖化血红蛋白 9.2%。最适宜的治疗是
   A. 加用基础胰岛素
   B. 加用双胍类降糖药
   C. 改用磺酰脲类降糖药
   D. 加用格列奈类降糖药
   E. 加用噻唑烷二酮类降糖药

82. 男，28 岁，因感冒后出现进行性少尿做肾活检，结果为细胞性新月体型肾小球肾炎，血浆抗肾小球基底膜抗体（＋）。首选治疗方案是
   A. 甲泼尼龙冲击
   B. 环磷酰胺冲击
   C. 强化血浆置换疗法
   D. 抗凝药物
   E. 抗血小板药物

83. 男，22 岁，水肿伴进行性少尿 1 周。查体：BP 155/100mmHg，双下肢水肿。尿抗 GBM 抗体阳性。肾活检病理示新月体型肾小球肾炎。其最主要的发病机制是
   A. 循环免疫复合物沉积引起的体液免疫反应
   B. 原位免疫复合物形成引起的体液免疫反应
   C. 高血压、蛋白尿、高血脂等非免疫因素
   D. 细胞免疫
   E. 遗传因素

84. 患者右胸被撞伤 2h，胸痛，右胸呼吸幅度小，呼吸音弱。胸部 X 线片检查：右胸第 5～8 肋多根多处骨折，无血气胸。应选择的治疗措施是
   A. 呼吸机辅助呼吸
   B. 多头带固定胸部
   C. 立即手术

D. 气管切开

E. 骨折处切开内固定

85. 女，35岁，确诊系统性红斑狼疮，经泼尼松50mg/d治疗后1个月病情稳定；随后激素逐渐减量，至泼尼松25mg/d时出现发热，体温38.4℃。对鉴别发热原因意义不大的检查是

A. 血沉

B. 补体

C. 抗双链DNA抗体

D. 血培养

E. 血常规

86. 女，34岁，2年来月经量多，乏力、心悸。检查面色较苍白。血红蛋白70g/L，白细胞计数$8×10^9$/L，血小板计数$110×10^9$/L，血清铁300μg/L。治疗首选

A. 输血

B. 硫酸亚铁口服

C. 维生素B_{12}肌内注射

D. 右旋醣酐铁肌内注射

E. 肾上腺糖皮质激素

87. 男，28岁，低热、乏力伴左上腹肿块半年。检查：肝肋下3cm、脾肋下8cm。化验：血红蛋白85g/L，白细胞计数$100×10^9$/L，骨髓象原始粒细胞百分比3%，Ph染色体阳性。正确的治疗应为

A. DA方案   B. CHOP方案

C. 羟基脲   D. VP方案

E. 脾切除

88. 男，18岁，慢性肾炎病史5年，肌酐清除率65ml/min，3天前患肺炎。应选用下列哪种抗生素

A. 卡那霉素   B. 羧苄青霉素

C. 四环素   D. 庆大霉素

E. 链霉素

89. 吉兰－巴雷综合征患者起病后5天出现严重面神经麻痹、吞咽困难、严重呼吸麻痹、构音含混。首选的治疗是

A. 肾上腺糖皮质激素

B. 鼻饲流质饮食

C. 大量维生素B_1

D. 抗生素治疗

E. 气管切开并用呼吸机

90. 男孩，5岁，突发高热、寒战，体温39℃，右膝部疼痛剧烈，不敢活动，局部肿胀。应首先考虑的诊断是

A. 慢性骨髓炎

B. 化脓性关节炎

C. 类风湿关节炎

D. 急性血源性骨髓炎

E. 胫骨结节骨软骨病

91. 男，50岁，厨师，右上肢烫伤，创面与本人手指并拢时的2只手掌等大，相当于其体表面积的

A. 1.0%   B. 1.5%

C. 2.0%   D. 2.5%

E. 3.0%

92. 女，68岁，不慎跌倒，手掌着地受伤，腕部出现"枪刺"样畸形，X线检查证实为Colles骨折。其最适合的固定方法是

A. 持续骨牵引

B. 持续皮牵引

C. 外固定架固定

D. 手法复位小夹板固定

E. 切开复位髓内针固定

93. 某成年男性，右肩部摔伤后活动受限。来诊时见其以左手托右侧前臂，方肩畸形，将其右手搭在左侧肩部，则右肘不能靠近胸壁。应首先考虑的诊断是

A. 肩关节脱位   B. 肩锁关节脱位

C. 锁骨骨折   D. 肩关节周围炎

E. 肩部骨折

94. 男，30岁，腰痛伴右下肢麻木2年，反复发作。右小腿外侧麻木，足趾背伸无力，踝反射正常。经休息、牵引、理疗等无效。化验检查：空腹血糖15mmol/L。CT示腰4～5椎间盘突出。其最佳治疗方案是

A. 继续牵引后手术

B. 继续理疗4周后手术

C. 立即行腰椎间盘摘除手术

D. 卧床休息4周后手术

E. 血糖控制正常后手术

95. 女，30岁，平时月经周期25~35天，经量多。检查：宫颈重度糜烂。最适合该妇女的避孕方法是
   A. 安全期避孕　　B. 阴茎套
   C. 阴道隔膜　　　D. 宫内节育器
   E. 口服短效避孕药

96. 女孩，4岁，因心悸、多汗入院。查体：消瘦、气急、水冲脉，心率120次/分，胸骨左缘第2肋间闻及粗糙的连续性机器样杂音，肺动脉瓣听诊区第二心音亢进。最可能的诊断是
   A. 法洛四联症　　B. 动脉导管未闭
   C. 肺动脉狭窄　　D. 室间隔缺损
   E. 房间隔缺损

97. 2个月婴儿，拒食、吐奶、嗜睡3天。查体：面色青灰，前囟紧张，脐部少许脓性分泌物。此时最应该进行的检查是
   A. 脐部分泌物培养
   B. 血常规检查
   C. 血培养
   D. 脑脊液检查
   E. 头颅CT检查

98. 女，23岁，孕50天。在外院做人工流产。术后8天，小腹疼痛，阴道流血未止，量中等，有臭味，体温38℃。血白细胞计数$15×10^9$/L，中性粒细胞百分比0.9，Hb 100g/L。妇科检查：阴道内血性分泌物并有臭味，宫体略大，触痛明显；附件略增厚而压痛。最可能的诊断是
   A. 难免流产
   B. 不全流产
   C. 流产继发感染
   D. 宫外孕继发感染
   E. 急性盆腔炎

99. 男，35岁，近6个月常感腰骶部、双侧腹股沟区及尿道前端痛，会阴不适，尿频、尿不尽感，晨起尿道口外有白色分泌物。尿常规（-）。肛诊前列腺不大，质地中等，中央沟略浅。前列腺液镜检If：卵磷脂小体少量，白细胞30~40个/HP。诊断应考虑为
   A. 前列腺结核　　B. 亚急性前列腺炎
   C. 精囊炎　　　　D. 慢性附睾炎
   E. 慢性前列腺炎

100. 女，40岁，血性白带1个月。妇科检查：阴道未受肿瘤侵犯，宫颈呈菜花样，宫体正常大小，宫旁明显增厚，未达盆腔。宫颈活检为鳞癌，其分期是
   A. Ⅰb期　　　　B. Ⅰc期
   C. Ⅱa期　　　　D. Ⅱb期
   E. Ⅲa期

101. 初孕妇，26岁，妊娠42周，因无宫缩来院就诊。查体：子宫高度32cm，枕左前位，胎头已衔接，胎心率120次/分；进行缩宫素激惹试验，宫缩时重复出现晚期减速。本例应考虑的病因是
   A. 胎儿躯干局部受压
   B. 胎儿畸形
   C. 宫缩时脐带受压
   D. 宫缩时胎头受压
   E. 胎儿宫内缺氧

102. 女，30岁，7个月前孕48天行人工流产术，术后未来月经，雌、孕激素试验均阴性。闭经的原因应是
   A. 卵巢性闭经
   B. 垂体性闭经
   C. 下丘脑性闭经
   D. 子宫性闭经
   E. 难以确定

103. 男孩，5岁，发热、头痛、呕吐4天，昏迷半天，于2月10日入院。查体：T 39.6℃，P 115次/分，R 26次/分，BP 60/20mmHg。神志不清，皮肤可见出血点，球结膜水肿，心、肺、腹（-），颈抵抗（+），双侧Babinski征（+）。实验室检查：血WBC $16.4×10^9$/L，中性粒细胞百分比0.88，淋巴细胞百分比0.12。患者抢救无效于次日死亡。其脑组织病理检查最可能出现的结果是
   A. 颅底多发性闭塞性动脉内膜炎，引起脑实质损害
   B. 软脑膜充血、水肿、出血
   C. 脑沟和脑回可见小的肉芽肿、结节和脓肿，蛛网膜下腔可见有胶样渗出物
   D. 病变多发生在灰质、白质交界处，引起脑

室扩大、脑积水及蛛网膜炎
E. 脑血管高度扩张充血，蛛网膜下腔充满黄色脓性分泌物

104. 女孩，3岁，被牵拉前臂后，出现肘部疼痛，不愿用手取物，桡骨近端压痛。X线摄片检查未见骨折征象。最适宜的治疗方法是
A. 肩肘固定带悬挂 B. 外敷药物
C. 石膏固定 D. 手法复位
E. 切开探查

105. 男，18岁，急起四肢无力3天，大、小便正常。病前1周有"上感"史。查体：双眼闭合无力，双侧咽反射迟钝，四肢肌力1～2级，肌张力低，腱反射消失，双侧病理反射阴性，无明显感觉障碍。最可能的诊断是
A. 多发性肌炎
B. 重症肌无力
C. 吉兰-巴雷综合征
D. 急性脊髓炎
E. 周期性瘫痪

106. 男，47岁，农民，持续高热3天，尿少1天。查体：神志清楚，皮肤及巩膜轻度黄染，面部及前胸不明显充血，双腋下可见"鞭击样"出血点。实验室检查：血 WBC 18.2×10⁹/L，PLT 60×10⁹/L，ALT 140U/L，TBIL 45μmol/L，尿蛋白（++）。最可能的诊断是
A. 肾综合征出血热
B. 急性肾小球肾炎
C. 急性黄疸型肝炎
D. 钩端螺旋体病
E. 败血症

107. 女孩，13岁，昨日进食海鲜。今晨开始畏寒、发热、腹痛，以左下腹痛为重，腹泻伴明显里急后重，排便15次，初为稀便，继之为黏液脓血便。此病例的诊断为
A. 急性轻型细菌性痢疾
B. 急性普通型细菌性痢疾
C. 中毒型细菌性痢疾
D. 霍乱
E. 急性肠炎

108. 男，20岁，体重50kg，躯干部、双臀及双大腿深Ⅱ度烧伤，双小腿及双足Ⅲ度烧伤。该患者第一个24小时应补充的胶体液量约为
A. 1500ml B. 1800ml
C. 2700ml D. 3200ml
E. 3600ml

109. 女，45岁，G₂P₁，继发性痛经6年。查体：子宫如妊娠12周大小，质硬，活动受限。药物治疗后症状无缓解。最佳手术治疗方案是
A. 全子宫切除加双附件切除术
B. 全子宫切除术
C. 改良广泛性子宫切除术
D. 广泛性子宫切除术
E. 骶神经切断术

110. 男，25岁，误服有机磷农药40ml，立即被其家人送往医院。该患者抢救成功的关键是
A. 彻底洗胃
B. 早期应用碘解磷定
C. 早期应用阿托品
D. 碘解磷定与阿托品合用
E. 应用抗生素

111. 女，50岁，糖尿病肾病伴高血压，BP 170/100mmHg，心率54次/分，血肌酐158μmol/L。最适宜的治疗药物组合是
A. 氢氯噻嗪、吲达帕胺
B. 氨氯地平、缬沙坦
C. 美托洛尔、维拉帕米
D. 普萘洛尔、卡托普利
E. 螺内酯、福辛普利

A3/A4型题

答题说明：以下提供若干个案例，每个案例下设若干道试题。请根据案例所提供的信息，在每一道试题下面的A、B、C、D、E五个备选答案中选择一个最佳答案。

(112～114题共用题干)

女，30岁，平时月经规则。现停经70天，阴道流血10天。妇科检查子宫如妊娠3个月大，质软，无压痛；双侧附件区均触及直径5cm囊性包块，囊壁薄，活动好，无压痛。血HCG增高明显。

112. 最可能的诊断是
A. 卵巢巧克力囊肿
B. 子宫肌瘤

C. 不全流产，宫腔积血
D. 异位妊娠
E. 葡萄胎

113. 为确诊应首先进行的检查是
    A. B超
    B. CT
    C. 腹部X线平片
    D. 血清CA125测定
    E. MRI

114. 合适的治疗是
    A. 子宫切除术
    B. 化学药物治疗
    C. 性激素治疗
    D. 负压吸宫术
    E. 放射治疗

(115~117题共用题干)

男孩，4岁，水肿、尿少、腹水1周。查体：血压120/80mmHg（16/10.6kPa），面色黄白、颜面水肿，心、肺正常，腹部膨隆、移动性浊音阳性，阴囊水肿。尿常规：蛋白（++++），红细胞0~1个/HP。血尿素氮正常，白蛋白降低明显，胆固醇7.82mmol/L。

115. 该患儿最可能的诊断是
    A. 急性肾炎   B. 急进性肾炎
    C. 单纯型肾病   D. 肾炎型肾病
    E. 慢性肾炎

116. 对于本病，为达到较彻底的治疗首选
    A. 利尿剂   B. 输血浆
    C. 输白蛋白   D. 抽腹腔积液
    E. 泼尼松治疗

117. 该患者入院后血补体C3正常，本病最可能属于下列哪种病理类型
    A. 微小病变型
    B. 膜性增殖型
    C. 新月体型
    D. 局灶性节段性肾小球硬化型
    E. 局灶性节段性坏死型

(118~120题共用题干)

男孩，9岁，奔跑时跌倒，右肘着地摔伤1小时。查体：右肘肿胀，功能受限，异常活动，肘后三角正常，手部青紫、皮温低，拇指对掌功能障碍。

118. 首选的检查方法是
    A. MRI
    B. 肌电图
    C. 放射性核素骨扫描
    D. X线片
    E. CT

119. 明确诊断后，首选的治疗方法是
    A. 前臂三角巾悬吊
    B. 脱水、止痛治疗
    C. 尺骨鹰嘴骨牵引
    D. 手法复位外固定
    E. 手术治疗

120. 最常见的晚期并发症是
    A. 骨折不愈合
    B. 肘关节创伤性关节炎
    C. 肘内翻畸形
    D. 肘关节强直
    E. 骨折处异位骨化

(121~123题共用题干)

男孩，1岁，腹泻3天，加重2天，于2017年11月就诊。患儿排黄色水样便每日10余次，量多，无霉味和腥臭味，伴低热、呕吐，尿量明显减少1天。查体：精神萎靡，呈嗜睡状，方颅、枕秃，前囟2.0cm，前囟、眼窝明显凹陷，皮肤弹性差，可见花纹，手脚凉，脉搏弱，心音较低钝，双肺（-），腹胀，肠鸣音正常，肝、脾不大。粪常规示白细胞1~2个/HP。血钠125mmol/L，血钾3.5mmol/L。

121. 患儿最可能的诊断是
    A. 细菌性痢疾
    B. 大肠埃希菌肠炎
    C. 金黄色葡萄球菌肠炎
    D. 轮状病毒肠炎
    E. 埃可病毒肠炎

122. 施行液体疗法，第一天补液的总量应是每千克体重
    A. 30~60ml
    B. 70~100ml
    C. 110~140ml

D. 150~180ml
E. 190~220ml

123. 若患儿经有效的含钠液治疗,脱水明显纠正,尿量增加,但精神仍差,腹胀加重,肌张力低下。首先需考虑是由于
    A. 低钠血症　　B. 低钾血症
    C. 低氯血症　　D. 低钙血症
    E. 低镁血症

(124~126题共用题干)

女,26岁,停经45天,突感下腹坠痛及肛门坠胀感,少量阴道流血及头晕、呕吐半天。体格检查:面色苍白,BP 80/40mmHg,腹肌略紧张,下腹压痛。妇科检查:阴道少量血性分泌物,宫颈举痛(+),后穹窿饱满,子宫稍大,附件区触诊不满意。

124. 首选检查项目应是
    A. B超检查
    B. 后穹窿穿刺
    C. 血常规及出、凝血时间
    D. 尿妊娠试验
    E. 诊断性刮宫

125. 本病例最可能的诊断是
    A. 急性盆腔炎
    B. 先兆流产
    C. 卵巢囊肿蒂扭转
    D. 异位妊娠
    E. 难免流产

126. 本病例最恰当的处理是
    A. 中医治疗
    B. 纠正休克
    C. 输血、补液同时手术探查
    D. 应用抗生素
    E. 静脉输液

(127~129题共用题干)

男,27岁,发热、头晕、视物模糊1周。血常规示 Hb 69g/L,WBC 15×10⁹/L,分类中可见原始细胞。

127. 本患者骨髓涂片中早幼粒细胞占0.60,应诊断为下列哪型急性非淋巴细胞白血病
    A. M_1型　　B. M_2型
    C. M_3型　　D. M_4型
    E. M_5型

128. 对诊断最有价值的检查是
    A. 血涂片碱性磷酸酶染色
    B. 骨髓细胞形态学检查
    C. 骨髓细胞染色体检查
    D. 脑脊液幼稚细胞检查
    E. 骨髓细胞化学染色检查

129. 首选治疗为
    A. 长春新碱+泼尼松
    B. 环磷酰胺+泼尼松
    C. 柔红霉素+阿糖胞苷
    D. 高三尖杉酯碱+阿糖胞苷
    E. 全反式维A酸

B1型题

答题说明:以下提供若干组试题,每组试题共用在试题前列出的A、B、C、D、E五个备选答案。请从中选择一个与问题关系最密切的答案。某个备选答案可能被选择一次、多次或不被选择。

(130~132题共用备选答案)
    A. 60~90ml/kg　　B. 150~180ml/kg
    C. 50~60ml/kg　　D. 90~120ml/kg
    E. 120~150ml/kg

130. 重度窒息新生儿推迟喂养,第一天静脉补液的量是

131. 小儿腹泻,中度脱水,第一天静脉补液的量是

132. 小儿腹泻,重度脱水,第一天静脉补液的量是

(133~134题共用备选答案)
    A. 发热　　　　B. 关节痛
    C. 皮下小结　　D. ASO增高
    E. 血沉增快

133. 有利于诊断风湿热的主要表现是

134. 风湿热链球菌感染的证据是

(135~136题共用备选答案)
    A. 间接胆红素正常、网织红细胞减低
    B. 间接胆红素升高、网织红细胞正常或减低
    C. 间接胆红素正常、网织红细胞正常
    D. 间接胆红素正常、网织红细胞减低

E. 间接胆红素升常、网织红细胞升高

135. 上述检查结果中，符合典型再生障碍性贫血的患者是

136. 上述检查结果中，符合典型缺铁性贫血的患者是

(137~138题共用备选答案)

  A. 接触传播 B. 虫媒传播
  C. 血液传播 D. 呼吸道传播
  E. 消化道传播

137. 戊型肝炎的主要传播途径是
138. 丙型肝炎的主要传播途径是

(139~140题共用备选答案)

  A. 吡喹酮 B. 氯喹
  C. 乙胺嘧啶 D. 伯氨喹
  E. 奎宁

139. 控制间日疟发作的首选药物是
140. 防止疟疾复发的药物是

(141~142题共用备选答案)

  A. 睾丸鞘膜积液
  B. 精索鞘膜积液
  C. 交通性鞘膜积液
  D. 腹股沟斜疝
  E. 睾丸肿瘤

141. 阴囊包块，透光试验阳性，平卧后消失，多见于
142. 阴囊包块，透光试验阴性，平卧后消失，多见于

(143~144题共用备选答案)

  A. 切口分类及愈合记录为"Ⅰ/甲"
  B. 切口分类及愈合记录为"Ⅲ/丙"
  C. 切口分类及愈合记录为"Ⅱ/甲"
  D. 切口分类及愈合记录为"Ⅱ/乙"
  E. 切口分类及愈合记录为"Ⅳ/甲"

143. 腹股沟疝修补术，切口愈合良好，属于
144. 右胫、腓骨开放性骨折，清创内固定后切口愈合良好，属于

(145~146题共用备选答案)

  A. 干血滴纸片法
  B. 尿有机酸分析
  C. 血氨基酸分析
  D. 尿三氯化铁试验
  E. 尿氨基酸分析

145. 新生儿期苯丙酮尿症的筛查宜选用
146. 儿童期苯丙酮尿症的筛查宜选用

(147~148题共用备选答案)

  A. 溃疡呈环形并与肠管的长轴垂直
  B. 溃疡呈长椭圆形并与肠管的长轴平行
  C. 溃疡呈"口小底大"烧瓶状
  D. 溃疡边缘呈堤状隆起
  E. 溃疡表浅，呈地图状

147. 肠伤寒的肠溃疡特征是
148. 细菌性痢疾的肠溃疡特征是

(149~150题共用备选答案)

  A. 青霉素 B. 多西环素
  C. 四环素 D. 头孢曲松
  E. 红霉素

149. 淋病首选的治疗药物是
150. 孕妇患梅毒首选的治疗药物是

临床执业助理医师资格考试全真模拟试卷与解析

模拟试卷（五）

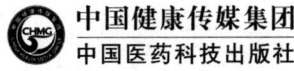
中国医药科技出版社

第一单元

A1 型题

答题说明：每一道试题下面有 A、B、C、D、E 五个备选答案，请从中选择一个最佳答案。

1. 根据医疗损害责任的相关规定，什么时候必须要取得患方的书面同意才能够实施医疗行为
   A. 任何诊断活动
   B. 任何治疗活动
   C. 实施手术、特殊检查、特殊治疗时
   D. 仅在实施手术时
   E. 仅在特殊检查时

2. 接种单位应当具备的条件不包括
   A. 具有疫苗使用许可证
   B. 具有医疗机构执业许可证
   C. 具有冷藏保管制度
   D. 具有符合疫苗储存、运输管理规范的冷藏设施、设备
   E. 具有经过县级人民政府卫生健康主管部门组织的预防接种专业培训并考核合格的医师、护士或者乡村医生

3. 关于职业病特点的描述，不正确的是
   A. 接触水平与发病呈正相关
   B. 病因明确
   C. 常先后或同时有一定人数发病
   D. 发病可以预防
   E. 容易治愈

4. 观察各种死亡原因所占比重的大小，最好绘制的图形是
   A. 直条图   B. 直方图
   C. 圆图   D. 普通线图
   E. 半对数线图

5. 反映标准化心理测验可靠性的技术指标是
   A. 样本量   B. 常模
   C. 标准差   D. 信度
   E. 效度

6. 面对同样的社会应激，有人难以适应而得病；有人很快渡过难关。医学心理学解释此现象的基本观点为
   A. 社会影响的观点
   B. 情绪作用的观点
   C. 人格特征的观点
   D. 心身统一的观点
   E. 主动调节的观点

7. 关于社区健康教育与健康促进的特征描述，下列不正确的是
   A. 以促进社区居民健康为宗旨
   B. 以提高社区卫生机构的经济效益为目标
   C. 以社区居民为对象
   D. 有组织、有计划、有评价的活动
   E. 以社区为单位

8. 下列处理医际关系的原则，不正确的是
   A. 彼此平等、相互尊重
   B. 彼此独立、相互支持和帮助
   C. 彼此协作、力争最大经济收益
   D. 彼此信任、相互协作和监督
   E. 相互学习、共同提高和发挥优势

9. 与恶性肿瘤具有密切联系的行为是
   A. A 型行为   B. B 型行为
   C. C 型行为   D. D 型行为
   E. E 型行为

10. 蛋白质分子中 α-螺旋的特点是
    A. α-螺旋为左手螺旋
    B. 每一螺旋含 3 个氨基酸残基
    C. 依靠氢键维持其紧密结构
    D. 氨基酸侧链伸向螺旋内部
    E. 结构中含有脯氨基

11. 酶促反应中决定酶专一性的部分是
    A. 酶蛋白   B. 辅基或辅酶
    C. 金属离子   D. 底物
    E. 催化基因

12. 下列有关糖异生的正确叙述是
    A. 原料为甘油、脂肪酸、氨基酸等
    B. 主要发生在肝、肾、肌肉
    C. 糖酵解的逆过程
    D. 不利于乳酸的利用
    E. 需要克服三个障碍

13. 肝硬化时，脾肿大的主要原因是
    A. 脾窦扩张，红细胞淤滞
    B. 脾窦内巨噬细胞增多
    C. 脾内淋巴细胞聚集
    D. 脾内纤维组织增生
    E. 脾小体内多量中性粒细胞浸润

14. 下列哪种化合物在体内可直接合成胆固醇
    A. 草酰乙酸   B. 苹果酸
    C. 丙酮酸   D. 乙酰CoA
    E. α－酮戊二酸

15. 体内合成 DNA 不需要的物质是
    A. DATP   B. DGTP
    C. DCTP   D. DUTP
    E. DTTP

16. 下列属于疏水性氨基酸的是
    A. 苯丙氨酸   B. 半胱氨酸
    C. 苏氨酸   D. 谷氨酸
    E. 组氨酸

17. 下列有关地西泮的错误叙述是
    A. 安全范围较大
    B. 对快波睡眠影响小
    C. 不引起全身麻醉
    D. 醒后无明显不良反应
    E. 服药后可出现欣快感

18. 骨性关节炎镇痛治疗首选
    A. 口服阿司匹林
    B. 口服氨基葡萄糖
    C. 关节内注射透明质酸钠
    D. 关节内注射激素
    E. 口服对乙酰氨基酚

19. 对呋塞米（速尿）作用特点的错误描述是
    A. 降低肾脏的稀释与浓缩功能
    B. 排出大量等渗尿液
    C. 过度利尿可导致低血钾

    D. 长期大量静脉给药可致肾毒性
    E. 具有抗尿崩症的作用

20. 治疗氯丙嗪过量时引起的低血压，应选用的药物是
    A. 肾上腺素   B. 去甲肾上腺素
    C. 麻黄碱   D. 异丙肾上腺素
    E. 肾上腺素加异丙肾上腺素

21. 强心苷类药物禁用于
    A. 高血压引起的心力衰竭
    B. 心房颤动
    C. 心房扑动
    D. 室上性心动过速
    E. 室性心动过速

22. 下列药物中，抗结核杆菌作用强，对纤维化病灶中结核分枝杆菌也有效的是
    A. 对氨基水杨酸   B. 链霉素
    C. 阿米卡星   D. 庆大霉素
    E. 异烟肼

23. 体内细胞色素 C 直接参与的反应是
    A. 生物氧化   B. 脂肪酸合成
    C. 糖酵解   D. 肽键合成
    E. 叶酸还原

24. 可释放组胺引起哮喘等超敏反应的白细胞类型是
    A. 淋巴细胞
    B. 嗜碱性粒细胞
    C. 嗜酸性粒细胞
    D. 中性粒细胞
    E. 单核细胞

25. 对脂肪消化最重要的酶存在于
    A. 唾液   B. 胰液
    C. 胃液   D. 胆汁
    E. 小肠液

26. 下列哪种情况下，可使心排血量增加
    A. 心迷走神经兴奋时
    B. 颈动脉窦压力升高时
    C. 动脉血压升高时
    D. 使用去甲肾上腺素时
    E. 使用肾上腺素时

27. 影响神经系统发育最重要的激素是

A. 生长激素 B. 甲状腺激素
C. 糖皮质激素 D. 胰岛素
E. 性激素

28. 疏松结缔组织的弥漫性化脓性炎属于
    A. 肉芽肿 B. 浆液性炎
    C. 卡他性炎 D. 蜂窝织炎
    E. 纤维素性炎

29. 躯体运动神经末梢释放的递质是
    A. 乙酰胆碱 B. 多巴胺
    C. 去甲肾上腺素 D. 甘氨酸
    E. 肾上腺素

30. 可分泌胃蛋白酶原的主要细胞是
    A. 肥大细胞 B. 壁细胞
    C. 黏液细胞 D. 杯状细胞
    E. 主细胞

31. 急性炎症早期局部浸润的炎细胞主要是
    A. 中性粒细胞 B. 单核细胞
    C. 嗜酸性粒细胞 D. 淋巴细胞
    E. 浆细胞

32. 下列属于假膜性炎的是
    A. 大叶性肺炎
    B. 结核性胸膜炎
    C. 风湿性心包炎
    D. 流行性脑脊髓膜炎
    E. 细菌性痢疾

33. 口服异烟肼预防结核病（化学药物预防）主要适用于
    A. 体质衰弱，抵抗力差者
    B. 学龄儿童
    C. 凡使用皮质激素的病人
    D. 患过肺结核并已纤维钙化，但结核菌素试验阳性者
    E. 开放性肺结核患者家族中有结核菌素试验阳性，且与患者密切接触者

34. 下列哪项属于组织的损伤性改变
    A. 萎缩 B. 变性
    C. 增生 D. 肥大
    E. 化生

35. 诊断慢性阻塞性肺疾病（COPD）的必要条件是

A. 慢性咳嗽、咳痰病史
B. 肺功能检查示阻塞性通气功能障碍
C. 高分辨 CT 示肺气肿改变
D. 长期大量吸烟史
E. 胸部 X 线片示肺纹理增粗紊乱

36. 慢性阻塞性肺疾病急性发作最常见的原因是
    A. 气候变化
    B. 接触香烟烟雾
    C. 接触过敏原
    D. 空气污染
    E. 感染

37. 肺心病并发心律失常最具特征性的类型为
    A. 心室颤动
    B. 房性期前收缩
    C. 紊乱性房性心动过速
    D. 紊乱性室性心动过速
    E. 阵发性室上性心动过速

38. 与宫颈鳞状细胞癌有关的病毒是
    A. EBV B. HIV
    C. HPV D. HBV
    E. HCV

39. 下列有关气道高反应性（AHR）的描述，正确的是
    A. AHR 是哮喘发作的重要神经机制
    B. 气道炎症是导致 AHR 的重要机制
    C. AHR 检测阳性者可诊断支气管哮喘
    D. 肺泡巨噬细胞激活可降低 AHR
    E. AHR 不受遗传因素的影响

40. 慢性咳嗽、大量脓痰、反复咯血最多见于
    A. 慢性支气管炎 B. 支气管肺癌
    C. 支气管扩张症 D. 肺结核
    E. 肺炎

41. 下列哪种肺炎容易并发脓气胸
    A. 肺炎链球菌肺炎
    B. 支原体肺炎
    C. 病毒性肺炎
    D. 克雷伯杆菌肺炎
    E. 葡萄球菌肺炎

42. 关于支气管哮喘轻度急性发作时的治疗，下述不正确的是

A. 吸氧
B. 口服小剂量茶碱控释片
C. 每日吸入沙丁胺醇
D. 按需吸入特布他林
E. 定时吸入糖皮质激素

43. 十二指肠球部前壁溃疡穿孔的临床表现不包括
    A. 上腹部阵发性绞痛
    B. 发病短期内患者处于休克状态
    C. 立即出现腹膜炎症状
    D. 腹肌呈板样紧张
    E. 立位腹部 X 线摄片常有助于诊断

44. 对诊断门脉高压症最有价值的体征或辅助检查是
    A. 腹水
    B. 脾大
    C. 肝大、质硬
    D. 黄疸，下肢水肿
    E. 食管吞钡 X 线检查

45. 原发性肝癌是指
    A. 肝细胞发生的癌
    B. 肝细胞和胆管上皮发生的癌
    C. 胆管上皮发生的癌
    D. 肝细胞和肝内胆管上皮发生的癌
    E. 肝窦内皮发生的肿瘤

46. 结核性腹膜炎不可能出现的体征是
    A. 腹部压痛
    B. 腹部触诊呈揉面感
    C. 移动性浊音阴性
    D. 振水音
    E. 腹部肿块

47. 下列对肝性脑病患者的饮食治疗，不恰当的是
    A. 高热能   B. 高糖类
    C. 高维生素   D. 高蛋白质
    E. 不能进食者可鼻饲或静脉滴注葡萄糖

48. 溃疡性结肠炎患者最典型的症状是
    A. 腹泻、腹痛、脓血便
    B. 排便困难伴腹痛，无便血
    C. 腹泻与便秘交替伴发热
    D. 硬结便带鲜血，便与血不混合
    E. 腹痛，便后可缓解，无便血

49. 消化性溃疡行胃大部切除术的绝对手术适应证是
    A. 单纯穿孔
    B. 第一次出血
    C. 瘢痕性幽门梗阻
    D. 胰源性溃疡
    E. 反复门诊治疗无效的溃疡

50. 消化性溃疡发生的决定因素是
    A. 胃蛋白酶   B. 胆盐
    C. 乙醇   D. 胃酸
    E. 非甾体抗炎药

51. 肝硬化并发肝肾综合征是指
    A. 肝硬化失代偿期合并肾小管坏死
    B. 肝硬化失代偿期发生氮质血症及少尿等肾脏功能性损害
    C. 肝硬化晚期合并急性肾炎
    D. 肝硬化代偿期合并慢性肾炎
    E. 肝硬化失代偿期合并慢性肾炎

52. 急性胰腺炎时出现下列哪项是预后不良的征兆
    A. 血清白蛋白 <40g/L
    B. 甘油三酯升高
    C. 动脉血氧分压 80mmHg
    D. 血钙 <1.75mmol/L
    E. 脂肪酶升高

53. 近年来对心力衰竭的治疗更强调
    A. 强心、利尿、扩血管
    B. 降压、扩冠、抗凝
    C. 溶栓、抗血小板
    D. 主动脉内球囊反搏术支持下心脏移植
    E. 祛除病因与诱因，调节代偿机制，减少神经-体液因子的负面效应

54. 冠状动脉粥样硬化性心脏病患者抗炎、稳定斑块的药物是
    A. 抗凝药物   B. 抗血小板药物
    C. 他汀类药物   D. 抗生素
    E. 硝酸酯类药物

55. 下列最宜使用强心苷类药物治疗的是
    A. 预激综合征合并心房颤动
    B. 二度或三度房室传导阻滞
    C. 病态窦房结综合征

D. 单纯舒张性心力衰竭伴流出道梗阻
E. 伴快速型心房颤动的重度收缩性心力衰竭

56. 不宜用血管扩张药治疗的心功能不全是
   A. 急性左心功能不全
   B. 严重高血压性心脏病合并心功能不全
   C. 严重二尖瓣狭窄合并心功能不全
   D. 严重主动脉瓣关闭不全合并心功能不全
   E. 急性心肌梗死合并心功能不全

57. 下列哪项对诊断典型心绞痛最有意义
   A. 胸痛多在夜间发作
   B. 持续左前胸闷痛
   C. 胸痛发作在 15min 以上
   D. 含服硝酸甘油 5min 内疼痛消失
   E. 疼痛时心电图有 ST 段抬高

58. 风湿性二尖瓣关闭不全最具有诊断意义的体征是
   A. 二尖瓣面容
   B. 心尖部第一心音增强，呈拍击样
   C. 二尖瓣开放性拍击音
   D. 心尖部收缩期吹风样杂音
   E. 肺动脉瓣区第二心音增强伴分裂

59. 风湿性心包炎的表现不包括
   A. 心前区疼痛
   B. 呼吸困难
   C. 有心包摩擦音
   D. 心音增强
   E. 颈静脉怒张

60. 扩张型心肌病的主要临床表现是
   A. 心音减弱
   B. 左心室明显扩大
   C. 出现第三心音或第四心音
   D. 心尖部闻及收缩期杂音
   E. 下肢水肿

61. 主动脉瓣关闭不全导致的心脏负荷加重具体是
   A. 左室收缩期负荷
   B. 右室收缩期负荷
   C. 左室舒张期负荷
   D. 右室舒张期负荷
   E. 全心舒张期负荷

62. 二尖瓣关闭不全的典型体征是
   A. 心尖部粗糙的收缩期杂音
   B. 心尖部 Austin Flint 杂音
   C. 心尖部 S_1 亢进
   D. A_2 增强
   E. 心界呈梨形

A2 型题

答题说明：每一道试题是以一个小案例出现的，其下面都有 A、B、C、D、E 五个备选答案。请从中选择一个最佳答案。

63. 女，35 岁，丈夫因车祸去世，令其痛不欲生，遂到心理咨询门诊寻求帮助。该女性在诉说其目前的心境时痛哭流涕。对此，心理咨询师在初始阶段一般不应采取的措施是
   A. 质问其懦弱
   B. 帮助其领悟
   C. 增强其自控
   D. 指导其放松
   E. 接受其宣泄

64. 黄某 2011 年 10 月因医疗事故受到吊销医师执业证书的行政处罚，2012 年 9 月向当地卫生行政部门申请重新注册。卫生行政部门经过审查决定对黄某不予注册，理由是黄某的行政处罚自处罚决定之日起至申请注册之日止不满
   A. 1 年   B. 2 年
   C. 3 年   D. 4 年
   E. 5 年

65. 某患者凌晨因心脏病发作被送入医院抢救，但不幸于当天上午 8 点死亡。下午 3 时，患者家属要求查阅病历，院方以抢救时间紧急，尚未补记病历为由未予提供，引起家属不满，投诉至卫生局。根据《医疗事故处理条例》规定，卫生局应给予医院的处理是
   A. 限期整顿
   B. 责令整改
   C. 罚款
   D. 吊销执业许可证
   E. 警告

66. 女，21 岁，大学生，来到心理咨询室诉说其恋爱生活的经历，她交了三个男朋友，处于十分矛盾之中，难以抉择。此时心理咨询师最应注

意的处理原则是

A. 回避原则　　B. 中立原则

C. 耐心原则　　D. 真诚原则

E. 乐观原则

67. 某医院急诊医生接诊了一位遭遇车祸后昏迷的患者，立即给予其心肺复苏、气管插管等抢救措施。此时的医患关系所属类型是

A. 共同参与型

B. 主动－被动型

C. 指导－合作型

D. 合作－监督型

E. 主动权威型

68. 某学生参加高考前数个月产生严重焦虑，来到咨询室后，该学生讲述了其内心的恐惧与担心，治疗师只是认真地倾听，不做指令性指导。这种心理疗法理论属于

A. 精神分析理论　　B. 认知理论

C. 人本主义理论　　D. 心理生理理论

E. 行为学习理论

69. 男，36岁，反复饥饿性上腹痛4年，加重10天。既往体健。查体：体温36.4℃，心率80次/分，呼吸18次/分，血压120/80mmHg，双肺呼吸音清晰，未闻及干湿啰音。心律齐，腹软，上腹部压痛，未触及包块，肝、脾肋下未触及。最可能的诊断是

A. 胃溃疡　　B. 胃癌

C. 右肾结石　　D. 慢性胆囊炎

E. 十二指肠溃疡

70. 男，30岁，由高处跌落，引起骨盆骨折及股骨开放性骨折，伤口大量出血。现场急救治疗首先应进行

A. 抗休克　　B. 下肢临时固定

C. 清创缝合　　D. 加压包扎止血

E. 骨折复位

71. 男，25岁，因支气管哮喘住院治疗已半个月，症状基本控制。今晨花园散步后突发胸痛、胸闷，用氨茶碱、甲泼尼龙静脉滴注后仍不能缓解。此时考虑可能并发

A. 支气管哮喘急性发作

B. 自发性气胸

C. 继发感染

D. 心力衰竭

E. 肺不张

72. 男，70岁，有慢性支气管炎、肺气肿病史。因畏寒、发热，伴咳嗽、气急5天就诊。住院后，高热不退，气急、发绀明显，咳黏稠脓性血痰。X线片示右肺上叶大片密度增高的阴影，内有多个小透亮区，水平叶间裂呈弧形下坠。最可能的诊断是

A. 肺炎链球菌肺炎

B. 肺脓肿

C. 克雷伯杆菌肺炎

D. 干酪性肺炎

E. 金黄色葡萄球菌肺炎

73. 男，56岁，慢性咳嗽、咳痰病史20年，冬季、早春明显。1周前因受凉后畏寒、发热，咳嗽加重，咳黄色脓痰，双肺可闻及少量干湿啰音。X线检查示肺纹理增多。最可能诊断为

A. 肺结核

B. 支气管肺癌

C. 支气管扩张症

D. 肺炎链球菌肺炎

E. 慢性支气管炎急性发作

74. 女，43岁，腹痛16小时，呈持续性，阵发性加重，伴呕吐，无肛门排气。查体：全腹肌紧张，有压痛及反跳痛。行腹腔穿刺抽出的液体呈血性，伴臭味。最可能的诊断是

A. 绞窄性肠梗阻

B. 胃、十二指肠穿孔

C. 急性阑尾炎穿孔

D. 结核性腹膜炎

E. 急性重症胰腺炎

75. 男，25岁，夜间上腹痛2周，黑便2天，呕血伴头晕、乏力4小时。最适宜应用的药物是

A. 雷尼替丁　　B. 西咪替丁

C. 奥美拉唑　　D. 多潘立酮

E. 枸橼酸铋钾

76. 男，48岁，血压160/100mmHg，空腹血糖8.2mmol/L，尿蛋白（+）。该病例降压首选的药物是

A. 利尿剂

B. 钙通道阻滞剂

C. 血管紧张素转换酶抑制剂

D. α₁受体阻断剂

E. β受体阻断剂

77. 男，55岁，2天前发生急性心肌梗死，1小时前突发喘憋、咳粉红色泡沫样痰，不能平卧，既往体检时心脏听诊无异常发现。查体：BP 90/60mmHg，心尖部可闻及4/6级粗糙的收缩期杂音，双肺满布中小水泡音及哮鸣音。该患者喘憋最可能的原因是

A. 心肌梗死后综合征

B. 心脏乳头肌断裂

C. 心脏游离壁破裂

D. 心室膨胀瘤

E. 肺动脉栓塞

78. 男，24岁，因劳力时气短就诊。查体发现胸骨左缘第3～4肋间可闻及喷射性收缩期杂音。X线胸片示心脏轻度增大；超声心动图示室间隔与左心室后壁增厚，其比值>1.3。最可能的诊断是

A. 冠心病

B. 高血压性心脏病

C. 肥厚型心肌病

D. 风湿性心脏病主动脉瓣狭窄

E. 扩张型心肌病

79. 男，36岁，因"上腹部被汽车方向盘挤压后3小时，剑突下疼痛，并呕吐血性液体150ml"来院。此时检查应主要注意的体征是

A. 腹肌紧张、反跳痛

B. 肝区叩痛

C. 局限性上腹部压痛

D. 皮下气肿

E. 腹壁挫伤伴淤血

80. 女，55岁，左腹部隐痛2个月余，自诉排血便。行纤维结肠镜检示：脾曲结肠癌（管状腺癌）。决定行左半结肠癌根治性切除术，该手术术前肠道准备不包括下列哪项措施

A. 甲硝唑溶液直肠内灌洗

B. 术前2日禁食

C. 肠道杀菌剂的应用

D. 术前清洁灌肠

E. 术前饮用甘露醇溶液

81. 男，26岁，左胸锐器伤后1小时，血压90/60mmHg，心率90次/分。X线胸片示左肺压缩90%，伴宽大液平。清创缝合后行胸腔闭式引流，2小时引流约700ml血液，血压80/50mmHg，心率110次/分，伤后无尿。此时最关键的处理措施是

A. 开胸探查   B. 强心、利尿

C. 输血、补液   D. 吸氧

E. 抗生素治疗

82. 男，68岁，有吸烟史，声音嘶哑、咳嗽、咳白色黏液痰2个月。喉镜检查示左侧声带活动欠佳，未见新生物。X线胸片示左肺上叶中、内带片状阴影，边缘模糊。最可能的诊断为

A. 肺炎

B. 声带息肉

C. 声带癌伴肺转移

D. 肺癌伴声带转移

E. 肺癌伴喉返神经受压迫

83. 男，52岁，6个月前发现进食梗噎感，其后症状逐渐加重，近3周只能进全流质食物，体重减轻，体力下降。查体：脉搏30次/分，血压130/100mmHg（17.3/13.3kPa），体温36.5℃，消瘦，颈、锁骨上淋巴结未触及。化验正常。食管钡剂造影：于食管中下段见8.0cm范围狭窄，黏膜破坏。其诊断是

A. 食管贲门失弛缓症

B. 食管良性肿瘤

C. 腐蚀性食管灼伤

D. 食管炎

E. 食管癌

84. 男，65岁，上腹痛半年，体重下降10kg，上消化道钡剂检查发现在胃小弯有一直径1.5cm溃疡。首选的处理是

A. 胃液分析

B. 手术切除溃疡

C. 胃镜检查并活检

D. 测空腹血清胃泌素水平

E. 内科治疗1个月后复诊

85. 女，50岁，由平卧位突然站立时，自觉头晕，分析其原因为静脉回心血量减少，每搏输出量、动脉血压降低，其搏出量减少是由于下列哪项

所致

A. 心室后负荷增大
B. 心迷走神经兴奋
C. 心交感神经兴奋
D. 异长调节
E. 等长调节

86. 女，35岁，因"右侧胸腔积液"给予规律三联试验性抗结核治疗2个月，近2天出现视力异常。导致上述表现最可能的原因是

A. 类赫氏反应
B. 溶血尿毒综合征
C. 乙胺丁醇的不良反应
D. 异烟肼的不良反应
E. 利福平的不良反应

87. 甲医疗机构欲凭印鉴卡向本市的定点批发企业购买麻醉药品和第一类精神药品。根据《麻醉药品和精神药品管理条例》，批准其使用印鉴卡的机构是

A. 国务院
B. 药品监督管理部门
C. 疾病预防控制机构
D. 工商行政管理部门
E. 市级人民政府卫生主管部门

88. 女，32岁，接受精神分析治疗，其舒适地躺在沙发上，将进入头脑中的一切都讲出来，不论其如何微不足道、荒诞不经，都如实地报告出来。这种治疗方法是

A. 移情　　　　B. 自由联想
C. 释梦　　　　D. 阻抗
E. 自我宣泄

89. 女，50岁，掌指和腕关节反复肿痛2年余，近1个月病情加重，晨起时出现关节僵硬，活动后可缓解。首先考虑的诊断是

A. 风湿性关节炎　　B. 痛风
C. 强直性脊柱炎　　D. 骨性关节炎
E. 类风湿关节炎

90. 男，65岁，排便习惯改变、腹胀、乏力、消瘦2个月，直肠指诊（－），粪便隐血阳性。为明确诊断，最适宜的检查是

A. 腹部X线平片　　B. 血CEA
C. 腹部B超　　　　D. 腹腔镜

E. 结肠镜

91. 男，23岁，上腹痛2年，常于空腹及夜间发生，进食后可缓解。半小时前餐后突感上腹部持续性剧痛。查体：腹式呼吸消失，上腹肌紧张，有压痛及反跳痛，肝浊音界消失，肠鸣音消失。考虑最可能的诊断是

A. 急性肠梗阻　　B. 急性胆囊炎
C. 急性胰腺炎　　D. 十二指肠溃疡穿孔
E. 胃溃疡穿孔

92. 女，28岁，今日凌晨突觉胸闷、呼吸困难，收治入急诊。查体：T 37.3℃、P 100次/分、R 24次/分，烦躁，双肺可闻及哮鸣音。PaO_2 78mmHg，$PaCO_2$ 28mmHg。该患者属于哮喘

A. 急性发作（轻度）
B. 急性发作（中度）
C. 急性发作（重度）
D. 急性发作（极重度）
E. 非急性发作（重度）

93. 女，22岁，因服吲哚美辛数片后自觉上腹痛，今晨呕吐咖啡样胃内容物400ml来诊。既往无胃病史。首选的检查是

A. 血清胃泌素测定
B. B超检查
C. X线胃肠钡餐检查
D. 急诊胃镜检查
E. 胃液分析

94. 老年患者，常于夜间发作哮喘，伴频繁咳嗽，咳泡沫样痰，有时呈血性，双肺底闻及湿啰音。以下哪一种疾病可能性大

A. 心源性哮喘　　B. 支气管哮喘
C. 过敏性肺炎　　D. 肺癌
E. 喘息型支气管炎

95. 男，20岁，3天前受凉后出现咳嗽、咳白色黏痰，发热39℃。X线胸片示左下肺大片渗出影。予青霉素静滴，如有效则最先出现的是

A. 胸片示片状阴影消散
B. 咳嗽好转
C. 体温降至正常
D. 痰色转黄
E. 痰量减少

96. 男，52岁，活动后气促，颈静脉怒张，心音遥远，肝肿大，下肢水肿。X线胸片：心脏向两侧扩大，肺野清晰。应诊断为
   A. 扩张型心肌病
   B. 病毒性心肌炎
   C. 风湿性二尖瓣狭窄伴关闭不全
   D. 心包积液
   E. 肺心病

97. 男，50岁，乏力、贫血、消瘦3个月，阵发性右下腹痛转为持续性，腹泻，呈黏液血便，右下腹可触及包块。可能性最大的诊断是
   A. 肠结核   B. 慢性阑尾炎
   C. 肠套叠   D. 右半结肠癌
   E. 盲肠炎

98. 女，40岁，确诊为急性胰腺炎，经内科正规治疗2周后体温仍在38℃～39℃，左上腹部压痛明显。尿淀粉酶256U/L（Winslow法），血白细胞计数$16×10^9/L$。可能性最大的诊断是
   A. 病情迁延未愈
   B. 并发胰腺脓肿
   C. 并发胰腺假性囊肿
   D. 败血症
   E. 并发急性胆囊炎

99. 男，38岁，因交通事故造成脾破裂，术中抽吸腹腔游离血性液体600ml，血压90/60mmHg。下列处置中不合理的是
   A. 快速输入等渗盐水
   B. 快速输入平衡盐溶液
   C. 输入右旋糖酐注射液
   D. 输入400ml全血
   E. 可全部用代血浆扩容

100. 女，35岁，有胆囊结石病史8年。1天前出现左上腹剧烈疼痛，向腰背部放射，伴恶心、呕吐，但无发热、无血尿、无黄疸。为明确诊断，首选的实验室检查是
   A. 粪便常规和潜血实验
   B. 血清氨基转移酶检查
   C. 尿常规
   D. 血清淀粉酶检查
   E. 上消化道钡餐透视

101. 男，20岁，突发左侧胸痛伴有呼吸困难3小时。查体：心率150次/分，血压90/60mmHg，口唇发绀，颈静脉怒张，左侧胸廓膨隆，听诊呈鼓音，呼吸音消失，心音遥远。应该立即采取的措施是
   A. 开胸探查
   B. 粗针头胸膜腔穿刺抽气
   C. 心包穿刺
   D. 面罩吸氧
   E. 无创人工通气

102. 女，24岁，大学生，因男友与之断绝了恋爱关系，内心十分痛苦，难以自拔而想要自杀。此时应寻求的最合适的心理咨询方式是
   A. 门诊   B. 信函
   C. 电话   D. 专题
   E. 网络

103. 某婴儿，出生后未进行任何免疫接种，半岁时出现持续低热，咳嗽并进行性加重而死亡。尸检见右肺上叶下部近胸膜处有一直径1.2cm的灰黄色炎性实变灶，肺门处淋巴结肿大。镜检诊断为原发性肺结核合并肺内播散。该疾病的病变特征不包括以下哪一项
   A. 原发病灶多在肺上叶下部或下叶上部近胸膜处
   B. 病灶X线下呈哑铃形
   C. 典型病变为肺原发病灶以及相应的结核性淋巴管炎和淋巴结炎
   D. 大部分婴幼儿会发生肺内播散或全身播散
   E. 一般情况下临床症状轻微

104. 某医师抽样调查地方性甲状腺肿病区和非病区各20名15岁女学生的身高发育情况。拟了解地方性甲状腺肿病区和非病区15岁女学生的身高发育是否不同，宜采用
   A. 两样本均数t检验
   B. 配对计量资料检验
   C. 样本均数与总体均数t检验
   D. 四格表资料卡方检验
   E. 配对四格表资料卡方检验

105. 某风心病患者，突发呼吸困难，咳粉红色泡沫样痰，血压120/80mmHg，心率140次/分，

心律绝对不齐。首选药物是

A. 普罗帕酮（心律平）
B. 利多卡因
C. 毛花苷丙（西地兰）
D. 尼可刹米
E. 胺碘酮

106. 某女性患者切除子宫做病理检查，光镜下见子宫壁深肌层内有大量异型性滋养层细胞浸润，并有绒毛结构。应诊断为

A. 水泡状胎块 B. 子宫内膜癌
C. 侵蚀性葡萄胎 D. 绒毛膜癌
E. 宫颈癌

107. 男，30岁，低热、盗汗、咳嗽、血痰1个月。X线胸片示右上肺小片状浸润阴影，密度不均。确诊应选择的检查是

A. PPD试验
B. 痰 TB – DNA
C. 血清结核抗体
D. 痰检抗酸杆菌
E. 血沉

108. 男，51岁，急性前壁心肌梗死，起病第2天发生心房颤动。心室率184次/分，血压84/60mmHg，气急、发绀。应首选的治疗措施是

A. 静脉注射毛花苷丙
B. 电复律
C. 静脉注射美托洛尔
D. 静脉注射多巴酚丁胺
E. 静脉注射胺碘酮

109. 女，21岁，因"发热、干咳、乏力20天，咯血2天"入院。查体：T38.5℃，消瘦，右上肺触觉语颤增强、叩诊呈浊音、可闻及支气管呼吸音。PPD（1单位）试验：硬结直径20mm，表面有水疱。X线胸片：右上肺野第2~4前肋处见密度增高、浓淡不均阴影。最可能的诊断是

A. 右上肺癌
B. 右上肺结核
C. 右上肺包裹性积液
D. 右上大叶性肺炎
E. 右上支气管扩张症

110. 男，50岁，反复咳嗽、咳痰4年，近半年来发作时常伴呼吸困难。查体：双肺散在哮鸣音，肺底部有湿啰音。肺功能测定：第一秒钟用力呼气容积/用力肺活量为55%，残气容积/肺总量为35%。诊断应考虑为

A. 慢性单纯型支气管炎
B. 慢性喘息型支气管炎
C. 支气管哮喘
D. 慢性支气管炎合并肺气肿
E. 支气管哮喘合并肺气肿

111. 男，40岁，反复上腹疼痛5年余，常放射至后背、两肋胁部，平卧时加重，弯腰可减轻。查体：上腹部轻压痛。X线腹部摄片左上腹部钙化影。可能的诊断为

A. 慢性肝炎
B. 慢性胆囊炎
C. 慢性胰腺炎
D. 慢性十二指肠炎
E. 慢性胃炎

112. 男，47岁，从3米高处坠落致左胸外伤8小时。查体：T 36.5℃，P 95次/分，R 16次/分，BP 100/60mmHg；神清，气管居中，反常呼吸运动，左胸壁可触及多根多处肋骨断端，左肺呼吸音明显减弱。最佳治疗方案首选

A. 镇静止痛，鼓励排痰
B. 胸壁加压包扎
C. 开胸探查，肋骨固定
D. 胸腔闭式引流
E. 胸腔穿刺排气、排液

113. 女，62岁，右侧股疝嵌顿11小时。查体：体温37.1℃，心率90次/分，呼吸18次/分，血压130/80mmHg，双肺呼吸音清，未闻及干湿啰音，心律齐，腹胀明显，右下腹局限性压痛（+），有肌紧张，肠鸣音亢进。右侧腹股沟韧带下方触及隆起肿块，有压痛。手术时发现小肠坏死，行坏死小肠切除后，下一步正确的手术措施是

A. McVay法疝修补术
B. Bassini法疝修补
C. 单纯疝囊高位结扎术
D. Halsted法疝修补术

E. Ferguson 疝修补术

114. 男，46 岁，湖北农民，肝功能反复异常 10 余年，1 个月来出现腹胀、尿黄。查体：面色晦暗，巩膜黄染，可见肝掌及蜘蛛痣，腹水征（＋）。实验室检查：ALT 180U/L，Tbil 37μmol/L，PTA 60%，HBsAg（－），抗-HCV（－）。肝脏最可能的病理变化是

A. 肝脏呈干线状纤维化，肝脏表面有大小不等的结节

B. 肝细胞水肿，有大量炎症细胞浸润

C. 肝细胞亚大块坏死

D. 肝细胞大块坏死

E. 肝细胞水肿，假小叶形成

115. 某单位女职工，在一家医院接受过心理评估与心理治疗，其所在单位领导获悉后想了解该患者的心理问题现状，遂向医院索要其心理评估的结果，但被患者的心理医生拒绝。该心理医生所遵循的原则是

A. 耐心原则　　B. 真诚原则

C. 客观原则　　D. 回避原则

E. 保密原则

116. 男，65 岁，反复咳嗽、咳痰 10 年，气短 2 年。查体：双肺呼吸音减弱，未闻及干湿啰音。胸部 X 线摄片示双下肺纹理增粗。动脉血气分析：pH 7.40，PaO$_2$ 75mmHg，PaCO$_2$ 45mmHg。最可能的诊断是

A. 心力衰竭

B. 支气管哮喘

C. 支气管扩张症

D. 慢性阻塞性肺疾病

E. 间质性肺炎

A3/A4 型题

答题说明：以下提供若干个案例，每个案例下设若干道试题。请根据案例所提供的信息，在每一道试题下面的 A、B、C、D、E 五个备选答案中选择一个最佳答案。

(117～119 题共用题干)

用钼靶 X 线摄片检查方法做乳腺癌的筛检试验，分别检查了 100 名患乳腺癌、100 名未患乳腺癌的妇女，结果如下表：

	筛检结果合计		
	乳腺癌	非乳腺癌	合计
阳性	64	16	80
阴性	36	84	120
合计	100	100	200

117. 此项筛检试验中灵敏度为

A. 16%　　B. 84%

C. 64%　　D. 36%

E. 74%

118. 此项筛检试验中特异度为

A. 16%　　B. 84%

C. 64%　　D. 36%

E. 74%

119. 此项筛检试验的粗一致率为

A. 36%　　B. 16%

C. 84%　　D. 74%

E. 64%

(120～122 题共用题干)

男，48 岁，呕血 5 小时。查体：P 120 次/分，BP 95/60mmHg。营养状况差，巩膜明显黄染。腹壁可见静脉曲张，肝未触及，脾肋下 6cm，移动性浊音阳性。

120. 该患者最可能的呕血原因是

A. 消化性溃疡

B. 胆道出血

C. 食管-胃底静脉曲张破裂

D. 急性糜烂出血性胃炎

E. 胃癌

121. 当前最有意义的检查是

A. 腹部 CT

B. 腹部 B 超

C. 上消化道 X 线钡剂造影

D. 胃镜

E. 腹部 X 线平片

122. 首先应输注的液体是

A. 平衡盐溶液

B. 人血白蛋白

C. 复方氨基酸溶液

D. 全血

E. 5%葡萄糖溶液

(123～125题共用题干)

女，70岁，突发胸闷、喘憋10小时入院。既往高血压病史12年，糖尿病病史5年。查体：BP 180/90mmHg，端坐呼吸；双肺可闻及广泛湿啰音及散在哮鸣音；心率128次/分，心律齐，心脏各瓣膜区未闻及杂音。ECG示：V_1～V_6导联ST段抬高。动脉血气分析：pH 7.35，PaO_2 71mmHg，$PaCO_2$ 40mmHg。

123. 该患者目前喘憋最可能的病因是
 A. 肺动脉栓塞
 B. 支气管哮喘
 C. 糖尿病酮症酸中毒
 D. 急性心肌梗死
 E. 肺部感染

124. 最恰当的药物治疗是
 A. 口服华法林
 B. 静脉滴注糖皮质激素
 C. 静脉注射毛花苷丙
 D. 静脉滴注硝酸甘油
 E. 静脉滴注抗生素

125. 患者经治疗后好转。入院后5天，患者突发呼吸困难、咳嗽、咳粉红色泡沫样痰。查体：BP 150/90mmHg，心尖部可闻及4/6级收缩期杂音。该患者突发呼吸困难的最可能原因为
 A. 肺栓塞进展为肺梗死
 B. 再次发生肺栓塞
 C. 急性乳头肌功能不全
 D. 哮喘急性发作
 E. 肺部感染加重

(126～127题共用题干)

男，60岁，突发心前区疼痛4小时，心电图示急性前壁心肌梗死，既往无高血压史、癫痫史和出血性疾病史。入院时心率80次/分，心律齐，血压150/90mmHg。入院后2小时突然出现短暂性意识丧失，抽搐，听不到心音。

126. 最可能的心电图表现是
 A. 心房颤动
 B. 心室颤动
 C. 窦房传导阻滞
 D. 房室传导阻滞

E. 室性心动过速

127. 该患者急性心肌梗死4小时，最适宜的治疗方案是
 A. 哌替啶 B. 溶栓治疗
 C. 射频消融治疗 D. 静滴硝酸甘油
 E. 糖皮质激素＋扩血管药物静滴

(128～129题共用题干)

男，56岁，反复上腹痛1年，进食后呕吐1个月，呕吐物含有宿食。查体：贫血貌、消瘦，上腹可见胃型，可闻及振水音。

128. 最有价值的辅助检查是
 A. B超 B. 腹部CT
 C. 纤维胃镜 D. 腹部X线平片
 E. 全消化道钡餐造影

129. 患者最早出现的酸碱失衡和水、电解质代谢紊乱的类型是
 A. 低钾血症、代谢性碱中毒
 B. 高钾血症、代谢性酸中毒
 C. 高钾血症、代谢性碱中毒
 D. 低钾血症、代谢性酸中毒
 E. 低氯血症、代谢性酸中毒

B1型题

答题说明：以下提供若干组试题，每组试题共用在试题前列出的A、B、C、D、E五个备选答案。请从中选择一个与问题关系最密切的答案。某个备选答案可能被选择一次、多次或不被选择。

(130～131题共用备选答案)
 A. 24小时内 B. 48小时内
 C. 7天内 D. 30天内
 E. 15天内

130. 患者死亡，医患双方对死因有异议的，医疗机构具有冷冻条件的，应当在患者死亡后多久内进行尸检

131. 医疗纠纷人民调解委员会应当自受理之日起多久完成调解

(132～134题共用备选答案)
 A. 知情同意
 B. 支持医学科学发展

C. 病人利益至上
D. 医德境界
E. 内心信念

132. 属于病人道德权利的是
133. 属于病人道德义务的是
134. 属于医德评价方式的是

(135~136 题共用备选答案)
　　A. 胸部 X 线摄片
　　B. 心肌核磁显影
　　C. 冠状动脉 CT 造影
　　D. 心电图
　　E. 超声心动图

135. 女，65 岁，心尖部可闻及 3/6 级收缩期杂音，最有助于明确诊断的检查是
136. 男，55 岁，突发胸痛伴大汗 3 小时，有吸烟史，首选的检查是

(137~138 题共用备选答案)
　　A. 食管胃底静脉曲张破裂出血
　　B. 急性胃黏膜病变出血
　　C. 胃癌出血
　　D. 胃溃疡出血
　　E. 十二指肠溃疡出血

137. 女，32 岁，大量呕血 1 天，伴恶心，之后出现排黑便。既往有饥饿性上腹痛，伴烧心、反酸，进食后可缓解。最可能的诊断是
138. 男，36 岁，车祸致胸腹复合伤 4 天，呕血 1 天，共 3 次，每次 50~100ml，呕血前无不适症状。既往无腹痛史。呕血的原因是

(139~140 题共用备选答案)
　　A. 螺内酯　　　B. 氨氯地平
　　C. 氢氯噻嗪　　D. 维拉帕米缓释剂
　　E. 美托洛尔

139. 高血压伴支气管哮喘禁用
140. 高血压伴高钾血症禁用

(141~142 题共用备选答案)
　　A. 胃大部切除术
　　B. 高选择性胃迷走神经切断术
　　C. 胃癌根治术

D. 胃空肠吻合术
E. 全胃切除术

141. 胃窦癌适宜的手术治疗是
142. 十二指肠溃疡合并幽门梗阻适宜的手术治疗是

(143~144 题共用备选答案)
　　A. 腹腔内的结核病灶直接蔓延
　　B. 血行播散
　　C. 结核性腹膜炎渗出型
　　D. 结核性腹膜炎粘连型
　　E. 结核性腹膜炎干酪型

143. 结核性腹膜炎感染的主要途径是
144. 腹膜充血、水肿，表面有纤维蛋白渗出物，其病变类型是

(145~146 题共用备选答案)
　　A. 大肠埃希菌
　　B. 双歧杆菌
　　C. 金黄色葡萄球菌
　　D. 铜绿假单胞菌
　　E. 艰难梭状芽孢杆菌

145. 与体表化脓性感染相关的肝脓肿的常见致病菌是
146. 与胆道感染相关的肝脓肿的常见致病菌是

(147~148 题共用备选答案)
　　A. 胃蛋白酶　　B. 内因子
　　C. 盐酸　　　　D. 黏液
　　E. 碳酸氢盐

147. 能反馈抑制自身分泌的胃液成分是
148. 能促进促胰液素分泌的胃液成分是

(149~150 题共用备选答案)
　　A. 开具抗菌药物处方牟取不正当利益
　　B. 发生抗菌药物不良事件
　　C. 出现开具抗菌药物超常处方 3 次以上且无正当理由
　　D. 因紧急情况越级使用抗菌药物
　　E. 使用的抗菌药物明显超出规定用量

149. 医疗机构对医师提出警告并限制其特殊使用级抗菌药物处方权的情形是
150. 医疗机构取消医师抗菌药物处方权的情形是

第二单元

A1 型题

答题说明：每一道试题下面有 A、B、C、D、E 五个备选答案，请从中选择一个最佳答案。

1. 诊断再生障碍性贫血的最重要依据是
   A. 抗贫血治疗无效
   B. 骨髓造血细胞减少
   C. 网织红细胞减少
   D. 无肝、脾、淋巴结肿大
   E. 全血细胞减少

2. 不孕症是指女性无避孕性生活而未孕至少达
   A. 半年   B. 1年
   C. 2年   D. 3年
   E. 4年

3. 对敌百虫杀虫剂中毒的患者洗胃忌用
   A. 生理盐水
   B. 2%~3%碳酸氢钠溶液
   C. 1:5000 高锰酸钾溶液
   D. 清水
   E. 温开水

4. 常用的急救技术不包括
   A. 止血、包扎   B. 心肺复苏
   C. 骨折固定   D. 内脏脱出复位
   E. 气管插管

5. 重度烧伤是指Ⅲ度烧伤面积
   A. 不足10%   B. 10%~20%
   C. 20%~30%   D. 30%~40%
   E. 40%以上

6. 纠正低钾血症时，下述不正确的是
   A. 见尿补钾
   B. 含钾溶液浓度不宜超过0.3%
   C. 纠正低钾一般要经过2~3天
   D. 一般低钾血症可口服补钾
   E. 严重低血钾可用含钾溶液缓慢静脉注射

7. 伸直型肱骨髁上骨折常见的并发症是
   A. 肱骨下端缺血性坏死
   B. 血管、神经损伤
   C. 骨折局部感染
   D. 脂肪栓塞
   E. 损伤性休克

8. 急性脊髓炎的可能诱因是
   A. 疫苗接种   B. 肠道感染
   C. 败血症   D. 肺炎
   E. 强直性脊柱炎

9. 大腿受伤后确诊股骨干骨折的最主要依据是
   A. 伤处严重淤血
   B. 大腿中部肿胀
   C. 大腿中部静脉怒张
   D. 大腿中部异常活动
   E. 伤处疼痛剧烈而致不敢活动

10. 下列符合骨折临床愈合标准的是
    A. 局部可有异常活动
    B. 局部压痛但无纵向叩痛
    C. 解除外固定后观察2周局部不变形
    D. 受伤上肢向前平举10kg重物并坚持1min
    E. X线片示骨折线模糊，有间断骨痂通过骨折线

11. 肱骨骨折合并桡神经损伤多见于
    A. 肱骨颈骨折
    B. 肱骨髁上骨折
    C. 肱骨外上髁骨折
    D. 肱骨内上髁骨折
    E. 肱骨中下段骨折

12. Graves病最可能的检查结果为
    A. 血FT_3、FT_4升高，TSH升高
    B. 血FT_3、FT_4正常，甲状腺摄碘率升高
    C. 血FT_3、FT_4升高，TSH降低
    D. 血FT_3、FT_4升高，甲状腺摄碘率降低
    E. 血FT_3、FT_4降低，TSH升高

13. 下列不属于妇女各期保健的是

A. 青春期保健 B. 中年期保健
C. 围婚期保健 D. 围生期保健
E. 围绝经期保健

D. 初乳为白色浓稠液体
E. 乳头增大变黑、乳晕颜色加深

14. 与牛乳相比，母乳的优点是
A. 乳糖含量少
B. 含饱和脂肪酸多
C. 钙磷比为 1:2
D. 酪蛋白含量少
E. 铁吸收率大于 30%

15. 子宫内膜癌已累及宫颈间质，其分期应为
A. Ⅰb 期 B. Ⅲ 期
C. Ⅰa 期 D. Ⅱ 期
E. Ⅳ 期

16. 下列哪一种肾肿瘤应做肾、输尿管全段和部分膀胱切除术
A. 肾颗粒细胞癌 B. 肾胚胎癌
C. 肾透明细胞癌 D. 肾盂癌
E. 肾梭形细胞癌

17. 慢性肾盂肾炎的有效治疗方法是
A. 静脉滴注庆大霉素
B. 静脉滴注氨苄西林
C. 调节尿的酸碱度
D. 口服诺氟沙星
E. 联合轮换应用抗生素

18. 妊娠时维持妊娠黄体功能的主要为
A. 卵泡刺激素
B. 雌激素
C. 黄体生成素
D. 孕激素
E. 人绒毛膜促性腺激素

19. 女性生殖器恶性肿瘤放疗效果最好的是
A. 子宫肉瘤
B. 子宫内膜腺癌
C. 卵巢无性细胞瘤
D. 卵巢未成熟畸胎瘤
E. 绒毛膜癌

20. 关于妊娠期母体乳房的变化，正确的是
A. 妊娠晚期开始乳汁分泌
B. 大量雌激素刺激乳腺腺泡发育
C. 大量孕激素刺激乳腺腺管发育

21. 月经量多或经期延长但周期基本正常，应首先考虑的诊断是
A. 子宫内膜癌
B. 宫颈癌
C. 子宫肌瘤
D. 无排卵型功能失调性子宫出血
E. 宫颈息肉

22. 枕左前位胎头进入骨盆入口时的衔接径线是
A. 双顶径 B. 双颞径
C. 枕下前囟径 D. 枕额径
E. 枕颏径

23. 复方短效避孕药的正确服用方法是
A. 从月经周期第 1 天开始服用
B. 从月经周期第 5 天开始服用
C. 从月经干净后第 5 天开始服用
D. 从月经周期第 7 天开始服用
E. 从月经周期第 10 天开始服用

24. 真菌性阴道炎患者外阴、阴道可见
A. 散在红色斑点
B. 边缘不规则突起的溃疡
C. 白色膜状物
D. 小阴唇阴道粘连
E. 阴道分泌物呈黄色水样

25. 放置宫内节育器的适应证是
A. 月经过多
B. 宫颈内口松弛
C. 子宫脱垂
D. 剖宫产术后半年
E. 生殖道炎症

26. 关于早期流产临床表现的描述，不正确的是
A. 稽留流产子宫大小与停经周数相符
B. 完全流产宫颈口关闭，子宫接近正常大小
C. 早期流产先有阴道出血，后有腹痛
D. 难免流产的宫颈口已扩张
E. 不全流产子宫小于停经周数

27. 正常枕先露分娩时，仰伸发生于
A. 胎头拨露时
B. 胎头着冠时

C. 胎头枕骨在耻骨弓后时

D. 胎头枕骨下部上达耻骨联合下缘时

E. 胎头后囟在耻骨弓后时

28. 输卵管绝育术的并发症不包括

A. 出血与血肿

B. 月经异常

C. 脏器损伤

D. 子宫内膜异位症

E. 肠粘连

29. 传染病的基本特征不包括

A. 感染后免疫 B. 病原体

C. 流行病学特征 D. 传染性

E. 遗传性

30. 关于新生儿病理性黄疸，下列哪项错误

A. 出生后24h内出现黄疸

B. 血清总胆红素超过小时龄－胆红素曲线的第95百分位数

C. 足月儿黄疸持续＞2周，早产儿黄疸持续＞4周

D. 黄疸退而复现

E. 血清结合胆红素＞17.1μmol/L（1mg/dl）

31. 唐氏综合征染色体核型分析最多见的是

A. 46，XX（XY）

B. 47，XX（XY），+21

C. 46，XX（XY），-14，+t（14q 21q）

D. 46，XX（XY），-21，+t（21q 21q）

E. 46，XX（XY）/47，XX（XY），+21

32. 维生素D缺乏性手足搐搦症惊厥发作时首先应采取的急救措施是

A. 静脉注射葡萄糖酸钙

B. 肌内注射维生素D

C. 静脉注射甘露醇

D. 肌内或静脉注射地西泮

E. 仰卧位待其自然缓解

33. 随着小儿年龄增长，母乳的量和质逐渐不能满足小儿所需，一般最迟断奶的时间是

A. 6个月左右 B. 8个月左右

C. 10个月左右 D. 12个月左右

E. 18个月左右

34. 典型苯丙酮尿症是由于缺乏

A. 酪氨酸羟化酶

B. 苯丙氨酸羟化酶

C. 二氢叶酸还原酶

D. 鸟苷三磷酸环化水合酶

E. 丙酮酰四氢叶酸合成酶

35. 小儿肾病综合征出现最早的表现是

A. 肉眼血尿 B. 水肿

C. 少尿 D. 面色苍白

E. 精神萎靡

36. 外周血WBC总数最早接近成人水平的小儿年龄是

A. 2岁后 B. 4岁后

C. 6岁后 D. 8岁后

E. 10岁后

37. 下列肾脏疾病有新月体形成的是

A. 急进性肾小球肾炎

B. 原发性肾病综合征

C. 隐匿性肾炎

D. 急性肾小球肾炎

E. 狼疮肾炎

38. 肾上腺皮质激素治疗结核性脑膜炎的疗程是

A. 2～3周 B. 3～6周

C. 6～8周 D. 8～12周

E. 3～6个月

39. 抑郁症的急性期，抗抑郁药治疗至少应为

A. 1～2周 B. 2～4周

C. 4～6周 D. 6～8周

E. 8～10周

40. 脑梗死包括

A. 脑栓塞和脑出血

B. 脑栓塞和脑血栓形成

C. 脑出血和蛛网膜下腔出血

D. 脑出血和脑血栓形成

E. 短暂性脑缺血发作和脑血栓形成

41. 关于面神经炎治疗，无效的是

A. 复合维生素B_1 B. 糖皮质激素

C. 抗病毒药物 D. 物理治疗

E. 非甾体抗炎药

42. 脑震荡的临床表现不包括

A. 意识障碍不超过30min

B. 意识障碍期肌腱反射消失

C. 醒后常有头晕、头痛、恶心、呕吐

D. 腰穿脑脊液中红细胞数 $1000 \times 10^3/L$

E. 逆行性遗忘

43. 关于短暂性脑缺血发作,以下哪项不正确
    A. 好发于 50～70 岁人群,男性多于女性
    B. 发作突然,历时短暂,每次发作持续不超过 24h
    C. 常反复发作
    D. 每次发作出现的局灶性神经缺损症状符合一定的脑血管供应区
    E. 发作间歇症状完全恢复,但常遗留轻微神经功能缺损体征

44. 关于颅骨骨折的叙述,下列哪一项不正确
    A. 骨折线跨过硬脑膜中动脉沟时须防止硬脑膜外血肿的发生
    B. 运动区部位的凹陷性骨折禁忌手术复位
    C. 颅底骨折有脑脊液耳、鼻漏时禁忌堵塞耳、鼻道
    D. 颅底骨折属内开放性颅脑损伤
    E. 颅盖骨折的诊断主要依靠 X 线摄片

45. 脊髓前角损害可出现
    A. 上运动神经元性瘫痪
    B. 共济失调
    C. 节段性感觉障碍
    D. Babinski 征阳性
    E. 下运动神经元性瘫痪

46. 检查继发性癫痫病因最有效的方法之一是
    A. 分析癫痫临床发作类型
    B. 脑 MRI 检查
    C. 24 小时脑电图监测
    D. 各种诱发电位脑电图
    E. 经颅多普勒超声

47. 下列提示糖尿病微血管病变的是
    A. 足部溃疡　　　B. 高血压
    C. 脑卒中　　　　D. 眼底出血
    E. 心肌梗死

48. 老年人无痛性肉眼血尿,首先应考虑
    A. 泌尿系统肿瘤　B. 泌尿系统畸形
    C. 泌尿系统感染　D. 泌尿系统结石

E. 泌尿系统结核

49. Sheehan 综合征的主要病因是
    A. 垂体脓肿　　　B. 下丘脑肿瘤
    C. 垂体柄受压　　D. 垂体腺瘤
    E. 产后大出血

50. 分泌降钙素的细胞是
    A. 神经垂体细胞
    B. 甲状旁腺细胞
    C. 甲状腺滤泡旁细胞
    D. 甲状腺滤泡细胞
    E. 腺垂体细胞

51. 临床具有慢性肾盂肾炎表现,而尿培养阴性,为了确定尿中有无原浆型菌株存在,应该采取的措施是
    A. 取清晨第一次尿做培养
    B. 尿标本应在 1 小时内送培养
    C. 做尿低渗培养
    D. 做尿等渗培养
    E. 做尿高渗培养

52. 慢性肾衰竭进展过程中最早出现的临床表现常为
    A. 消化道症状　　B. 贫血
    C. 出血　　　　　D. 反复感染
    E. 骨痛

53. 原发性肾小球疾病的病理分型不包括
    A. 微小病变型肾病
    B. 局灶性节段性肾小球肾炎
    C. 肾病综合征
    D. 膜性肾病
    E. 增生性肾炎

54. 急性链球菌感染后肾小球肾炎,血补体 C3 恢复时间在病后
    A. 4 周左右　　　B. 8 周左右
    C. 12 周左右　　 D. 16 周左右
    E. 20 周左右

55. 前列腺癌筛查最常用的方法是
    A. 盆腔 CT
    B. 盆腔 MRI
    C. 前列腺特异性抗原检测
    D. 前列腺穿刺

E. 直肠指检

56. 符合过敏性紫癜的实验室检查是
    A. 血小板减少　　　B. 出血时间延长
    C. 凝血时间延长　　D. 血块收缩不良
    E. 毛细血管脆性试验可呈阳性

57. 对判断慢性粒细胞白血病预后最有价值的实验室检查是
    A. PLT 计数
    B. WBC 计数
    C. Ph 染色体测定
    D. 中性粒细胞碱性磷酸酶积分
    E. 外周幼粒细胞计数

58. 下列对再生障碍性贫血的叙述，哪项不正确
    A. 骨髓增生低下
    B. 铁剂、叶酸治疗无效
    C. 浆细胞、单核细胞、淋巴细胞等非造血细胞增多
    D. 巨核细胞数量减少
    E. 慢性病例，贫血、感染、出血较轻

A2 型题

答题说明：每一道试题是以一个小案例出现的，其下面都有 A、B、C、D、E 五个备选答案。请从中选择一个最佳答案。

59. 女，75 岁，摔倒时右手撑地，腕部疼痛、肿胀。查体：右腕部呈"枪刺样"畸形。最可能的诊断是
    A. Galeazzi 骨折　　B. Colles 骨折
    C. Monteggia 骨折　D. Chance 骨折
    E. Smith 骨折

60. 男，28 岁，外伤致肱骨中、下 1/3 骨折，伴有桡神经损伤，临床上除骨折体征外，还可出现的体征是
    A. 手指不能靠拢
    B. 伸指、伸腕功能丧失
    C. 屈指、屈腕功能丧失
    D. 屈指、伸指功能丧失
    E. 屈腕功能存在，伸指功能丧失

61. 老年患者，右拇指掌指关节有疼痛及弹响 2 年余。检查时掌指关节掌侧可触及一小结节，有压痛，伸、屈拇指时可感到弹响发生于结节处。最可能的诊断是
    A. 神经瘤
    B. 腱鞘囊肿
    C. 滑囊炎
    D. 陈旧性掌指关节脱位
    E. 狭窄性腱鞘炎

62. 男，35 岁，因"胃癌"入院手术，输注红细胞 2 单位、新鲜冰冻血浆，在输血开始后 4 小时，患者突然气急、呼吸困难，迅速出现呼吸衰竭，T 37℃，P 98 次/分，R 28 次/分，血压 120/70mmHg。该患者出现的输血反应最可能是
    A. 循环超负荷　　　B. 细菌性反应
    C. 急性溶血反应　　D. 过敏反应
    E. 输血相关急性肺损伤

63. 男，28 岁，不慎从 4 米高处坠落，当即昏迷约 3 小时。醒后出现头痛、呕吐，右耳道流出血性液体，口角左歪。诊断应考虑
    A. 脑震荡、颅前窝骨折
    B. 脑震荡、颅中窝骨折
    C. 脑震荡、颅后窝骨折
    D. 脑挫伤、颅前窝骨折
    E. 脑挫伤、颅中窝骨折

64. 成年伤员，工作中其头颈部、左上肢、躯干后面、左小腿及左足不慎被火焰烧伤，按新九分法计算，其烧伤总面积为
    A. 27%　　　　　　B. 33%
    C. 38%　　　　　　D. 41%
    E. 45%

65. 女，70 岁，跌倒后感右髋部疼痛 1 小时来诊。X 线摄片检查示右股骨颈头下型骨折，Pauwels 角为 60°。最适宜的治疗方法是
    A. 手术治疗　　　　B. 右下肢皮牵引
    C. 石膏固定　　　　D. 休息制动
    E. 手法复位

66. 右小腿急性蜂窝织炎患者，经抗炎、患肢抬高及湿敷治疗后，炎症继续向上蔓延并波及整个下肢。WBC 25×10^9/L，中性粒细胞百分比 90%，体温 39.5℃，脉搏 120 次/分。最佳治疗措施是
    A. 更换抗生素种类

B. 局部理疗
C. 加强全身支持疗法
D. 广泛多处减张切开
E. 少量多次输注新鲜血浆

67. 男，36岁，1个月前右肾疼痛，近半个月肾区胀痛。尿常规示白细胞2～3个/HP，红细胞5～10个/HP。腹部X线平片可见右输尿管中段1.0mm高密度阴影；IVU可见右肾轻度积水，输尿管上段轻度扩张。其理想的治疗方法是
    A. 肾切除术
    B. 套石术
    C. 输尿管切开取石术
    D. 体外震波碎石术
    E. 药物排石

68. 初孕妇，29岁，妊娠39周，宫缩10小时。查体：BP 140/90mmHg。下腹压痛明显并出现凹陷。预测胎儿体重3100g，枕左前位，胎心148次/分。肛查：宫口开大4cm，S^{-2}，胎膜未破。目前应立即采取的措施是
    A. 哌替啶肌内注射   B. 人工破膜
    C. 地西泮静推   D. 缩宫素静滴
    E. 肥皂水灌肠

69. 初产妇，25岁，足月顺产后第3天，纯母乳喂养。乳房胀痛，无红肿，乳汁排出不畅，体温37.6℃。恰当的处理方法是
    A. 生麦芽煎服
    B. 少喝水
    C. 让新生儿吸吮双乳
    D. 抗生素治疗
    E. 芒硝外敷

70. 人工流产术后1年未见月经来潮，子宫、附件均正常，孕激素试验（－），基础体温双相，用人工周期治疗3个月仍不见月经来潮。其闭经原因可能是
    A. 子宫内膜损伤   B. 卵巢病变
    C. 垂体病变   D. 下丘脑病变
    E. 高催乳素血症

71. 女，48岁，月经不规则2年余，阴道不规则流血20天。查体：中度贫血貌，子宫略大，质稍软，无压痛；宫旁未触及异常。为确定诊断，应首选的检查是

A. 盆腔CT检查   B. 尿HCG测定
C. 分段诊刮   D. 盆腔B超
E. 阴道镜检查

72. 女，30岁，人工流产后发热伴下腹疼痛20天。查体：宫颈举痛，子宫后位，正常大小，触痛明显；右侧宫旁明显增厚，有压痛。盆腔超声检查：子宫大小正常，右侧宫旁可探及不均质混合回声包块，大小约5.0cm×2.5cm，边界欠清。最可能的诊断是
    A. 急性盆腔炎   B. 盆腔结核
    C. 卵巢肿瘤蒂扭转   D. 急性阑尾炎
    E. 黄体破裂

73. 女，26岁，孕1产1，皮下埋植缓释孕酮类避孕药已3个月，不规则阴道少量出血2个月，用一般止血药及抗生素后无好转。应用下列哪种激素治疗为宜
    A. 雄激素   B. 雌激素
    C. 孕激素   D. 肾上腺皮质激素
    E. 雌激素+雄激素

74. 患儿，6岁，发热2周，刺激性干咳，在院外曾用头孢唑林钠静滴7天，无效。查体：精神尚可，呼吸平稳，右下肺可闻及少许湿性啰音。X线两肺下部呈云雾状浸润影。血清冷凝集试验1:64。诊断为
    A. 金黄色葡萄球菌肺炎
    B. 腺病毒肺炎
    C. 大叶性肺炎
    D. 支原体肺炎
    E. 支气管肺炎

75. 女孩，3岁，高热、咽痛、纳差3天。查体：咽部充血，眼结膜充血，颈部、耳后淋巴结肿大，心、肺无异常。最可能的病原体是
    A. 副流感病毒   B. 腺病毒
    C. 单纯疱疹病毒   D. 柯萨奇病毒
    E. 流感病毒

76. 女婴，7个月，因体格、智力发育落后来诊。查体：眼距宽，鼻梁宽平，唇厚，舌大，反应差，皮肤粗糙，脐疝，下部量短。怀疑先天性甲状腺功能减退症，如需确诊，进一步应做的实验室检查是
    A. 干血滴纸片检测TSH浓度

B. 检测血清 T_4 和 TSH 浓度
C. TRH 刺激试验
D. X 线腕骨摄片判定骨龄
E. 放射性核素检查（甲状腺 SPECT）

77. 男孩，2 岁，自幼咳嗽、气急，生长发育落后。查体：胸骨左缘上方可闻及收缩期杂音。心导管检查发现肺动脉血氧含量高于右心室。最可能的诊断是
    A. 房间隔缺损　　B. 法洛四联症
    C. 肺动脉高压　　D. 动脉导管未闭
    E. 肺动脉狭窄

78. 男孩，10 个月，近 2 个月出现面色黄，少笑不哭，智力发育倒退。查体：四肢及头部颤抖，腱反射亢进，踝阵挛阳性。不符合该患儿诊断的指标是
    A. 平均红细胞血红蛋白浓度 34%
    B. 幼红细胞胞浆发育落后于胞核
    C. 网织红细胞减少
    D. 平均红细胞血红蛋白含量 34pg
    E. 平均红细胞容积 106fl

79. 患儿，11 个月，出生后反复患肺炎，2 天前开始发热、咳嗽、气促、烦躁不安。查体：口唇发绀，呼吸 48 次/分，心率 198 次/分，心音低钝，胸骨左缘第 3～4 肋间可闻及 3 级收缩期杂音，双肺满布中、小水泡音，肝肋下 3.0cm，双足背轻度水肿。本例可能的诊断为
    A. 室间隔缺损
    B. 室间隔缺损合并肺炎
    C. 室间隔缺损合并肺炎和心力衰竭
    D. 室间隔缺损合并亚急性细菌性心内膜炎
    E. 室间隔缺损合并心力衰竭

80. 男孩，5 岁，反复咳嗽 3 个月，常于夜间咳醒，活动后加重，痰不多，无发热，使用抗生素治疗无效，既往有湿疹史。查体：双肺呼吸音粗。最可能的诊断是
    A. 咳嗽变异性哮喘
    B. 支气管异物
    C. 支气管炎
    D. 胃食管反流病
    E. 喘息型支气管炎

81. 男，52 岁，患有脑梗死，病后第 3 天出现意识不清，血压 180/100mmHg，左侧偏瘫，颅内压 280mmH$_2$O。宜首先选用的治疗措施是
    A. 降血压治疗
    B. 扩血管治疗
    C. 尿激酶静脉滴注
    D. 20% 甘露醇静脉滴注
    E. 肝素静脉滴注

82. 男，56 岁，糖尿病患者，用胰岛素治疗。晚 10 时突起心慌、多汗、四肢软弱，继而神志不清。脉搏 120 次/分。尿糖（－），尿酮体（－），血尿素氮 10.0mmol/L。最可能为
    A. 低血糖昏迷
    B. 非酮症高渗性高血糖昏迷
    C. 酮症酸中毒昏迷
    D. 脑血管意外
    E. 尿毒症昏迷

83. 女，60 岁，双下肢水肿 2 周。既往高血压病史 10 年，平时血压 140/90mmHg，糖尿病病史 3 年。尿蛋白 3.8g/d，尿红细胞 3～5 个/HP，血 HbA1c 9.0%，空腹 GLU 8.5mmol/L，Scr 198μmol/L。双侧眼底出血。以下最支持糖尿病肾病诊断的是
    A. 空腹血糖升高　　B. 眼底出血
    C. 水肿　　　　　　D. 血肌酐升高
    E. 糖尿病病史 3 年

84. 男，45 岁，体胖，平素食欲佳。近 1 个月来饮水量逐渐增多，每日 1500ml 左右，尿量多，空腹血糖 6.7mmol/L（120mg/dl），尿糖（＋）。应做哪项检查来确诊糖尿病
    A. 葡萄糖耐量试验
    B. 皮质素葡萄糖耐量试验
    C. 血浆胰岛素浓度测定
    D. 24 小时尿 C 肽定量测定
    E. 24 小时尿糖定量测定

85. 男，52 岁，无痛性肉眼血尿 3 个月。膀胱镜检查见膀胱三角区有一 4cm×3cm 新生物，呈浸润性生长。病理诊断为膀胱腺癌。最适宜的治疗方法是
    A. 膀胱部分切除术
    B. 经尿道膀胱肿瘤电切术
    C. 化疗

D. 根治性膀胱切除术
E. 放疗

86. 女，32岁，突然寒战、高热，伴腰痛、尿频及尿痛3天就诊。查体：肾区有叩击痛。化验：尿蛋白（+）；镜检：白细胞满视野，白细胞管型0~2个/HP。最可能的诊断是
    A. 急性肾小球肾炎
    B. 急性肾盂肾炎
    C. 慢性肾小球肾炎急性发作
    D. 慢性肾盂肾炎（隐匿性）
    E. 急性膀胱炎

87. 女，28岁，结节性甲状腺肿病史10年，近半年出现怕热、多汗。T_3、T_4值高于正常值近1倍。妊娠4个月，有哮喘病史。最适合的治疗方法是
    A. 抗甲状腺药物治疗
    B. 普萘洛尔治疗
    C. 碘剂治疗
    D. 放射性碘治疗
    E. 甲状腺部分切除术

88. 女，55岁，左乳房红肿、增大1个月，进展较快，无疼痛、发热。查体：左乳房红肿，局部温度略高，质地较硬，但未触及包块；左腋窝有肿大淋巴结，质地稍硬，活动度好，无压痛。血常规正常。最可能的诊断是
    A. 乳腺囊性增生病
    B. 急性乳腺炎
    C. 乳腺结核
    D. 乳管内乳头状瘤
    E. 炎性乳腺癌

89. 女孩，5岁，左胫骨上端持续性疼痛5天，临床诊断为急性骨髓炎，拟行局部穿刺以进一步确诊。以下哪种方法不正确
    A. 早期分层穿刺
    B. 穿刺应选择有内芯的针头
    C. 在压痛最明显处穿刺
    D. 穿刺针应一次性进入骨髓腔
    E. 抽脓汁做涂片检查

90. 男，17岁，发热、齿龈肿胀1个月，皮肤散在紫癜，淋巴结、肝、脾肿大。白细胞计数42.0 $\times 10^9$/L，分类可见原始细胞，非特异性酯酶染色强阳性，能被NAF抑制，过氧化酶染色弱阳性。最可能的诊断是
    A. 急性单核细胞白血病
    B. 急性粒细胞白血病
    C. 急性淋巴细胞白血病
    D. 类白血病反应
    E. 淋巴瘤

91. 女，30岁，月经量增多已2年，近3个月来感乏力、头晕、心悸。血红蛋白65g/L，白细胞计数6.0$\times 10^9$/L，血小板计数140$\times 10^9$/L。血象：红细胞体积小，中央淡染区扩大。骨髓象：粒系比红系为1:1，红细胞增生活跃；中幼红+晚幼红细胞45%，体积小，胞质偏蓝。治疗首选
    A. 肌内注射维生素B_{12}
    B. 口服铁剂
    C. 输血
    D. 脾切除
    E. 口服叶酸

92. 男，19岁，因腹痛来院就诊。查体：双下肢出现对称性成片状小出血点。尿常规：血尿（++）。该患者最可能的诊断是
    A. 肾血管畸形   B. 肾下垂
    C. 肾绞痛   D. 急性肾盂肾炎
    E. 过敏性紫癜肾炎

93. 男，66岁，2型糖尿病病史12年，长期每日口服格列本脲15mg和二甲双胍1.5g，近2年血糖控制不满意。查空腹血糖10.5mmol/L，餐后2小时血糖16.8mmol/L，糖化血红蛋白10.3%。目前糖尿病治疗最适宜的选择是
    A. 改用胰岛素
    B. 原治疗药物加量
    C. 格列本脲改为格列齐特
    D. 加服胰岛素增敏剂
    E. 加服α-葡萄糖苷酶抑制剂

94. 男，35岁，拟行肾部皮脂腺囊肿切除术。手术区皮肤消毒范围应包括手术切口范围
    A. 25cm的区域
    B. 20cm的区域
    C. 10cm的区域
    D. 30cm的区域

E. 15cm 的区域

95. 女，45 岁，轻度肥胖，无明显口渴、多饮和多尿现象，空腹血糖 6.8mmol/L。为确定是否患有糖尿病，应检查的项目是
A. 糖化血红蛋白
B. 24 小时尿糖定量
C. 口服葡萄糖耐量试验
D. 复查空腹血糖
E. 餐后 2 小时血糖

96. 男，33 岁，确诊为慢性肾小球肾炎。查体：血压 155/95mmHg，无浮肿。24 小时尿蛋白定量 0.3～0.7g/d，血肌酐 116μmol/L。最好的药物治疗是
A. 低分子肝素
B. 血管紧张素转换酶抑制剂
C. 钙通道阻滞剂
D. 糖皮质激素
E. 细胞毒类药物

97. 男，70 岁，足刺伤 10 日，头痛、乏力、张口困难及颈项强直，伤口红肿。临床诊断为
A. 气性坏疽   B. 败血症
C. 破伤风   D. 脑血栓形成
E. 牙周炎

98. 女，35 岁，患慢性肝炎 4 年，要求给予避孕指导。应选择的避孕措施是
A. 安全期避孕
B. 口服短效避孕药
C. 长效避孕针
D. 阴茎套避孕
E. 皮下埋植避孕

99. 男孩，1 岁，出生时体重正常，3 个月后皮肤和头发色泽变浅，时有抽搐，不会独站，不会喊"爸、妈"。下列有助于初步诊断的检查是
A. 尿三氯化铁试验
B. 尿甲苯胺蓝试验
C. 血镁测定
D. 脑电图
E. 血钙测定

100. 女童，6 岁，4 周前有"咽峡炎"病史，治疗后好转。2 周后出现高热不退，四肢关节酸痛。查体：体温 39℃，精神好，无皮疹，心率 160 次/分，奔马律。血培养（-）。临床上首先考虑患儿的诊断是
A. 扁桃体炎   B. 肺炎
C. 败血症   D. 风湿热
E. 伤寒

101. 男，20 岁，因腰痛、发热、尿频、尿痛而求治。检查后诊断为大肠埃希菌所致泌尿系统感染，应该首先选择的治疗药物是
A. 诺氟沙星   B. 红霉素
C. 青霉素   D. 头孢氨苄
E. 苯唑西林

102. 男，40 岁，突发右腰部剧痛 3 小时，疼痛向右下腹放射，伴恶心、呕吐。最可能的疾病是
A. 胆石病
B. 急性胆囊炎
C. 上尿路结石
D. 急性阑尾炎
E. 肾盂肾炎

103. 女，56 岁，外阴瘙痒 1 周，白带呈乳块状，镜检发现真菌丝。合理的处理是
A. 阴道内放置咪康唑栓
B. 阴道内放置甲硝唑栓
C. 阴道内放置己烯雌酚栓
D. 外阴应用氢化可的松软膏
E. 外阴应用 0.5% 醋酸溶液清洗

104. 初孕妇，23 岁，妊娠 38 周，规律宫缩 10 小时就诊。查体：胎心率 136 次/分，宫口开大 8cm，S^{+2}，胎膜未破。正确的处理措施是
A. 人工破膜并注射缩宫素
B. 5 单位缩宫素静滴
C. 立刻行剖宫产术
D. 继续观察产程
E. 100mg 哌替啶肌注

105. 女，25 岁，既往月经规律。现采用口服避孕药避孕，服药过程中，月经前半周期出现少量阴道流血。应加服的药物是
A. 甲羟孕酮   B. 炔雌醇
C. 甲基睾丸素   D. 止血芳酸
E. 炔诺酮

106. 女孩，15 岁，左小腿近端持续性疼痛 3 个月，夜间加重。查体：左小腿近端局部肿胀，皮温增高。X 线片示左胫骨上段"日光射线样"改变。最可能的诊断是
   A. 骨结核 B. 骨囊肿
   C. 骨髓炎 D. 骨肉瘤
   E. 骨软骨瘤

107. 男，39 岁，颈肩痛 1 个月，向右上肢放射，右手拇、示指感觉减退，无四肢无力、走路持物不稳、头痛、头晕、视力下降及眩晕、猝倒等症状。X 线片显示颈 5~6 椎间孔狭窄。其诊断首先考虑的是
   A. 复合型颈椎病
   B. 椎动脉型颈椎病
   C. 神经根型颈椎病
   D. 交感型颈椎病
   E. 脊髓型颈椎病

108. 男婴，6 个月，咳嗽伴发热 5 天，加重 2 天。查体：T 38.5℃，P 160 次/分，R 54 次/分，热病容，喘憋、烦躁不安，可见三凹征，双肺呼吸以喘鸣音为主，可闻及少量细湿啰音，腹软，肝肋下 2.5cm。最可能的诊断是
   A. 金黄色葡萄球菌肺炎
   B. 腺病毒肺炎
   C. 呼吸道合胞病毒肺炎
   D. 肺炎链球菌肺炎
   E. 肺炎支原体肺炎

109. 学生，9 岁，1 月底因突起高热、剧烈头痛、恶心伴非喷射性呕吐 1 次入院。查体：神清，全身皮肤散在瘀点、瘀斑，颈项抵抗，心率 120 次/分，两肺无异常，腹软无压痛。化验检查：血白细胞计数 20×10⁹/L，中性粒细胞百分比 0.89，淋巴细胞百分比 0.05，单核细胞百分比 0.06。最可能的诊断是
   A. 伤寒
   B. 流行性脑脊髓膜炎
   C. 结核性脑膜炎
   D. 流行性乙型脑炎
   E. 病毒性脑炎

110. 男，52 岁，烧伤病人，烧伤总面积 35%，其中Ⅲ度烧伤面积 10%。该患者属于烧伤类型是
   A. 轻度烧伤 B. 中度烧伤
   C. 重度烧伤 D. 特重烧伤
   E. 小面积烧伤

111. 女，14 岁，中学生。外出野营，夜间出室外排便时突感恐惧、紧张，跑步回室内途中不慎跌倒，双手着地，站立起来时发现双目失明。最可能的诊断是
   A. 恐怖性神经症
   B. 焦虑性神经症
   C. 疑病性神经症
   D. 分离（转换）障碍
   E. 帕金森病

A3/A4 型题

答题说明：以下提供若干个案例，每个案例下设若干道试题。请根据案例所提供的信息，在每一道试题下面的 A、B、C、D、E 五个备选答案中选择一个最佳答案。

(112~114 题共用题干)

男，45 岁，体检发现血糖升高，空腹血糖 7.6mmol/L，餐后 2 小时血糖 13.6mmol/L，HbA1c 7.8%。查体：BP 150/100mmHg，BMI 28kg/m²，心、肺、腹查体未见明显异常。

112. 该患者 HbA1c 控制目标应小于
   A. 7.5% B. 6.5%
   C. 5.5% D. 6.0%
   E. 8.0%

113. 在控制饮食和运动基础上首选的降血糖药物是
   A. 二甲双胍 B. 阿卡波糖
   C. 那格列奈 D. 吡格列酮
   E. 格列美脲

114. 该患者首选的降血压药物是
   A. 氨氯地平 B. 美托洛尔
   C. 阿夫唑嗪 D. 氢氯噻嗪
   E. 氯沙坦

(115~116 题共用题干)

男，38 岁，右膝关节、右踝关节持续性肿痛 2 个月。既往腰痛病史 14 年，伴晨僵，活动后改善。查体：右膝及右踝关节肿胀，有压痛，右膝关节积

液,枕墙距2cm,双侧"4"字试验(+)。实验室检查:血常规 WBC $13.2×10^9/L$, PLT $383×10^9/L$; ESR 78mm/h; RF(-); HLA-B 27(+)。

115. 最可能的诊断是
 A. 化脓性关节炎
 B. 强直性脊柱炎
 C. 骨性关节炎
 D. 类风湿关节炎
 E. 痛风性关节炎

116. 首选的治疗药物是
 A. 羟氯喹
 B. 青霉胺
 C. 硫酸氨基葡萄糖
 D. 秋水仙碱
 E. 柳氮磺吡啶

(117~118题共用题干)

男孩,10岁,发热、头痛、呕吐3天,嗜睡半天,于7月10日入院。既往体健。查体:T 38.6℃,P 112次/分,R 20次/分,BP 130/75mmHg;神志不清,皮肤未见出血点,心、肺未见异常,腹软,压痛及反跳痛(-),肝、脾肋下未触及,颈抵抗(+),双侧Babinski征(+)。实验室检查:血 WBC $12.4×10^9/L$,中性粒细胞百分比0.70,淋巴细胞百分比0.30。腰穿脑脊液检查:压力200mmH$_2$O,WBC $170×10^6/L$,单核细胞百分比0.66,多核细胞百分比0.34,蛋白质1.1g/L,糖4.2mmol/L,氯化物115mmol/L。

117. 该患者最可能的诊断是
 A. 流行性乙型脑炎
 B. 肾综合征出血热
 C. 流行性脑脊髓膜炎
 D. 结核性脑膜炎
 E. 隐球菌性脑膜炎

118. 最有助于确诊的检查是
 A. 血清特异性IgM抗体
 B. 脑脊液涂片找细菌
 C. 脑脊液培养
 D. 血培养
 E. 结核菌素试验

(119~120题共用题干)

女,35岁,曾生育2个女孩。近半年来月经不调,8~20/26天,基础体温呈双相型。月经第6天刮出子宫内膜,病理学检查仍可见分泌期内膜。

119. 应考虑的诊断为
 A. 围绝经期月经紊乱
 B. 不全流产
 C. 黄体功能不足
 D. 黄体萎缩不全
 E. 无排卵型功血

120. 该患者下一步治疗措施应为
 A. 月经前半期给予雌激素
 B. 月经后第5天给予枸橼酸氯米芬
 C. 下次月经前10~14天开始口服甲羟孕酮
 D. 雌、孕激素序贯
 E. 雌、孕激素联合

(121~123题共用题干)

初孕妇,26岁,妊娠38周,自觉胎动减少10小时入院。

121. 应立即采取的措施不包括
 A. 胎儿电子监护
 B. 间歇吸氧
 C. 左侧卧位
 D. 胎儿生物-物理评分
 E. 立即终止妊娠

122. 入院后B超检查提示羊水平段5cm,无应激试验异常型。此时正确的处理措施是
 A. 人工破膜
 B. 间歇吸氧并严密观察
 C. 复查无应激试验
 D. 静脉滴注缩宫素
 E. 米索前列醇引产

123. 5小时后,产程发动,听诊胎心率100次/分。此时最恰当的处理措施是
 A. 加压给氧
 B. 产钳助产
 C. 给予宫缩抑制剂
 D. 继续观察
 E. 剖宫产

(124~126题共用题干)

女婴,5个月,出生后很少哭,头发干黄,易被激惹,小便时尿有霉臭味;5小时前突然抽搐一次来诊。查体:T 36℃,表情呆板,皮肤白,毛发

黄，心、肺正常，四肢肌张力增高。

124. 为了明确诊断，下述哪项检查最有帮助
 A. 染色体核型分析
 B. 血 T_3 测定
 C. 脑电图
 D. 血钙、磷、碱性磷酸酶测定
 E. 尿三氯化铁试验

125. 最可能的诊断是
 A. 手足搐搦症　　B. 呆小病
 C. 唐氏综合征　　D. 苯丙酮尿症
 E. 低钙抽搐

126. 本病采取的治疗措施是
 A. 口服甲状腺素片
 B. 静脉输入10%葡萄糖酸钙
 C. 口服碘化锌
 D. 暂不处理，观察病情变化
 E. 限制苯丙氨酸摄入量

(127~129题共用题干)

男，44岁，心悸、怕热、手颤、乏力1年，大便不成形，每日排便3~4次，体重下降10kg。查体：脉搏90次/分，血压128/90mmHg，皮肤潮湿，双手细颤，双眼突出，甲状腺Ⅱ度弥漫性肿大，可闻及血管杂音，心率104次/分，心律不齐，心音强弱不等，腹平软，肝、脾肋下未及，双下肢无水肿。

127. 为明确诊断，首选检查是
 A. 甲状腺摄 ^{131}I 率
 B. 血 TSH、T_3、T_4
 C. T_3 抑制试验
 D. TRH 兴奋试验
 E. 红细胞沉降率

128. 本例心律不齐的类型最可能是
 A. 窦性心律不齐　　B. 阵发性期前收缩
 C. 心房颤动　　　　D. 心房扑动
 E. 心室颤动

129. 本患者治疗首选
 A. 丙硫氧嘧啶
 B. 立即行甲状腺次全切除术
 C. 放射性 ^{131}I 治疗
 D. 普萘洛尔
 E. 甲状腺全切除术

B1 型题

答题说明：以下提供若干组试题，每组试题共用在试题前列出的A、B、C、D、E五个备选答案。请从中选择一个与问题关系最密切的答案。某个备选答案可能被选择一次、多次或不被选择。

(130~132题共用备选答案)
 A. 柯萨奇病毒
 B. 带状疱疹病毒
 C. 腺病毒
 D. 人类疱疹病毒6型
 E. 呼吸道合胞病毒

130. 幼儿急疹的病原体是
131. 疱疹性咽峡炎的病原体是
132. 咽结合膜热的病原体是

(133~134题共用备选答案)
 A. 大细胞性贫血
 B. 正细胞性贫血
 C. 单纯小细胞性贫血
 D. 小细胞低色素性贫血
 E. 大细胞低色素性贫血

133. 再生障碍性贫血属于
134. 慢性肾病引起的贫血属于

(135~136题共用备选答案)
 A. 急性肺炎　　B. 急性脑炎
 C. 急性肝炎　　D. 急性喉炎
 E. 急性肾炎

135. 小儿麻疹最常见的并发症是
136. 猩红热的并发症是

(137~138题共用备选答案)
 A. 血清 β-HCG
 B. 血清雌激素
 C. 血清 CA125
 D. 血清 AFP
 E. 血清雄激素

137. 卵巢内胚窦瘤的肿瘤标记物是
138. 卵巢浆液性囊腺癌最常用的肿瘤标记

(139~140题共用备选答案)
 A. 阵发性睡眠性血红蛋白尿症
 B. 缺铁性贫血

C. 再生障碍性贫血
D. 巨幼细胞贫血
E. 自身免疫性溶血性贫血

139. 外周血象三系细胞减少，Ham 试验阴性，可诊断为

140. 红细胞代偿增生，Coombs 试验阳性，可诊断为

(141~142题共用备选答案)

A. 膀胱根治性切除术
B. 姑息性放疗
C. 经尿道膀胱肿瘤电切术
D. 膀胱部分切除术
E. 经尿道膀胱肿瘤电切术 + 膀胱灌注化疗

141. 单发 T_a 期膀胱尿路上皮癌，首选的治疗方法是

142. T_3 期膀胱尿路上皮癌，首选的治疗方法是

(143~144题共用备选答案)

A. 强迫性思维
B. 思维奔逸
C. 联想散漫
D. 强制性思维
E. 思维插入

143. 病人反复出现一些想法，明知不必要或不合理，但无法控制。该症状为

144. 病人体验到脑内思维不断涌现，一个意念接着一个意念。该症状为

(145~146题共用备选答案)

A. 骨折处皮肤黏膜完整，骨折端不与外界相通
B. 骨折处软组织破裂，骨折端与外界相通
C. 骨折部碎成 3 块以上
D. 发生于肌腱附着部位的骨折
E. 骨折有移位、畸形

145. 粉碎性骨折的临床特点是

146. 撕脱性骨折的临床特点是

(147~148题共用备选答案)

A. 再生障碍性贫血
B. 巨幼细胞贫血
C. 缺铁性贫血
D. 慢性失血性贫血
E. 海洋性贫血

147. 珠蛋白合成障碍导致

148. 血红素合成障碍导致

(149~150题共用备选答案)

A. 利妥昔单抗 B. 来氟米特
C. 甲氨蝶呤   D. 布洛芬
E. 羟氯喹

149. 有助于降低系统性红斑狼疮病情复发的基础用药是

150. 治疗类风湿关节炎首选的改善病情的抗风湿药是